F. W. Tischendorf

Der diagnostische Blick
Atlas zur Differentialdiagnose innerer Krankheiten

4. Auflage

Der diagnostische Blick

Atlas zur Differentialdiagnose innerer Krankheiten

Von

F. W. Tischendorf

Begründet von G. F. KLOSTERMANN, H. SÜDHOF †
und W. TISCHENDORF †

Mit Beiträgen von

H. FISCHER, H. KAFFARNIK, J. W. KÖNIG, J. KONCZ,
B. MINNIGERODE, H. H. SCHUMACHER, DIETMAR SEIDEL,
DIETRICH SEIDEL, E. SONNABEND, U. VENZLAFF, J.-W. WEISS

Herausgegeben von

F. W. Tischendorf

Vierte, völlig neu bearbeitete und erweiterte Auflage

Mit 768 Abbildungen, davon 730 mehrfarbig

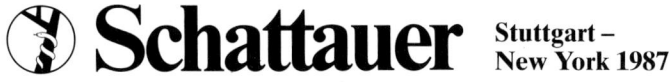 **Schattauer** Stuttgart –
New York 1987

eoed

Auflagenfolge:

1. Deutsche Auflage	1964
Spanische Ausgabe	1965
Französische Ausgabe	1966
Ungarische Ausgabe	1966
Englische Ausgabe	1967
Italienische Ausgabe	1967
DDR-Ausgabe	1967
Japanische Ausgabe	1969
2. Deutsche Auflage	1970
3. Deutsche Auflage	1979
2. Italienische Auflage	1982
2. Spanische Auflage	1982
Portugiesische Ausgabe	1987

CIP-Kurztitelaufnahme der Deutschen Bibliothek

Tischendorf, Frank W.:
Der diagnostische Blick : Atlas zur
Differentialdiagnose innerer Krankheiten /
von F. W. Tischendorf, Begr. von G. F. Klostermann... /
Mit Beitr. von H. Fischer ... Hrsg. von
F. W. Tischendorf. – 4., völlig neu bearb. u.
erw. Aufl. – Stuttgart ; New York : Schattauer,
1987.
  Bis 3. Aufl. u. d. T.: Klostermann, Gerald F.:
  Der diagnostische Blick
  ISBN 3-7945-0833-5
NE: Klostermann, G. F.

© 1964, 1970, 1979 and 1987 by F. K. Schattauer Verlagsgesellschaft mbH, Lenzhalde 3, D-7000 Stuttgart 1, Germany
Printed in Germany
Satz, Druck und Einband: Mayr Miesbach, Druckerei und Verlag GmbH, Am Windfeld 15, D-8160 Miesbach, Germany

ISBN 3-7945-0833-5

Meinem Vater

Professor Walter Tischendorf †
gewidmet

Vorwort
zur vierten Auflage

Die vorliegende Auflage dieser blickdiagnostischen Differentialdiagnose wurde gründlich überarbeitet. Zahlreiche wichtige Krankheitsbilder und Symptome wurden neu aufgenommen und vorhandene Kapitel, Absätze und Passagen gänzlich neu geschrieben und zum Teil erheblich erweitert. Hinzugekommen ist insbesondere auch eine Reihe von differentialdiagnostisch bedeutsamen Tropenkrankheiten, wie die Thalassämie oder das Burkitt-Lymphom, die heute zum allgemeinen Wissensschatz des Studenten gehören sollten.

Um den **diagnostischen Blick** besonders zu schulen, wurde den Abbildungen wiederum besondere Aufmerksamkeit gewidmet. Ein großer Teil der Abbildungen konnte durch instruktivere neue ersetzt, die meisten schwarz-weißen Abbildungen gegen farbige ausgetauscht werden. Insgesamt wurden 370 Farbabbildungen neu aufgenommen. Für die Ausführung eines Teiles der photographischen Arbeiten danke ich Herrn W. SPITZMÜLLER, Zentrallabor der Städt. Krankenanstalten Esslingen. Für die Überlassung der Abb. Nr. 275 und Nr. 730 gebührt unser Dank den Herren Proff. H. C. FRIEDERICH, Direktor der Universitäts-Hautklinik Marburg und W. MEIGEL, Direktor der Hautklinik des Allgemeinen Krankenhauses St. Georg, Hamburg. Besonders dankbar bin ich auch Herrn Dr.

G. MEYER-HOFMANN, ehemals Chefarzt des Agnes-Karll-Krankenhauses Laatzen, aus dessen früherer Zusammenarbeit mit meinem Vater einzelne Abbildungen entstammen. Die meisten tropenmedizinischen Krankheitsbilder wurden von Dr. J. W. KÖNIG am Bong Mine Hospital (Chefarzt Dr. B. JARRETT) in Monrovia im westafrikanischen Staat Liberia aufgenommen.

Herr Prof. KLOSTERMANN ist auf eigenen Wunsch als Hauptautor ausgeschieden. Am Erfolg der ersten Auflagen des »Diagnostischen Blicks« war er maßgeblich beteiligt. Ihm und allen Mitautoren an der vorliegenden Auflage – vor allem auch den neu hinzugekommenen Kollegen Prof. H. KAFFARNIK, Dr. J. W. KÖNIG, Prof. DIETMAR SEIDEL und Prof. DIETRICH SEIDEL sei an dieser Stelle für die gute Zusammenarbeit gedankt.

Für die ständige Ermunterung und Ermutigung, die aufreibenden Arbeiten für diese 4. Auflage kontinuierlich zu Ende zu führen, bin ich Herrn Verlagsdirektor Prof. Dr. Dr. h. c. P. MATIS sehr verbunden. Meiner technischen Assistentin, Frau MAREN LINTZEL, danke ich für ihr großes Engagement bei der Ausführung der Manuskriptarbeiten.

DER HERAUSGEBER

VII

Vorwort
zur ersten Auflage

Die ärztliche Diagnostik muß sich auch bei der gegenwärtig bereits hochentwickelten Röntgen- und Laboratoriumstechnik immer in erster Linie auf die Beobachtung des Kranken sowie auf die sachgemäß erhobene Vorgeschichte stützen. Allein durch die Beobachtung der vielfältigen, häufig schon auf den ersten Blick erkennbaren Veränderungen des äußeren Erscheinungsbildes wird der Erfahrene oft bereits auf die richtige Diagnose hingelenkt. Er wird dann in der Lage sein, die zur endgültigen Klärung der Diagnose noch notwendigen Untersuchungen in gezielter Form und damit in einem den Kranken und den technischen Apparat weniger belastenden Ausmaß einzusetzen. Im Einzelfall kann gerade der moderne spezialisierte Untersuchungsapparat nur dann weiterhelfen, wenn der Arzt bereits konkrete Vorstellungen darüber hat, in welcher Richtung er ihn anwenden soll.

Mit den weiteren Fortschritten der Naturwissenschaften werden sich die in der Diagnostik eingesetzten Methoden der angewandten Physik, Biochemie und Physiologie rasch wandeln und mit ihnen wahrscheinlich auch viele der heute gültigen Vorstellungen über die Nosologie sowie über die Pathogenese und Ätiologie mancher Erkrankungen. Laboratoriumsmethoden, die heute zum festen Rüstzeug der Routinearbeit gehören, können morgen durch andere ersetzt sein. Demgegenüber ist die Summe der klinischen Symptomatologie, vergleichbar der normalen und pathologischen Anatomie, eine der unveränderlichen Grundlagen der Medizin. Was sich der einfachen, aber aufmerksamen Krankenbeobachtung erschließt, ist im wesentlichen schon vor 100 Jahren gültig gewesen und wird auch in Zukunft seine Gültigkeit behalten.

Auf diese feste Grundlage soll das Buch erneut hinweisen. Es soll dem interessierten Arzt schon beim Durchblättern der Seiten Anregung geben und darüber hinaus als differentialdiagnostisches Nachschlagwerk dienen. Das Bild steht im Vordergrund, der Text ist knapp gehalten. Wie beim Benutzen anderer Atlanten wird der Leser daher ergänzend auf ausführlichere Lehr- und Handbücher zurückgreifen müssen.

Dieser Bildatlas zur Differentialdiagnose innerer Erkrankungen weist manche unvermeidbare Unvollkommenheit auf. Das betrifft sowohl die Vollständigkeit als auch die Auswahl des Bildmaterials, die Abgrenzung gegenüber anderen Fachgebieten bzw. die Aufnahme von den dem untersuchenden Arzt sofort ins Auge springenden Veränderungen anderer Disziplinen. Schließlich ist auch die von uns unter dem Gesichtspunkt der Symptomatologie getroffene Einteilung des Stoffes ganz subjektiv. Die Bilder sind nicht unter den optimalen Bedingungen eines Photoateliers, sondern im Routineablauf der Klinik, und hier häufig an Schwerkranken, aufgenommen worden. Wir haben uns aber bemüht, sowohl hinsichtlich der Vollständigkeit als auch bezüglich der Güte des Bildmaterials das innerhalb unserer Möglichkeiten Beste zu leisten.

Unser besonderer Dank gilt Herrn Prof. SCHOEN, der uns großzügig gestattete, Bilder von Kranken seiner Klinik zu verwenden, sowie den Mitarbeitern, die diesen Atlas durch für den Internisten wichtige Beiträge ihres speziellen Fachgebietes erweitert haben. Die Bilder Nr. 89, 176 sowie 394 und 395 wurden uns von den Kollegen Prof. LASSRICH, Dr. GRONEMEYER und Priv.-Doz. Dr. SCHATTENFROH freundlicherweise zur Verfügung gestellt. Für ihre Mühe und Geduld bei der Aufnahme der Photographien danken wir Fräulein I. KLOSS und Fräulein B. SPERLING.

Ganz besonderer Dank gilt dem Verleger, Herrn Senator F. K. SCHATTAUER, der es uns ermöglicht hat, diese aufwendige Darstellung im Druck vorzulegen.

G. F. KLOSTERMANN, H. SÜDHOF
und W. TISCHENDORF

IX

Inhaltsübersicht

XIV

Beiträge der Mitarbeiter

Erytheme – Exantheme (Arzneimittelexantheme), S. 84–85, von H. Fischer

Sichtbare Kollateralkreisläufe, Einflußstauungen, S. 142–153, J. Koncz gemeinsam mit F. W. T.

Knoten, Tumoren (pigmentführende Tumoren und Präkanzerosen der Haut), S. 198–203, von H. Fischer; S. 200–201 gemeinsam mit F. W. T.

Fisteln, Abszesse, Eiterungen (Schwellungen und Fisteln infolge Zahnaffektionen), S. 206–209, von E. Sonnabend

Skelettveränderungen, Haltungs- und Bewegungsanomalien, S. 230–255, von J.-W. Weiss; S. 230–231 und 242–243 gemeinsam mit F. W. T.

Zeichen neurologischer Störungen, S. 256–271, von U. Venzlaff und Dietmar Seidel; S. 259–261 und 264–265 gemeinsam mit F. W. T.

Veränderungen der Mundschleimhaut, des Zahnfleisches und der Zähne, S. 314–327, von E. Sonnabend

Veränderungen des Rachens und der Tonsillen, S. 328–333, von B. Minnigerode; S. 328–329 und 332–333 gemeinsam mit F. W. T.

Augenveränderungen, S. 336–353, von H. H. Schumacher; S. 346–347 gemeinsam mit F. W. T.

Veränderungen bei Knochenerkrankungen (Ostitis deformans Paget, Morbus Uehlinger), S. 358–359, E. Sonnabend gemeinsam mit F. W. T.

Veränderungen bei Stoffwechselerkrankungen (Hyperlipoproteinämien), S. 404–407, H. Kaffarnik gemeinsam mit Dietrich Seidel

Innere Krankheiten bei Farbigen, mit besonderer Berücksichtigung von Tropenkrankheiten: Lepra, S. 178–179, von J. W. König;
Änderung der Hautfarbe, S. 8–9 und 18–23, Hämangiome, S. 124–127, Knoten, Tumoren, S. 162–163, 170–173, 186–187 und 189–190, Fisteln, Abszesse, Eiterungen, S. 212–215, Ödeme, S. 220–221, Veränderungen der Hautanhänge, S. 287–288 und 294–295, J. W. König gemeinsam mit F. W. T.

Verzeichnis der Autoren

Prof. Dr. med. H. FISCHER
    ehem. Universitäts-Hautklinik, 7400 Tübingen

Prof. Dr. med. H. KAFFARNIK
    Zentrum für Innere Medizin der Universität,
    3550 Marburg

Dr. med. J. W. KÖNIG
    Hanns-Seidel-Stiftung, Ärzteprojekt Gbadolite,
    10815 Kinshasa I, Zaire

Prof. Dr. med. J. KONCZ
    ehem. Universitätsklinik für Thorax- und Herz-Gefäß-
    chirurgie, 3400 Göttingen

Prof. Dr. med. B. MINNIGERODE
    Universitäts-Hals-Nasen-Ohrenklinik u. Poliklinik,
    4300 Essen-Holsterhausen

Dr. med. H. H. SCHUMACHER
    DRK-Krankenhaus, 3500 Kassel

Priv.-Doz. Dr. med. DIETMAR SEIDEL
    Augustahospital, 4294 Isselburg-Anholt

Prof. Dr. med. DIETRICH SEIDEL
    Zentrum Innere Medizin der Universität, 3400 Göttingen

Prof. Dr. med. E. SONNABEND
    Universitäts-Poliklinik für Zahnerhaltung und
    Parodontologie, 8000 München 2

Priv.-Doz. Dr. med. F. W. TISCHENDORF
    Tropeninstitut, 2000 Hamburg 4

Prof. Dr. med. U. VENZLAFF
    Niedersächsisches Landeskrankenhaus, 3400 Göttingen

Prof. Dr. med. J.-W. WEISS
    Orthopädische Universitätsklinik, 3400 Göttingen

Die klinische Untersuchung

Der nachfolgenden Bildsammlung zur Differentialdiagnose innerer Erkrankungen sollen einige allgemeine Hinweise zur klinischen Untersuchung vorangestellt werden.

Diese Hinweise sollen nur als Anregungen aufgefaßt werden. Denn sowohl in der Gesprächsführung des Arztes beim Kennenlernen eines Patienten und dem Erheben seiner Vorgeschichte als auch im Ablauf der klinischen Untersuchung spiegelt sich die individuelle ärztliche Persönlichkeit einschließlich der von ihr gesammelten Erfahrungen wider. Für diesen Bereich ärztlicher Tätigkeit gibt es sicherlich mannigfache, im äußeren Ablauf sehr verschiedene, trotzdem aber mit jeweils guten Argumenten empfehlenswerte Möglichkeiten des Vorgehens. Ein solches Vorgehen in vieljähriger klinischer Tätigkeit bewährt, soll nachfolgend beschrieben werden.

Im einleitenden Gespräch mit dem Kranken bemühen wir uns, immer zuerst auf die Dinge einzugehen, die den Patienten zum Arzt geführt haben. Bei der anschließenden klinischen Untersuchung folgen wir in der Regel zuerst einem Untersuchungsschema. Ohne Einhaltung eines festgelegten Untersuchungsganges besteht die Gefahr, die eine oder andere, im Einzelfall aber vielleicht unerwartet aufschlußreiche Untersuchung zu vergessen.

Zum ersten Gespräch mit dem Kranken sollte man wirklich Zeit haben. Bei geschickter Gesprächsführung und aufmerksamer Beobachtung gewinnt man nicht nur die nackten Fakten der aktuellen Beschwerden und vorausgegangenen Erkrankungen, sondern darüber hinaus auch wichtige Hinweise über die Persönlichkeit des Patienten und seine beruflichen, familiären und allgemeinen Verhältnisse, über seine Einstellung zu seinen Beschwerden sowie den Grad seiner Einsichtsfähigkeit. All dies ist für die später einzuschlagende Therapie von großer Bedeutung.

Sofern es sich nicht um liegende, schwerkranke oder hinfällige Patienten handelt, halten wir uns bei der klinischen Untersuchung an das nachfolgend geschilderte Schema.

1

Die klinische Untersuchung

Die klinische Untersuchung beginnt mit der eingehenden Betrachtung des stehenden Patienten. Das genaue Betrachten des stehenden Patienten ist wichtig, weil viele Symptome, wie z. B. Fehlhaltungen, Atrophien, Schäden oder Funktionsausfälle am peripheren Kreislaufsystem wie Varizen oder periphere Zyanose u. a. nur am Stehenden zuverlässig erkannt werden können. Solange der Patient mit dem Rücken zum Arzt steht, werden die Atemexkursionen beobachtet sowie die Beweglichkeit und Klopfempfindlichkeit der Wirbelsäule, die Schultergelenke und die Nierenlager untersucht. Dann wird der Stimmfremitus geprüft und die orientierende Perkussion und Auskultation der hinteren Lungenabschnitte durchgeführt. Danach wird der Patient aufgefordert, sich mit dem Gesicht zum Arzt zu kehren.

Es werden jetzt zuerst die Hände gründlich inspiziert. Hierbei wird vor allem auf die Handinnenflächen (Transpiration, Palmarerythem, Dupuytren) und auf Nagelveränderungen geachtet. Danach wird bei ausgestreckten Armen nach einem Fingertremor gefahndet und der Rombergsche Versuch angestellt. Anschließend wird zur Überprüfung des Dermographismus leicht über die Haut des oberen Brustkorbbereiches gestrichen. Im weiteren Ablauf werden Ohrmuscheln, Augen und Hals inspiziert. Danach werden Nervenaustrittspunkte am Kopf sowie die Klopfempfindlichkeit über der Stirnhöhle geprüft. Dann folgt die Palpation des Halses mit besonderer Berücksichtigung von Schilddrüse und Lymphknoten. Zwischenzeitlich wird auf die Entstehung eines Dermographismus geachtet. Jetzt erfolgt die Herzuntersuchung im Stehen: Fahnden nach Hypertrophiezeichen, orientierende Perkussion sowie aufmerksame Auskultation, gegebenenfalls auch über der Karotis und am Rücken. Im Zusammenhang damit steht die orientierende Auskultation der vorderen Lungenabschnitte. Solange der Patient noch steht, werden dann schließlich Mundhöhle und Rachen eingehend inspiziert. Nun wird der Patient aufgefordert, sich möglichst entspannt auf das Untersuchungssofa zu legen.

Um den Kranken für die weiteren Untersuchungen möglichst entspannt zu haben, überprüfen wir jetzt erst die Fußpulse sowie die Beweglichkeit der Gelenke an den unteren Extremitäten. Gleichzeitig wird ein den Patienten nicht belastendes Gespräch, z. B. über die Namen der Kinder, angeknüpft. Dann erfolgt die im Rahmen jeder internistischen Untersuchung wichtige orientierende Überprüfung von Reflexverhalten und Sensibilität. Im Anschluß daran wird erneut das Herz auskultiert. Dann erfolgen die Inspektion, Perkussion, Palpation und, wenn ratsam, auch Auskultation des Abdomens sowie die Überprüfung der Bruchpforten. Das Tasten nach Lymphknotenvergrößerungen im Inguinalbereich sowie in den Axillen und die Beurteilung von Achsel- und Schambehaarung schließt diesen Teil der Untersuchung ab. Jetzt wird der Blutdruck gemessen. Ist er erhöht, erfolgt die Kontrolle an beiden Armen und – weil die für den Betroffenen häufig belastende Untersuchungssituation hypertone Meßwerte begünstigt – nochmals,

nachdem die Blutdruckmanschette schon einige Minuten am Arm gelegen hat. Zum Abschluß der klinischen Untersuchung werden bei allen Männern über 35 Jahre die Inspektion der Analgegend sowie die rektale Untersuchung durchgeführt.

Bei schwerkranken, liegenden, gelähmten oder sonst hinfälligen Patienten muß dieser Untersuchungsgang natürlich individuell verändert, in der Regel sogar abgekürzt werden. Die hier niedergelegte Schilderung des Ablaufes der klinischen Untersuchung kann oft nur der an einer größeren Anstalt tätige Kliniker einhalten. Viele Kollegen können sich oft zunächst nur auf das Wichtigste beschränken und müssen die übrigen Untersuchungen gegebenenfalls in Etappen nachholen. Der den Kranken immer belastende und zudem sehr aufwendige technische Untersuchungsapparat kann nur dann sinnvoll und verantwortlich eingesetzt werden, wenn eine wirklich gründliche klinische Untersuchung vorausgegangen ist.

Änderung der Hautfarbe

Blasse Haut

Die **Blässe** der Haut ist nicht immer gleichzusetzen mit einer Anämie, da die **Hautfarbe** wesentlich von der Hautdurchblutung beeinflußt wird und die beobachtete Blässe Folge einer Vasokonstriktion sein kann. Völlig gesunde Menschen können auffallend blaß aussehen. Das normale Lippenrot sowie der unauffällige Befund bei der Inspektion der Schleimhäute des Mundes und der Augenbindehäute lassen dann darauf schließen, daß es sich um eine Blässe infolge schlechter Hautdurchblutung handelt. Dagegen weist die **starke Blässe der Lippen** der auf **Abb. 1** gezeigten Patientin mit **Panmyelopathie** zweifelsfrei auf das Vorliegen einer Anämie (Hb 4,9 g%) hin.

Beim **hypotonen Symptomenkomplex**, der durch ständige Müdigkeit, Antriebsarmut, seelische Verstimmungen, Neigung zum Frieren, vor allen aber auch Schwindel und Schwarzsehen vor den Augen charakterisiert ist, ist die neben der Halonierung der Augen zu beobachtende gleichmäßige Blässe der Gesichtsfarbe – bei ebenfalls ausreichender Durchblutung der Lippenschleimhaut – Folge der zugrunde liegenden Hypotonie. Andererseits finden wir beim sog. **blassen Hochdruck**, z.B. bei akuter diffuser Glomerulonephritis, neben dem Ödem die durch einen weißlich-fahlen Farbton ausgezeichnete und auf die Schleimhautpartien ausgedehnte Blässe, ohne daß eine stärker ausgeprägte Anämie bestünde. Man sieht ihr gleichsam schon die spastische Einengung der präkapillären Gefäßabschnitte an.

Mangelhafte Blutversorgung der peripheren Gefäßbezirke unter dem Aspekt der **weißlich-fahlen** Blässe der **Gesichtsfarbe** und Blässe anderer Bereiche des sichtbaren Integumentes – ohne Vorliegen einer Anämie – kann auch **Ausdruck eines Aortenklappenfehlers** sein. Sie ist bei der Aortenstenose bedingt durch die verlangsamte Austreibung des Schlagvolumens infolge Einengung der aortalen Ausflußbahn. Bei der **Aorteninsuffizienz (Abb. 2)** hat sie ihre Ursache in dem bei jeder Herzaktion sich stetig wiederholenden weitgehenden Leerlaufen auch der peripheren arteriellen Gefäßbezirke, da während der Diastole ein mehr oder weniger großer Schlagvolumen-Anteil in den linken Ventrikel zurückströmt. Die Intensität der Blässe ist – im Gegensatz zu der bei orthostatischer Dysregulation beobachteten Form – von der Körperhaltung unabhängig und erstreckt sich im Gesicht auch auf Nase und Ohren. Die sichtbaren Schleimhäute erscheinen eher blaß und verleiten leicht zur Fehldiagnose einer Anämie. Bei Ausbildung eines Linksherzversagens tritt eine sekundäre Zyanose der Wangen und Lippen hinzu. Die Blässe ist in der Regel geringer ausgeprägt als bei der Aortenstenose. Mikroembolien und **angedeutete Uhrglasnägel** sprechen für eine der Aorteninsuffizienz zugrunde liegende bakterielle Endokarditis.

Bei Patienten mit **Myxödem (Abb. 3** und **Abb. 678** u. **679**, S. 373) verhindert die myxödematöse Schwellung von Haut und Unterhautfettgewebe ein Durchschimmern der Gefäße und bewirkt dadurch im wesentlichen das blasse Aussehen. Die Farbe der stark vergrößerten Zunge weist hier auf das **Fehlen einer Anämie** hin.

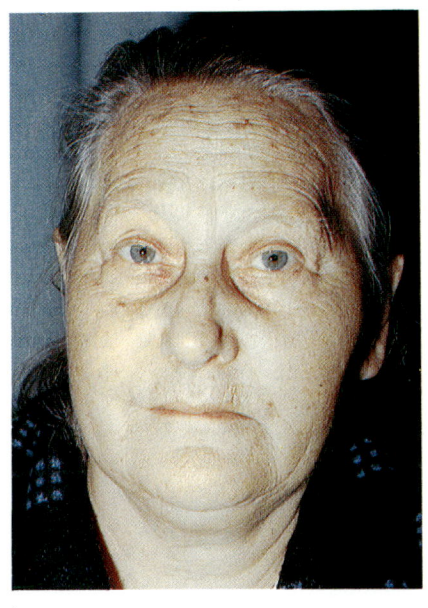

1

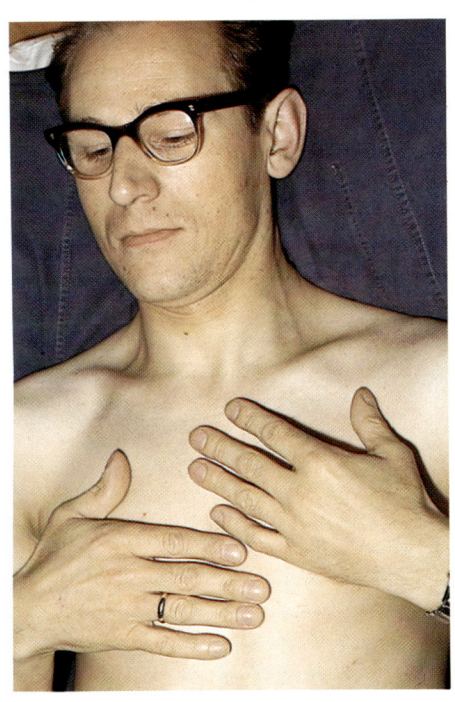

2

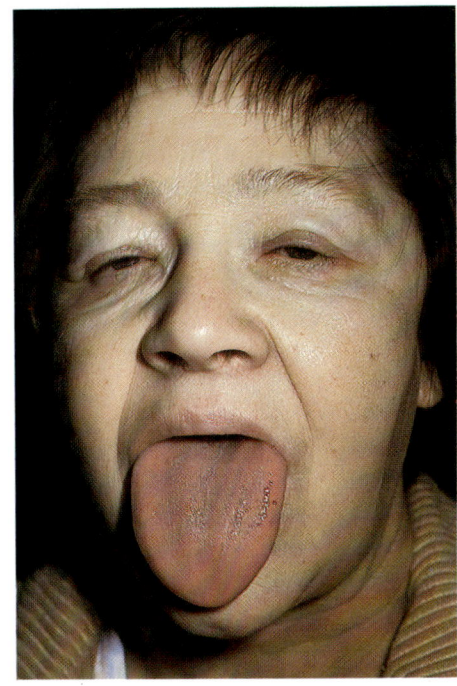

3

Änderung der Hautfarbe

Blasse Haut

Die diagnostische Bedeutung der blassen Hautfarbe sollte immer in Verbindung mit der Inspektion der Schleimhäute beurteilt werden. Die Blässe der Haut bei **Nierenkranken** hängt nicht nur vom Hb-Wert ab, sondern auch vom Ausmaß des Hautödems und der peripheren Vasokonstriktion (vgl. **Abb. 378**, S. 221; **Abb. 381** u. **382**, S. 223). Die Haut fühlt sich allerdings – im Gegensatz zur kühlen, ödematösen Haut bei Herzkranken – warm an. Alabasterweiß – ohne begleitende Anämie – erscheint die Haut bei **Hypopituitarismus** (vgl. **Abb. 684–687**, S. 377 u. **Abb. 704**, S. 387).

Die Farbe der Schleimhäute und der Augenbindehäute ergeben – im Gegensatz zur Gesichtshaut – meist einen Maßstab für den Schweregrad der Anämie. Es empfiehlt sich jedoch immer ein Vergleich verschiedener Stellen, da auch bei schwerer Anämie die Konjunktiven eine noch relativ rote Färbung zeigen können, während z. B. die Innenseite der Unterlippe bereits eine starke Blässe aufweist. Bei den auf **Abb. 4** gezeigten **extrem blassen bulbären Bindehäuten** einer Patientin mit chronischer Hämolyse (Bilirubin-Wert: <2,0 mg%) liegt zweifelsfrei eine **schwere Anämie** vor.

Bei der auf **Abb. 5** abgebildeten Patientin handelt es sich um eine **akute hämolytische Anämie** bei chemischer Schädigung der Erythrozyten. Durch das Blutgift ist es zu einer massiven intravasalen Hämolyse und **Hämoglobinurie** sowie in deren Gefolge bei **protrahiertem Schockzustand** zu einem **akuten Nierenversagen** gekommen. Der **dunkle Urin** sowie der blaß-zyanotische Grundton der **ikterischen Haut** (vgl. auch den Sklerenikterus) weisen auf die oxidative Schädigung des Hämoglobins mit Bildung von Met- bzw. Sulfhämoglobin hin.

Für den klinischen Blick besonders eindrucksvoll sind bei Blutarmut die **blassen Hände**. Auf **Abb. 6** wird die Hand der Kranken mit **Panmyelopathie** von **Abb. 1**, S. 5, mit einer gesunden, gut durchbluteten Hand (linke Bildhälfte) verglichen. Es besteht nicht nur eine **Blässe** des gesamten Integuments, sondern auch **der Nagelbetten**.

Bei der auf **Abb. 7** wiedergegebenen **schmutzig-grauen Hautpigmentierung** liegt dagegen keine Anämie vor; die gute Durchblutung der Bindehaut steht vielmehr in scheinbarem Widerspruch zur »blaß«-grauen Farbe der Gesichtshaut. Es handelt sich um einen Patienten mit **Argyrose** (vgl. auch **Abb. 41**, S. 27).

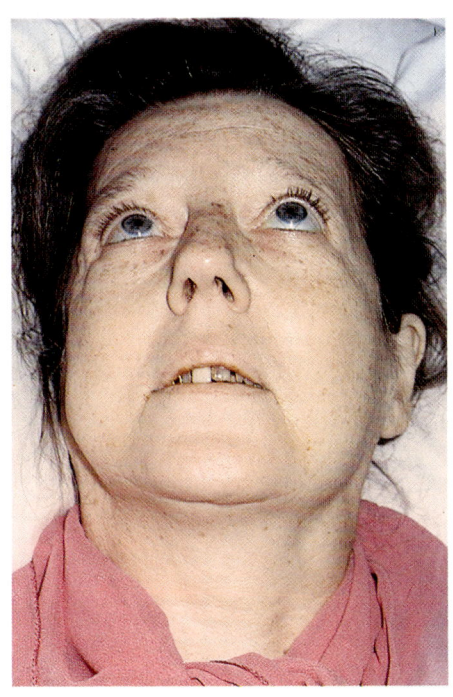

4

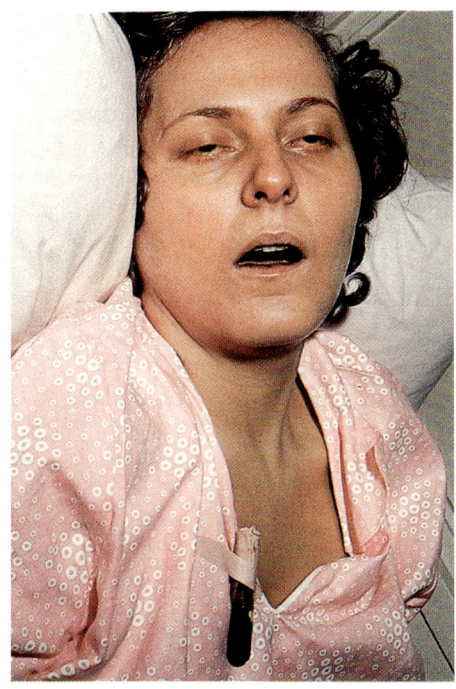

5

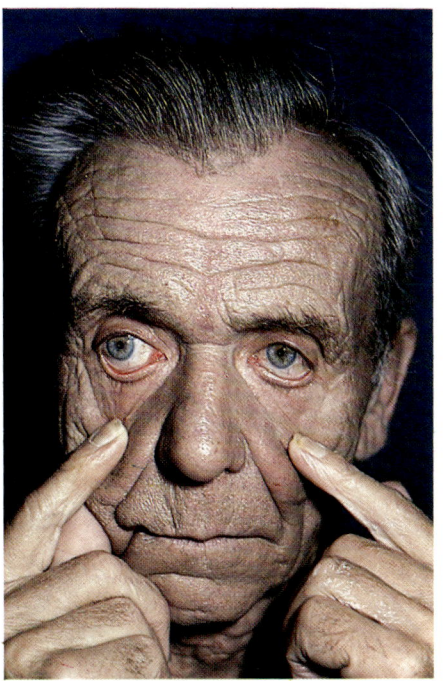

6

7

Änderung der Hautfarbe

Blasse Haut

Schwieriger als bei Kaukasiern ist die Frage, ob eine Anämie vorliegt, bei Farbigen zu beantworten. Hier zeigt sich die Anämie als Grauverfärbung der schwarzen Haut. Man muß mit den Nuancen der Farbänderungen vertraut sein, um eine Blässe zu erkennen. Bei nicht sehr kräftiger Pigmentierung erscheint die Haut auch bei hämatologisch gesunden Negern vergleichsweise blaß. Ähnlich wie bei der Argyrose (**Abb. 7**, S. 7) schließt allerdings die Betrachtung der Augenbindehäute das Vorliegen einer Anämie aus. Bei Betrachtung bloß des äußeren Integumentes können Hb-Werte um 5 g% bei chronisch-anämischen Probanden (z. B. normal arbeitenden Bauern mit Hakenwurm-Krankheit) leicht übersehen werden.

Der blasse Aspekt der **Lid-Bindehäute (Abb. 8**, links) bzw. des **Zahnfleisches (Abb. 9**, links) deckt die **Anämie** (bei Vergleich mit einer Normalperson) auf. Der Vergleich der **blassen Nagelbetten** eines anämischen Patienten (**Abb. 10**, links) mit denen einer nicht anämischen Person (rechts) legt den Verdacht auf eine hochgradige Anämie nahe. Bei Untersuchung der Hände sollte immer ein Vergleich mit der eigenen Hand vorgenommen werden.

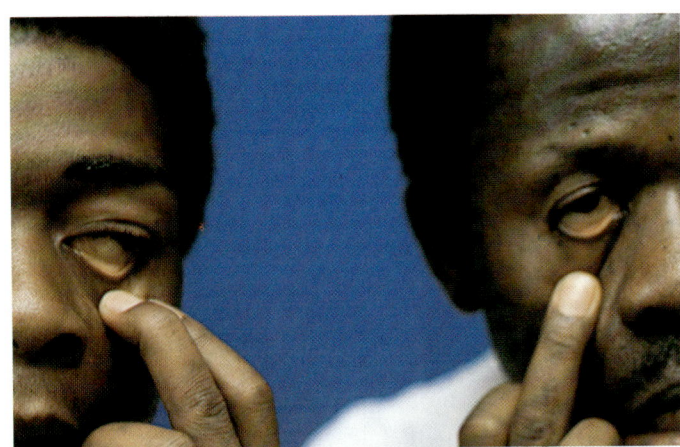

8

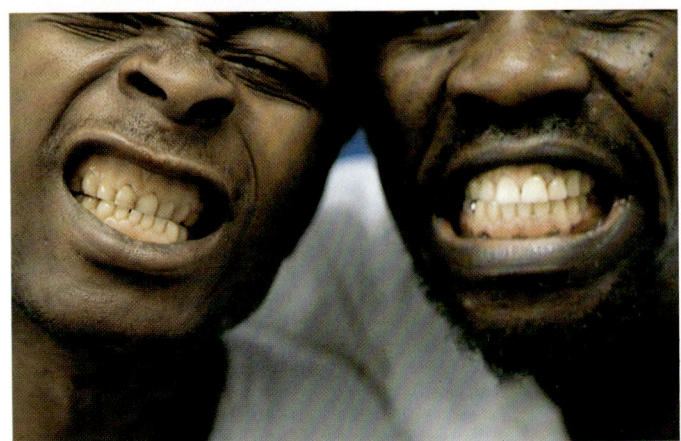

9

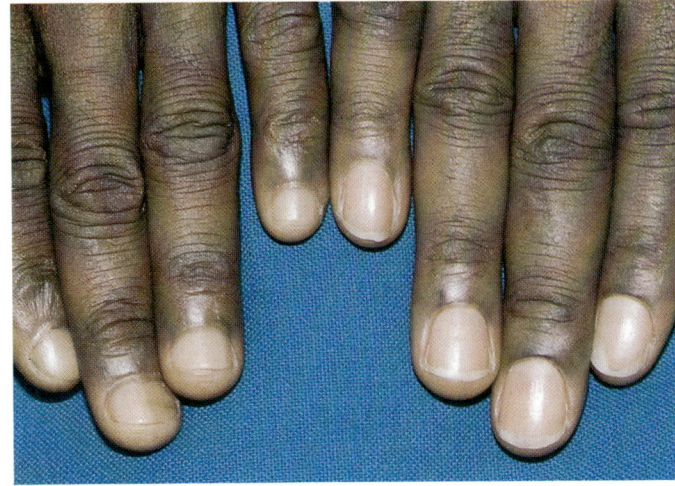

10

Änderung der Hautfarbe

Blasse Haut

Bei der durch akute größere Blutungen entstandenen Anämie klagt der Patient unter anderem über ein recht plötzlich aufgetretenes Schwindelgefühl, während die Anamnese bei der sich mehr schleichend entwickelnden Blutarmut, z. B. infolge chronischer immunhämolytischer Anämie, perniziöser oder sideroachrestischer Anämie, chronischer Hämoblastosen wie CLL oder chronisch-rezidivierender kleiner Blutverluste, viel länger zurückreicht. Hier hat der Organismus die Möglichkeit, sich langsam an die Anämie zu adaptieren, so daß schwer anämische Patienten nicht selten noch mit einem Hb-Gehalt von unter 4,3 g% zu Fuß den Arzt aufsuchen können. Die von ihnen geklagten allgemeinen Beschwerden, wie Müdigkeit, Kopfschmerzen, Neigung zum Gähnen, Konzentrationsschwäche usw., sind in erster Linie Ausdruck und Folge der zerebralen Hypoxie.

Auf die Ursache einer Anämie kann unter Umständen aus der Beobachtung vorhandener weiterer klinischer Symptome wie hämorrhagische Diathese, Lymphome, Herpes zoster, einseitiger Exophthalmus und der genauen Beachtung der Anamnese geschlossen werden.

Der auf **Abb. 11** bestehende **einseitige Exophthalmus** läßt auch ohne ausführliche Anamnese an einen malignen Prozeß (in diesem Fall eine akute Promyelozytenleukämie) als Ursache der Anämie denken (vgl. auch S. 368). Der bei bestehender **schwerer Anämie** gleichzeitig vorliegende **Herpes labialis** der jungen Patientin auf **Abb. 12** erweckte den Verdacht auf eine akute Leukose, der hämatologisch bestätigt wurde. Beim Herpes labialis handelt es sich für gewöhnlich um eine reaktivierte latente Herpes-simplex-Virusinfektion. Die Reaktivierung war Folge der allgemeinen Schwächung des Immunsystems im Rahmen der zytostatisch behandelten Leukose.

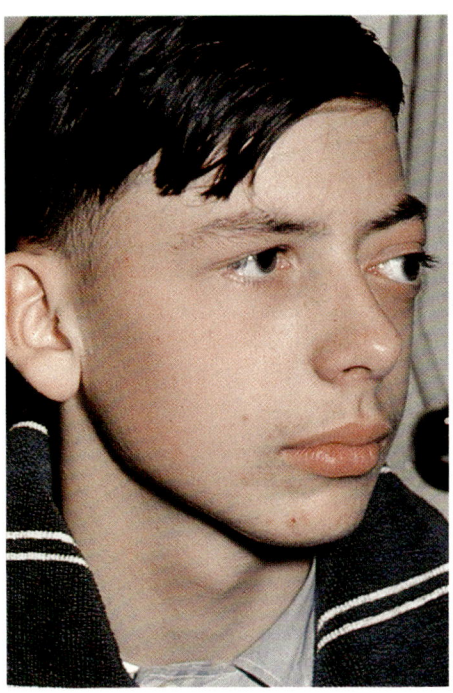

11

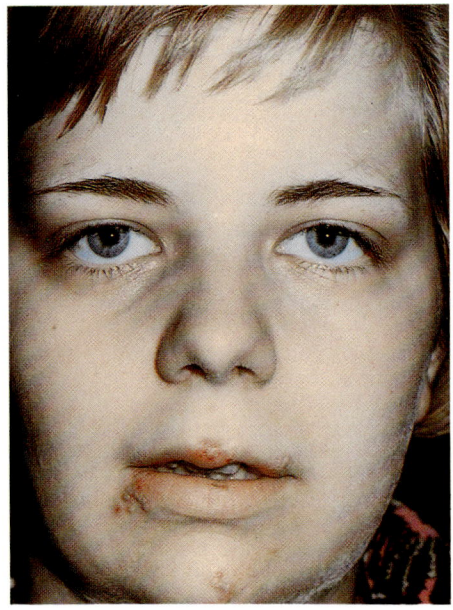

12

Änderung der Hautfarbe

Blasse Haut

Die auf den **Abb. 13–17** gezeigten klinischen Veränderungen erlauben die **Verdachtsdiagnose »Eisenmangelanämie«.** Eisenmangel wird außerordentlich häufig diagnostiziert, wobei eine negative Eisenbilanz des Körpers aus vermehrtem Verlust oder Bedarf an Eisen, verminderter Resorption oder ungenügendem Angebot oder aus einer Kombination mehrerer dieser Faktoren resultieren kann. Zu denken ist als Ursache für einen **vermehrten Eisenverlust** an die Uterusblutung bei Frauen vor der Menopause, blutende Tumoren des Gastrointestinaltraktes, an die Hiatushernie, die Kolondivertikulose und an Hämorrhoiden, oder auch an einen M. Osler (vgl. S. 122), an Hämoglobinurien (z. B. paroxysmale nächtliche Hämoglobinurie) und Hämaturien. In warmen und niederschlagsreichen Ländern, zwischen dem 35.–45. Grad nördlicher Breite und etwa dem 30. Grad südlicher Breite ist der Befall mit Hakenwürmern (Ankylostomiasis) die wichtigste Ursache einer chronischen Blutungsanämie.

Die auf **Abb. 13** abgebildete Patientin mit chronischer Blutungsanämie bei Magenkarzinom zeigt eine für Eisenmangel charakteristische Veränderung, nämlich eine **atrophische Zungenschleimhaut,** wie sie im Rahmen der gestörten Gewebstrophik auch bei perniziöser Anämie vorkommt (vgl. S. 14).

Die auf **Abb. 14** und **15** gezeigten **Mundwinkelrhagaden** (Perlèches), die **neben der atrophischen, glatten und entzündeten Zunge** und der ausgeprägten **Blässe der Haut** bestehen, sind als Einzelsymptom vieldeutig, im Zusammentreffen mit den oben und nachfolgend beschriebenen Erscheinungen und Beschwerden aber für die Eisenmangelanämie typisch. Die **Blässe** der Patientin von **Abb. 15** fällt besonders bei gleichzeitiger Betrachtung von Haut und Augenpartien auf. Die Skleren erscheinen einprägsam weiß. Die Oberlippe ist zwar relativ blaß, die gerötete Unterlippe läßt auf die gleichzeitig bestehende Stomatitis und Glossitis schließen (sog. Plummer-Vinson-Syndrom). Grundsätzlich muß beachtet werden, daß kosmetische Auflagen die Anämie verschleiern.

Bei den Patienten auf **Abb. 14** und **15** handelt es sich um eine **essentielle hypochrome Eisenmangelanämie** (Faber-Syndrom), wie sie vorwiegend bei **Frauen** zwischen dem 30. und 40. Lebensjahr vorkommt. Bei diesen Patienten fehlen im allgemeinen abnorme Blutverluste. Mangelnde Salzsäureproduktion (meist histaminrefraktäre Anazidität) und eine beschleunigte Magen-Darm-Passage führen zu der unzureichenden Eisenresorption. Charakteristisch ist der Nachweis von zirkulierenden Antikörpern gegen Parietalzellen und eine familiäre Häufung.

Bei chronischer Eisenmangelanämie ist der Eisenmangel sicher das Primäre, die Magenschleimhautatrophie mit Achlorhydrie jedoch als Folgeerscheinung anzusehen. Nicht selten sind abnorme Blutverluste nachzuweisen.

Weitere Zeichen trophischer Störung im Sinne des sog. Plummer-Vinson-Syndroms sind die Trockenheit und Sprödigkeit der Haut und Haare, periorale Ekzematoide, Entwicklung schmerzhafter Fissuren an Finger- und Fußspitzen, frühzeitiges Ergrauen der Haare und die brüchigen und dünnen **Fingernägel.** Sie sind oft **platt (Abb. 16),** quergerillt oder gar **löffelartig** – entgegen der physiologischen Rundung – eingebogen (**Koilonychie, Abb. 17**).

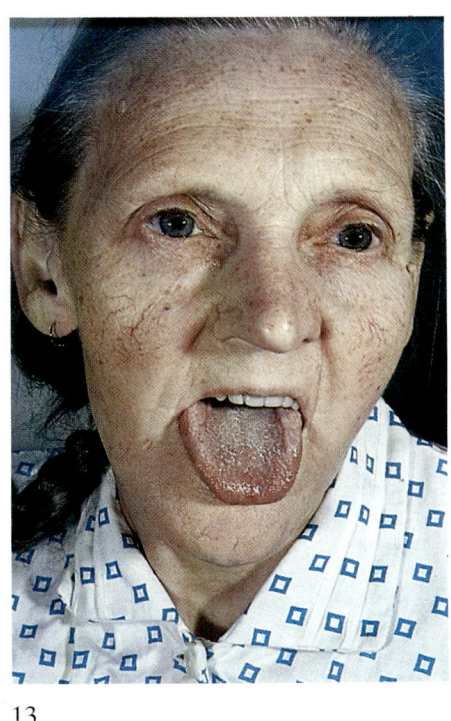

13

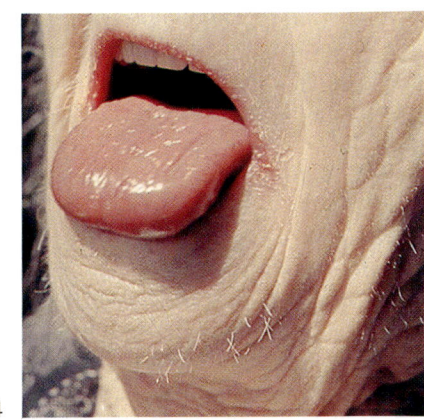

14

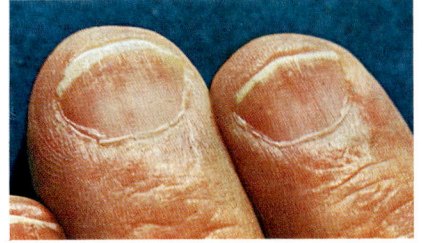

16

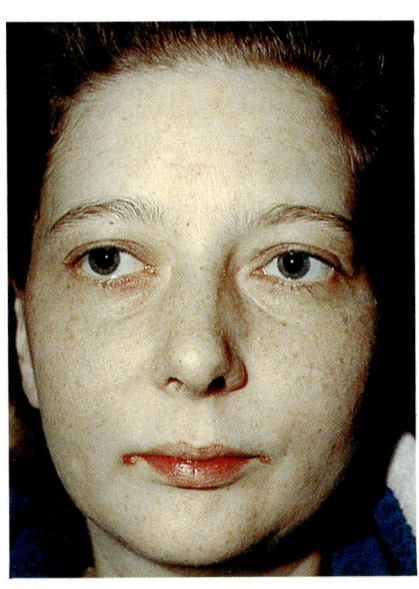

15

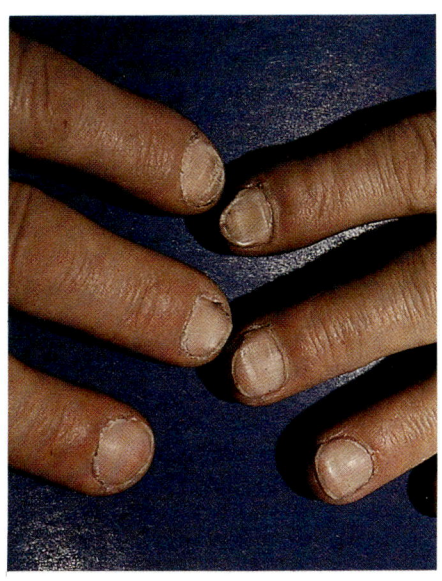

17

Änderung der Hautfarbe

Blaß-gelbliche Haut

Zur näheren Differenzierung der verschiedenen Anämieformen sowie zur Sicherung der aufgrund des klinischen Erscheinungsbildes gestellten Verdachtsdiagnose sind eingehende hämatologische Laboruntersuchungen erforderlich. Die Blickdiagnose erlaubt hingegen lediglich in einschlägigen Fällen, eine Verdachtsdiagnose zur jeweiligen Anämieform zu stellen.

Die einheimische und tropische Sprue und die kindliche Zöliakie, welche nicht nur zur Malabsorption des Vitamin-B_{12}-Intrinsic-Faktor-Komplexes und der Folsäure im Ileum führen, sondern auch das Duodenum mitbefallen, beeinträchtigen auch die Eisenresorption und zeigen anfänglich zumeist das Bild einer hypochromen und mikrozytären Anämie. Bei fortgeschrittenen Fällen liegt jedoch im allgemeinen eine makrozytäre Anämie vor. HbE bzw. MCH sind – im Gegensatz zur perniziösen Anämie – wegen des gleichzeitigen ausgeprägten Eisenmangels nicht immer erhöht.

Die **perniziöse Anämie** zeichnet sich – wie die reine Eisenmangelanämie und die Sprue-Syndrome – durch das Vorhandensein z. B. von Stomatitis, Faulecken, Glossitis und Nagelbrüchigkeit aus. Magenbeschwerden mit (totaler) histaminrefraktärer Achylie, Ösophagitis und Dysphagie lassen außer an eine Eisenmangelanämie auch an die perniziöse Anämie denken.

Die **Abb. 18–20** zeigen Patientinnen bzw. Patienten mit **perniziöser Anämie** (Biermer-Syndrom). Bei der Untersuchung fällt auf den ersten Blick die hochgradige **Blässe** mit dem – je nach Hämolysegrad mehr oder weniger ausgeprägten – eigenartigen **strohgelben Haut-Kolorit** auf. Im Vordergrund der Beschwerden stehen ein brennendes Gefühl in der Magengegend, Zungenbrennen, Völle- und Druckgefühl im Oberbauch, Dysphagie, Parästhesien in Zehen, Fingern und Zunge (»Ameisenlaufen«, Kribbeln, Pelzigsein) und **Gangstörungen** als Folge einer Störung der Tiefensensibilität mit spinaler und zerebellarer Ataxie; im Falle einer Kombination mit **funikulärer Myelose** (Dana-Syndrom) darf schon aufgrund der neurologischen Symptomatik die Verdachtsdiagnose einer perniziösen Anämie gestellt werden.

Während auf **Abb. 18** das Symptom der **Mundwinkelrhagaden** wiedergegeben ist, handelt es sich bei den folgenden Abbildungen um das Symptom der **atrophischen Zungenschleimhaut**, die aus einer **Hunterschen Glossitis** hervorgeht. Sie wird – als Ausdruck des Vitaminmangelzustandes – im wesentlichen bei perniziöser Anämie, Sprue und Pellagra (vgl. S. 412) gesehen. Oftmals ein Frühsymptom, findet sich die auf eine Entzündung und Vergrößerung der Papillen zurückzuführende Rötung meist zuerst im Bereich der Zungenspitze. In der Folge kommt es auch zum (schmerzhaften) Befall der übrigen Partien der Zunge und Mundschleimhaut. Die **Atrophie** der Zungenpapillen führt zur insgesamt **glatten** und **atrophischen** (sog. Spiegel-) **Zunge** (**Abb. 19** u. **20**).

Zungenbrennen kann auch ohne sichtbare Schleimhautveränderungen einhergehen. Die Veränderungen führen im Rahmen der schweren Magen-Darmstörungen mitunter zu den gleichen Erscheinungen, wie sie als Plummer-Vinson-Syndrom bei der essentiellen (achylischen) Eisenmangelanämie bekannt sind. Wahrscheinlich entsteht die Symptomatik als Folge einer primären Gastritis und wird deshalb sowohl bei Eisenmangelanämie als auch bei perniziöser Anämie beobachtet.

Die dysphagischen Störungen geben unter Umständen Anlaß zum Entstehen von **Aspirationspneumonien**. Ein solches Ereignis liegt bei der Patientin auf **Abb. 20** vor. Die **bläuliche Verfärbung der atrophischen Zunge** und in geringem Grad der Haut weist auf die **zentrale** Form der Hämoglobin-**Zyanose** (vgl. S. 48) hin. Eine Zyanose tritt klinisch erst in Erscheinung, wenn mehr als 5 g% Hb in reduzierter Form zirkulieren. Bei diesem Wert handelt es sich um einen absoluten Wert. Unter sonst gleichen Voraussetzungen tritt daher die Zyanose bei anämischen Patienten sehr viel später in Erscheinung als bei Kranken ohne Anämie oder fehlt bei schwersten Anämien gänzlich. Daraus läßt sich schließen, daß der Hb-Wert der auf **Abb. 20** abgebildeten, sehr blassen Patientin deutlich über 5 g% liegen muß und andere Faktoren zusätzlich für die Blässe der Gesichtshaut verantwortlich sind.

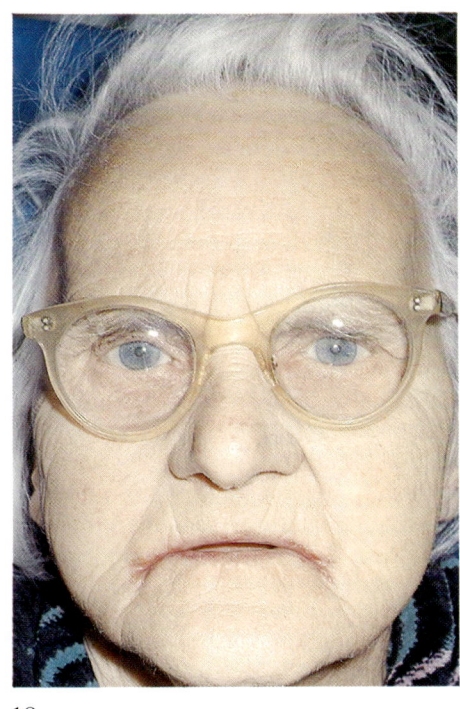

18

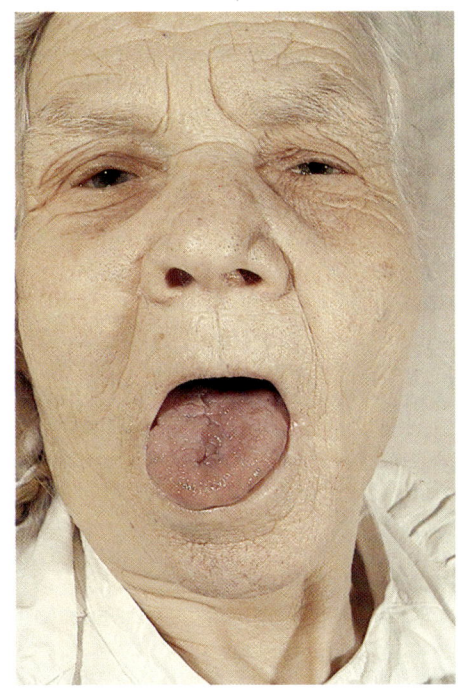

20

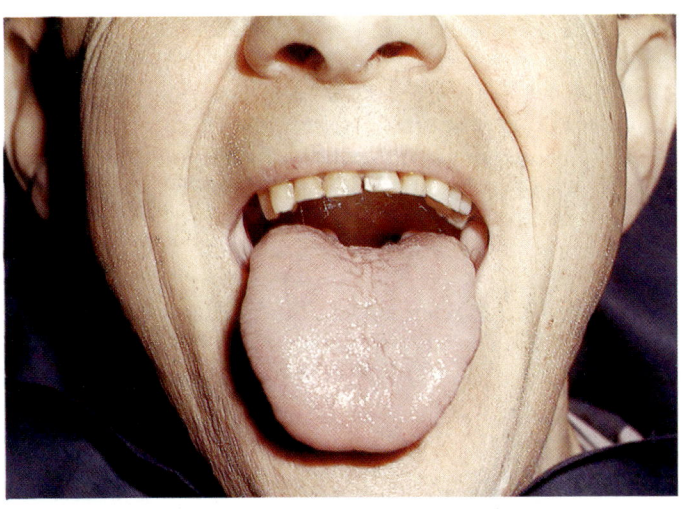

19

Änderung der Hautfarbe

Blaß-gelbliche Haut

Blaß-gelbliche Hautfarbe kann ein Leitsymptom bei den erblichen **hämolytischen Anämien** sein. Da die Hyperbilirubinämie meist gering ist und einen Wert von 5 mg% selten überschreitet, weist allenfalls ein leichter Sklerenikterus, der ab einem Bilirubin-Wert von etwa 2 mg% erkennbar wird, auf diese Anämieformen hin. Allerdings tritt zeitweise ein stärkerer Ikterus auf, der von der Intensität des Blutzerfalls, z.B. in einer sog. hämolytischen Krise, abhängt.

Die ätiologische Abklärung einer hämolytischen Anämie ist heute fast stets möglich, wobei blickdiagnostische Befunde neben Anamnese und Laborbefundung Hinweise geben (vgl. auch S. 18). Die **korpuskulären hämolytischen Anämien** sind **in ihrer Mehrheit hereditäre Störungen**, so z.B. die Sphärozytose, die Ovalozytose (bzw. Elliptozytose), die Hämoglobinopathien und die Enzymopathien (wie der G-6-PD-Mangel) sowie die erythropoetische Porphyrie (vgl. S. 410). Der Milztumor ist ein wichtiges Leitsymptom, das bei der Sichelzellanämie (vgl. dort) allerdings fehlen kann. Turmschädel und andere sekundäre Schädelverformungen, eingezogener Nasenrücken, Unterschenkelgeschwüre und Infantilismus werden beobachtet.

Diese sog. »hämolytische Konstitution« (GÄNSSLEN) zeigt sich bei der **hereditären Sphärozytose** bzw. kongenitalen Kugelzellanämie (Minkowski-Chauffard-Gänsslen-Syndrom) in vielerlei Gestalt. Die Skelettanomalien sind z.T. direkte Folge der extrem gesteigerten Erythropoese in den Markräumen, die den zeitweise stark intensivierten Erythrozytenzerfall gerade auch während des Knochenwachstums kompensiert. Da ähnliche Mechanismen ebenso bei der hereditären Ovalozytose (Elliptozytose), den Thalassämien und der Sichelzellanämie wirksam sind, kommt es gerade auch bei den letztgenannten Syndromen zu ähnlichen Schädelverformungen. Bekannt sind Rundschädel, Turmschädel mit mehr oder weniger ausgeprägter Protrusio bulbi, Verbreiterungen der Nasenwurzel und des Nasenrückens, Mikrophthalmie und Schlitzaugen. Der dadurch manchmal entstehende negroide bzw. mongoloide Gesichtsschnitt kann im Zusammenhang mit dem hämolytischen Ikterus bei Nordeuropäern und ihren Nachfahren, z.B. in Nordamerika, einen **differentialdiagnostischen** Hinweis auf die Sphärozytose geben. Spitzgaumen, enger Zahnbogen, Brachydaktylie, kongenitale Hüftgelenkluxation und Otosklerose können dazu vorhanden sein.

Bei dem auf **Abb. 21** gezeigten **Sphärozytose-Patienten** mit mäßig ausgeprägtem **Turmschädel** und leichtem **Ikterus** verlief die Erkrankung relativ mild mit anamnestisch weit in die Kindheit zurückverfolgbaren Ikterusschüben bei familiärer Häufung von (z.T. letaler) »Anämie« und »Gelbsucht«. Die Vorgeschichte vermerkt Cholezystitiden und Gallensteine. Bei der Aufnahme bestanden wieder kolikartige Oberbauchschmerzen (»Pseudogallensteinkoliken«) bei reichlicher Gallebildung und Eindickung infolge gesteigerten Blutzerfalls).

Der tastbare **Milztumor**, die Vermehrung des indirekten Serum-Bilirubins sowie das Fehlen von Bilirubin im Harn und das Fehlen acholischer Stühle sind **differentialdiagnostisch** gegen ein Steinverschluß-Syndrom und für die erbliche hämolytische Anämie zu werten.

Die seltenere **hereditäre Elliptozytose** (Dresbach-Syndrom) weist in etwa 10% der Fälle eine hämolytische Anämie auf. Die klinischen Erscheinungen können dann ähnlich denen der hereditären Sphärozytose sein. Bei dem auf **Abb. 22** abgebildeten Kind mit angedeuteter **Turmschädelbildung** war es während eines Infektes zum Sklerenikterus gekommen; die Diagnose wurde aufgrund des Nachweises eines elliptozytären Blutbildes gestellt.

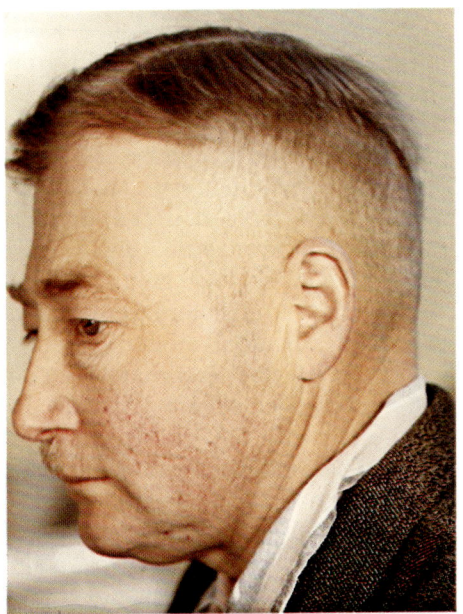

21

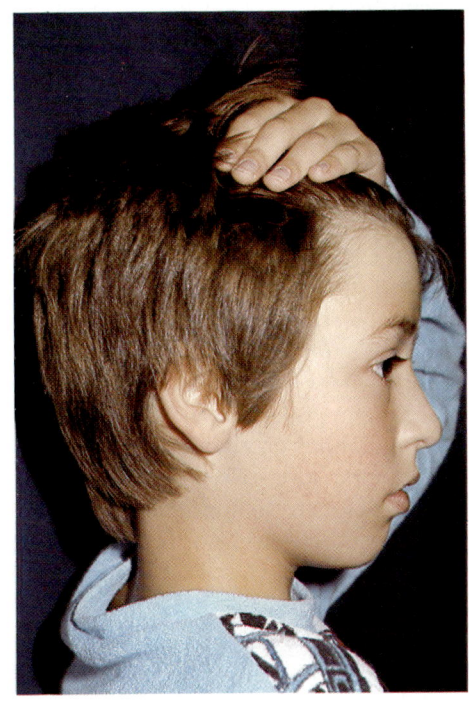

22

Änderung der Hautfarbe

Blaß-gelbliche Haut

Zeichen der »hämolytischen Konstitution« begegnen wir auch bei den nachfolgend zu besprechenden korpuskulären hämolytischen Anämien.

Die korpuskulären hämolytischen Anämien sind in ihrer Mehrheit hereditäre Störungen, so auch die Hämoglobinopathien incl. Thalassämie, Sichelzellanämie, HbC-Krankheit und ihre Kombinationen. Diese durch Synthesestörungen bzw. Anomalien des Hämoglobins bedingten chronischen Anämien verlaufen in ihrer heterozygoten Anlage gewöhnlich mild, in ihrer homozygoten Manifestation jedoch als schwere Erkrankung, an der die meisten Patienten schon im Kindes- und Jugendalter ad exitum kommen.

Die **Thalassämien** werden vorwiegend im Mittelmeerraum und in Südostasien, seltener in Schwarzafrika gefunden. In Deutschland kommen wir durch die italienischen, türkischen und griechischen Gastarbeiter oder durch die Flüchtlinge aus Fernost mit dieser Erkrankung in Berührung.

Die heterozygote **Thalassaemia minor** (Rietti-Greppi-Micheli-Syndrom) ist bei familiär gehäuft nachweisbarer leichter mikrozytärer and hypochromer (eisenresistenter) Anämie durch mäßige Milz- und Lebervergrößerung und zeitweiligen Subikterus gekennzeichnet.

Typische **blickdiagnostische Veränderungen** finden sich bei der homozygoten **Thalassaemia major** (Cooley-Lee-Syndrom): Bei dem auf **Abb. 23** abgebildeten jungen Patienten mit sog. hämatischen **Infantilismus** und **Minderwuchs** bestehen alle Zeichen einer schweren chronischen hämolytischen Anämie. Die Symptomatik hatte bereits im 2. Lebensjahr mit zunehmender **Anämie** und rezidivierendem **Sklerenikterus** schleichend begonnen und allmählich zu einer Auftreibung des Abdomens durch eine monströse **Splenomegalie** (s. Markierung) geführt. Schon frühzeitig wurden häufige Bluttransfusionen notwendig, deren Risiken (Hepatitis und Herzmuskelsiderose) letzlich bei solchen Patienten zum Tode führen. Jetzt präsentiert er sich mit **Turmschädelbildung** und eigentümlichem Gesichtsausdruck bei **verbreiterter Lidwinkeldistanz, abgeplatteter Nasenwurzel** und **Auftreibung der Kieferknochen**. (Bei europäischen Patienten mit einer solchen Symptomatik spricht man von einem »Neger«- oder »Mongolengesicht«.)

Der seitliche Aspekt eines klassischen **Turmschädels** bei einem Patienten mit **Thalassaemia major** ist auf **Abb. 24** wiedergegeben. Die kompensatorische Hypertrophie des Knochenmarks imponiert röntgenologisch, z. B. als sog. »Bürstenschädel«.

Die angeborene pathologische Hämoglobinstruktur führt bei der homozygoten **Sichelzellanämie** (Herrick-Syndrom) infolge Hämolyse und gesteigerter Blutbildung zu ähnlichen blickdiagnostisch erfaßbaren Symptomen; es fehlt allerdings bei Patienten, die das Jugend- oder Erwachsenenalter erreichen, gewöhnlich die Milzvergrößerung. Im Vordergrund stehen bei der Sichelzellanämie – bedingt durch die allein im O_2-armen Milieu der peripheren Kapillaren hervorgerufene Sichelzellbildung – zirkulatorische Stagnationen in den verschiedenen Organen mit abdominellen, renalen und rheumatischen (krisenartigen) Schmerzzuständen, Gefäßthrombosierungen, **rezidivierenden Unterschenkel- und Oberarmulzera (Abb. 25)** sowie **Osteomyelitiden (Abb. 26)**. Bei den abgebildeten Patienten waren im frühen Kindesalter als spezifische Frühzeichen der Krankheit zu betrachtende fieber- und schmerzhafte Schwellungen der Hand- und Fußrücken aufgetreten. Die geringe Heilungstendenz der Ulzera macht wiederholte Hauttransplantationen nötig. Träger des Sichelzellgens kommen – mit variabler Frequenz und weitgehend an die schwarze Rasse gebunden – in Afrika in einem breiten Gürtel beiderseits des Äquators und im Mittelmeerraum sowie in Indien vor. Aus diesen Gebieten stammende Nachfahren tragen zu dem relativ häufigen Vorkommen des HbS-Gens, z. B. in den USA bei.

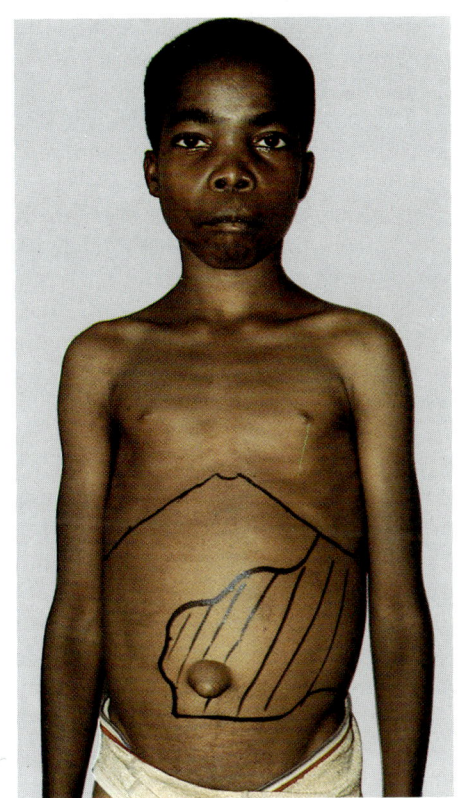

23

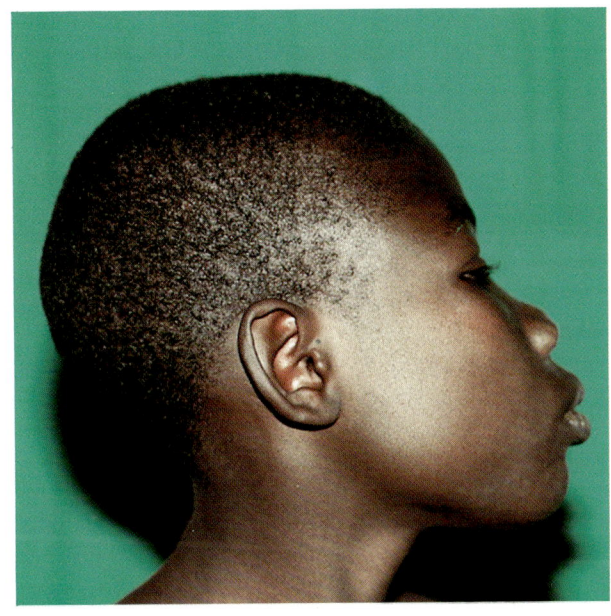

24

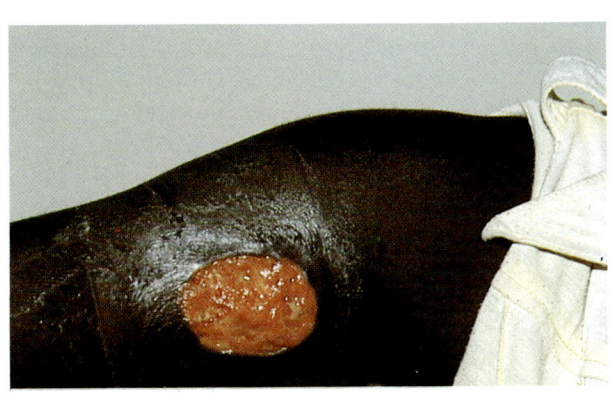

25

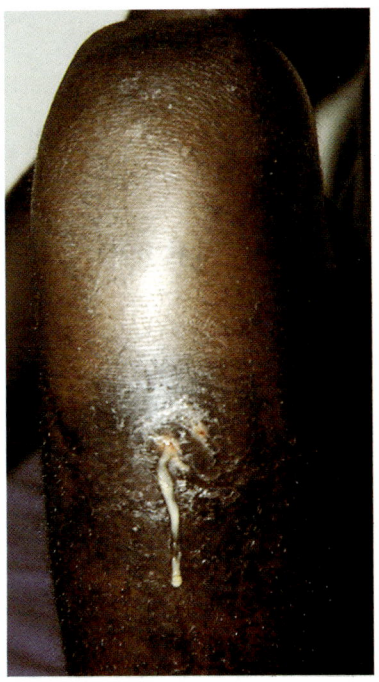

26

Änderung der Hautfarbe

Depigmentierte Haut

In den nachfolgenden Kapiteln über pathologische **Pigmentverschiebungen** des Hautorgans und seiner Anhänge werden die überwiegend durch endokrin-metabolische Einflüsse verursachten **Melaninpigmentanomalien** zusammengestellt: Leukopathien bzw. Depigmentierungen, diffuse generalisierte Melanosen, umschriebene oder flächenhafte Hyperpigmentierungen, kleinfleckige braune und diffuse gelbe Pigmentierungen.

Bei den **Leukopathien** ist an erster Stelle der **okulokutane Albinismus** zu nennen, der eine Gruppe heterogener hereditärer Krankheiten mit ungenügender Melaninpigmentierung der Haut und Augen umfaßt. Vom universell kompletten, Tyrosinase-negativen Albinismus sind der Tyrosinase-positive, universell inkomplette Albinismus (Albinoidismus), die Gelb-Rot-Varianten und partiellen Formen wie das Chediak-Higashi-Syndrom, das Klein-Waardenburg-Syndrom, der Naevus depigmentosus und der sog. Piebaldismus zu unterscheiden.

Der auf **Abb. 27** abgebildete **Neger-Junge** aus Liberia mit Schwachform des Albinismus **(Albinoidismus)** unterschied sich bei Geburt und in den ersten Lebensmonaten kaum von der kompletten Form. Im späteren Verlauf wurden die anfänglich weißen Haare gelblich, und es trat eine gewisse Nachpigmentierung ein. Nystagmus und Photophobie sind weniger ausgeprägt; die Iris-Pigmentation nahm zu. Die Durchleuchtbarkeit der Iris (Diaphanie) ist nur noch schwer auslösbar. Der positive rote Augenreflex wird allerdings **differentialdiagnostisch** gegen eine sekundäre generalisierte Hypopigmentierung gewertet.

Bei Kindern ist bei »heller« Konstitution **differentialdiagnostisch** an die Möglichkeit des Vorliegens einer Phenylketonurie zu denken. Die Abgrenzung eines alabasterfarbenen Hautkolorits bei z. B. Sheehan-Syndrom (vgl. S. 376 u. 387)

gegen einen universell kompletten Albinismus dürfte nicht schwierig sein.

Ein partieller Albinismus mit kongenitalem Beginn liegt beim autosomal-dominant vererbten **Piebaldismus** vor. Die familiäre flächige Depigmentierung ist **vorwiegend ventral angeordnet** und betrifft den Stirn- und Kopfhautbereich (mit Ausbildung einer typischen weißen Haarsträhne) und die Ventralseite des **Stammes und der Extremitäten** (**Abb. 28**), wobei **innerhalb** der **weißen Zonen** meist **hyperpigmentierte, rundliche Flecke** liegen. **Differentialdiagnostisch** ist eine Vitiligo auszuschließen.

Bei der **Vitiligo**, einer erworbenen **primären**, nicht auf dem Boden einer Vorveränderung entstehenden, **Leukopathie**, die – wie der Piebaldismus – durch ein Verschwinden der Melanozyten in meist umschriebenen Hautbezirken bei weniger als 1% der Bevölkerung gekennzeichnet ist, ist eine symmetrische Manifestation charakteristisch. Meist an den Händen und perianogenital beginnend, zeichnen sich die befallenen, scharfbegrenzten Areale durch eine oftmals bestehende Hyperpigmentierung ihrer Randbezirke aus. Sie wird meist im Sommer diagnostiziert, wenn durch die Sonnenbestrahlung der Kontrast zwischen normaler und depigmentierter Haut deutlicher hervortritt (**Abb. 29**). Sie kann lokalisiert, auf eine Körperregion beschränkt, disseminiert über den ganzen Körper oder, selten, generalisiert vorkommen. Ihre Assoziation mit Autoimmunkrankheiten wie perniziöse Anämie, M. Basedow, Myxödem, Hashimoto-Thyreoiditis und Kollagenkrankheiten legt eine autoimmune Genese nahe.

Differentialdiagnostisch ist die Hefepilzinfektion **Pityriasis versicolor** (**Abb. 30**) auszuschließen.

Über perinävale Vitiligo beim Sutton-Nävus wird weiter unten berichtet (S. 200, **Abb. 340**).

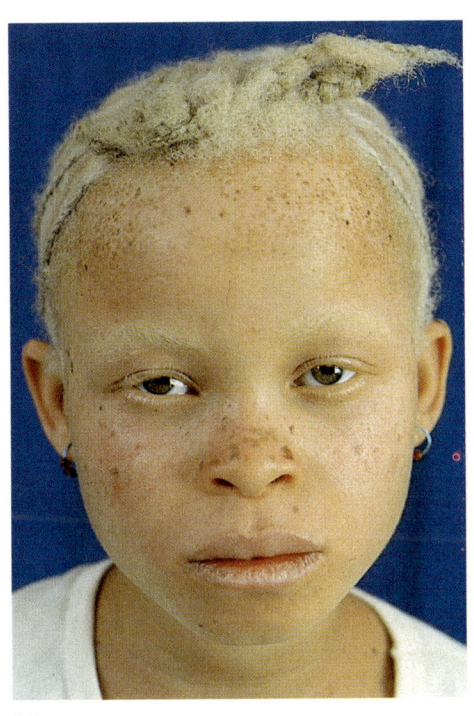

27

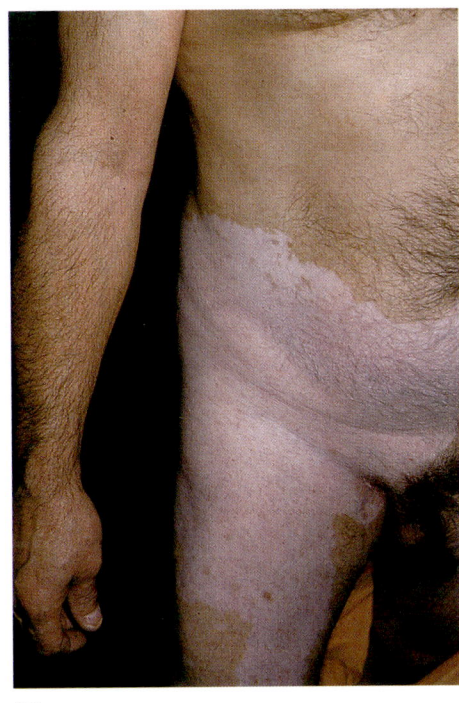

28

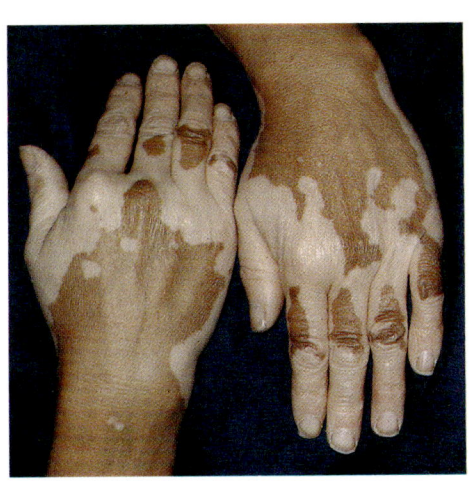

29

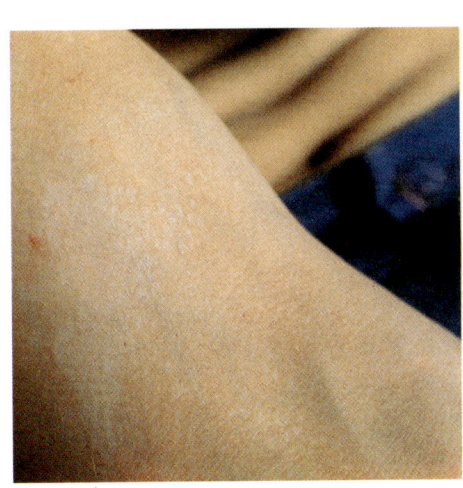

30

Änderung der Hautfarbe

Depigmentierte Haut

Eine fleckförmige oder flächenhafte De- oder Hypopigmentierung der Haut, die – im Unterschied zur Vitiligo – sekundär im Gefolge verschiedener Dermatosen oder unter äußerer Einwirkung von Chemikalien in Erscheinung tritt, wird als **Leukoderm** bezeichnet. Wir kennen solche Weißfärbungen der Haut bei Treponematosen wie Pinta, Syphilis und Frambösie. Die überwiegend beim weiblichen Geschlecht zu beobachtenden Leukoderme treten bei Lichtzunahme durch Bräunung der umgebenden Haut im Sommer und besonders bei Farbigen deutlich hervor. Das auf **Abb. 31** wiedergegebene **Leucoderma syphiliticum** zeigt als Zustand nach sekundärer Lues (vgl. auch S. 182) im Bereich der ursprünglichen Läsionen linsen- bis geldstückgroße, mäßig scharf begrenzte **Entpigmentierungen**.

Fleckige Depigmentierungen, besonders an den Schienbeinen werden in Afrika als Folge lange bestehender **Onchocerca-Dermatitis** (Filariose durch Onchocerca volvulus, vgl. auch S. 172) beobachtet. Die umgebenden Hautareale sind im Sinne einer **Xerodermie** atrophisch und feinrunzlig (**Abb. 32**).

Das auf **Abb. 33** abgebildete **Leucoderma leprosum** (tuberkuloider Typ im Stirnbereich, vgl. auch S. 178) beginnt initial punktförmig perifollikulär und entwickelt sich bei weiterem Fortschreiten zu kleinen und großen mikro- bzw. makropapuloiden Läsionen. Kennzeichnend sind die fokale **Anhidrose** sowie Anästhesie und Analgesie, die einen solchen **hypopigmentierten Fleck differentialdia-** **gnostisch** gegen eine Vitiligo und sonstige symptomatische Leukoderme abgrenzen.

Leukodermbildungen sind nach Dermatomykosen, nach Varizellen, nach einer Lichtdermatitis und nach Ekzemen zu beobachten. Aus der Gruppe der oberflächlichen Dermatomykosen ist die **Pityriasis versicolor alba** – eine besondere Form der Pityriasis versicolor – (vgl. **Abb. 30**, S. 21) zu nennen, die bevorzugt Personen mittleren Alters mit erhöhter Schwitzneigung befällt, so z. B. bei Tuberkulose, Diabetes mellitus, Hyperthyreose, vegetativer Dystonie und Adipositas. Bei dem auf **Abb. 34** abgebildeten türkischen Patienten mit dunkler und sonnengebräunter Haut erscheinen die Herde infolge geringerer Hautbräunung (Filterwirkung der durch Kratzen sich lockernden kleinen, feinen, glanzlosen weißen Schuppen, Störung der Melaninsynthese) heller als die gesunde Haut. Befallen sind fast ausschließlich der **Stamm** und die proximalen Extremitäten, am Stamm besonders die **Brust über dem Sternum** und der **obere Rücken**. Mäßiger **Juckreiz** wird von Patienten nur **gelegentlich** angegeben.

Die **Prognose** dieser zum chronischen Verlauf neigenden Mykose ist quoad vitam gut. Rezidive werden häufig beobachtet.

Die Diagnose bereitet kaum Schwierigkeiten; gelegentlich sind **differentialdiagnostisch** vom klinischen Bild her das seborrhoische Ekzematid, die Pityriasis rosea, bei bestimmter Lokalisation das Erythrasma und die **Vitiligo** (**Abb. 29**, S. 21) auszuschließen.

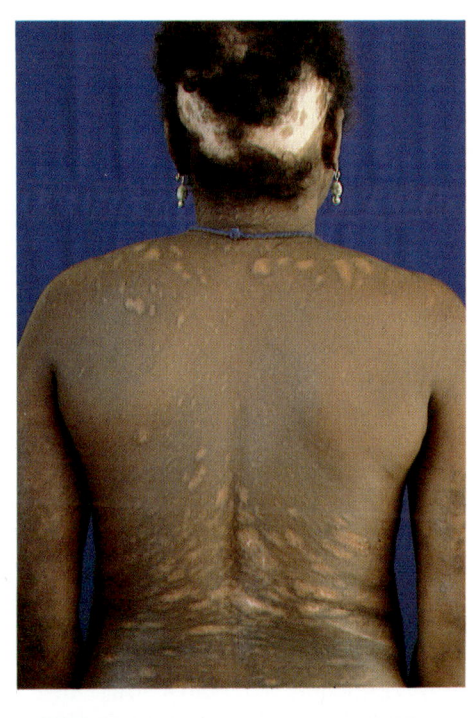

31

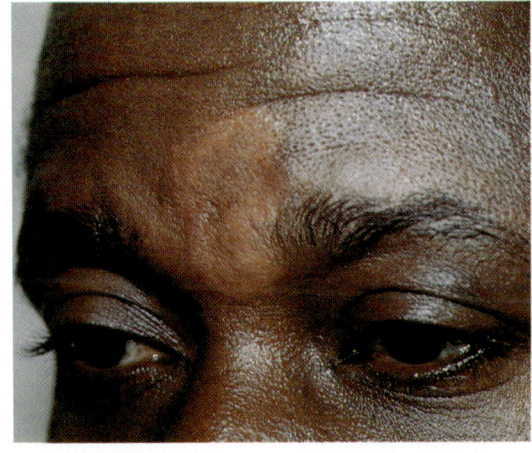

33

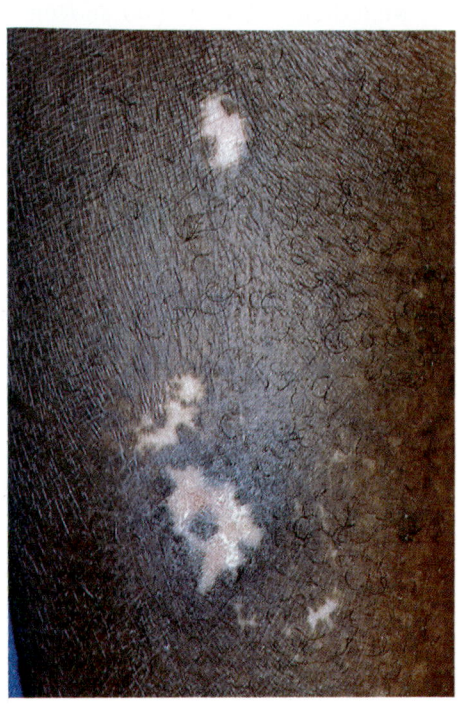

32

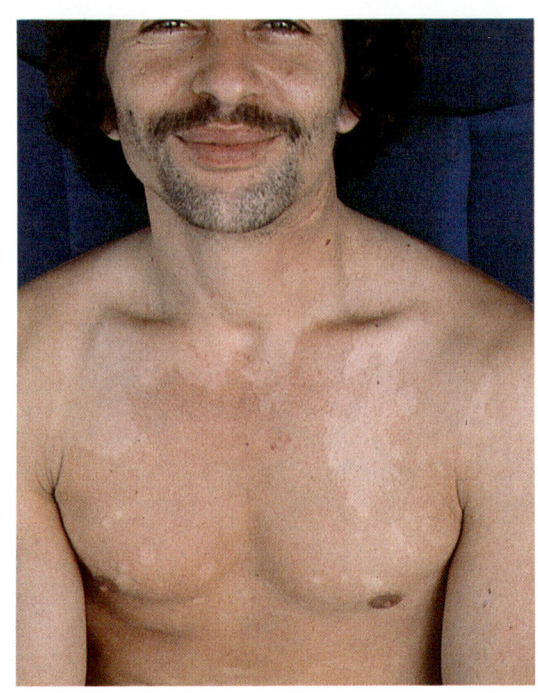

34

Änderung der Hautfarbe

Pigmentierte Haut

Eine mehr oder weniger intensive **bräunliche Verfärbung** der Haut ist ein recht **vieldeutiges Symptom**. Einmal kann es sich um eine harmlose Neigung zum leichten Bräunen belichteter Hautpartien, also um eine konstitutionelle Eigentümlichkeit ohne Krankheitswert handeln. Zum anderen muß gegenüber der bräunlich verfärbten Haut an die primäre Nebenniereninsuffizienz (M. Addison), die vorausgegangene Zufuhr von Schwermetallen, die Pankreasinsuffizienz, die Sprue, die chronische Nephritis, das Chloasma und chloasmaartige Pigmentierungen, die Riehlsche Melanose und Melanodermitis toxica bzw. die Photodermatitis pigmentaria (also an weitere endogen und exogen bedingte Gesichtspigmentierungen) gedacht werden. Weiterhin müssen bisweilen auch der Ikterus (s. S. 36–38), die Hämochromatose (s. S. 38), die Porphyrie (s. S. 410), die Pellagra (s. S. 412) sowie die Acanthosis nigricans **differentialdiagnostisch** in Erwägung gezogen werden.

Diffuse generalisierte Melanosen sind in der Regel auf den belichteten Körperteilen, in den Körperfalten und in den Palmarlinien besonders deutlich ausgeprägt. Ursachen für **hormonale Melanosen** stellen die erhöhte Sekretion von Hypophysenhormonen wie ACTH und MSH (M. Addison) sowie die physiologischerweise vermehrte Produktion (Schwangerschaft) und die therapeutische Verabreichung von Östrogenen dar. Bei der sekundären Nebennierenrindeninsuffizienz (z. B. bei M. Sheehan) findet sich ein alabasterfarbenes (hypopigmentiertes) Hautkolorit (vgl. S. 376).

Abb. 35–38 zeigen Patienten mit **M. Addison**. Die schmutzig-braune Pigmentierung betrifft den ganzen Körper. Auf **Abb. 35** handelt es sich um einen griechischen Patienten mit beginnender **Addison-Krise**, bei dem die generalisierte Bräune

anfänglich auf seine südländische Konstitution zurückgeführt wurde.

Ähnlich wie bei der **differentialdiagnostisch** in Frage kommenden Schwermetalleinlagerung, insbesondere der Argyrose (vgl. **Abb. 7**, S. 7 bzw. **Abb. 41**, S. 27), ist **beim M. Addison** die **gesamte** Haut verfärbt, aber die **sonnenexponierten Stellen** sind deutlich **dunkler**. Die Nägel erscheinen hell, allerdings nicht immer porzellanweiß (vgl. Leberzirrhose, S. 40). In Einzelfällen besteht eine stärkere Pigmentierung des Nagelbettes oder der Fingerendglieder. Manchmal sind nur die faltigen dorsalen Hautteile über den Fingergelenken dunkelbraun. Auch diese Symptome sprechen gegen die Einlagerung von Schwermetallen. Der Addison-Kranke unterscheidet sich aber auch im allgemeinen Aspekt durch die für ihn typische Adynamie und Antriebsarmut. Bei genauer Inspektion der Körperoberfläche treten beim **Addison-Kranken** die **pigmentierten Ablagerungen** zudem **besonders deutlich** im Bereich der **Handlinien (Abb. 36)**, der Fingerknöchel, der **Nates** sowie in der **Umgebung** der **Mamillen (Abb. 35)** und anogenital hervor.

Auf den ersten Blick könnte die Bronzefarbe der Addison-Pigmentierung gelegentlich mit einem Ikterus verwechselt werden. Die **Inspektion des Augenweiß (Abb. 37)** erlaubt jedoch sofort die Unterscheidung zu treffen.

Abb. 38 zeigt abschließend Addison-Pigmentierungen an der **Mundschleimhaut**. Auf Pigmentierungen der Mundschleimhaut und der Lippen muß bei M. Addison genau geachtet werden. Die Pigmentflecke sind hier oft sehr diskret; man muß daher aufmerksam nach ihnen suchen. Ohne die Addison-Pigmentierung der Haut sind sie vieldeutig (vgl. z. B. Peutz-Jeghers-Klostermann-Touraine-Syndrom, S. 32).

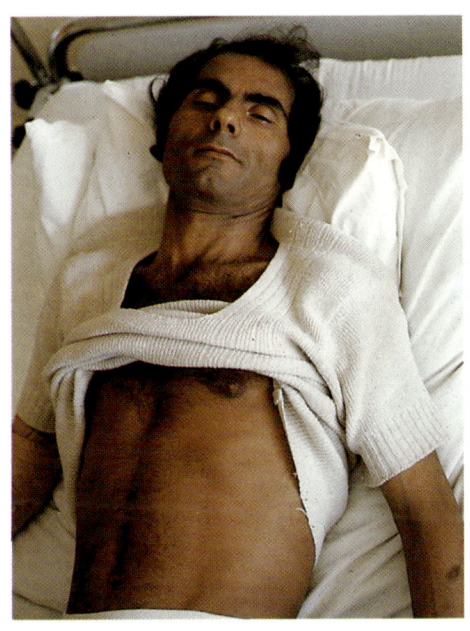

35

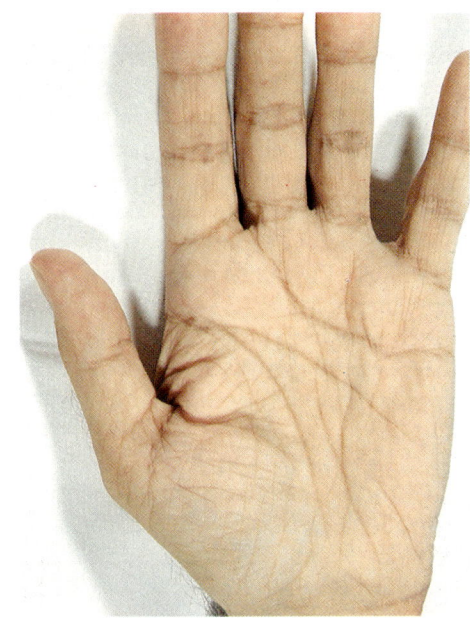

36

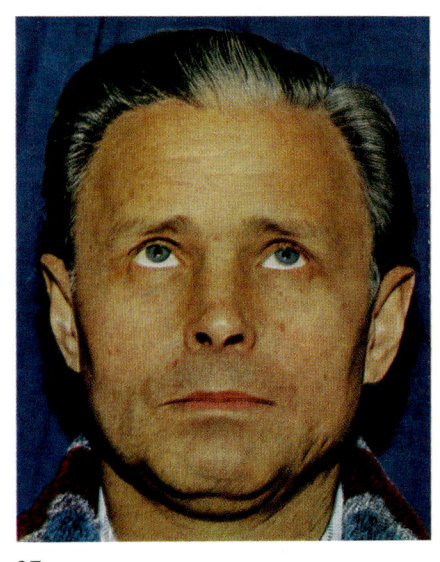

37

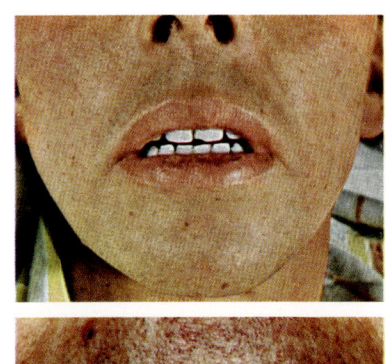
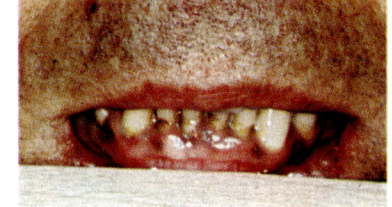

38

Änderung der Hautfarbe

Pigmentierte Haut

Bei den auf **Abb. 39** und **40** gezeigten Patientinnen ist ein **diffuses bräunliches Hautkolorit** festzustellen, das von Ablagerungen pathologischer Hämoglobinderivate und lipofuszinartiger Gemische herrührt und auf einen chronischen **Phenacetin-Abusus** zurückzuführen ist. Beide Patientinnen befinden sich im **urämischen Zustand** bei **chronisch interstitieller Nephritis**. Die charakteristische bräunliche Pigmentierung kann – wegen der schweren renalen Anämie – zunehmend einen **aschgrau-fahlen Anstrich** erhalten (**Abb. 40**), so daß man **differentialdiagnostisch** auch an eine Argyrose, Hämochromatose oder Arsenmelanose denken würde.

Gerade bei Rollkuren mit argentumhaltigen Mitteln oder bei Abusus silberhaltiger Rachendesinfizienzien kann bei manchen Patienten vermehrt **Silber im Hautbindegewebe** abgelagert werden und zu einer praktisch irreversiblen **diffusen, schmutzig- bis blau-grauen Hautpigmentierung** führen (**Argyrose, Abb. 41** und **Abb. 7**, S. 7). Diese Verfärbung wird zuerst an den der Besonnung ausgesetzten Arealen bemerkt. An Mundschleimhaut und Konjunktiven finden sich rauchgraue Flecken. Die feinkörnigen Silberniederschläge leuchten im Gewebsschnitt bei Dunkelfeldbeleuchtung auf und lassen sich so von melanotischen und hämosiderotischen Hautpigmentierungen sicher unterscheiden.

Differentialdiagnostisch in Frage kommen ähnliche Veränderungen bei Hydrargyrose (langfristige Einreibungen mit Quecksilbersalben), beim malignen Melanom und – da bei Argyrose ebenfalls blaue Nagelbettverfärbungen vorkommen – die langfristige Atebrinbehandlung. Pigmentierungen der Haut beim M. Wilson sind fast immer mit dem Kayser-Fleischerschen Kornealring verknüpft (vgl. **Abb. 627**, S. 345).

Die **blaue Nagelbettverfärbung** auf **Abb. 42** ist – zusammen mit der **bläulich-grauen Gaumenverfärbung** auf **Abb. 43** – die seltene, irreversible **Folge einer** solchen langfristigen **Atebrinbehandlung**. Sie hat sich neben der viel häufiger nach Atebrinmedikation anzutreffenden Gelbfärbung der Haut entwickelt.

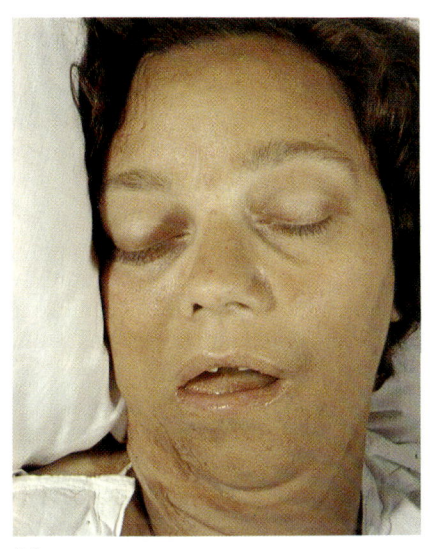

39

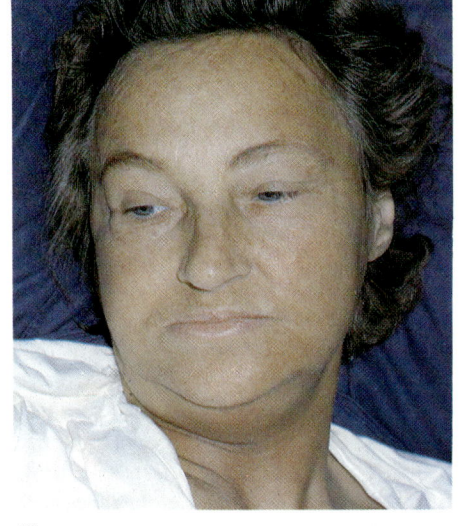

40

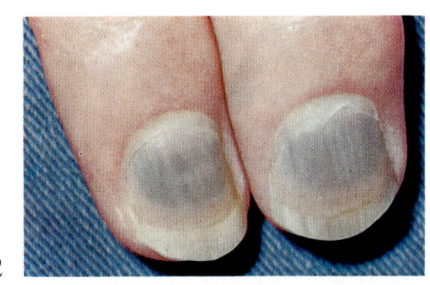

42

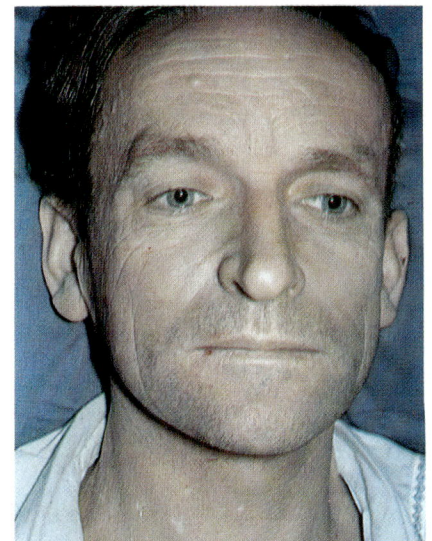

41

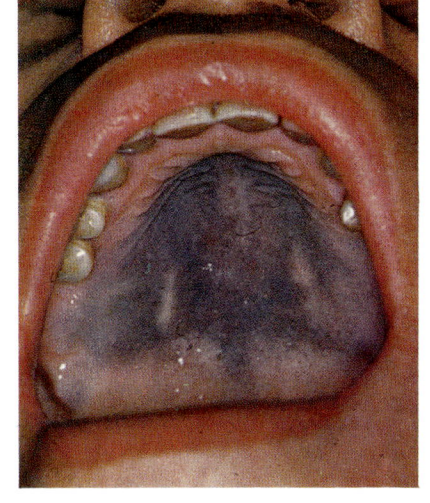

43

Änderung der Hautfarbe

Pigmentierte Haut

Bei der **chronischen Arsenintoxikation** entwickelt sich eine **generalisierte Pigmentanreicherung**, die sich aus **multiplen konfluierenden,** z. T. zackig begrenzten **braunen Flecken** zusammensetzt und besonders stark ausgeprägt in den Achselhöhlen und an der Bauchhaut zu finden ist. Die **Arsenmelanose (Abb. 44)** läßt die Schleimhäute fast immer frei, so daß hier ein **differentialdiagnostisches** Kriterium zur Abgrenzung vom M. Addison gegeben ist. Das gleichzeitige Bestehen von typischen (schuppenden) Arsenhyperkeratosen an den Handtellern, Fingerbeugeseiten oder Fußsohlen sowie – nach jahrelanger Latenzzeit nach interner Verabreichung von Arsen – aufgetretenen Hauttumoren (spinozelluläre Karzinome, Basaliome, M.-Bowen-Herde) und Tumoren innerer Organe (Bronchial- und Blasenkarzinome) sichert die Diagnose dieser arzneimittelbedingten Melanose.

Sind die **diffusen generalisierten Pigmentierungen durch** synchrone **Hämosiderin- und Melaninablagerungen** verursacht, liegt eine **Hämochromatose** vor (**Abb. 45** sowie **Abb. 61,** S. 39).

Bei dieser kongenitalen familiären, zu 95% Männer betreffenden Eisenthesaurismose entwickelt sich in den mittleren Lebensjahren immer eine Leberzirrhose, häufig zusätzlich ein Diabetes mellitus (sog. Bronzediabetes). Die Melaninüberproduktion scheint bei gleichzeitiger Verdickung der Epidermis gegenüber der Hämosiderinablagerung zu überwiegen. Die Schleimhäute beteiligen sich mehr fleckförmig als diffus an der Pigmentierung bei etwa einem Fünftel der Fälle.

Die Diagnose kann durch die histologische und histochemische Untersuchung eines Leberpunktatzylinders sowie aufgrund der Ergebnisse der Serumeisenkonzentration, des Transferrin- und Ferritinspiegels zuverlässig gesichert werden. Da der bräunliche Ton der Haut bisweilen ins Bläuliche spielen kann, ist blickdiagnostisch eine Argyrose abzugrenzen.

Bei Metallen findet sich meist (zusätzlich oder nur) ein dunkler Zahnfleischsaum (vgl. S. 314), dessen Farbtönung in Abhängigkeit von der Noxe etwas variiert. Daraus ergibt sich in gewissem Umfang die Möglichkeit der Einengung des auslösenden Agens durch die Farbe und auch durch die Verteilung der Verfärbungen, wie die angeführten Beispiele (Übergreifen über das Zahnfleischgebiet auf weitere Schleimhautgebiete und die Haut bei Argyrose; Nagelbettbeteiligung bei gleichzeitiger Gelbfärbung der Haut durch Atebrin) erkennen lassen. Auch das Fehlen oder Vorhandensein zusätzlicher entzündlicher Schleimhautveränderungen (z. B. Bi, Hg) sowie weitere Allgemeinsymptome sind diagnostisch zu beachten.

Bei der **Porphyria** (hepatica) **cutanea tarda** zeigt sich die diffuse melanodermische Dunklung besonders deutlich im Frühjahr und Sommer an den besonnten, unbedeckten Hautanteilen. Eine Sonderform dieser häufigsten, chronisch und schubweise verlaufenden Porphyrie-Dermatose, die ohne die charakteristischen Blasenbildungen einhergeht, stellt die **Melanodermie-Porphyrie** dar (vgl. S. 410). Alkoholabusus und Barbiturat-Konsum sind anamnestisch fast regelmäßig als die leberschädigenden Ursachen zu eruieren.

Die Diagnose wird durch die vermehrte Porphyrinurie und die Rotfluoreszenz der frischen Leberbiopsiestanze gesichert. Es besteht eine Hypersiderinämie.

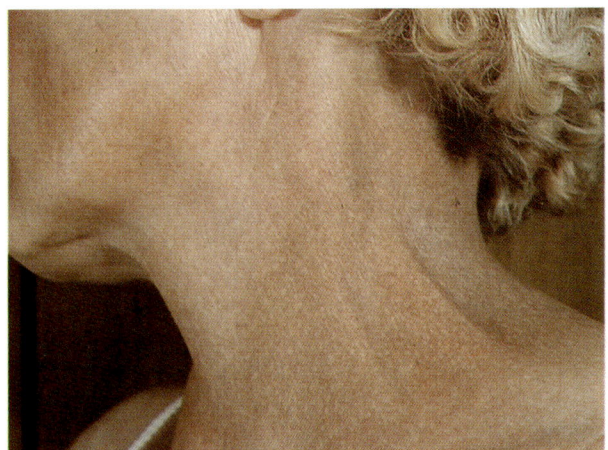

44

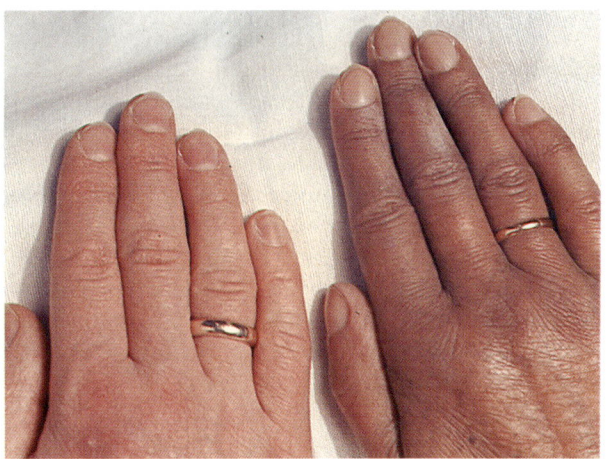

45

Änderung der Hautfarbe

Pigmentierte Haut

Auf **Abb. 46** sieht man **flächenhafte** dunkelbräunliche **Hyperpigmentierungen** im Bereich des Gesichtes einer Frau mit symmetrischer Ausbreitung und Bevorzugung der Stirn-, Wangen- und **Oberlippenregion (Chloasma uterinum)**. Derartige Veränderungen treten nicht selten während der **Schwangerschaft** auf und werden dann als **Chloasma gravidarum** bezeichnet. Im Klimakterium kann sich ein Chloasma climactericum und zur Zeit der Menarche ein Chloasma periorale virginum entwickeln. Das (physiologische) **Chloasma gravidarum** ist vom 2. Schwangerschaftsmonat an bei 30–35% der Frauen zu beobachten. Eine Pigmentierung wie auf **Abb. 46** kann auch auf dem Boden **anderer Genitalbefunde** (Ovarialtumoren) oder unter der Einwirkung von **Östrogenpräparaten** (Ovulationshemmer) entstehen. Die Halsregion bleibt stets frei. Simultan zur Gesichtspigmentierung tritt eine Dunklung der Brustwarzen, der Achselhöhlen, der Anogenitalregion und der Linea alba auf.

Ähnliche Befunde können männliche Patienten bei protrahierter **Östrogenzufuhr** zeigen, wie der auf **Abb. 47** wiedergegebene Patient mit **Prostatakarzinom,** bei dem die Hormonbehandlung eine beidseitige **Gynäkomastie** mit starker, schwarz-brauner **Pigmentierung der Warzenhöfe** hervorrief. Nicht zuletzt ist die Östrinisation für die beim Leberzirrhotiker in Erscheinung tretende bräunliche Hautverfärbung verantwortlich zu machen, die sehr ausgeprägt sein kann und **differentialdiagnostisch** an eine Hämochromatose denken läßt.

Nicht nur auf das weibliche Geschlecht beschränkte **Chloasmaformen** finden sich nach lange andauernder Hydantoin- und Chlorpromazin-Medikation oder regional bei lokaler Anwendung von Östrogen-Salben. Periokuläre, medialbetonte Pigmentationen sollen als Jellineksches Zeichen auf einen M. Basedow hinweisen. Über flächige oder fleckförmige Melaninhyperpigmentierungen nach Behandlung mit Zytostatika (Bleomycin, Cyclophosphamid, Busulfan) und Antimalariamitteln (Chloroquin, vgl. **Abb. 126**, S. 75), wurde wiederholt berichtet und ihr Vorkommen bei Pankreasinsuffizienz, Sprue und anderen Magen-Darm-Krankheiten mitgeteilt. Ingestion minderwertiger Fette (Melanosis Riehl), Anwendung minderwertiger Salben, Teerdämpfe, ätherischer Öle, Kölnisch Wasser usw. führen zur Melanodermatitis toxia bzw. Photodermatitis pigmentaria. Umschriebene papillomatös-warzige Veränderungen mit Hyperpigmentation sind Merkmale der Acanthosis nigrians.

Eindeutig von allen vorausgehend beschriebenen Affektionen zu unterscheiden sind die manchmal flächig angeordneten, vorwiegend an Stirn und Wangen älterer Leute zu beobachtenden, seitenungleichen, durch **Komedonen** (Elastoidosis cutanea nodularis et cystica) hervorgerufenen, schwärzlich verfärbten Hautbezirke, wie sie das Gesicht des auf **Abb. 48** und **49** wiedergegebenen Patienten mit M. Hodgkin (submandibulares Lymphom!) zeigen.

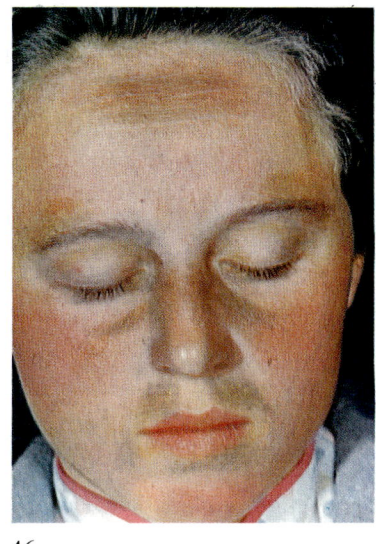

46

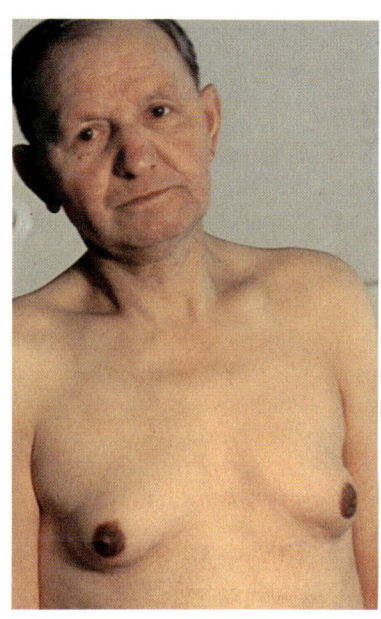

47

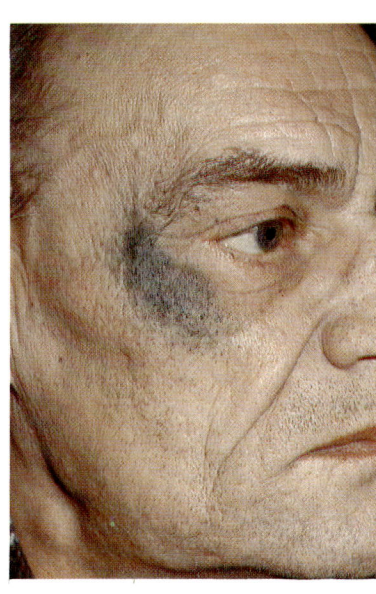

48

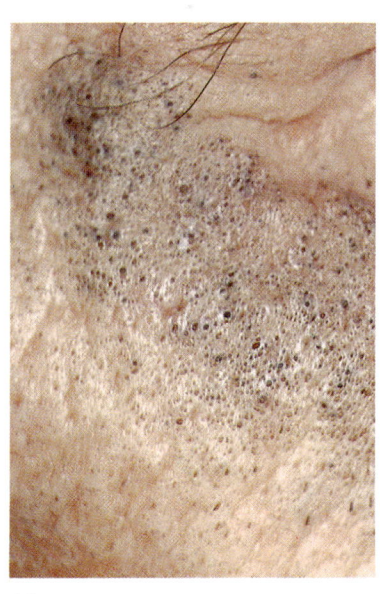

49

Änderung der Hautfarbe

Pigmentierte Haut

Wiederum ist bei den **Abb. 50–52** eine farbliche Veränderung der Haut und Schleimhaut Leitsymptom für die Aufdeckung einer inneren Störung.

Die Kleinfleckigkeit und das Verteilungsmuster dieser Haut-Schleimhaut-Veränderung kennzeichnen die **Pigmentfleckenpolypose,** das **Peutz-Jeghers-Klostermann-Touraine-Syndrom**. Es handelt sich um eine autosomal-dominant vererbte **Lentiginose** der Mundschleimhaut und perioralen Gesichtshaut, begleitet von einer meist ausgedehnten Polypose des Gastrointestinaltraktes. Die **Polypose** kann sich **vom Magen bis zum Anus** erstrecken mit Lieblingslokalisation im Dünndarm (Schwerpunkt: Jejunum). Darüber hinaus sind Nasen-, Blasen- und Uteruspolypen beobachtet worden. Die Intestinalpolypose manifestiert sich früh, oft schon im Kindesalter, und führt häufig zu rekurrierenden Invaginationen.

Die Kenntnis der Pigmentierung erlaubt bei sonst unklarer »Bauch«-Symptomatologie die Diagnose sofort zu stellen. Pathognomonisch ist die Anordnung der sommersprossenähnlichen, aber dunkleren Fleckchen (Lentigines) auf der Mundschleimhaut, dem Lippenrot und in unmittelbarer Mumdumgebung. Die Einbeziehung der übrigen Haut unterliegt in ihrer Intensität größeren Schwankungen. Dabei ist eine Bevorzugung der übrigen Gesichtsöffnungen (Nasenlöcher, Augenumgebung) und der Fingergelenkstreckseiten in der Regel deutlich. Kleinfleckige bräunliche Pigmentierungen im Bereich der Axillen, zusammen mit mehr als 6 über 1,5 cm messenden »Café-au-lait«-Flecken am gesamten Integument weisen auch bei Fehlen der typischen molluskoiden Tumoren auf Neurofibromatosis generalisata v. Recklinghausen hin.

Abb. 53 zeigt **Epheliden** (»Sommersprossen«), um die Besonderheit der Effloreszenzenverteilung bei der Pigmentfleckenpolypose durch Vergleich insbesondere mit **Abb. 50** zu verdeutlichen. Dabei ist vor allem die unterschiedliche Beteiligung der Mundpartie zu beachten.

32

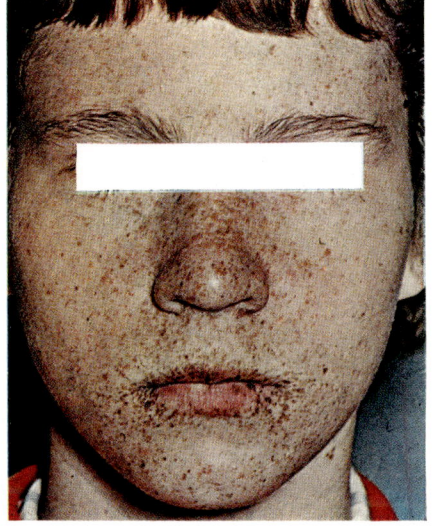

50

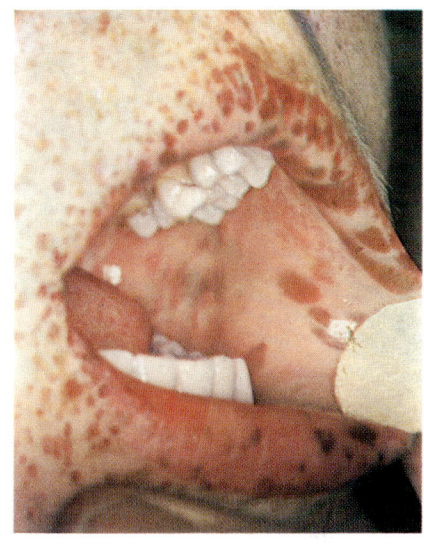

51

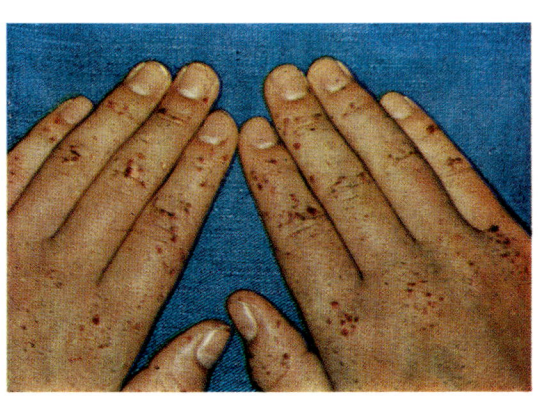

52

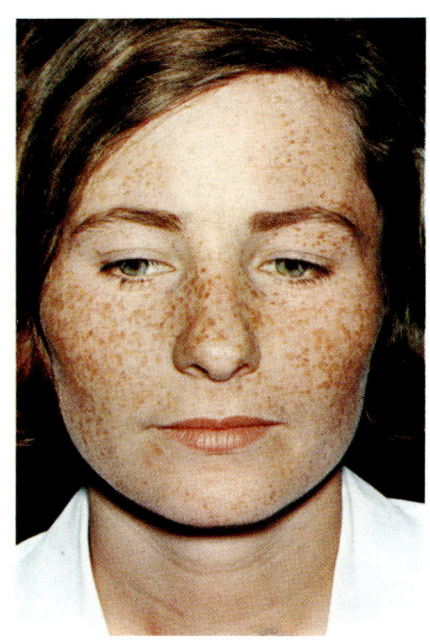

53

Änderung der Hautfarbe

Pigmentierte Haut

Im Gegensatz zur vorgenannten Pigmentflecken-polypose sind die besonders bei der adulten Form der **Urticaria pigmentosa** als Leitsymptom des klinischen Bildes auftretenden und auf **Abb. 54** und **55** wiedergegebenen, sehr zahlreichen gelblichen bis hellbraunen bzw. **braunroten** kleinfleckigen und **papulösen Effloreszenzen** disseminiert über das ganze Integument verstreut. Darüber hinaus kann auch die Mundschleimhaut befallen sein. Durch leichtes Reiben schwellen die Herde geringfügig urtikariell an, unter Umständen mit einem roten Hof im Bereich der einzelnen Effloreszenzen, welche gelegentlich Teleangiektasien aufweisen.

Während die **adulte** Form nach der Pubertät beginnt, ist die **juvenile oder reversible Form** der **Urticaria pigmentosa** angeboren oder tritt im Säuglingsalter auf und verschwindet meist bis zur Pubertät. Bei ihr sind die Einzelelemente meist etwas größer und weniger direkt ausgestreut. Der Verlauf ist ausgesprochen chronisch, Beginn im Erwachsenenalter quoad sanationem ungünstig. Die in symmetrischer Anordnung an Zahl und Größe zunehmenden makulösen, seltener papulösen Infiltrate der **juvenilen Form** gewinnen ein **tiger- bzw. leopardenartiges geschecktes Aussehen**.

Im Gegensatz zur juvenilen Form verläuft die **adulte Form** gelegentlich mit Beteiligung innerer Organe. Wahrscheinlich handelt es sich um eine **Systemkrankheit** unbekannter Ätiologie **aus dem Bereich des Mastozytose-Syndroms** mit Nachweis einer ausgeprägten Mastzellproliferation- und Hyperplasie des Knochenmarks, der z. T. vergrößerten Milz, Leber und Haut. Die Hauterscheinungen sind dann lediglich Teilerscheinungen des systematisierten Prozesses.

Die abgebildete Patientin mit **Urticaria pigmentosa adultorum** litt unter ausgesprochenen Flush-Attacken, die anfallsweise auftraten und sich im Laufe der Jahre bis zum anaphylaktischen Schock verstärkten. Sie sind durch eine plötzliche Histamin- und Serotonin-Freisetzung aus den Granula der Mastzellen bedingt und werden von Tachykardie, Übelkeit, Erbrechen, Pruritus und Kollaps begleitet. Der **Flush des Mastozytose-Syndroms** ist dabei **leuchtend rot** und dauert erheblich länger an als der mehr zyanotische Flush des Karzinoid-Syndroms. Es kann – wie im Falle der abgebildeten Patientin – zur Ausbildung von Magengeschwüren kommen. In einigen Fällen bestehen deutlichere Blutgerinnungsstörungen mit Auslösung des Rumpel-Leedeschen Phänomens.

Die Diagnose dieser Erkrankung wird bei Unsicherheit des Betrachters durch Hautstanze gesichert. Dabei darf wegen der Gefahr der Degranulation der Mastzellen – wodurch der Nachweis nicht mehr möglich wäre – die gestanzte Stelle vor dem Eingriff nicht gerieben sein.

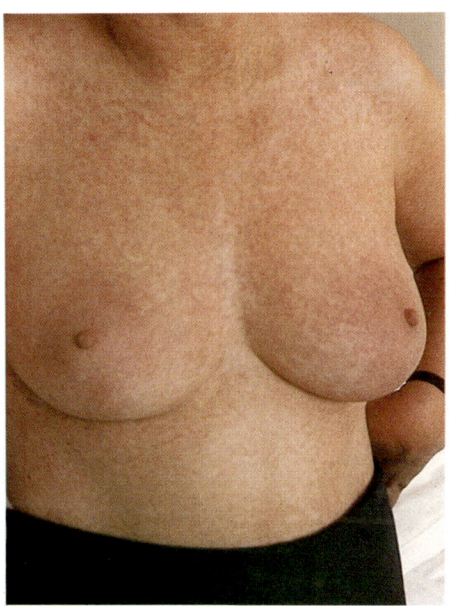

54

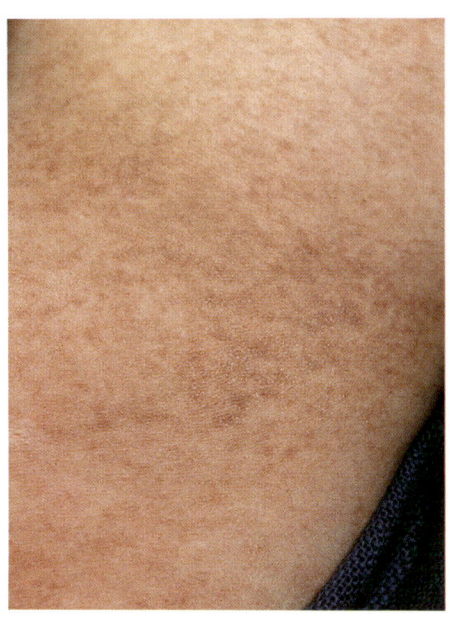

55

Änderung der Hautfarbe

Pigmentierte Haut

Die nebenstehenden Bilder zeigen verschiedene Ausprägungen des **Ikterus**. Bei dem Jungen auf **Abb. 56** handelt es sich um eine **akute Virushepatitis A** (Hepatitis epidemica) in der ersten Krankheitswoche. Bei den Kranken der **Abb. 57** und **58** besteht eine akute **Virushepatitis B** (Inokulationshepatitis), die bei dem Patienten auf **Abb. 58** einen ungewöhnlich schweren und protrahierten Verlauf nahm. Seine etwas schmutzig-gelbliche Hauttönung würde auch zu einem schon länger bestehenden Verschlußikterus passen. Die Unterscheidung zwischen Verschlußikterus und Parenchymikterus ist klinisch bisweilen schwierig und läßt sich erst durch die klinisch-chemische und serologische Untersuchung oder Laparoskopie treffen.

Gleichzeitige Erkrankungen in der Umgebung sowie **Prodromalerscheinungen,** wie z. B. **flüchtige Gelenkbeschwerden** weisen auf die **epidemische Hepatitis** hin. Bei durch **Gallensteine** hervorgerufenem **Verschlußikterus** ist in der Regel die **Anamnese** wegweisend. Bei durch **Tumor** bedingtem **Gallenwegsverschluß** werden in der Mehrzahl anamnestisch keine Koliken angegeben.
Differentialdiagnostisch sind hier das Lebensalter, die Allgemeinerscheinungen (z. B. Gewichts-abnahme, das Verhalten der BSG) sowie die Ergebnisse der weiteren technischen Untersuchungen von Bedeutung. Häufig besteht beim Ikteruskranken Juckreiz. Seltener kommt es dabei gleichzeitig auch zu pruriginösen Hauterscheinungen, wobei der Juckreiz solche Ausmaße annimmt, daß sich der Patient die ganze Haut blutig kratzt (z. B. bei einem Verschlußikterus infolge Gallensteins). Nichthepatische Ikterusformen (z. B. infolge hämolytischer Anämie) sind auf S. 14–18 abgehandelt.

Ein **Sklerenikterus** wird festgestellt, wenn im Blutserum ein Bilirubinspiegel von mindestens 2 mg% besteht. Der **Abb. 57** (mit Sklerenikterus) wird **Abb. 59** mit sog. Fettskleren gegenübergestellt. Es handelt sich hierbei um eine **Lipideinlagerung** in die Sklera bei älteren Menschen, die durch ihre **unregelmäßige Anordnung** bei genauer Inspektion eindeutig von einem Sklerenikterus zu unterscheiden ist.

Über diffuse gelbe Pigmentierungen bei Diabetes mellitus und übermäßiger Karotinzufuhr (Aurantiasis cutis) wird gesondert berichtet (vgl. S. 400).

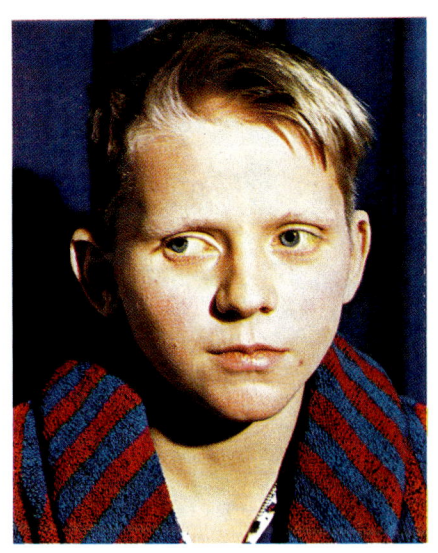

56

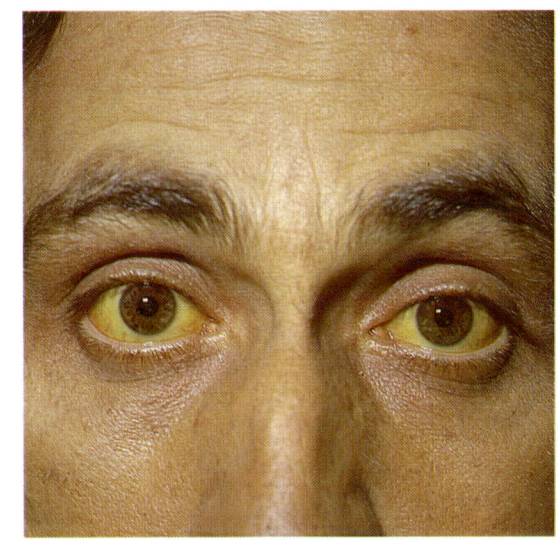

57

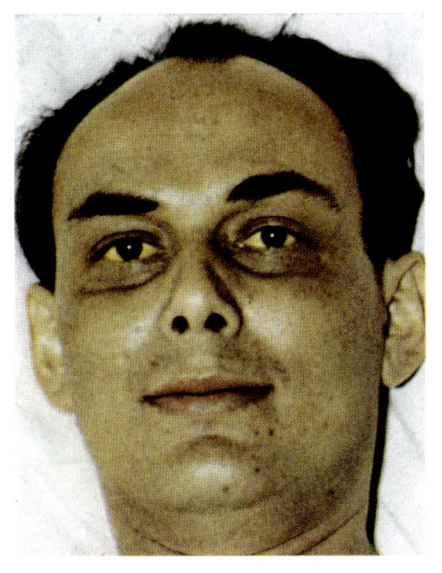

58

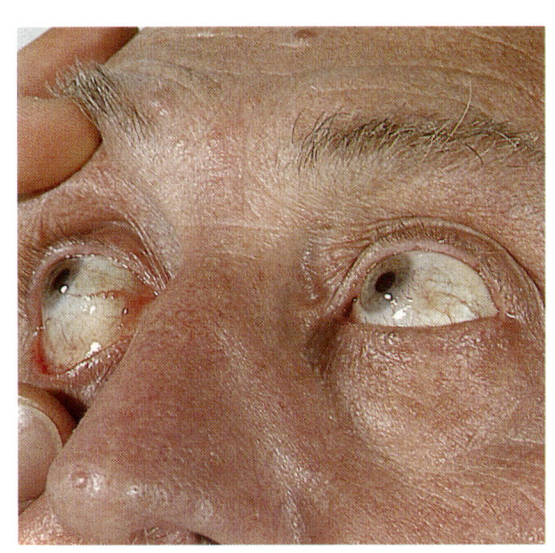

59

Änderung der Hautfarbe

Pigmentierte Haut

Bei **Abb. 60** handelt es sich um eine **Leberzirrhose**. Wie bei der chronischen Hepatitis besteht bei der Leberzirrhose **in der Regel kein Ikterus**. Er tritt nur auf, wenn – wie in **Abb. 60** – ein **florider Schub** abläuft. Neben der Vorgeschichte und dem Palpationsbefund können schon **vor** dem Auftreten des **Aszites** (s. **Abb. 70**, S. 43; **Abb. 389**, S. 227) **Verdauungsbeschwerden** sowie Meteorismus auf den sich entwickelnden portalen Hochdruck hinweisen. Der röntgenologische Nachweis von Ösophagusvarizen ist in diesem Zusammenhang ein wichtiges diagnostisches Zeichen. Als Folge der Hodenatrophie sowie des ungenügenden Östrogenabbaues in der kranken Leber können sich eine **bilaterale Gynäkomastie** (s. **Abb. 70**, S. 43), ein **weiblicher Schambehaarungstyp** und – wie beim Patienten auf **Abb. 60** – ein **Ausfall** der **Brust-** und **Achselbehaarung** entwickeln, eine Veränderung, die allerdings auch anlagebedingt vorkommt. Während hinsichtlich der Farbnuancen der grünliche Verdinikterus auf eine mechanische Obstruktion des Gallenflusses hinweist, ist für den **kachektischen Leberzirrhotiker** und den Lebertumorkranken ein **Melasikterus** charakteristisch, ähnlich **Abb. 58**, S. 37. Allein die zunehmende Östrinisation ist – wie auf S. 30 erwähnt – für die beim Leberzirrhotiker in Erscheinung tretende diffuse **bräunliche Hautverfärbung** verantwortlich, wie sie auch auf den **Abb. 68** und **69**, S. 41 an den Händen wiedergegeben ist. Auf **Abb. 60** allerdings herrscht der Gelbton vor.

Differentialdiagnostisch ist bei braunem bzw. braun-gelbem Hautkolorit auch an eine **Hämochromatose** (Bronzediabetes) zu denken (s. auch **Abb. 45**, S. 29), wie auf **Abb. 61** und **Abb. 62** (mit **Aszites** und **Neurodermitis**) wiedergegeben.

Die **Eppinger-Sternchen**, auch **Spider** genannt (**Abb. 63**), kommen besonders **häufig** bei der **Leberzirrhose** vor. Sie finden sich dann fast ausschließlich im Bereich des Abflußgebietes der V. cava superior, vornehmlich im Bereich der Stirn, des Nackens, der Schultern und der vorderen Brustwand. Sie entwickeln sich bereits frühzeitig und gelten als prognostisch ungünstige Zeichen. **Spider** können sich auch während der Gravidität sowie bei Infektionen und Intoxikationen rasch in großer Zahl entwickeln und hernach wieder verschwinden. Auch beim **M. Osler** können **Gefäßreiser** vorkommen (s. S. 122). Man begegnet den Gefäßsternchen schließlich auch bei ganz **gesunden Menschen**. Es handelt sich dann um die **harmlosen Naevi aranei**. Von diesen ist jedoch mehr das jugendliche Alter betroffen. Am einzelnen Gefäßsternchen ist die Unterscheidung der prognostisch so unterschiedlichen Typen kaum möglich. Im eigenen Krankengut schien allerdings häufiger beim Naevus araneus das Zentralgefäß stärker knopfartig vorspringend, die zur Peripherie ausstrahlenden Endgefäßerweiterungen weniger zahlreich und aufgefächert, das ganze Gebilde durchschnittlich etwas kleiner als beim Spider zu sein. – Durch Glasspateldruck lassen sich die Gefäßsternchen ganz entleeren. Bei mäßigem Druck sieht man das Zentralgefäß pulsieren. Nach Wegnahme des Spatels füllen sich die radiären Gefäßreiser vom Zentralgefäß her auf.

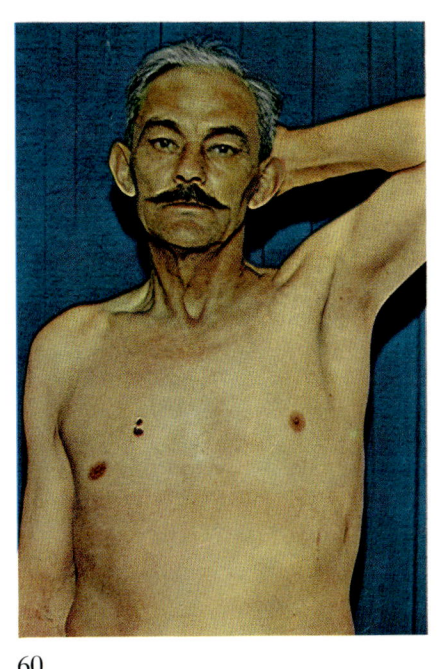

60

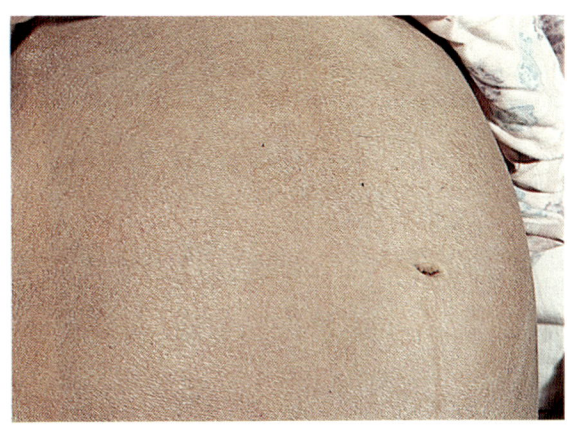

62

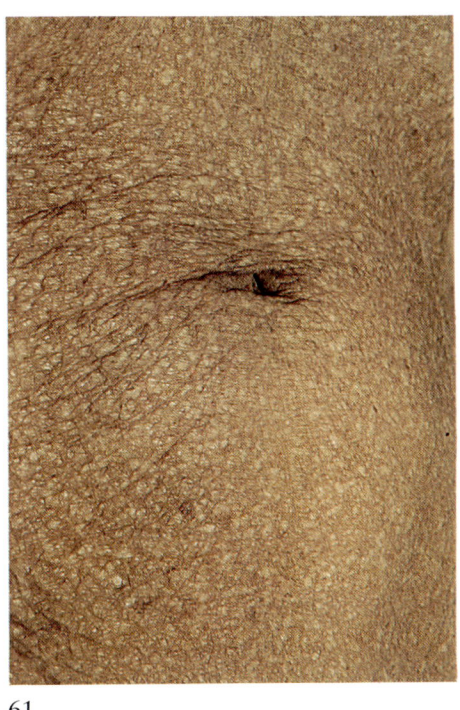

61

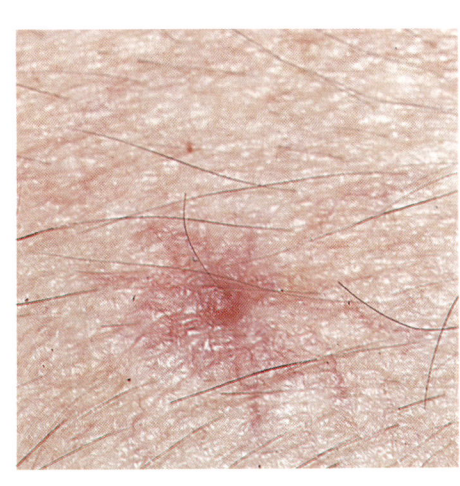

63

Änderung der Hautfarbe

Pigmentierte Haut

Zum **Erhärten der Verdachtsdiagnose »Leberzirrhose«** ist das auf den **Abb. 64** und **65** gezeigte **Palmarerythem** (z. T. mit Übergreifen auf die dorsale Seite der Fingerendglieder, **Abb. 65**) ein wichtiger klinischer Hinweis. Diese Veränderung findet sich nicht nur ausschließlich bei der Leberzirrhose, sondern kann auch während der **Schwangerschaft**, gelegentlich auch bei anderen Erkrankungen sowie beim Gesunden, hier insbesondere bei Kindern und Jugendlichen, beobachtet werden.

Ausgeprägte **Uhrglasnägel**, oft zusammen mit mehr oder weniger deutlich entwickelten **Trommelschlegelfingern (Abb. 66** u. **67**), kommen bei **Leberzirrhose, chronischen Lungenerkrankungen, angeborenen Herzfehlern** (s. S. 52 u. 58) sowie gelegentlich bei der **Sprue** vor. In geringer Ausprägung treten sie auch einmal als anlagebedingte familiäre Eigentümlichkeit auf, gelegentlich mit Hyperperiostose.

»Weiße Nägel«, wie sie auf **Abb. 68** und **69** in besonders eindrucksvoller Ausprägung gezeigt werden, sind ein zwar seltenes, aber gerade für die Leberzirrhose recht typisches Begleitsymptom.

Unter den klinischen Veränderungen der **Leberzirrhose** gehört das **Caput medusae** zu den **Raritäten**. Hierauf wird im Rahmen der Besprechung von Kollateralkreisläufen eingegangen (s. S. 148 u. 152).

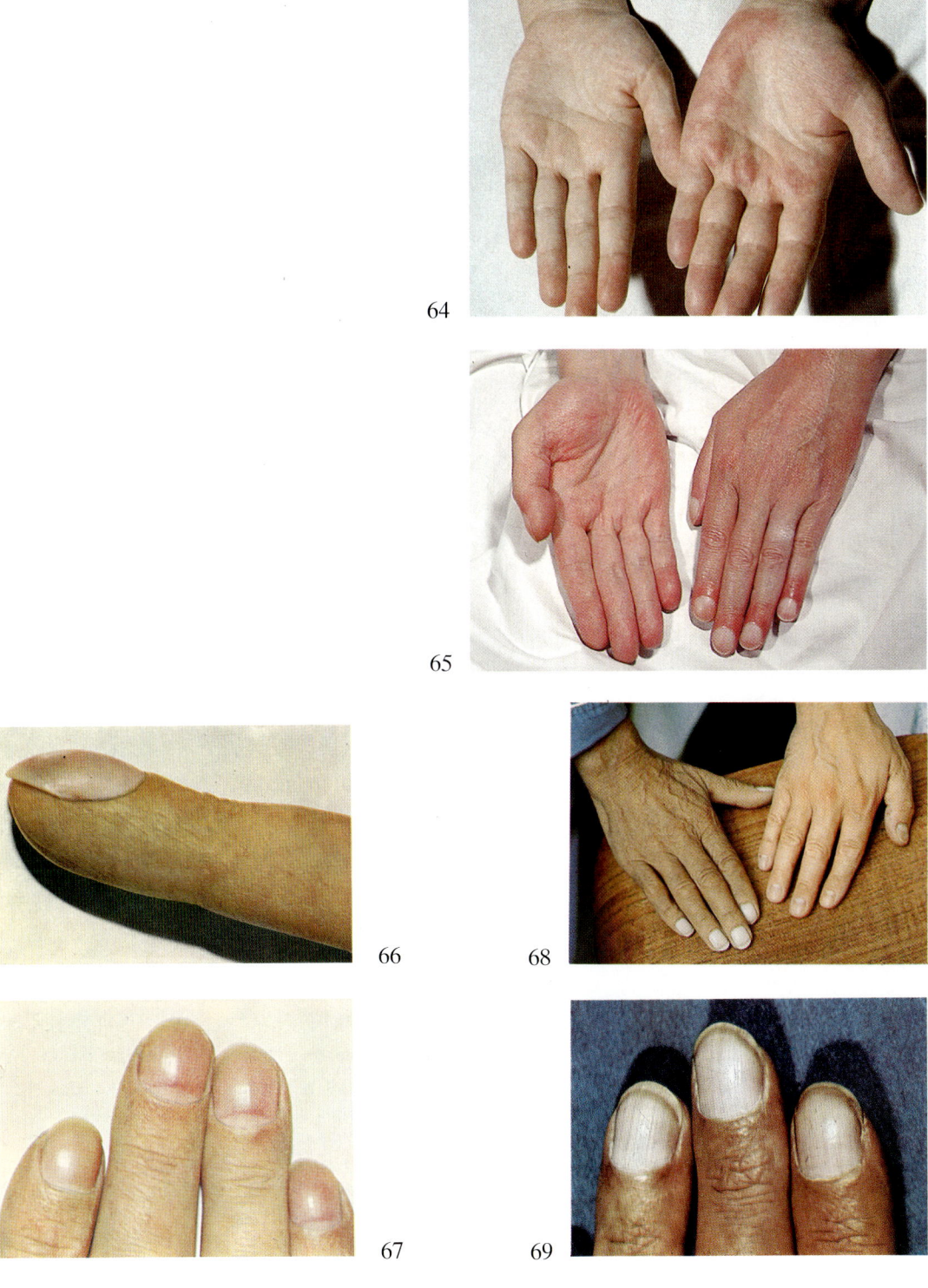

64

65

66

67

68

69

Änderung der Hautfarbe

Pigmentierte Haut

Abb. 70 gibt die auf S. 38 bereits erwähnte **bilaterale Gynäkomastie** bei einem **männlichen** Patienten wieder, wie wir sie bei fortgeschrittenen Fällen von **Leberzirrhose** beobachten können, zusammen mit **Aszites**. In gleicher Weise kann eine medikamentöse Behandlung, z. B. mit Gonadotropinen, Östrogenen, Testosteron, sogar Digitalis oder Spironolacton eine Gynäkomastie hervorrufen. **Beiderseitige Gynäkomastie** ist im übrigen ein inkonstantes Symptom beim **Klinefelter-Syndrom** (s. **Abb. 698,** S. 383 und **Abb. 761,** S. 423); bei dem Vorliegen einer **einseitigen Vergrößerung der männlichen Brust** durch Hypertrophie des Drüsenkörpers, des Binde- und des Fettgewebes ist immer an Hodentumoren (Frühsymptom!) zu denken.

Die Gynäkomastie im eigentlichen Sinne darf nicht mit einer einfachen Entwicklung der Fettpolster im Bereich der Mammae im Sinne einer Adipositas verwechselt werden, wie sie zugleich an Hüften, Bauch, Mons veneris, Gesäß und Oberschenkeln beim Fröhlichschen Syndrom (Dystrophia adiposogenitalis) anzutreffen ist. Vgl. hierzu auch **Abb. 760,** S. 423.

Während die beschriebenen Symptome nichts über die Ätiologie der Leberzirrhose aussagen, weist das auf **Abb. 71** und **72** wiedergegebene und oft unberechtigt als »Säufernase« bezeichnete **Rhinophym** (s. auch **Abb. 292,** S. 175) auf einen stärkeren **Äthyl-Abusus** hin. Sie befällt bemerkenswerterweise fast nur Männer und stellt eine **Sonderform der Rosazea** dar, auf deren Bedeutung im Rahmen anderer innerer Störungen auf S. 46 hingewiesen wird. Der hyperämisierenden Wirkung u. a. von Alkohol wird bei der Rosazea eine gewisse Rolle nachgesagt. Die Erythementwicklung bei Rosazea wird oft von Gewebsverdichtungen im Bereich der Kutis begleitet, die beim Rhinophym besonders ausgeprägt sind und von Wucherungen der Talgdrüsen begleitet werden. Überwiegt die Hypertrophie des Bindegewebes, so entwickelt sich eine derbfibröse teleangiektasienreiche, bläulich-rote Schwellung der Nase. Steht aber die Hypertrophie der Talgdrüsen im Vordergrund, so kommt es zum Bild der gelblichen, knollig-tumorösen »Knollennase«.

Auf die **Differentialdiagnose** gegenüber anderen Nasenveränderungen wird auf S. 174 hingewiesen.

Beim Zirrhosekranken kommt die auf **Abb. 73** gezeigte **Dupuytrensche Kontraktur gehäuft** vor. Es handelt sich hierbei um eine Beugekontraktur eines oder mehrerer Finger durch Schrumpfung der Aponeurosis palmaris superficialis, wobei die ulnaren Finger gewöhnlich am ausgesprochensten betroffen sind. Gleichartige Schrumpfungen der Plantaraponeurose werden als sog. **Ledderhose-Syndrom** bezeichnet. Das Syndrom unterliegt konstitutionellen Faktoren und wird zum Teil vererbt.

Ein weniger häufiges, aber für die Leberzirrhose recht charakteristisches Krankheitszeichen ist die auf **Abb. 74** wiedergegebene **blau-rote Zunge** mit deutlicher **Schleimhautatrophie**.

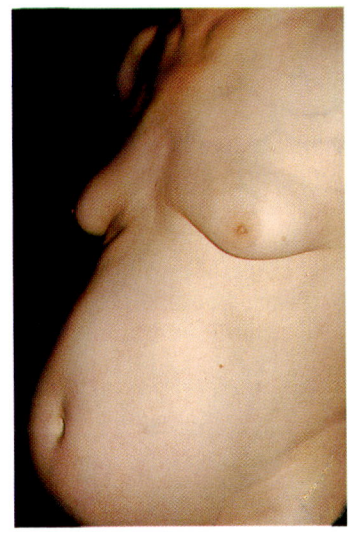

70

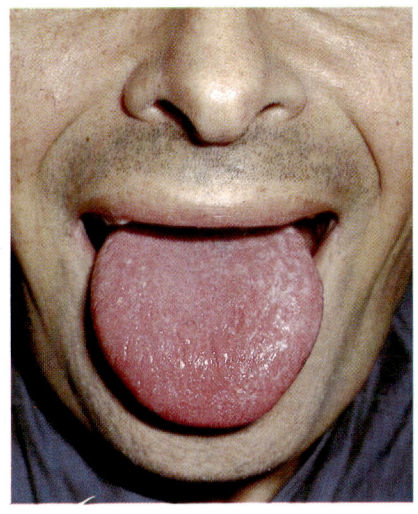

74

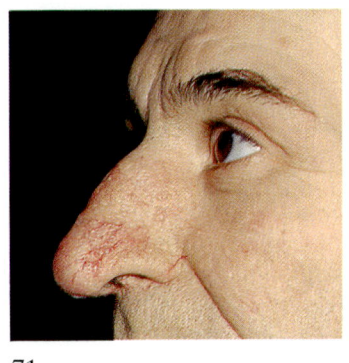

71

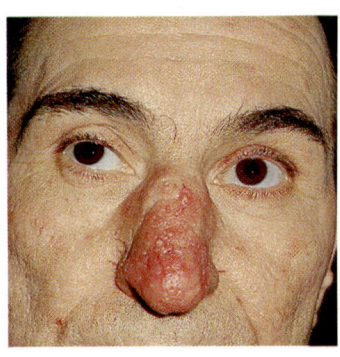

72

73

Änderung der Hautfarbe

Rote Haut

Einer mehr oder weniger ausgeprägten **Rötung des Gesichtes** können **vielerlei Ursachen** zugrunde liegen. Abgesehen von der flüchtigen, emotionellen Rötung beim vegetativ Labilen, dem Sonnenbrand und dem »flush« bei Karzinoid-Syndrom, muß bei ausgedehnter und anhaltender grober Gesichtsrötung neben der essentiellen arteriellen Hypertonie an die **Polycythaemia vera** (Vaquez-Osler-Syndrom) gedacht werden.

Leitsymptome dieser mit massiver Erythrozytose einhergehenden idiopathischen Hämoblastose sind die **hochrote Gesichtsfarbe** mit Übergreifen auf Ohren und Hals (Plethora vera), die tiefroten Schleimhäute mit den sog. »roststrähnigen« Augen (Pseudokonjunktivitis), die Splenomegalie und die allgemeine Blutungs- und Thrombosebereitschaft. Bei der selteneren Kombination mit arterieller Hypertension sprechen wir vom Gaisböck-Syndrom.

Im Frühstadium der Erkrankung herrscht der **rote Farbton** der Haut (**Abb. 75**) mit mehr oder minder ausgeprägter Lippenzyanose vor. Im Verlauf tritt dann, wenn sich eine **Herzinsuffizienz** einstellt, zunehmend eine **tiefdunkelblaue Zyanose** in Erscheinung (**Abb. 81**, S. 49).

Als Ausdruck der erheblichen Vermehrung der Erythrozyten erscheinen die Kapillaren dicht und prall mit Blut gefüllt. Dies führt zu den für die Diagnose eines M. Vaquez-Osler typischen Symptomen des Fundus polycythaemicus und der auf den **Abb. 75** sowie **Abb. 77**, S. 47 u. **Abb. 83**, S. 51 gezeigten **Pseudokonjunktivitis**. Das Vorhandensein einer Pseudokonjunktivitis ermöglicht die **Differentialdiagnose** gegenüber den bereits oben bzw. nachfolgend erwähnten, mit Gesichtsrötung einhergehenden Syndromen, da sie in der Regel nur bei mit Polyglobulie assoziierten Krankheiten anzutreffen ist: essentielle arterielle Hypertonie (mit gröberer Facies rubra, **Abb. 78**, S. 47), Diabetes mellitus (mit anhaltend zu beobachtender, relativ fein ausgeprägter sog. Rubeosis diabetica), akute und chronische Hepatitis.

Die **Bindehautgefäße** sind hyperämisch, ohne daß alle Abschnitte beteiligt sind. Im Gegensatz zu einer akuten Konjunktivitis, die mechanisch, chemisch-physikalisch, bakteriell oder virusbedingt sein kann, sind die Gefäße weniger zahlreich sichtbar und viel praller mit Blut gefüllt. Es fehlt die z.B. bei der Conjunctivitis epidemica oder der eitrigen Blepharokonjunktivitis zu beobachtende seröse bzw. serös-eitrige Sekretion oder die Schwellung der präaurikulären sowie submentalen Lymphknoten. Darüber hinaus ist in der gleichzeitigen starken Rötung der gesamten Gesichtshaut ein entscheidender Unterschied gegeben.

Vergleichend wird in **Abb. 76** der Aspekt der Augenpartien eines normalen Sportlers gezeigt. Die **Konjunktiven** sind hier aufgrund des relativ hohen (trainingsbedingten) Hämatokrits sehr gut durchblutet, die übrige Gesichtshaut jedoch allenfalls leicht rosa gefärbt. Der Unterschied zu **Abb. 75** ist im Bereich des nichtektropionierten Auges (rechte Hälfte) evident.

Die Abgrenzung gegenüber der Mitralstenose und dem chronischen, mit symptomatischer Polyglobulie und Pseudokonjunktivitis einhergehenden Cor pulmonale wird weiter hinten abgehandelt (s. S. 50).

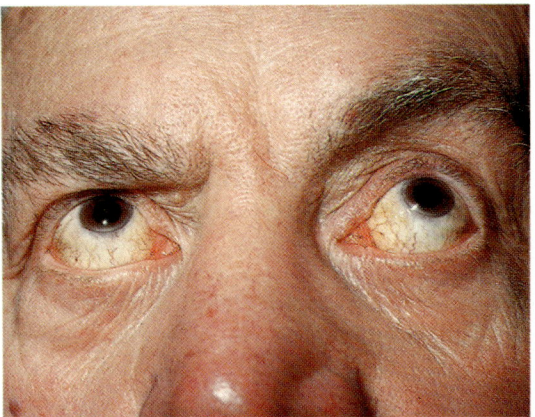

75

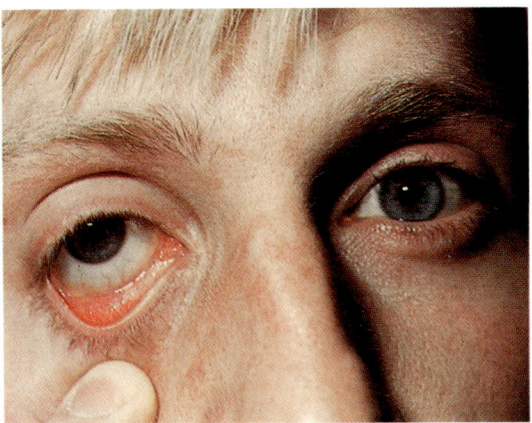

76

Änderung der Hautfarbe

Rote Haut

Hämatologisch beobachtet man bei der **Polycythaemia vera** neben der zum Teil exzessiven Vermehrung der Erythrozytenzahlen (mit Ausschwemmung roter Vorstufen) eine Zunahme der Thrombozyten und Leukozyten (Granulozytose mit Beteiligung der Neutrophilen, Baso- und Eosinophilen). Hierdurch und durch den Nachweis eines stark erhöhten Index der alkalischen Leukozytenphosphatase sowie der neutrophilen Linksverschiebung im weißen Blutbild bis zum Myeloblasten wird die **Differentialdiagnose** gegenüber der symptomatischen Polyglobulie (vgl. S. 50f.) ermöglicht. Bei symptomatischer Polyglobulie liegt der ALP-Index im Normbereich. Erythropoetin-Bestimmungen im Urin sichern letztlich die Diagnose.

Von den Gesichtsveränderungen bei **Polycythaemia vera (Abb. 77 u. 79)** aber auch bei der **essentiellen arteriellen Hypertonie (Abb. 78)**, dem Cor pulmonale und den Mitralfehlern (vgl. S. 50–56) unterscheidet sich das Gesichtserythem bei Icterus infectiosus Weil durch die besondere Feinheit und topographische Anordnung. Das flächenhafte Erythem ist auf beide Jochbeingegenden und den Nasenrücken begrenzt. Darüber hinaus besteht meist eine akute Konjunktivitis mit septischen Temperaturen. Im Gegensatz zu den gröberen, mehr lividen und überwiegend venösen Gefäßektasien der vorgenannten Syndrome beruht es auf der Erweiterung der zwischen arteriellen und venösen Kapillarabschnitten gelegenen Schaltstücke. Es läßt – wie die Rubeosis diabetica – die Stirnpartie meist frei, im Gegensatz zur **Facies rubra bei Hypertonie (Abb. 78)**.

Die **Polycythaemia vera begünstigt** das Auftreten der **Rosazea**. Sie ist jedoch nur einer unter vielen ursächlichen Faktoren dieser Dermatose (vgl. S. 175), so daß ein Rückschluß von der Hautaffektion nicht ohne weiteres möglich ist. Nach gelegentlichen Beobachtungen scheint jedoch ein **besonderer Rosazea-Typ** mit größerer Sicherheit auf Polyzythämie hinzuweisen: Er ist gekennzeichnet durch das **Übergreifen** der vornehmlich **papulösen Rosazearuption** über die sonst typischen Prädilektionsstellen des Gesichtes hinaus in erster Linie **auf die Stirn**, auf die **Kopfhaut (Abb. 79 u. 80)** und Ohren, gelegentlich auch auf Hals, oberen Stamm und weitere Hautbezirke. Im Vergleich zur typischen Rosazea besteht innerhalb der Gesichtslokalisation eine Tendenz zur **gleichmäßigen Aussaat der Effloreszenzen**.

Generell erwecken lokalisatorische Fixierungen an Glabella (zwischen den Augenbrauen) und Stirnmitte bis hinauf in die behaarte Regio frontalis den Verdacht auf die mit Polycythaemia vera assoziierte Form.

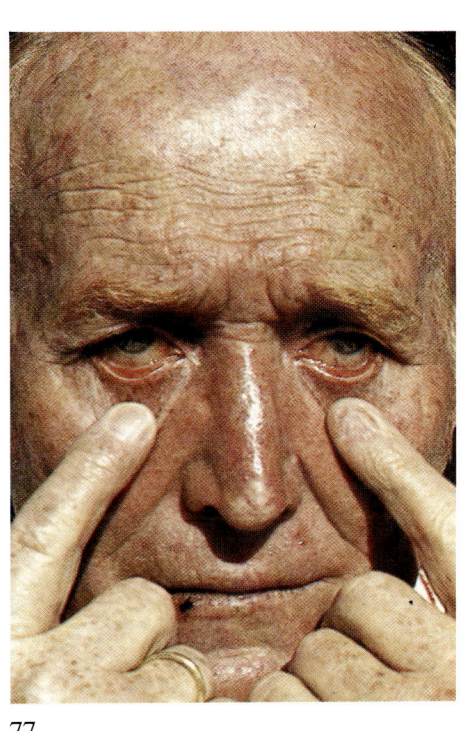

77

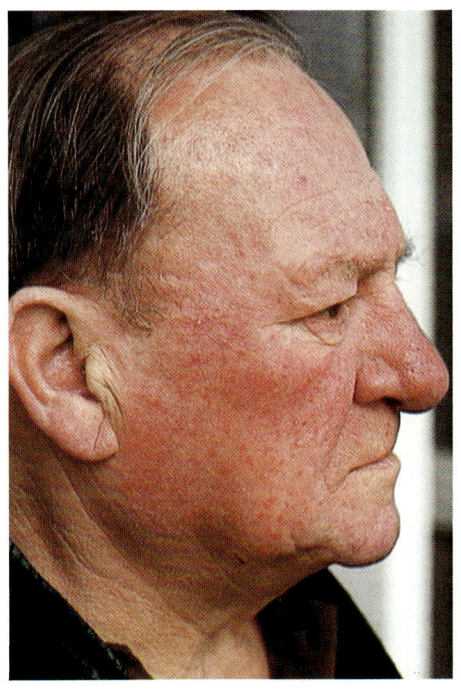

79

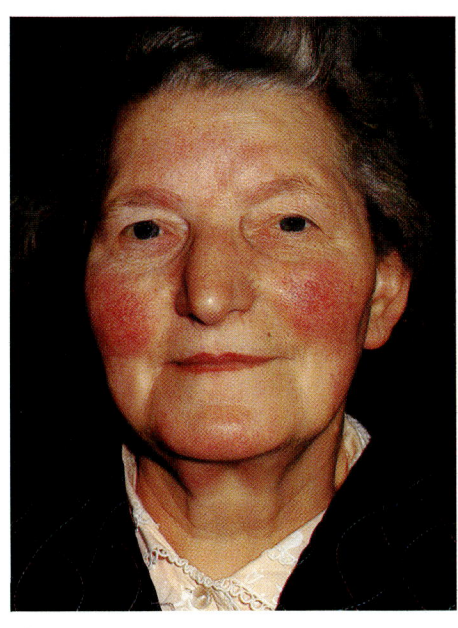

78

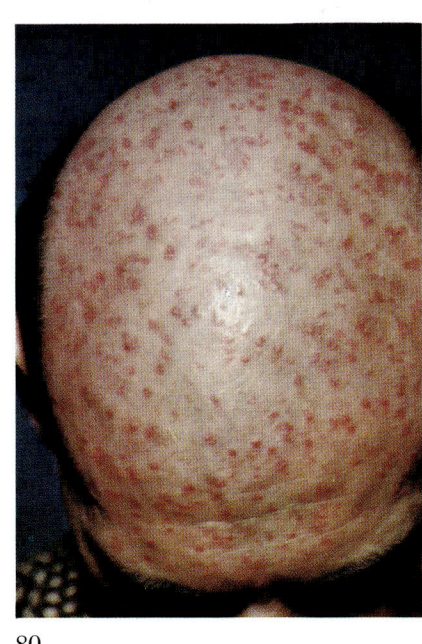

80

Änderung der Hautfarbe

Blaurote Haut

Unter den sich dem klinischen Blick unmittelbar darbietenden Symptomen bei **Herz-** und **Gefäßkrankheiten** verdient neben den Schwankungen des Hautturgors und den Augenveränderungen die **Änderung der Hautfarbe** besondere Beachtung. Von nachhaltigem Einfluß gerade bei kardiovaskulären Erkrankungen sind das Maß der Durchblutung der Gesichtshaut, die quantitative Zusammensetzung des roten Blutanteils sowie der Grad seiner O_2-Sättigung. Zyanose (Blausucht), Blässe und ikterische Hautverfärbung spielen bei diesen Erkrankungen eine große Rolle.

Die bei kardiovaskulären Erkrankungen in Erscheinung tretende, durch abnorme Dunkelfärbung des Blutes (infolge Zunahme des reduzierten Hämoglobins) bedingte **Hämoglobin-Zyanose** (im Gegensatz zur Hämiglobinzyanose durch Präsenz abnormer Hämoglobinkomponenten wie Methämoglobin, oxidiertes Hb-M, Sulfhämoglobin) wird erkennbar, wenn der Gehalt an reduziertem Hämoglobin im Kapillarblut 5 g% und mehr beträgt (vgl. S. 14). Man findet sie deshalb häufig und in besonderer Ausprägung bei der sich im Verlauf von kardiovaskulären Erkrankungen einstellenden symptomatisch-kompensatorischen Polyglobulie, jedoch – unter sonst gleichen Voraussetzungen – kaum bei Anämie. Auch Patienten mit **Polycythaemia vera** weisen schon bei leichter kardialer Dekompensation eine besonders intensive **Blausucht** auf (**Abb. 81**).

Wir unterscheiden bei den **Hämoglobinzyanosen** eine periphere (kardial oder lokal bedingte) von einer zentralen (pulmonal oder kardial bedingten und oft mit einer Polyglobulie verbundenen) Zyanose. Die **periphere Zyanose** entsteht, wenn das Blut **infolge verlangsamten Durchflusses** (lokalisierte Stase) **in** einzelnen **Abschnitten des Kapillarsystems** in größerem Ausmaß als beim Gesunden ausgenützt wird. Als Ursache kommen eine allgemeine oder örtliche Behinderung des venösen Abflusses, z.B. Störungen der peripheren Kreislaufregulation, in Frage. Bei der **zentralen Zyanose** handelt es sich entweder um eine **mangelhafte Arterialisierung** des Blutes **in der Lunge** (z.B. infolge Pulmonalstenose, Lungenstauung bei Mitralfehlern bzw. Linksherzinsuffizienz, chronischen Lungenleiden bzw. akuten Erkrankungen wie Pneumothorax oder Lungeninfarkt) oder um eine **Mischblutzyanose** infolge Rechts-Links-Shunts bei angeborenen Herzfehlern.

Klinisch hat sich zur Unterscheidung beider Zyanoseformen der visuelle Vergleich der Zungen- und Hautfarbe als brauchbares Kriterium erwiesen. Während bei peripherer Zyanose die Zunge in der Regel rot bleibt, ist bei **zentraler Zyanose** nicht nur die Haut, sondern auch die **Zunge blau verfärbt** (**Abb. 82**). Der **Abb. 82** liegt eine Lungenfibrose bei M. Boeck zugrunde (**Cor pulmonale parenchymale**). Zentrale und periphere Zyanose können sich allerdings auch kombinieren.

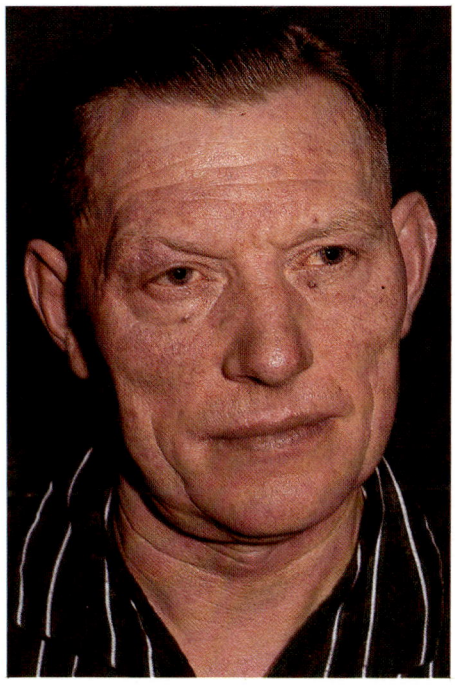

81

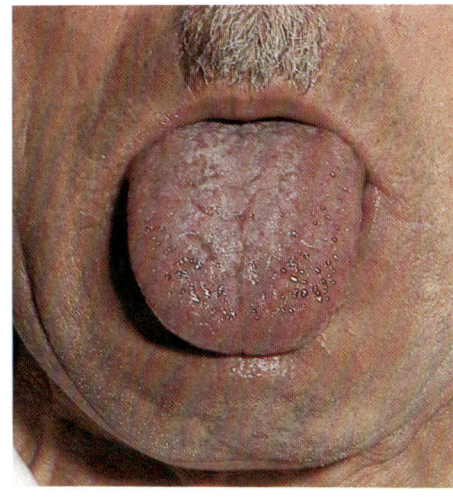

82

Änderung der Hautfarbe

Blaurote Haut

Die **Abb. 83** und **84** stammen von Patienten mit **kompensiertem chronischen Cor pulmonale** (sog. blauer Hochdruck) mit **symptomatischer Polyglobulie** und **zentraler Zyanose**. Es handelt sich um eine sekundäre Pulmonalsklerose infolge von schwerem obstruktiven Lungenemphysem (**Cor pulmonale bronchiale**). Die Intensität der Zyanose spiegelt die besondere Schwere der pulmonalen Grundkrankheit wider. Der Farbe nach zu urteilen, würde sie genausogut zu einem angeborenen Herzvitium passen.

Das **gesamte Gesicht** wird von der überwiegend **rötlich-violetten** Tönung beherrscht, die in den **erweiterten Hautgefäßen** der Wangen über den Jochbögen, der Stirn und der Ohren ihre stärksten Grade erreicht. Die **Verfärbung** ist dabei **gröber** und **weniger homogen** als bei den zyanotischen Formen der angeborenen Herzvitien, ganz abgesehen davon, daß es sich zudem bei den angeborenen zyanotischen Herzvitien meist um jüngere Patienten handelt.

Die **Differentialdiagnose** gegenüber den erworbenen Vitien, z. B. der Mitralstenose, ist von der Aspektdiagnose her leicht zu stellen und wird auf S. 54 abgehandelt.

Die Blauverfärbung stellt in der Art, wie sie auf **Abb. 83** und **84** ausgeprägt und angeordnet ist, ein so auffallendes und regelmäßig vorhandenes, in seiner Intensität freilich je nach Art und Ausmaß der pulmonalen Grundkrankheit Abstufungen unterworfenes Symptom dar, daß die Anhiebsdiagnose eines »**Blauen Hochdruckes**« bzw. eines **Cor pulmonale** nicht schwerfällt.

Der zu der einseitigen Überlastung des rechten Ventrikels führenden Hypertension im pulmonalen Kreislauf begegnen wir häufig. Der Symptomenkomplex des **Cor pulmonale** tritt als **akute Form** z. B. unmittelbar im Anschluß an eine Lungenembolie, einen Lungeninfarkt, eine diffuse Fettembolie oder einen Pneumothorax, und als **subakute Form** beim Status asthmaticus auf.

Der Symptomenkomplex des **chronischen Cor pulmonale** ist eine regelmäßige Begleiterscheinung bei allen chronischen Lungenleiden, die mit einer konsekutiven Einengung der arteriellen Gefäßbezirke im kleinen Kreislauf einhergehen, wie z. B. bei obstruktivem Lungenemphysem, Bronchiektasen, M. Boeck, Tuberkulose, Pneumokoniosen, Strahlenfibrose und Mukoviszidose sowie Fällen von ausgeprägter Kyphoskoliose. Von diesen **sekundären Formen der pulmonalen Hypertonie** ist das obstruktive Lungenemphysem bei chronisch asthmoider Bronchitis die häufigste Ursache einer schweren – primär pulmonal bedingten – **Zyanose** bei respiratorischer Globalinsuffizienz. Seltenere, ebenfalls primär pulmonale Ursachen einer Obstruktion der Lungenstrombahn, die zu **schwerer Zyanose, Cor pulmonale** und **Polyglobulie** führen, sind die extreme Adipositas, das sog. Pickwick-Syndrom und die zentralbedingte alveoläre Hypoventilation (bei Lähmung der Atemmuskulatur).

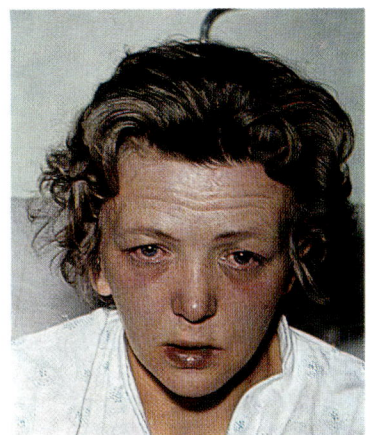

83

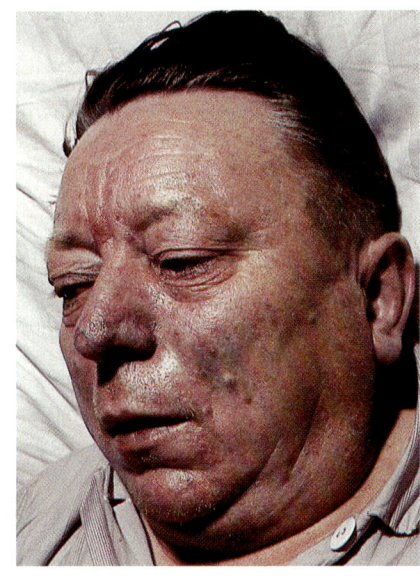

84

Änderung der Hautfarbe

Blaurote Haut

Die schwächsten Grade der Intensität der Zyanose beim chronischen Cor pulmonale finden wir im kompensierten Stadium eines erst in Ausbildung begriffenen Lungenemphysems. Hier kommt die Zyanose vielfach erst bei Anstrengungen zum Vorschein. **Abb. 85** zeigt einen Patienten mit generalisiertem Lungenemphysem und bereits deutlich ausgeprägter **Cor-pulmonale-Symptomatik im Stadium der Kompensation.** Die scheinbar verweinten Augen (bei müde-schläfrigem und mattem Gesichtsausdruck) entsprechen der **Pseudokonjunktivitis infolge Polyglobulie** (vgl. auch **Abb. 75**, S. 45 u. **Abb. 77**, S. 47). Sie sind beim akuten Cor pulmonale nicht vorhanden. Die konjunktivale Injektion bildet sich mit dem Eintritt in das Stadium der Dekompensation wieder zurück, wie auch die Zyanose bis auf einen leicht zyanotischen Grundton aus dem Gesicht verschwindet und im präfinalen Stadium einer mehr blaß-bräunlichen Färbung als Folge der erlahmenden Zirkulation weicht.

Ohne das Bild der Pseudokonjunktivitis würde man vom Aspekt her auch an eine Myodegeneratio cordis bzw. **Myokardsklerose** denken, die dekompensiert vorwiegend eine Linksherzinsuffizienz ohne Ödeme oder eine hochgradige Links- und Rechtsherzinsuffizienz **mit prallen Beinödemen** (**Abb. 87**), Lebervergrößerung und Aszites zeigt.

Bei **Abb. 85** handelt es sich um einen sog. »Blue Bloater«, d. h. das fortgeschrittene Stadium des bronchitischen Typs des Lungenemphysems mit relativ leichter Dyspnoe. **Trommelschlegelfinger** fehlen bei diesem Patienten, werden aber zusammen mit **Uhrglasnägeln** und **-zehen** in Verbindung mit Bronchiektasen und den Lungenfibrose-Syndromen bei Patienten mit chronischem Cor pulmonale beobachtet (**Abb. 86**).

Eine unterschiedlich stark ausgeprägte **chronische Hypoxämie** mit der klinischen Symptomentrias Polyglobulie, Zyanose und Trommelschlegelfinger beobachtet man bei den seltenen angeborenen Mißbildungen der Lungengefäße mit arteriovenöser(n) Fistel(n), wobei der Rechts-Links-Shunt mindestens 25% betragen muß und bei der Lungengefäß-Manifestation des M. Osler. Die chronische Lungenstauung bei Linksherzinsuffizienz und Mitralvitien führt in der Regel zu keiner oder höchstens zu einer leichten arteriellen Hypoxämie. Die Zyanose ist wegen der Einschränkung des Herzzeitvolumens hauptsächlich eine periphere Zyanose.

Als primäre Form der pulmonalen Hypertonie tritt das chronische Cor-pulmonale-Syndrom bei der primären Pulmonalsklerose – dem M. Ayerza-Arrilaga – auf, zu dessen klinischem Bild (in Verbindung mit Bronchiektasen) ebenfalls Trommelschlegelfinger gehören.

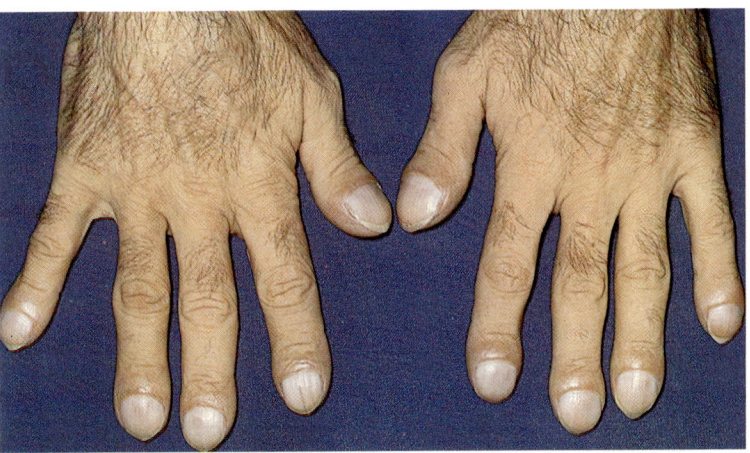

86

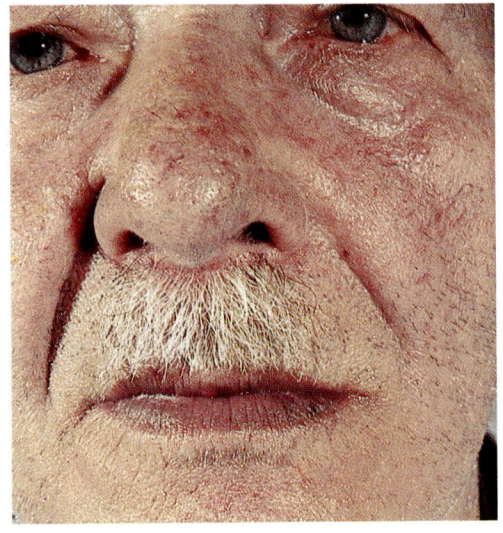

85

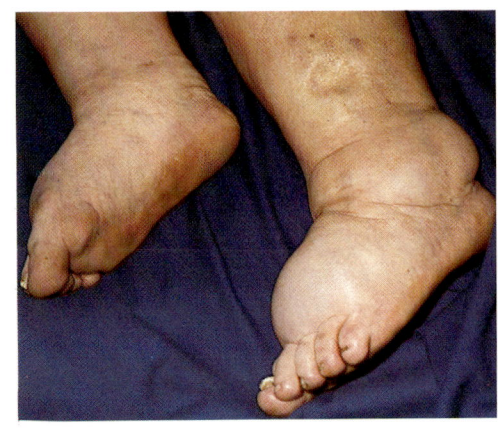

87

Änderung der Hautfarbe

Blaurote Haut

Die **Mitralstenose** als **erworbene** Form eines organischen **Ventildefektes am Herzen** erlaubt eine eindeutige Blickdiagnose. Die gern »**Mitralgesicht**« genannten, regelmäßig in Erscheinung tretenden, physiognomischen Besonderheiten (**Abb. 88–90**) zeichnen sich – eine stärkere Lungenstauung bei allerdings erhaltener Funktion des rechten Ventrikels vorausgesetzt – durch eine **dunkelrote** bis **blaurotzyanotische** Färbung auf gelblich-blassem Grundton aus. Die **blaurote Verfärbung** zeigt mit ihrer groben, die **Angiektasien** deutlich erkennbar machenden Zeichnung eine **schmetterlingsförmige Verbreitung** über beide Wangen bei bevorzugter Intensität in der **Jochbein-Nasen**(spitzen)**-Region** bei **Freibleiben** des **Nasen-Munddreieckes**, der **Stirn** und der **Region vor** dem **Ohr**. Dazu kommen die **Lippenzyanose** und die rötlich-zyanotische Verfärbung der Ohren. Eine **Pseudokonjunktivitis**, wie beim chronischen Cor pulmonale regelmäßig anzutreffen, **fehlt**. Das Gesicht der Patientin auf **Abb. 88** zeigt Veränderungen, die zwischen **rotem** und **zyanotischem** Typ einzuordnen sind, mit besonders enger Beschränkung der farblichen Veränderungen auf die Jochbeingegend. Die Region vor dem Ohr bleibt, ebenso wie das Munddreieck, von der Veränderung frei. Auf Entfernung erscheint diese »**Clown-artige**« Rötung ziemlich homogen, von der Nähe betrachtet läßt sie sich jedoch auf eine Erweiterung zahlreicher feinster Hautgefäße zurückführen. Der weniger rote als rotbläulich-livide Farbton weist auf die Beteiligung der venösen Kapillarbereiche hin. Es handelt sich hier um die **mitrale Wangenröte bei rheumatischer Mitralstenose**, wobei das Vorherrschen der **rötlich**-lividen **Tönung** anzeigt, daß der Rückstau in die Lungen noch nicht zu einer höhergradigen pulmonalen Hypertension geführt hat, was gleichbedeutend ist mit einem kürzeren Bestehen oder einer geringer ausgeprägten hämodynamischen Stauwirkung. Diese Kranken können – jedenfalls für den Laien – einen besonders »blühend gesunden« Eindruck erwecken.

Mit Zunahme des Stenose-bedingten Rückstaus vor dem linken Vorhof und der Drucksteigerung im pulmonalen Kreislauf kommt es zu einer weitflächigen Ausdehnung der Wangenzyanose mit bläulich-rötlichem Farbton (**zyanotischer Typ**) und schließlich zu einer starken Blaufärbung, die zur Verwechslung mit dem Bild des blauen Hochdrucks Veranlassung geben kann (**blauer Typ der Mitralstenose**).

Die Entwicklung dieser physiognomischen Stadien wird von einer zunehmenden Vergröberung der Angiektasien begleitet. Die Patientinnen auf **Abb. 89** und **90 zeigen Veränderungen**, die zwischen **zyanotischem und blauem Typ** einzuordnen sind, mit jetzt auch ausgeprägt sichtbarer zyanotischer Angiektasiebildung im Nasen- und Kinnbereich. Im weitgehenden **Freibleiben** der **Stirn** und **Oberlippengegend**, dem **Fehlen** einer **konjunktivalen Injektion** (sowie der mangelnden Ausbildung tieferer Querfalten auf der Stirn) sind die wichtigsten Unterschiede zum Bild des chronischen Cor pulmonale genannt. Der Gesichtsausdruck bei den mehr fortgeschrittenen Stadien dieses besonders das weibliche Geschlecht betreffenden Klappenfehlers erscheint in der Regel durch die anhaltend bestehende Dyspnoe gequält, matt und erschöpft.

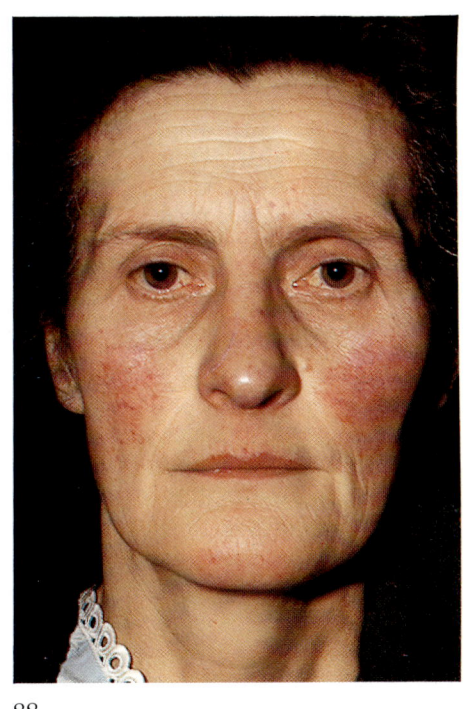

88

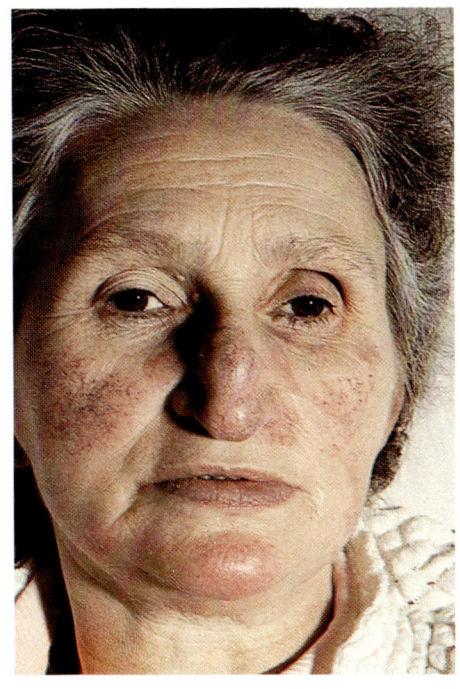

89

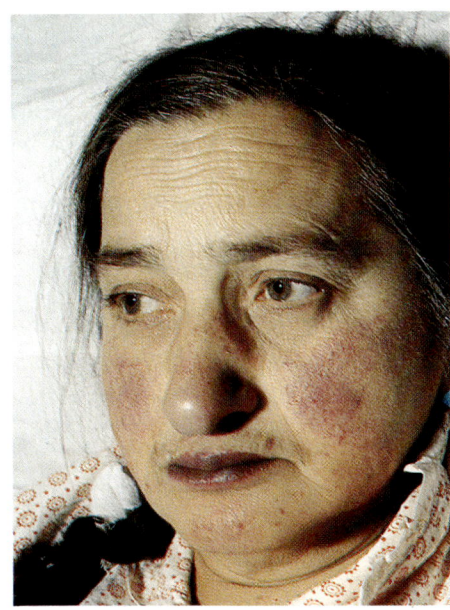

90

Änderung der Hautfarbe

Blaurote Haut

Die **reine Mitralinsuffizienz**, selbst schwereren Grades, läßt kennzeichnende **physiognomische Leitsymptome vermissen, solange** sie **hämodynamisch kompensiert** bleibt, ob es sich nun um die recht seltene endokarditische Form (ohne gleichzeitige Stenose) oder um die sehr häufige relative Mitralinsuffizienz bei z. B. dekompensierter Hypertonie, bei Aorteninsuffizienz, bei idiopathischer hypertropher Subaortenstenose, bei akuten Erweiterungen des linken Ventrikels oder als Zustand nach Myokardinfarkt handelt (die Aortenvitien lassen eine Zyanose gänzlich vermissen und sind durch eine übertriebene Blässe gekennzeichnet, vgl. S. 4). Erst bei eintretender **Linksherzinsuffizienz** finden wir eine **Lippen-** und gegebenenfalls **Wangen-Zyanose**, die im Verlauf – mit beginnender Insuffizienz des rechten Herzens und Ausbildung einer **chronischen Leberstauung** – durch einen **leicht blaß-gelblichen Ton der Gesichtsfarbe** unterlegt ist. Selten erreicht die Zyanose jedoch einen solchen Grad wie bei der Mitralstenose.

Beim sog. **kombinierten Mitralklappenfehler**, dem häufigsten aller Herzvitien, kombinieren sich die geschilderten Veränderungen der Einzelfehler der Mitralis. Insuffizienz und Stenosegrad sind begreiflicherweise sehr variabel, wobei die Insuffizienz- oder die Stenose-Komponente überwiegen kann. Von entsprechender Ausprägung sind die physiognomischen farblichen Leitsymptome. Bei den auf **Abb. 91** und **92** abgebildeten Kranken bestand ein **kombiniertes Mitralvitium**. Aus den äußeren Veränderungen des Gesichtsbildes der auf **Abb. 91** wiedergebenen Patienten – schmetterlingsförmige blaurote Zyanose mit besonderer Betonung an Lippen, Wangen, Nase und Kinn – läßt sich das hämodynamische **Überwiegen der Stenose-Komponente** ablesen. Sie zählt nach den Gesichtsmerkmalen zum **zyanotischen Typ**. Zeichen einer hämodynamischen Dekompensation sind vom Gesichtsaspekt und der physikalischen Untersuchung her nicht ablesbar.

Führt der Mitralklappenfehler im Verlauf zum Versagen des linken Ventrikels, zur Lungenstauung mit Überlastung des rechten Herzens und schließlich zur Rechtsdekompensation, so kann es – wie bei den Einzelfehlern der Mitralis – infolge Leberstauung zu einem zusätzlichen **ikterischen Hautkolorit** mit mehr oder weniger ausgeprägtem **Sklerenikterus** kommen. Bei dem Patienten auf **Abb. 92** mit einer solchen Symptomatik schwand mit dem Nachlassen der Kraft des rechten Ventrikels einerseits die Dyspnoe, andererseits entwickelten sich eine Stauungsinduration der Leber sowie Beinödeme bis zum Sakrum (Anasarka) und Aszites. Die **blickdiagnostischen** physiognomischen Veränderungen mit dem Bilde des **gelben Typs** des mitralen Aussehens lassen das Vorliegen einer ernsten hämodynamischen Situation bereits vermuten. Eine **Pseudokonjunktivitis** wie beim chronischen Cor pulmonale oder der Polycythaemia vera **fehlt** sowohl **bei Abb. 91** wie **Abb. 92**.

Wangen-Angiektasien allein dürfen nicht zur Verwechslung mit einem Mitralgesicht Anlaß geben. Das Gesicht der auf **Abb. 93** abgebildeten Patientin unterscheidet sich von jenem vor allem durch das Fehlen einer Lippenzyanose (vgl. besonders die Oberlippe). Der Farbton der erweiterten Gefäße erscheint heller und frischer als die dunklere Färbung beim Mitralgesicht. Es handelt sich hier um das Bild der durch Wettereinflüsse verursachten Angiektasien, wie sie bei Bauern, Seeleuten, Forstbeamten etc. häufig anzutreffen sind. Diese »Apfelbäckchen« (sog. **»Pseudo-Mitralgesicht«**) besitzen als physiologische Variante keinen klinischen Wert.

56

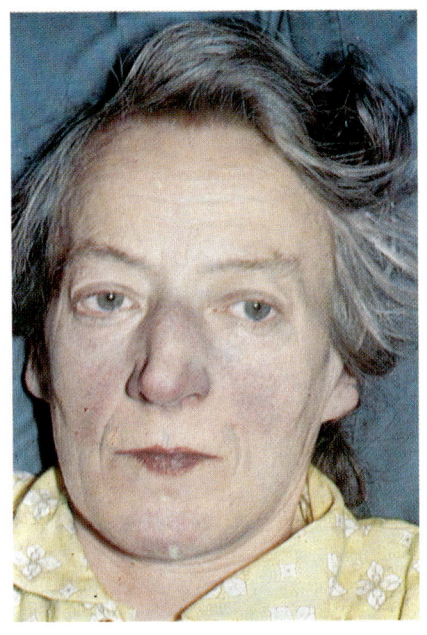

91

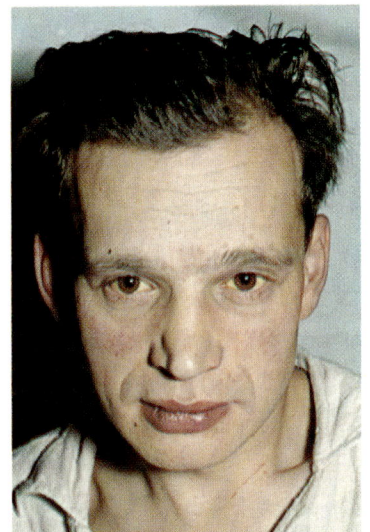

92

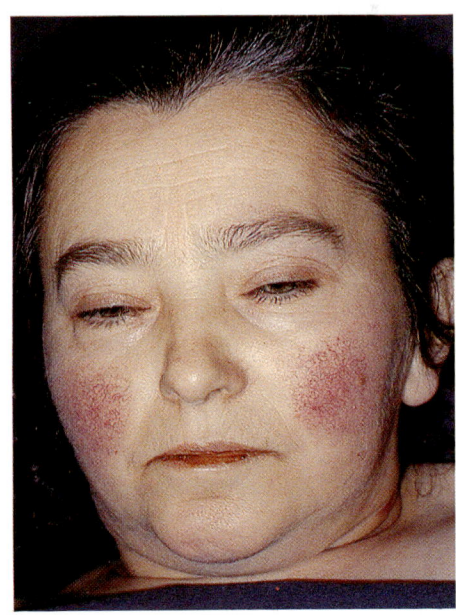

93

Änderung der Hautfarbe

Blaurote Haut

Zyanose ist gerade bei **angeborenen Herzfehlern** oft besonders ausgeprägt. Die zwei jungen Menschen der **Abb. 94** und **95** weisen einen solchen Zustand auf. Die Vorgeschichte, die **Zyanose**, die häufig bestehende Vorwölbung der Brustwand im Bereich der Herzgegend (»Herzbuckel«, vgl. **Abb. 407**, S. 239), die bei mit Polyglobulie einhergehenden angeborenen Vitien oft in besonderer Ausprägung vorhandenen **Trommelschlegelfinger** mit **Uhrglasnägeln** (**Abb. 96** und **97**), die **Akrozyanose** (**Abb. 96** und **97**) sowie die Befunde der Palpation, Perkussion und Auskultation weisen auf die richtige Diagnose hin. Zur genauen Differenzierung des im Einzelfall vorliegenden Defektes wird in der Regel über die Röntgenuntersuchung und das EKG hinaus noch die Herzkatheterisierung erforderlich sein. Bei der Kranken der **Abb. 94** ist die Vorgeschichte – ausgeprägte Zyanose erst seit der Pubertät – für den bei ihr tatsächlich bestehenden **Eisenmenger-Komplex** (reitende Aorta, hoher Ventrikelseptumdefekt und Rechtshypertrophie) typisch. Die bei ihr außerdem bestehende Debilität gibt in diesem Zusammenhang keine diagnostischen Hinweise.

Die **Abb. 95** zeigt eine **Fallotsche Tetralogie** (reitende Aorta, hoher Ventrikelseptumdefekt, Pulmonalstenose und Rechtshypertrophie). In Abhängigkeit vom Grad der Pulmonalstenose besteht bei diesem Vitium von Anfang an eine mehr oder weniger stark ausgeprägte **Zyanose**. Bei der **Fallotschen Tetralogie** ist auch die **Polyglobulie** stets deutlich ausgeprägt. Sie ist an den hervortretenden prall gefüllten Blutgefäßen im Bereich der das Augenweiß bedeckenden Bindehäute zu erkennen (**Abb. 95**).

Die Unterscheidung zwischen peripherer und zentraler Zyanose ist klinisch leicht zu treffen. Reibt man das Ohrläppchen des Patienten so lange, bis ein Kapillarpuls auftritt, so verschwindet die periphere Zyanose an dieser Stelle sofort. Läßt der klinische, hier besonders der Auskultationsbefund noch Zweifel offen, so kann die Mischblutzyanose, der Rechts-Links-Shunt, durch die Bestimmung der Äther- und der Decholinzeit evident gemacht werden. Läßt sich die Blausucht weder im Sinne der peripheren noch der zentralen Zyanose recht erklären, so muß auch an das Vorliegen **abnormer Hämoglobinverbindungen** (Met- und Sulfhämoglobin sowie Verdoglobin) gedacht werden.

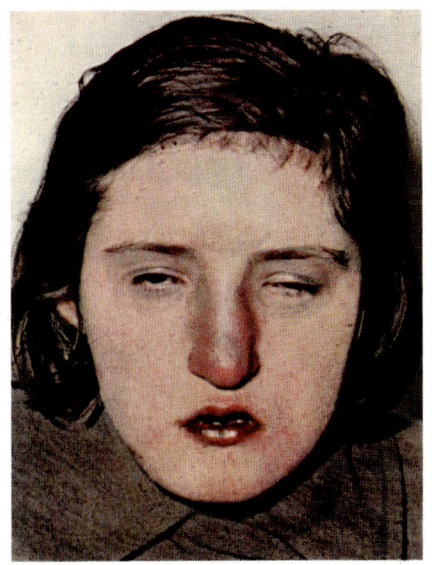

94

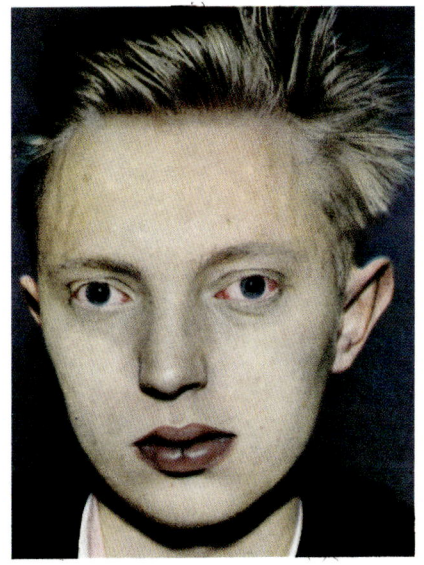

95

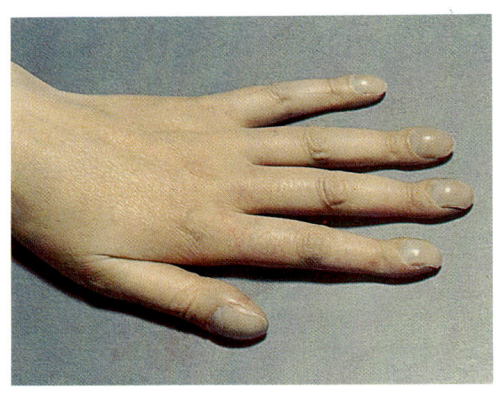

96

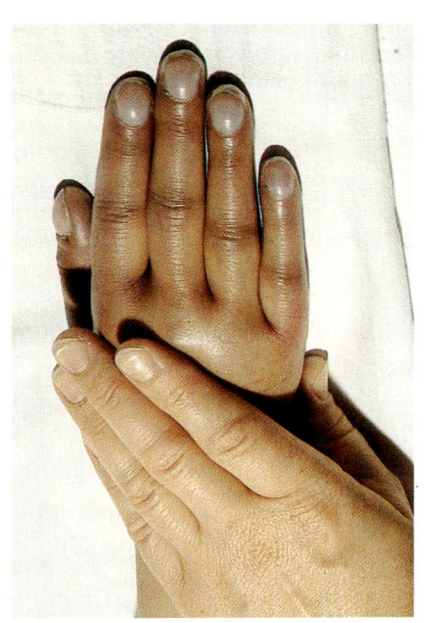

97

Änderung der Hautfarbe

Blaurote Haut

Der **blauroten Hautfarbe** der nebenstehenden und folgenden Abbildungen liegen funktionelle **periphere Durchblutungsstörungen** zugrunde, die zu einer **venösen Hyperämie** führen.

Die **Abb. 98** und **99** zeigen eine Sonderform der Akrozyanose, die **Erythrocyanosis crurum puellarum**. Sie gibt in ihren etwas variierenden klinischen Bildern lediglich den Hinweis auf einen besonderen **gefäßdysregulatorischen Typus,** der **Mädchen** und **junge Frauen** betrifft. Die **blauroten Unterschenkel** fühlen sich kühl an. Sie geben den Boden für die häufig zusätzlich vorhandenen Pernionen ab, die sich besonders in der feuchten, kühlen Witterung der Übergangsjahreszeiten bei unzulänglicher Anpassungsfähigkeit der Hautdurchblutung entwickeln. Je nachdem, ob von der Störung mehr das gesamte flächenhaft ausgebreitete subpapilläre und oberflächlich kutane Gefäßnetz betroffen ist oder ob die Veränderung sich besonders auf die dichten perifollikulären Gefäße konzentriert, sieht man mehr einen **diffusen Typ** (**Abb. 98**), oder aber einen ausgesprochen **follikulären Typ** (**Abb. 99**) der Erythrozyanose. Häufiger findet man jedoch innerhalb einer diffusen Blaurotfärbung die Follikel zusätzlich betont, wobei ihre Ostien dann meist auch eine deutliche Keratose aufweisen.

Die **Abb. 99** weist außerdem die Kombination mit einer weniger geläufigen Art von **Pernionen der Hände** in Form erythematodesähnlicher, manchmal leicht keratotischer, zinnoberroter bis lividroter Flecke auf.

Für die Unterscheidung aktiver und passiver Hyperämien ist neben dem Farbton und der Hauttemperatur das sogenannte Irisblendenphänomen bedeutsam. Nach Anämisierung durch Fingerdruck wird die erzeugte Hautblässe durch die rückkehrende venöse Hyperämie langsam von der Peripherie her wie durch eine sich schließende Irisblende eingeengt und verdrängt.

Dem **diffusen Typ** ist der **Gesichtsbefund Abb. 100** zuzuordnen mit einer bereits **in Perniosis übergehenden Erythrozyanose** der Wangen.

Ist von der hyperton-hypotonen Dysregulation der peripheren Hautgefäße nicht das oberflächliche Netz wie bei der Erythrozyanose befallen, sondern betrifft die Störung das weitmaschigere tiefe subkutane Gefäßnetz der Haut und die daraus vertikal aufsteigenden Arteriolen und Venolen, so entsteht das klinische Bild der **Cutis marmorata** oder **Livedo** (reticularis s. anularis). Sie kann ausgedehnte Areale betreffen, aufgrund besonderer Hautreize aber auch umschrieben auftreten. Ihre **maschenartigen Blaurotfärbungen** (**Abb. 101**) säumen jeweils die Hautversorgungsgebiete von Arteriolen ein, in deren Bereich die dysregulatorische Strömungsverlangsamung besteht. Die häufigste Livedoform beruht auf einer konstitutionellen, funktionellen Störung und gibt dem Internisten ebenso wie die Erythrozyanose lediglich den Hinweis auf einen besonderen vasomotorischen Reaktionstyp.

Das Bild der Livedo kann aber auch ernsteres Symptom sein und auf organische Gefäßkrankheiten (z. B. Periarteriitis nodosa, allergische Vaskulitiden, Endangiitis obliterans, Lues, seltener auf Dermatomyositis, Polyarthritis) hinweisen. Die venöse Hyperämie ist dann gelegentlich auch Folge arterieller Lumeneinengung und fehlender Vis a tergo. Bei organischen Prozessen ist die Zeichnung weniger gleichförmig retikulär, sondern mehr baumförmig oder rankenartig (Livedo racemosa).

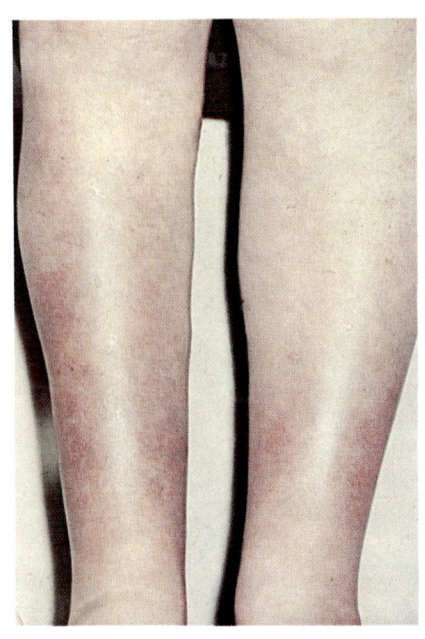

98

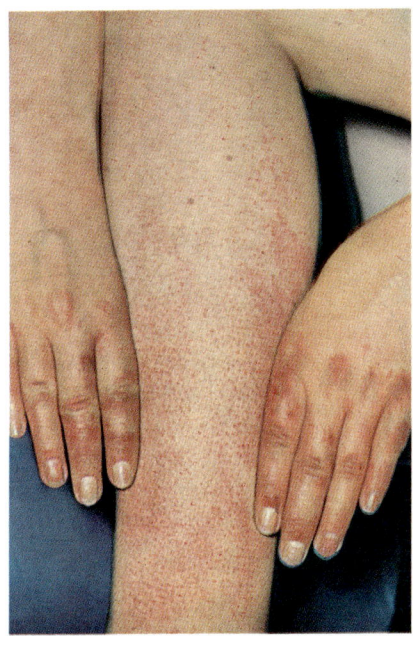

99

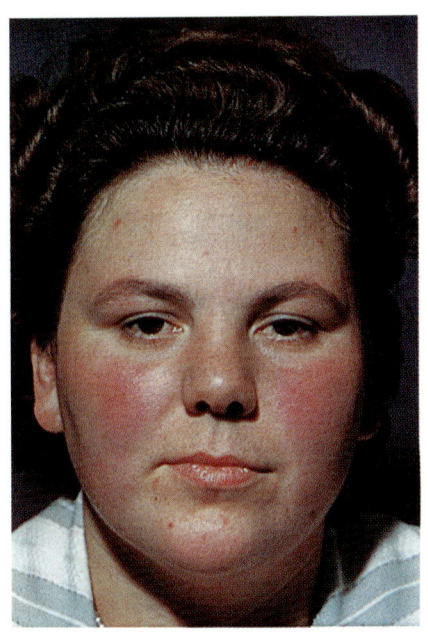

100

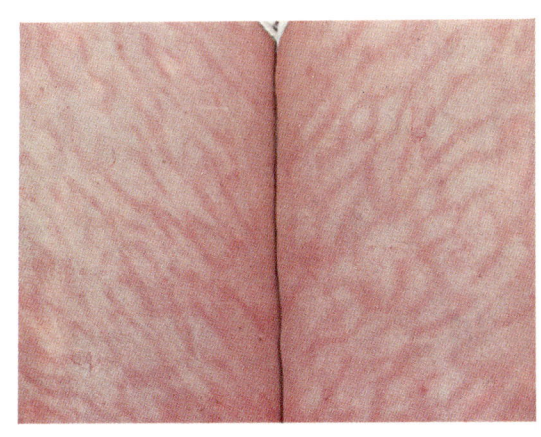

101

Änderung der Hautfarbe

Blaurote Haut

Die **Abb. 102–105** zeigen als Differentialdiagnose der vorbeschriebenen Erythrocyanosis crurum puellarum die **Acrodermatitis chronica atrophicans Herxheimer** in verschiedenen Stadien. Die Kenntnis des Krankheitsbildes ist von allgemeinem Interesse. Es ist gar nicht so selten, wenn man die Fehldeutungen als banale »Durchblutungsstörung«, Erfrierung, Raynaudsche Krankheit, Erysipel oder als Sklerodermie abzugrenzen weiß. Hierdurch wird allzuoft der richtige Zeitpunkt für die sicher wirksame Penicillintherapie versäumt, so daß der Prozeß sich ausbreitet und zu dem in **Abb. 103–105** gezeigten **irreversiblen Endzustand** der **Hautatrophie** fortschreitet. Diese chronische, vorwiegend bei Frauen in Erscheinung tretende Erkrankung, befällt die Akren der Extremitäten mit den Hand- und Fußrücken, Fingergrundgelenken, Ellenbogen (»Ulnarstreifen«) und Kniegelenken (»Tibiastreifen«) als Prädilektionsstellen. Selten sind die Veränderungen im Bereich der Nase und Ohren oder am Stamm, z. B. im Bereich der Mammae lokalisiert.

Am Vollbild, welches die Kranken auf **Abb. 103–105** aufweisen, ist die Diagnose leicht zu stellen. Neben dem blauroten, später **livide** verfärbten **Erythem** fällt bereits eine ausgeprägte **schlaffe Hautatrophie** auf, die eine feine »zigarettenpapierähnliche« Fältelung der Haut erlaubt und eine ausgesprochene **Venentransparenz** zeigt (**Abb. 105** nach 10jähriger Dauer der Erkrankung). Die Veränderungen sind nunmehr flächenhaft ausgebreitet an einzelnen oder allen Extremitäten, wobei von den Beinen her auch die Gesäßregion einbezogen wird. Wenn vorhanden, sind auch die **juxtaartikulären Knoten** im Zusammenhang des Gesamtbildes ein diagnostisches Symptom. Diese fibromähnlichen Bindegewebsumwandlungen können selten auch einmal flächenhaft ausgebildet sein, woraus sich dann – insbesondere wenn eine symptomatische Poikilodermie besteht – Schwierigkeiten der Abgrenzung gegenüber der Sklerodermie und Dermatomyositis ergeben können (vgl. S. 72 u. 158).

Schwieriger ist es, die **beginnende Akrodermatitis** zu erkennen, wenn noch keine Atrophie vorhanden ist. Die Erkrankung beginnt ja – zumeist im 5. Lebensjahrzehnt – mit einer entzündlich-ödematösen Phase (Infektion, welche durch Zecken übertragen wird?). Der **Rötung** liegt hier ein **entzündliches Stadium** zugrunde. Dementsprechend zeigt die **Abb. 102**, daß das Erythem (verglichen z. B. mit der Erythrozyanose), kräftiger rot ist und aus mehreren umschriebenen Herden zum flächenhaften Krankheitsprozeß konfluiert.

Gelegentlich wird die **Differentialdiagnose** zwischen Erythrozyanose und Acrodermatitis chronica atrophicans Herxheimer bis zur Unmöglichkeit dadurch erschwert, daß beide Veränderungen Frauen vom gleichen gefäßdysregulatorischen Typus betreffen und daher oftmals in Kombination auftreten. Dann sprechen eine erheblich erhöhte Blutkörperchensenkungsbeschleunigung, eine Dysproteinämie und, wenn vorhanden, auch regionäre Lymphknotenschwellungen für das Vorhandensein einer Akrodermatitis.

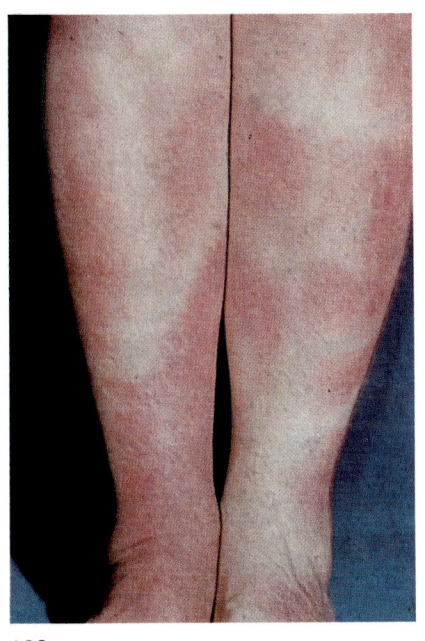

102

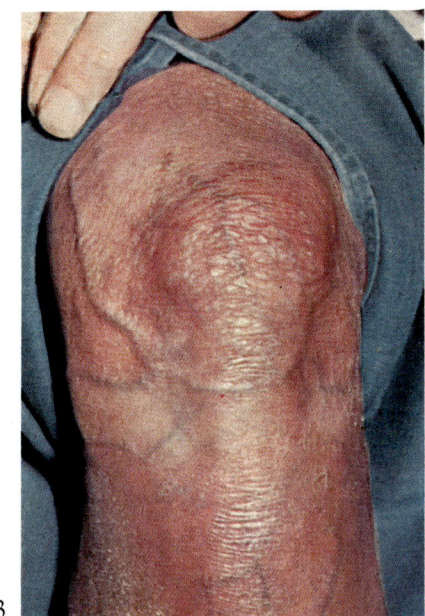

103

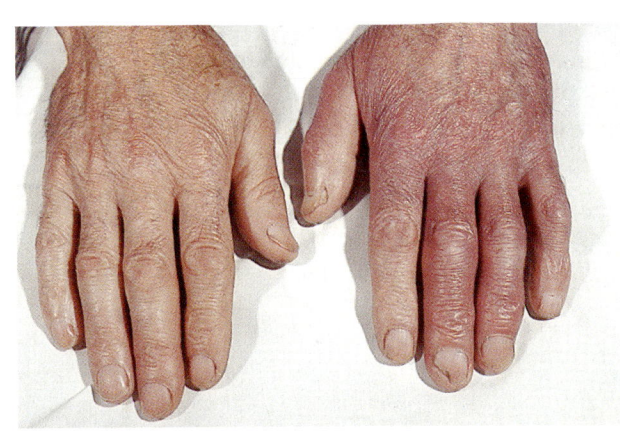

104

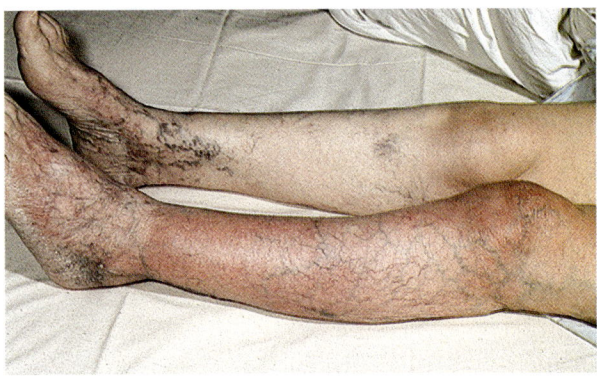

105

Erytheme – Exantheme

Auf **Abb. 106–109** ist die **akute Hautrötung** durch ein **Erysipel** hervorgerufen. Die Diagnose dieses durch β-hämolysierende A-Streptokokken hervorgerufenen Krankheitsbildes bereitet in der Regel keine Schwierigkeiten. Die akut-entzündliche Note mit geringem Juckreiz und Spannungsgefühl, der anfangs **scharf** und flammend **begrenzte Herdrand** sowie das begleitende Fieber geben die wichtigsten Hinweise. Später wird seine Begrenzung unregelmäßig zackig oder läuft flammenzungenartig aus. Es besteht im Erythembereich ferner eine deutliche **Ödematisierung,** unter Umständen mit Ausbildung größerer Blasen (**vesikulo-bullöse Note, Abb. 107** u. **108**). Es handelt sich um ein »wanderndes« Erythem, da es sich – unter Umgehung straff fixierter Unterlagen (Stirn-Haar-Grenze, Kinnbereich) – ständig weiter ausbreitet. Nachdem es – in der Mehrzahl der Fälle nach etwa 5 Tagen – zum Stillstand gekommen ist, nimmt seine feuerrote Farbe eine bläuliche und später – bei gleichzeitiger Desquamation – **gelb-bräunliche Tönung** an (**Abb. 109, abklingendes Erysipel**). Schüttelfrost und schmerzhafte Anschwellung der regionären, hautnahen Lymphknoten sind Begleitsymptome. Eintrittspforten für die Erreger sind (unscheinbare) Schrunden, z. B. an der Nase oder im interdigitalen Bereich.

Die beim **Gesichtserysipel (Abb. 106** u. **107)** oft ausgesprochene **Schwellung** ist beim Erysipel anderer Körperregionen meist geringer ausgeprägt oder fehlt, während die Schärfe der unregelmäßigen Begrenzung in allen Regionen, auch im Gesicht deutlich hervortritt.

Das (rezidivierende) **Erysipel** stellt die häufigste **Komplikation ödematöser Zustände** dar, ob es sich um ein **Herzstauungsödem (Abb. 108)** oder um ein sekundäres oder primäres Lymphödem handelt (vgl. S. 224). Es wird dann eine starke Schwellung der Läsion vorgetäuscht.

Selten ist die hämorrhagische, phlegmonöse oder gangräneszierende Umwandlung. Bei primärem Schleimhautbefall ist **differentialdiagnostisch** an Anginen oder Pharyngitiden oder an Exantheme bei Scharlach oder Lupus erythematodes zu denken.

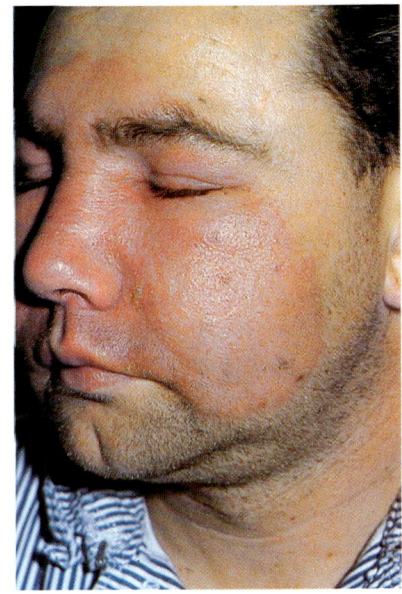

106

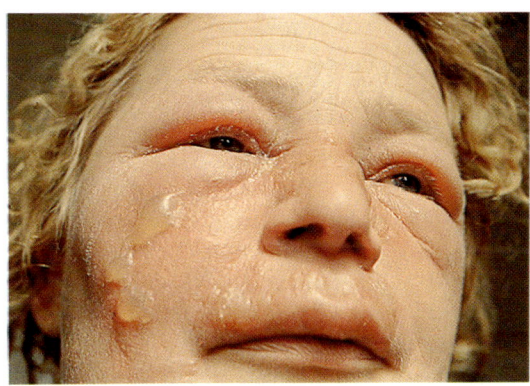

107

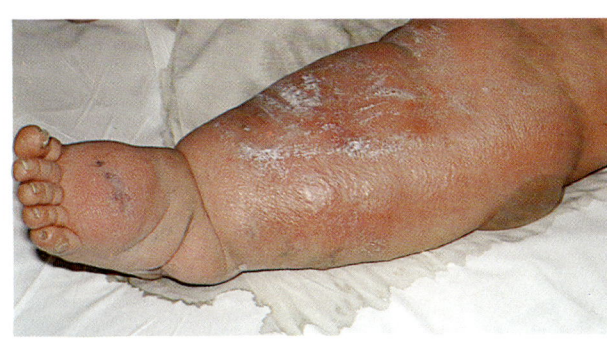

108

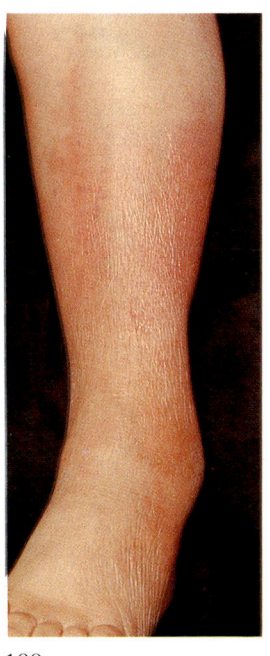

109

Erytheme – Exantheme

Die nächsten zwei Bildseiten zeigen typische Hautveränderungen beim **akuten** oder **systematisierten Lupus erythematodes** (Lupus erythematodes visceralis). Wir begegnen dieser Autoimmunkrankheit aus dem Formenkreis der sog. Kollagenkrankheiten meist bei Frauen zwischen dem 20. und 40. Lebensjahr. Die Symptomatik ist gekennzeichnet durch das Zusammentreffen von Gelenkschmerzen, Fieber (Kontinua) und Gewichtsabnahme, wobei der chronisch-intermittierende Verlauf akute Schubaktivitäten zeigt, die mit spontanen Remissionen abwechseln.

Der **Ausschlag**, der insgesamt an ein Arzneimittelexanthem erinnern kann, entwickelt sich häufig zunächst **symmetrisch** im **Nasen-** und **Wangenbereich**. In der Regel ist dabei (wie auf den **Abb. 110–112**) die unmittelbare Augenumgebung ausgespart (wichtiges Differentialdiagnostikum gegenüber der Dermatomyositis!). Nur **selten** sind **Erosionen im Bereich der Augen und Lider** lokalisiert, wie auf **Abb. 113**. Der **Farbton** ist eigentümlich **ziegelrot bis bläulichrot** und bewahrt selbst bei Abweichungen noch einen Stich ins Karmesin. Hinsichtlich der **Herdanordnung** im Gesicht ist die »Schmetterlingsform«, wie sie **Abb. 110** und **112** zeigen, didaktisch immer wieder betont worden. Sie wird besonders deutlich, wenn größere zusammenhängende Bezirke erkrankt sind.

Handelt es sich dabei nicht nur um den auf die Haut beschränkten Typus des (kongestiven) »Erythema perstans faciei«, meist die monotone Initialform eines Lupus erythematodes visceralis, sondern um einen systemischen, also inneren Krankheitserscheinungen korrelierten Erythematodes, so sind neben den diffusen Herden fast immer auch **kleinfleckigere Veränderungen** vorhanden, wie sie **Abb. 110** und **111** im Kinnbereich bzw. in den Augenbrauen-Schläfen-Regionen oder in den Randanteilen der flächenhaften Rötungen zeigen.

In anderen Fällen dominiert auch im Gesicht die **kleinfleckige Herdbeschaffenheit** (**Abb. 111** u. **112**), wobei Konfluenz wenigstens örtlich, und zwar im Gesichtszentrum am ehesten, etwas größere, zusammenhängende Herde entstehen lassen kann (Nase in **Abb. 111**). Bei der diskreteren kleinfleckigen Manifestation wird das »Schmetterlingsareal« der Gesichtsmitte bevorzugt. Andeutungsweise ist auf **Abb. 110** und **111** die geringe **Keratose** der Erytheme wahrnehmbar.

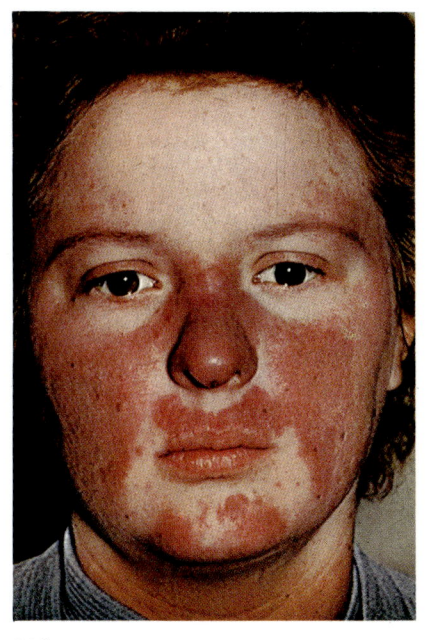

110

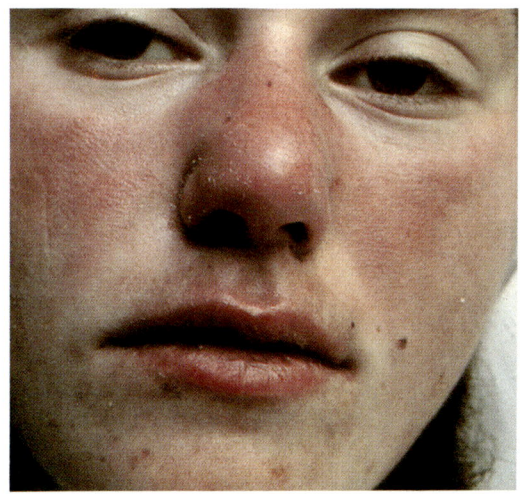

112

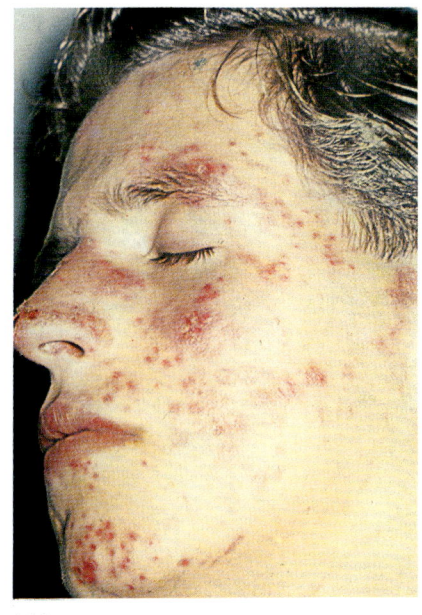

111

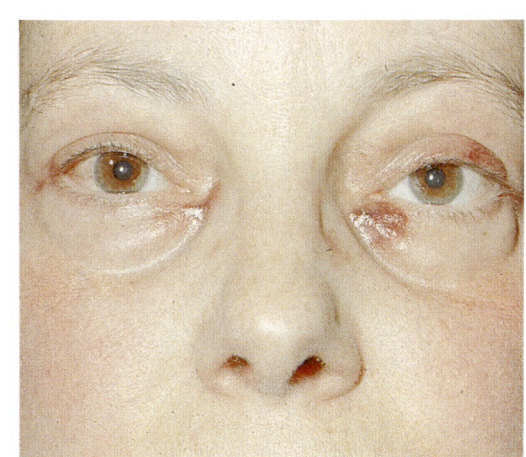

113

Erytheme – Exantheme

In typischen Fällen werden beim **Lupus erythematodes visceralis** ferner die **distalen Extremitäten** in besonderer Weise befallen (**Abb. 114** u. **115**). Wiederum findet man **kleinfleckige bis konfluente, makulöse bilaterale Erytheme** von ziegelrotem bis bläulichrotem Kolorit. Hier, an den Streckseiten der Finger und Zehen, erkennt man am ehesten die – beim systematisierten Lupus erythematodes im Vergleich zur chronischen diskoiden Form meist nur angedeutete – **Atrophie** und **Keratose der Erytheme**. Oftmals fehlt sie gänzlich. Ist sie aber auch nur in geringfügiger Ausprägung erkennbar, so ist dies ein wertvoller Hinweis.

Während Gesichts- und Handbefunde beim **Lupus erythematodes visceralis** ein ziemlich typisches klinisches Bild hervorrufen, ist die fakultative, in weiten Grenzen schwankende Beteiligung des übrigen Integuments, welche beim akut einsetzenden Lupus erythematodes jedoch zusätzlich vorhanden zu sein pflegt, für sich betrachtet weniger typisch. Sie imponiert am ehesten als **Ausschlag vom Typ eines Arzneimittelexanthems** (**Abb. 116**), wobei wiederum das schon erwähnte Kolorit verdächtig ist. Auch die Bevorzugung der Brustpartie, vor allem in einem ausschnittartigen, dreieckigen Mittelbereich, und die Unregelmäßigkeit der teils kleinfleckigen, teils und besonders im letztgenannten Hautabschnitt konfluenten Herde sind Hinweise auf die richtige Diagnose.

Die gemeinsame Beurteilung aller befallenen Regionen erlaubt dem Erfahrenen fast regelmäßig die richtige Deutung des Befundes schon, bevor die Ergebnisse der inneren Untersuchung vorliegen. Die Beteiligung **innerer Organerkrankungen** (am häufigsten als atypische verruköse Endokarditis vom Typ Kaposi-Libman-Sachs, Polyserositis, Gelenkbeteiligung), vor allem aber der Nachweis des LE-Zell-Phänomens bzw. nukleärer (ANA) und Doppelstrang-DNS-Antikörper bestätigen dann die Diagnose des systematisierten Lupus erythematodes, für dessen akute Form außerdem das hohe Fieber und die maximal beschleunigte Blutkörperchensenkung charakteristisch sind.

Demgegenüber findet sich bei dem medikamentös ausgelösten Pseudo-LE-Syndrom trotz ähnlicher viszeraler Symptomatik das positive LE-Zell-Phänomen (nukleäre Antikörper) nicht; jedoch lassen sich mit geeigneten Methoden regelmäßig mitochondriale Antikörper (AMA) im Serum nachweisen.

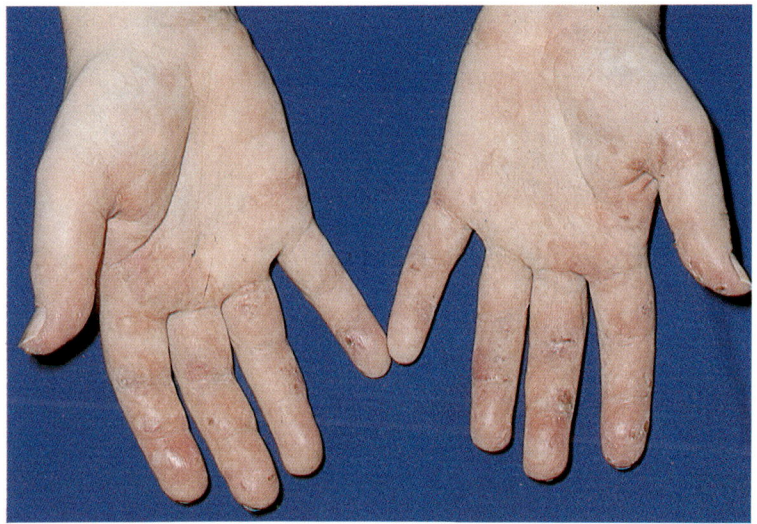

114

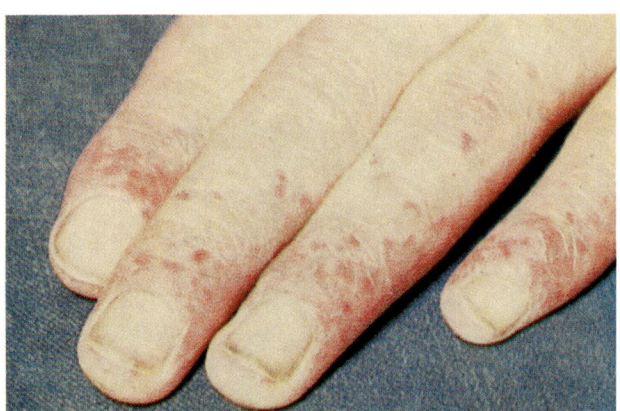

115

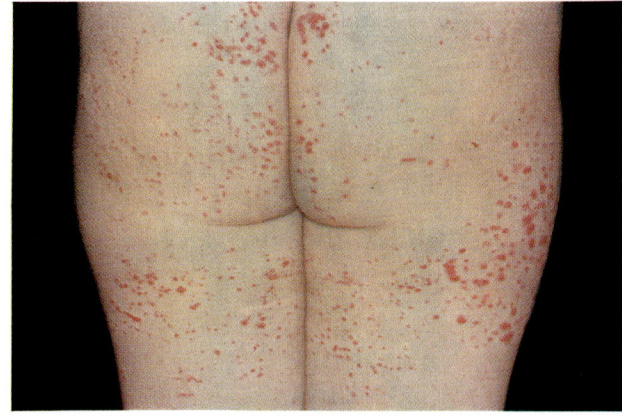

116

Erytheme – Exantheme

Bei der **Dermatomyositis,** einer ebenfalls in die Kategorie der sog. Kollagenosen einzureihenden Erkrankung ist die klinische Differentialdiagnose gegenüber dem Lupus erythematodes meistens aufgrund des Hautbefundes möglich, weist doch das charakteristische Erythem in der Regel einen ausgesprochen **weinroten Farbton** und fast stets eine stärker **ödematöse Note** auf. Das Leiden kann als ein fieberhaft-entzündliches oder auch septisches Krankheitsbild in Erscheinung treten oder ganz schleichend-unauffällig entstehen. Die Schwellung und Schmerzhaftigkeit zahlreicher Muskelgruppen am Rumpf und an den Extremitäten lassen nur für den Kenner die Anhiebsdiagnose zu. Manchmal wird irrtümlich an eine Geschwulstkrankheit mit Einflußstauung gedacht oder im akuten Stadium eine Trichinose angenommen, zumal bei beiden Krankheiten Eosinophilie bestehen kann.

Über den befallenen Muskelgruppen entwickelt sich bald ein **Ödem des Unterhautgewebes.** Dieses kann **im Bereich der Augenlider** sehr ausgesprochen sein. Die Schwellung kann ganz im Vordergrund des klinischen Bildes stehen, wie bei den Patienten auf **Abb. 117, 118** und **120.** Es resultiert dann ein **trauriger** und **weinerlicher Gesichtsausdruck (Abb. 117, 118** u. **120).** Bald fällt den Kranken jeden Lebensalters das Anheben der Arme oder das Treppensteigen, manchmal auch das Sitzen bis zur Unmöglichkeit schwer.

Die anfänglich hellroten, später mehr **lividen Erytheme** zeigen sich bevorzugt im Gesicht, vornehmlich **an Augenlidern** bzw. der **Periorbitalregion (Abb. 118** u. **119),** ein Kriterium, welches im Gegensatz zum Erscheinungsbild des Lupus erythematodes visceralis steht, obwohl sich die Gesichtsrötungen auch schmetterlingsförmig nach Art eines Lupus erythematodes ausbreiten können. Die weitere Erythemausbreitung erstreckt sich pelerinenförmig über Schulter, Oberarme, Brustbein und Nackenbereich (kraniokaudaler Ausbreitungstyp, **Abb. 120** u. **Abb. 121–123,** S. 73).

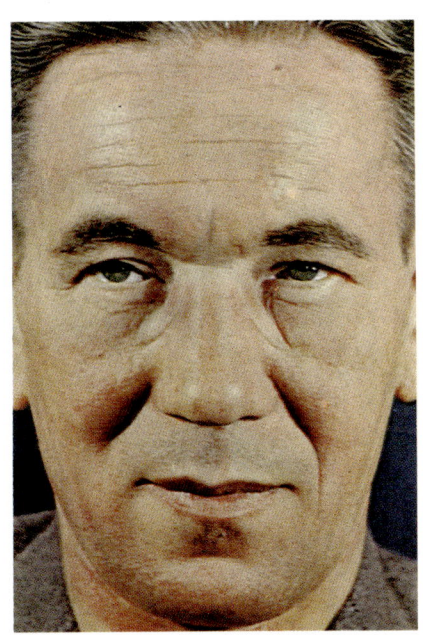

117

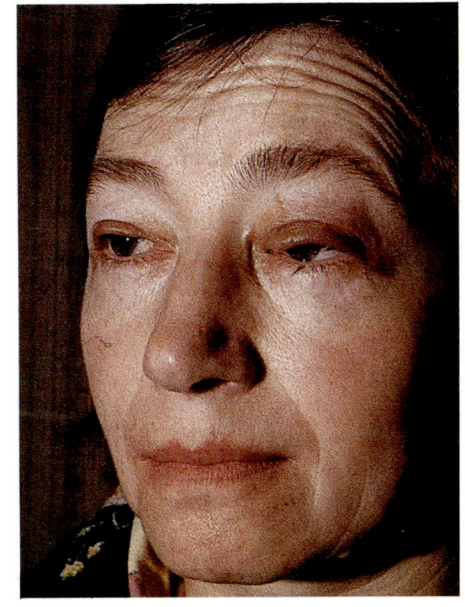

118

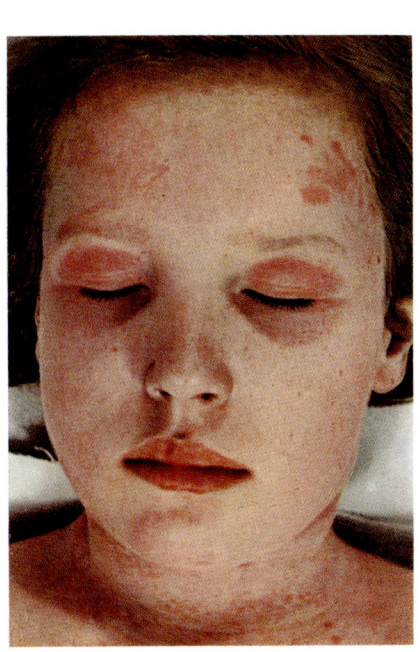

119

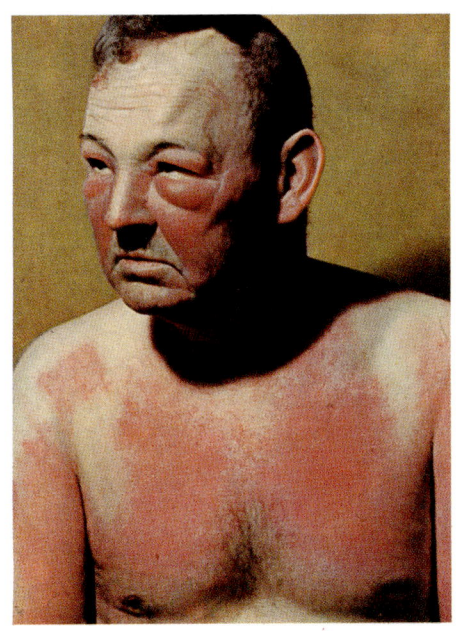

120

Erytheme – Exantheme

Die **Rötung** ist **bei** der **Dermatomyositis** öfter als beim Lupus erythematodes **flächenhaft** über größere Areale ausgebildet (**Abb. 121** u. **Abb. 119** u. **120**, S. 71). Darüber hinaus neigt die weitere Erythementwicklung mehr als beim Lupus erythematodes zur Ausbildung des Vollbildes einer **Poikilodermie**. Die initial teleangiektasiefreien ödematösen Erytheme (**Abb. 122**) werden im Verlauf bald teleangiektatisch durchsetzt (**Abb. 123**). Die Dermatomyositis bietet geradezu den Boden für einen universellen poikilodermischen Umbau des Integumentes dar. Die Farbe ist dabei nicht nur durch die Teleangiektasiebildung, sondern auch durch zusätzliche fleckförmige Pigmentierung, ähnlich wie bei der Skleropoikilodermie (**Abb. 264**, S. 159), inhomogen und buntscheckig (sog. **Poikilodermatomyositis**). An den distalen Fingerstreckseiten findet man nicht selten zusätzlich pathognomonische, umschriebene, porzellanfarbene Atrophien von etwa Linsengröße, die als Gottron-Heucksche Flecke bezeichnet werden.

Die meist kraniokaudal fortschreitende Muskelschwäche führt nicht selten durch Atemstillstand rasch zum Tode. Pathologische Kreatinausscheidung im Urin sowie die Erhöhung der Aldolase- und Kreatinkinase-Aktivität im Serum erlauben auch, eine leichtere Muskelerkrankung zu erfassen. Gelenkbeteiligung ist auch bei dieser Erkrankung recht häufig (etwa 15% der Fälle) und sollte nicht zur Fehldiagnose »Lupus erythematodes« verleiten. Fieber und Senkungsbeschleunigung sind nicht so hoch wie beim akuten Lupus erythematodes. – Wegen der hohen Korrelation mit malignen Tumoren, die offenbar auch von pathogenetischer Bedeutung sind, darf in keinem Fall von Dermatomyositis die sehr sorgfältige, gerichtete Durchuntersuchung unterbleiben.

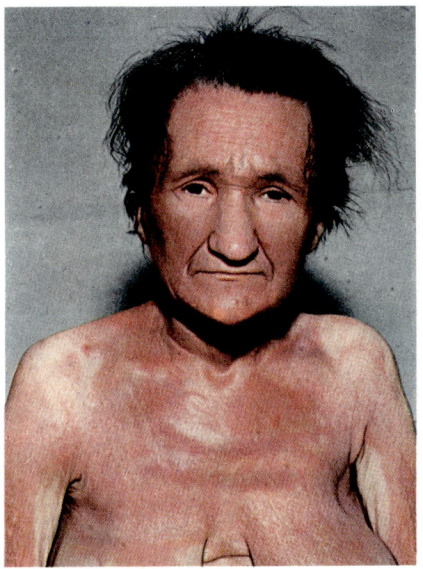

121

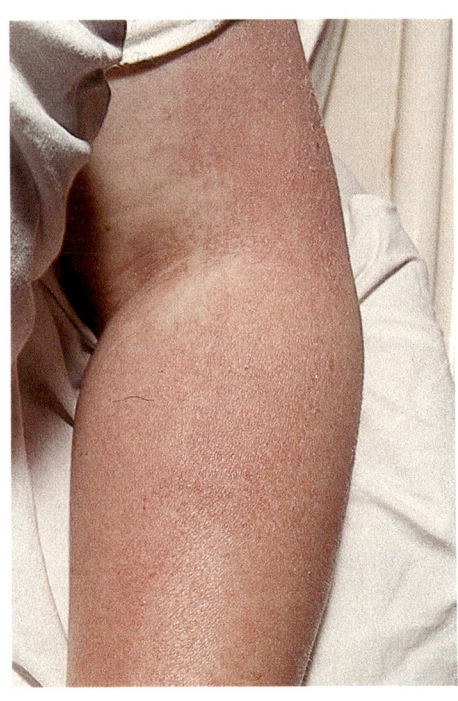

122

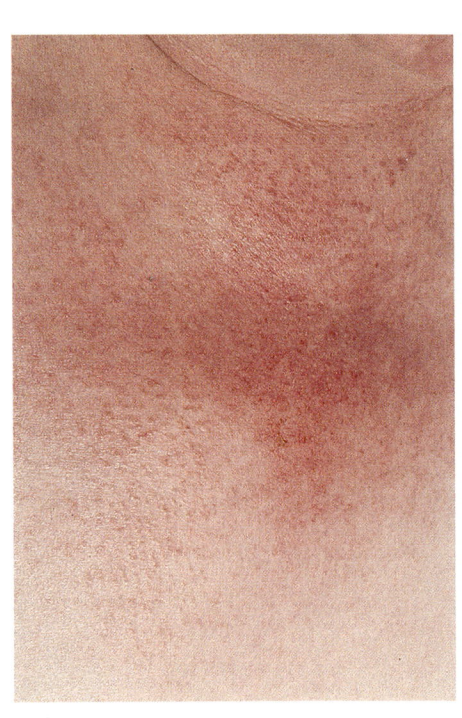

123

Erytheme – Exantheme

Unerwünschte Veränderungen an Haut und Schleimhäuten durch innere Arzneimittel können unter ganz verschiedenen Pathomechanismen zu den unterschiedlichsten klinischen Bildern führen. Weder verursacht ein einzelnes Arzneimittel immer und in jedem Fall das gleiche klinische Erscheinungsbild noch ist ein bestimmtes Erscheinungsbild immer ein kennzeichnender Hinweis auf ein entsprechendes Arzneimittel.

So können innerliche Arzneimittel durch ihre pharmakologische Wirkung an sich (z.B. Corticoidatrophie), durch Überdosierung oder Kumulation oder Intoleranz oder infolge allergischer Sensibilisierungen (aller 4 Typen) mit oder ohne vorausgegangener Infektion oder den Einfluß des Lichtes mit jeweils verschieden langer Latenz und Bestandsdauer makulöse, papulöse, urtikarielle, erythematöse, lichenoide, akneiforme oder nodöse, vesikulöse, bullöse oder hämorrhagische uni- oder multiforme Hautreaktionen auslösen. Dabei lassen sich Entwicklungen bis hin zu erythrodermischen, exfoliierenden und epidermolytischen Zuständen mit oder ohne Allgemeinreaktion oder entsprechenden Äquivalenten beobachten. Die zahllosen kleinen, dicht ausgesäten Erythemflecken der **Arzneimittelexantheme** können in Größe, Zusammensetzung und Ausbreitung variieren und Bilder verschiedener exanthematischer Infektionskrankheiten weitgehend nachahmen, also morbilliform, skarlatiniform oder rubeoliform aussehen. Die Unterscheidung solcher Reaktionen von infektiösen Erythemen kann wie bei **Abb. 124** (Erythema infectiosum-artiges **Exanthem nach** Einnahme von **Gelonida antineuralgica**) ohne entsprechende Anamnese und weiterer Krankheitsdaten oft unmöglich werden. Fieberanstieg kann durchaus auch im Rahmen der Arzneimittelallergie vorkommen. Der kleinfleckige disseminierte und der diffuse Typ des Erythems können in verschiedenen Regionen am gleichen Patienten vorhanden sein und ineinander übergehen.

Bei versehentlicher intraarterieller Injektion können infarktähnliche dendritische Hautnekrosen auftreten (Embolia cutis medicamentosa; Dermite livedoid) oder bei bestimmten Depot-Präparaten auch zentralnervöse Erscheinungen auslösen (Hoigné-Syndrom).

Bis zu einem gewissen Grade kennzeichnend sind in einem entsprechenden Zusammenhang die **morbilliformen Penicillin-**(Ampicillin-)**Exantheme (Abb. 125** u. **Abb. 128**, S. 77), die Adalin-Purpura und **fixe Arzneimittelexantheme**, die bei erneuter Zufuhr des Medikamentes stets an derselben Stelle wieder auftreten, sich durch ihre **kupferrote Farbe** auszeichnen, bis zu mehreren Wochen bestehen und langdauernde **Pigmentierungen** hinterlassen können (**Abb. 126, nach Chloroquin-** und **Abb. 127, nach Sulfonamidpräparat**).

Lieblingslokalisation dieser fixen Exantheme sind die distalen Extremitätenanteile, die Genitalregion und die Mundschleimhaut. Häufiger beobachtet wurde dieser Exanthemtyp besonders nach Phenolphthalein, Antipyrin, Phenacetin, Antibiotika, Atebrin, Salvarsan und Gold. Ein sicherer Beweis für eine Arzneimittelüberempfindlichkeit ist jedoch auch das fixe Exanthem nicht.

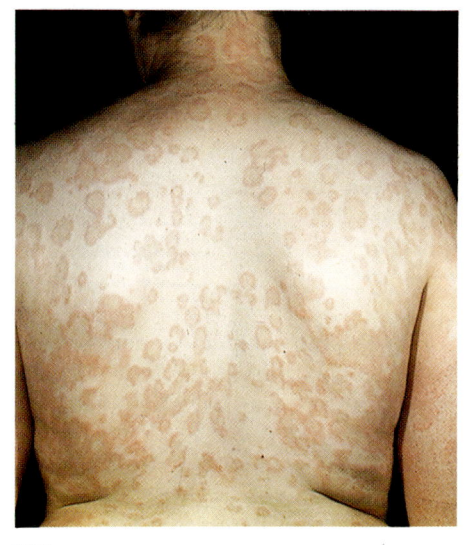

124

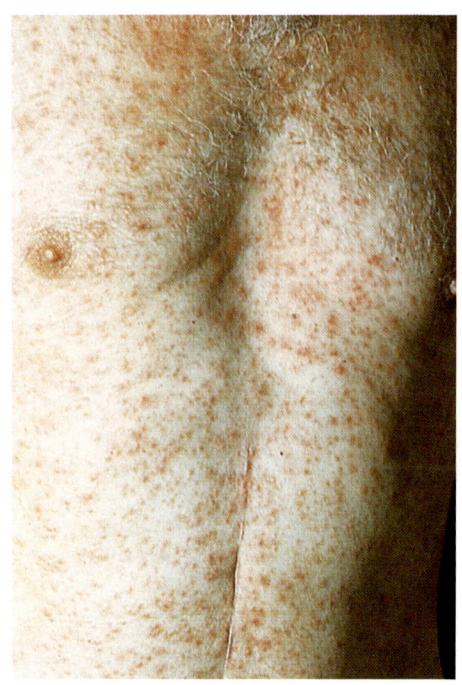

125

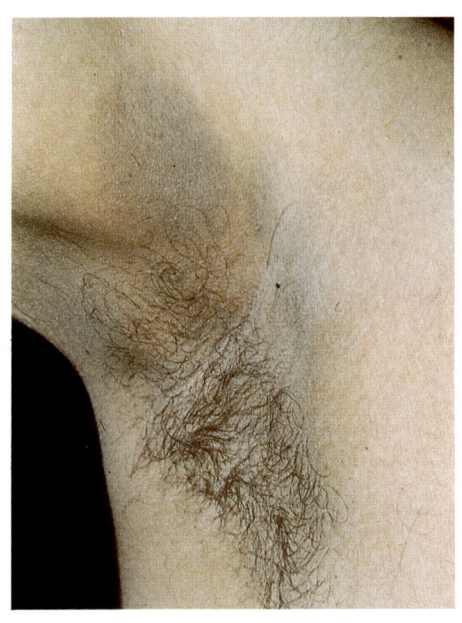

126

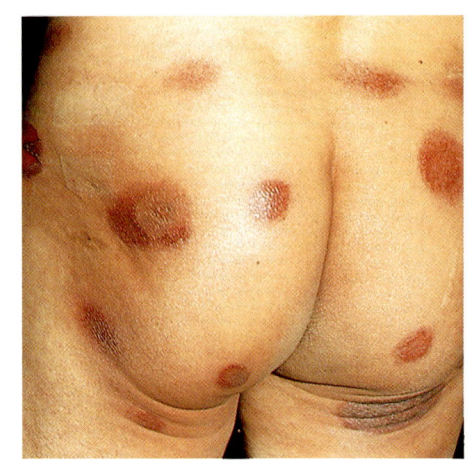

127

Erytheme – Exantheme

Abb. 128 zeigt eine typische Beobachtung, wie wir sie bei infektiöser Mononukleose (Pfeiffersches Drüsenfieber) sehen können: Die Ätiologie des typischen Rachenbefundes (vgl. S. 328) wurde primär nicht erkannt und der Patient mit Ampicillin behandelt; das fehlende Ansprechen der Angina und das baldige Auftreten eines **morbilliformen Ampicillin-Exanthems** weisen auf die richtige Diagnose hin, da ein solcher allergischer Arzneimittelausschlag häufiger **bei infektiöser Mononukleose** auftritt.

Abb. 129 zeigt den Typ der meist **universellen (erythrodermischen) Arzneimitteldermatitis,** die durch interne Medikation ausgelöst wird. Es ist die Reaktionsform der klassisch gewordenen Salvarsan-Dermatitis, bei der Todesfälle nicht ungewöhnlich waren. Die starke diffuse Rötung und ödematöse Schwellung der Haut geht meist mit universellem Defluvium der Haare und häufig mit Nagelveränderungen einher (s. S. 288–290). Die Oberhaut stößt sich vielfach in großen membranösen Fetzen ab. An den Händen kann man handschuhfingerartige Epidermisanteile abziehen. – Eine wesentliche zusätzliche Gefahr liegt in der bakteriellen Superinfektion dieser schweren Dermatitis. Sie tritt nicht nur nach Arsenverbindungen, sondern auch nach Gold und anderen Schwermetallen (Hg, Bi) auf. Die Ablagerung und Kumulation dieser Medikamente in der Haut ist von wesentlicher Bedeutung für die Schwere und Hartnäckigkeit der Erscheinungen. Seltenere Antigene, die diesen Typus »Dermatitis – nässende Erythrodermie« hervorrufen können, sind Chinin, Novocain, Antimalariamittel, Sulfonamide, INH, Penicillin und vor allem Streptomycin.

Lichenoide Exantheme (arzneimittelbedingter, symptomatischer Lichen ruber planus) kommen am häufigsten nach Arsen, Gold und Antimalariamitteln vor. Möglicherweise handelt es sich hierbei eher um eine sog. biotrope Reaktion als um eine echte Allergie.

Hautveränderungen können gelegentlich auch Folge der pharmakologischen Wirkung eines Medikamentes sein, wie z. B. die durch Hormonbehandlung ausgelöste Akne. Halogene, vornehmlich Brom, können auf dem Wege ihrer Ausscheidung durch die Hautanhänge örtlich akneiforme Reizungen setzen. Die **Abb. 130** zeigt ein derartiges **akneiformes Arzneimittelexanthem.** Außer nach Halogenen, nach ACTH und Corticoiden gelangt es gelegentlich auch nach INH, besonders nach der Kombination INH und PAS, zur Beobachtung. – Die Hormone vermögen auch eine genuine Acne vulgaris zu verschlimmern.

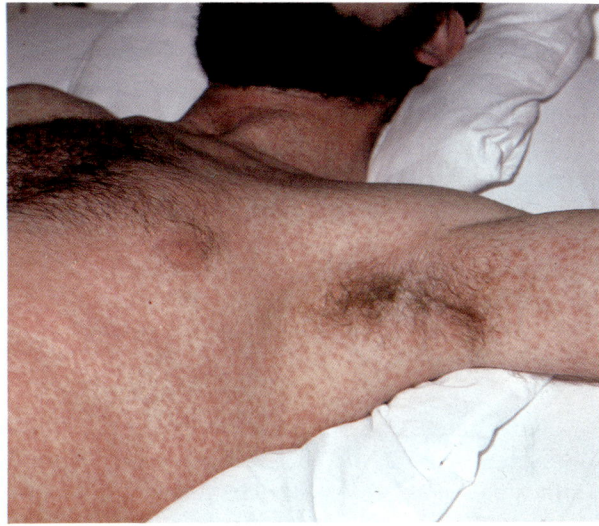

128

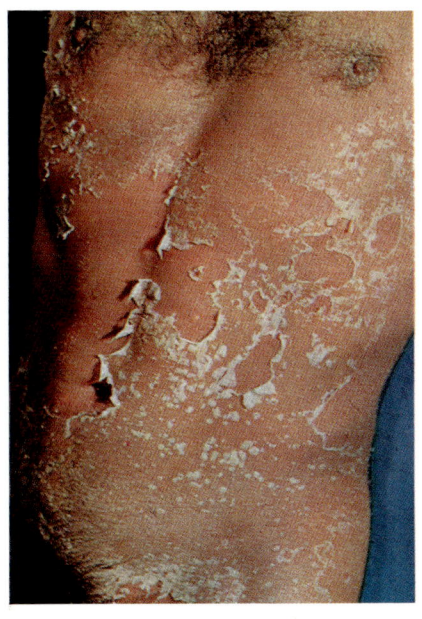

129

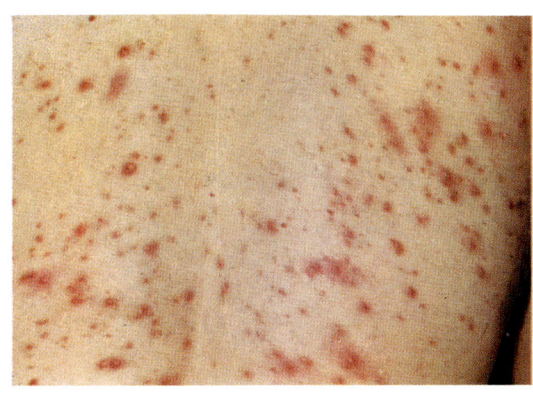

130

Erytheme – Exantheme

Daß bei den nach Arzneimitteln auftretenden Ausschlägen gelegentlich die allergische Genese unsicher sein kann und das Vorliegen einer sog. **biotropen Reaktion** zu diskutieren ist, trifft nicht nur für das lichenoide Exanthem, sondern auch für die Exantheme vom Typus des Erythema exsudativum multiforme (S. 80) und Fuchs-Syndrom, für das Erythema nodosum (S. 104) und für die Schoenleinsche Purpura (S. 118) zu. Für einzelne Fälle dieser Exantheme konnte jedoch die echte allergische Auslösung durch Arzneimittel wahrscheinlich gemacht werden.

Als weiteres Beispiel **hämorrhagischer Arzneimittelexantheme** ist die **allergisch bedingte Purpura simplex** zu nennen. Sie ist durch das monotone Bild kleiner Petechien gekennzeichnet. Morphologische Variationen medikamentös-allergischer hämorrhagischer Exantheme können im zusätzlichen Auftreten punktförmiger Teleangiektasien und in der Neigung zur Ringbildung (Purpura Majocchi, **Abb. 199**, S. 119) oder in zusätzlichen knötchenförmigen, ekzemähnlichen Effloreszenzen am Unterschenkel bei Hämosiderinpigmentierung (lichenoidpurpurische, ekzemähnliche Purpura) gegeben sein. Derartige morphologische Variationen scheinen keineswegs essentiell im Sinne der Genese zu sein, weshalb in jüngerer Zeit die Gesamtheit dieser Ausschläge auch als Purpura pigmentosa progressiva zusammengefaßt wird.

Solche hämorrhagischen Arzneimittelexantheme sind besonders nach Carbamiden (z. B. Sedormid, Adalin) und Balsamen bekannt geworden. Sie sind u. a. aber auch nach Chinin, Jodiden, INH und wiederum nach Arsen, Barbituraten, Sulfonamiden und Salicylaten geläufig.

Abb. 131–134 zeigen **figurierte Arzneimittelexantheme** von **Erythema exsudativum-multiforme-ähnlicher** Prägung. Für die Abgrenzung dieser symptomatischen Formen gegenüber dem idiopathischen Erythema exsudativum multiforme soll nach einigen Autoren neben der atypischen Morphe auch der atypischen Lokalisation eine gewisse Bedeutung zukommen (idiopathisches Erythema exsudativum multiforme: Streckseiten der distalen Extremitäten, Mundschleimhaut). In der Morphologie der Einzelherde – münzförmige urtikarielle Erytheme, in typischer Ausprägung mit Blasenbildung, kokardenartig durch zusätzliche Farbdifferenz von Peripherie und Zentrum – kann völlige Übereinstimmung bestehen. Auslösende Medikamente sind vor allem die verschiedenen Antipyretika und Schlafmittel, die Sulfonamide, Penicillin (**Abb. 131**) und Phenolphthalein.

Die Gesamtheit der arzneimittelbedingten Hautveränderungen ist nicht nur morphologisch, sondern auch pathogenetisch sehr heterogen. Nur ein Teil, allerdings ein sehr bedeutender, ist sicher allergischer Genese. Es kann sich bei ihnen um Summationseffekte handeln wie bei den Veränderungen durch Ablagerung. Arzneimittel können das ökologische Gleichgewicht der Hautkeime stören und – wie die Antibiotika – durch Unterdrückungen des Bakterienwachstums, Änderung der Reaktivität des Terrains und direkte wachstumsstimulierende Wirkung auf Pilze das Angehen und die Ausbreitung von Dermatophytien (Soor, Epidermophytie) begünstigen. Arzneimittel können ferner die Lichtempfindlichkeit der Haut erhöhen (so z. B. Sulfonamide, Phenothiazin, Antibiotika, besonders der Tetracyclingruppe, u. a.) und auf diesem Wege Hauterscheinungen hervorrufen.

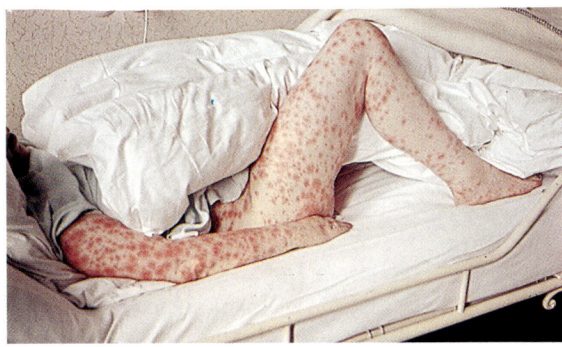

131

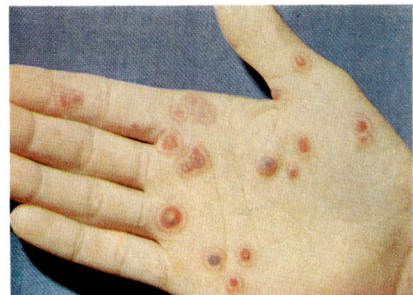

132

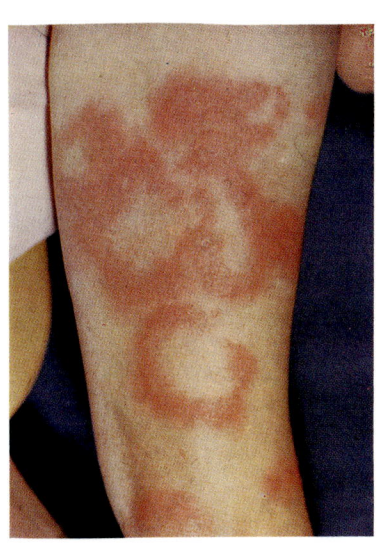

133

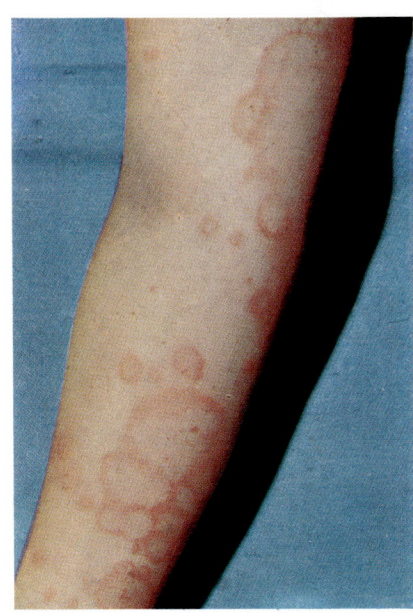

134

Erytheme – Exantheme

Die **Abb. 135** u. **136** bilden einen Krankheitszustand ab, welchen FIESSINGER und RENDU treffend als **Ectodermosis pluriorificialis erosiva** bezeichnet haben. Diese historisch korrekt **Fuchs-Syndrom**, geläufiger nach amerikanischen Autoren **Stevens-Johnson-Syndrom** benannte Krankheit ist eine schwere Verlaufsform des **Erythema exsudativum multiforme**, ein Erythema exsudativum multiforme gravis. Sie ist durch das ausgeprägte Dominieren der dem Erythema multiforme eigenen Beteiligung der **Schleimhaut** und **Schleimhautübergangszonen** und durch einen schweren, mit hohem Fieber und allgemeinen Krankheitssymptomen einhergehenden Verlauf charakterisiert. Komplikationen (Pneumonie) bedeuteten besonders früher eine erhebliche vitale Bedrohung der Patienten. Die Symptome des Erythema multiforme, herdförmige Rötung, Schwellung und Blasenbildung, bestimmen auch hier das Bild, wobei infolge der geringeren Persistenz der Schleimhautblasen häufiger noch ihre Residuen, Beläge und Krusten neben flottierenden Epithelfetzen, auf entzündlich geröteten Arealen zur Beobachtung gelangen. In typischen Fällen sind die Konjunktiven, nicht selten auch die Kornea, ferner die Mundschleimhaut und Lippen sowie die Übergangszonen von Haut und Schleimhaut am Genitale und After befallen (vgl. auch **Abb. 521**, S. 301). Daneben können sich kokardenförmige Erythema-multiforme-Effloreszenzen auch an der übrigen Haut finden.

Auch bei diesem Krankheitsbild sind Fälle bekannt, die als Arzneimittelexanthem schweren bedrohlichen Verlaufs, z. B. nach Sulfonamiden, Streptomycin, aufzufassen sind.

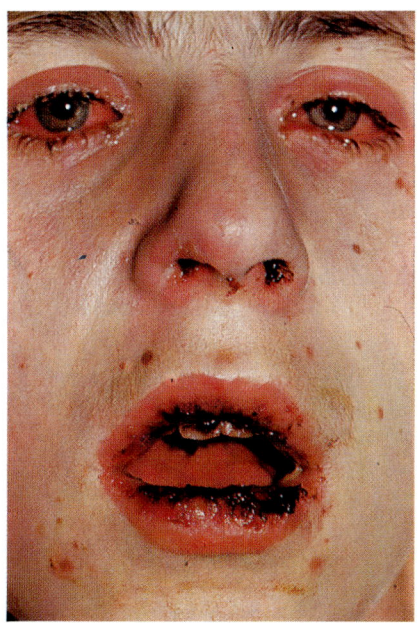

135

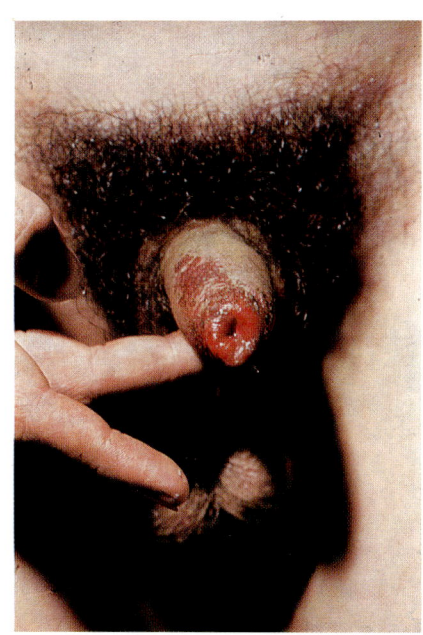

136

Erytheme – Exantheme

In die Reihe der Arzneimittel- bzw. infektallergisch bedingten Exantheme ist auch das Krankheitsbild der sog. **Epidermolysis acuta toxica**, auch als **Lyell-Syndrom** oder als Syndrom der verbrühten Haut bezeichnet, einzugliedern, das in einer größeren internen Klinik gelegentlich diagnostiziert wird. In einem Teil der Fälle bestehen wahrscheinlich enge Beziehungen zum vorbeschriebenen **Stevens-Johnson-Syndrom** (Extrem-Variante), das denn auch **differentialdiagnostisch** in Frage kommt.

Abb. 137 und **138** zeigen das an **Brandblasen erinnernde** typische Erscheinungsbild beim **Lyell-Syndrom**. Bei der Patientin war es nach kurz dauerndem Prodromalstadium mit Urtikaria, disseminierten Erythemen, Erbrechen und Diarrhöen und unter Fieberanstieg zur Ausbildung großer, teilweise schnell zu handtellergroßen Gebilden konfluierenden, gelblichen **Blasen** gekommen. Nach Platzen derselben und **Entleerung des Blaseninhaltes**, der kulturell steril war, bedeckt nun schlaffe, stellenweise faltig zusammengeschobene Oberhaut den **nässenden Untergrund** nur unvollkommen, z. T. hat sie sich handschuhartig abgelöst. An den Schleimhäuten ist es zu Rötung, Erosionen und ausgedehnten Ulzerationen gekommen. – Die Prognose dieses Krankheitsbildes ist meist ungünstig. Die Sterblichkeit liegt bei 60–70%.

Pathologisch-anatomisch handelt es sich nicht allein um eine Reaktion der Haut, sondern um eine überaus schwere allgemeine Reaktion (toxisch-allergisch?) mit Schädigung parenchymatöser Organe. Die Patienten bedürfen umgehend der Intensivpflege auf einer Verbrennungsstation mit allen zur Verbrennungstherapie gehörenden Allgemeinmaßnahmen.

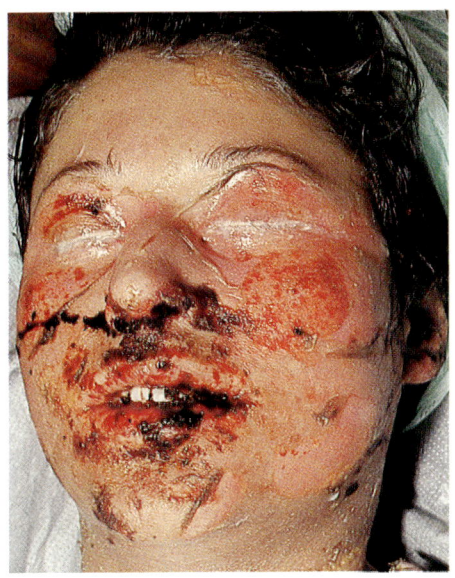

137

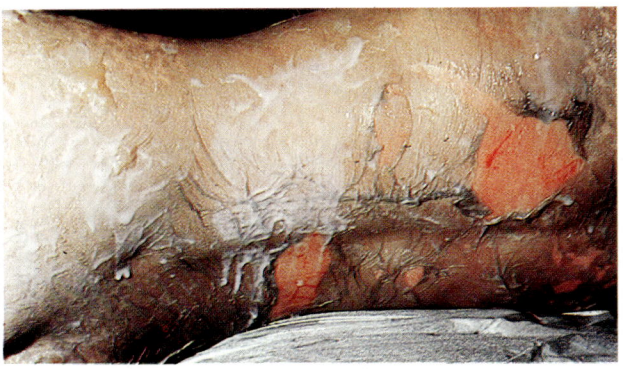

138

Erytheme – Exantheme

Das typische Bild der **Urtikaria** ist leicht zu erkennen: In kürzester Zeit treten eine oder mehrere, kleinfleckige bis großflächige, bogig begrenzte, stark juckende **Quaddeln** auf (**Abb. 139**), die nach einer Bestandsdauer von ½ Stunde bis zu 1–2 Tagen wieder abklingen. Bei starker Exsudation können die Quaddeln einen weißen Farbton annehmen (Urticaria porcellanea). Die Quaddeln sind **im Höhepunkt** der Eruption oft von **einem weißen Hof umgeben, beim Abklingen** bleibt gelegentlich eine Zyanose zurück, die von einem **roten Randsaum** umgeben ist (**Abb. 140**). So entstehen oft serpiginöse oder girlandenförmige Figuren, die meist verkannt werden. Bei Mitbeteiligung tieferer Hautschichten kommt es zu ausgedehnten Schwellungen (Urticaria gigantea) bis hin zum angioneurotischen Ödem (QUINCKE, S. 86).

Halten die einzelnen Schübe länger als 1 Woche an, spricht man von einer chronischen bzw. **chronisch-rezidivierenden Urtikaria (Abb. 141)**.

Nicht immer sind die Krankheitsschübe allergisch bedingt. Alle Mechanismen, die eine Liberation von Histamin und/oder anderen biogenen Aminen bewirken, können urtikarielle Hautreaktionen auslösen. So sind schon bei der **Kontakturtikaria** toxische Reaktionen (Brennessel, Medusen) abzugrenzen. **Mechanische und thermische Einflüsse (Abb. 142, Kälteurtikaria)** können ebenso Urtikaria auslösen wie elektromagnetische Wellen. Arzneimittelbedingte Schübe beruhen oft auf einer (nicht immunologischen) Intoleranzreaktion, im Gegensatz zu dem (sehr oft mit hämorrhagisch-purpurischer Note einhergehenden) Urticaria-Vasculitis-Syndrom.

In fast ⅓ der Fälle bleibt die Ursache der Urtikaria ungeklärt.

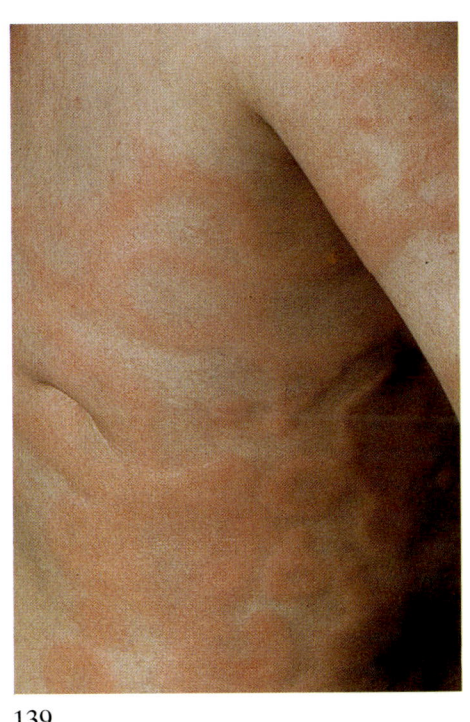

139

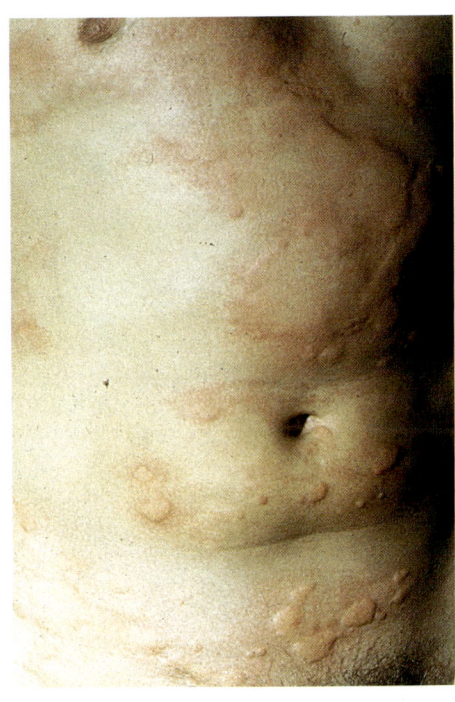

141

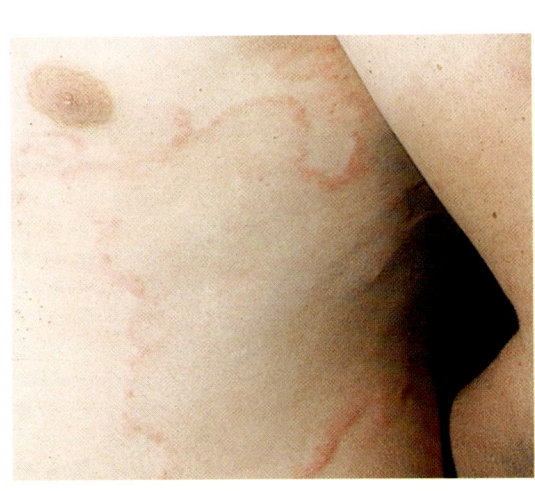

140

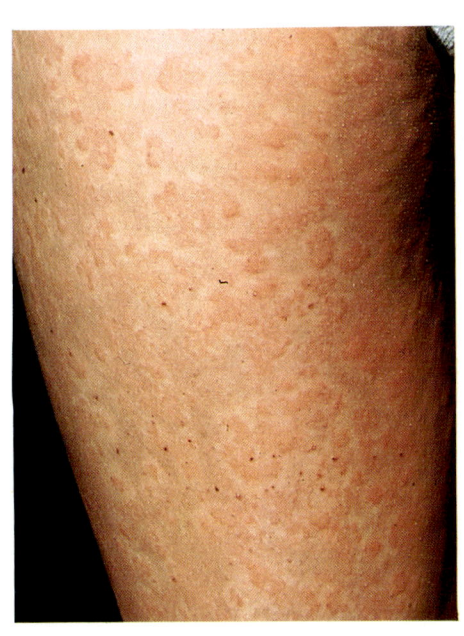

142

Erytheme – Exantheme

Abb. 143 gibt eine **akute Urtikaria** wieder. Insbesondere die Schwellungen im Lidbereich beeindrucken. Gleichzeitig entwickelte sich ein deutliches Glottisödem mit beginnenden Atembeschwerden. Als Ursache war eine Nahrungsmittelallergie zu diskutieren, da Medikamente nicht eingenommen wurden. Leider ist gerade in den hartnäckigen chronischen Urtikariafällen auch die Hauttestung oft unergiebig, wie überhaupt insgesamt die Testung bei Arzneimittelausschlägen nur von wechselndem, im ganzen sehr eingeschränktem Wert ist. Es müssen zum Teil auch in Abhängigkeit vom Exanthemtyp unterschiedliche Verfahren herangezogen werden (RAST-Test, RIST-Test, quantitative IgE-Bestimmung). Leicht glückt es indessen, bei Kälteurtikaria die Quaddeln experimentell durch Aufbringen eines Eisstückchen enthaltenden Glasschälchens auszulösen und damit die Ätiologie zu klären.

Ausgeprägtere Bilder des **Quincke-Ödems** zeigen **Abb. 144** und **145**. Ätiologie und Pathogenese solcher Fälle entsprechen der gewöhnlichen Urtikaria. Die Besonderheit liegt in der tiefgreifenden und gleichzeitig flächenhaft diffusen ödematös-urtikariellen Schwellung, welche wie die typische Quaddel bei der Urtikaria verhältnismäßig flüchtig ist. Bezeichnend ist ferner das Rezidivieren in loco. Kombination mit typischer Urtikaria in anderen Regionen ist möglich. **Augen-** und **Wangenpartie sowie** die **Oberlippe (Abb. 145)** sind **Prädilektionsorte des Quincke-Ödems**.

Abb. 146 zeigt einen durch kreuzweises Bestreichen mit dem Fingernagel ausgelösten **Dermographismus** als Ausdruck eines labilen und hyperreaktiven vasomotorischen Reflexmechanismus im Rahmen der sog. vegetativen Stigmatisation. Bei dem abgebildeten Vasoneurotiker genügte bereits die Untersuchungssituation mit Entkleidung, um die gleichzeitig vorhandene diffuse flüchtige Rötung des Gesichts und des Oberkörpers hervorzurufen.

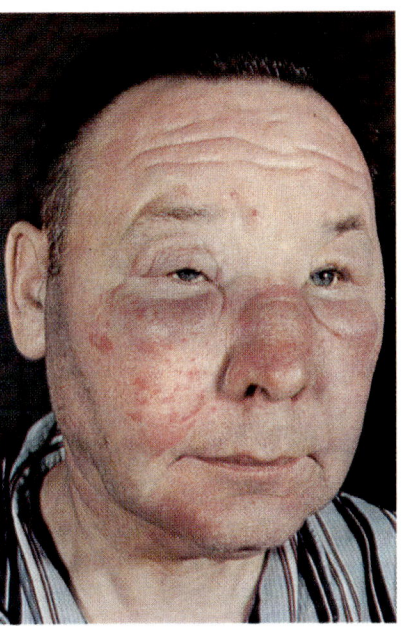

144

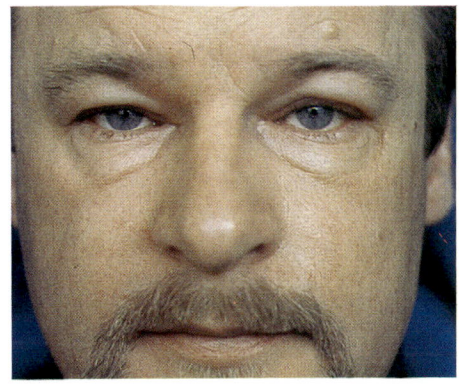

143

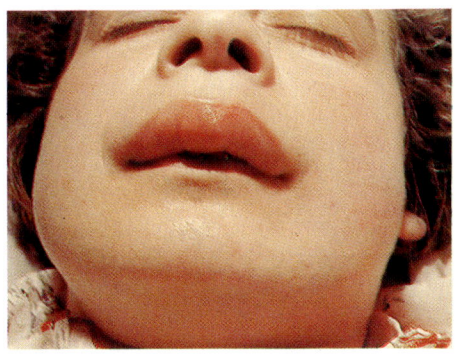

145

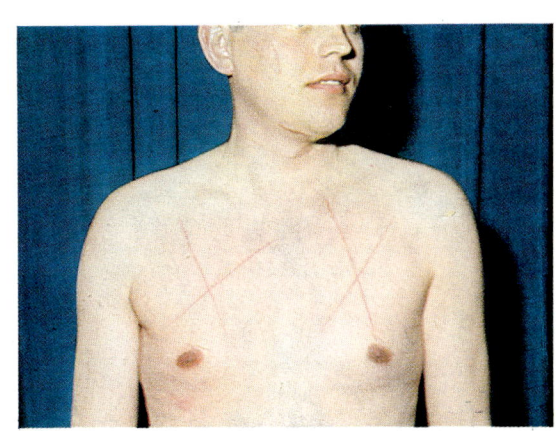

146

Erytheme – Exantheme

Pocken (Variola, Abb. 147–151) wurden zuletzt 1977 in Somalia beobachtet. Die Nützung der modernen interkontinentalen Verkehrsmöglichkeiten für Geschäfts-, Erholungs- und Besichtigungsreisen hat in Europa in den Jahren 1955–1965 im Rahmen kleiner Epidemien oder Einzelerkrankungen zu 532 Pockenerkrankungen mit 69 Todesfällen geführt.

Die Erkrankung beginnt nach einer Inkubation von 10–15 Tagen (meist 12–14, extrem 5–21 Tagen) mit einem Initialstadium, das mit schnellem Fieberanstieg (ohne Schüttelfrost), Kreuz- und Hodenschmerzen, gelegentlich auch mit einem morbilliformen – oder prognostisch alarmierend – petechialen Rash einhergeht. Brechreiz, Delirien, katarrhalisch-pneumonische Symptome können vorhanden sein.

Nach Fieberrückgang entwickelt sich ab Ende des 3. Krankheitstages das auf den nebenstehenden Bildern und Beispielen wiedergegebene Exanthem, welches sich bei typischem Verlauf in 2–4 Schüben ausbreitet, makulös beginnt, sich rasch zu etwa hirsekorngroßen derben Papeln und weiter zu Bläschen und Pusteln mit umgebendem Hof und Ödem umwandelt. Die Effloreszenzenreife und Pustulation wird für alle Effloreszenzen synchron unter erneutem Fieberanstieg um den 8. Krankheitstag (also am 5. Exanthemtag) erreicht. Die voll ausgeprägten Pusteln entwickeln eine zentrale Eindellung, den »Pockennabel«. Im weiteren Verlauf trocknen die Pusteln krustös ein und heilen schließlich mit schüsselförmig **unternivellierten Narben** ab **(Abb. 151)**.

Die Synchronisation der Effloreszenzenentwicklung im Ablauf der Eruption führt dazu, daß **alle Effloreszenzen die gleiche Entwicklungshöhe** zeigen (wichtiger Gegensatz zu Varizellen!), doch gilt dies noch nicht für die Frühphase der Eruption, während der aufgrund des schubartigen Aufschießens der Effloreszenzen diese noch von unterschiedlicher Entwicklungshöhe sein können. **Ausnahmen** sind ferner bei **Variolois** (s. unten) möglich.

Diagnostisch sehr wichtig sind ferner der insgesamt kraniokaudale Ausbreitungstyp und der besondere Verteilungstyp mit betontem Befall der peripheren Körperanteile, also Schwerpunkt: Gesicht, Hände, Füße, bei relativ geringerer Beteiligung des Stammes und der proximalen Extremitätenanteile.

Hinweis auf besonders schwere Verlaufsformen sind die konfluierenden und die hämorrhagischen Pocken (»schwarze Blattern«).

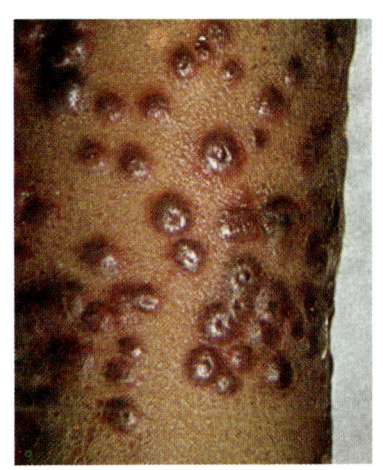

147

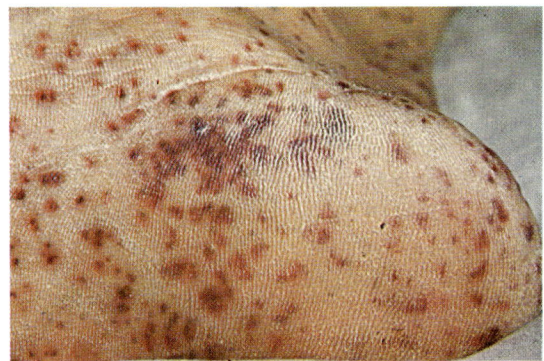

148

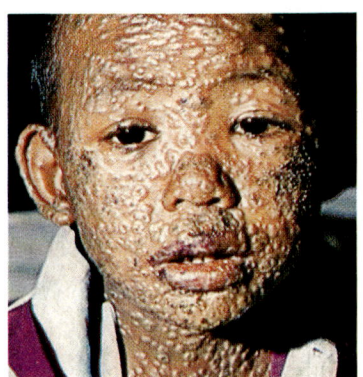

149

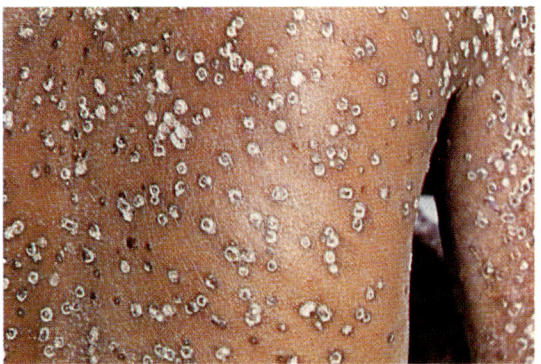

150

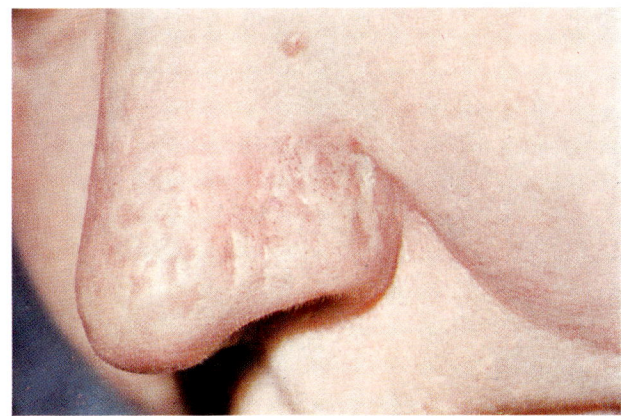

151

Erytheme – Exantheme

In den Ländern mit Impfschutz war anstelle des vollausgeprägten typischen Krankheitsbildes eher der abgemilderte Pockentyp der **Variolois** zu erwarten. Außerdem wird man in Impfländern **pockenähnlichen Vakzinebildern** begegnen, die **differentialdiagnostisch** abgegrenzt werden müssen.

Die **Variolois (Variola mitigata, Abb. 152)**, eine echte Pockenerkrankung und demgemäß epidemiologisch und seuchenhygienisch als Pocken zu betrachten, kann als Folge unterschiedlich starker Teilimmunität das Pockenbild verschiedenartig variieren. Die möglichen Abweichungen können im konkreten Fall einzeln oder in der Vielzahl ausgeprägt sein. Die wichtigsten Abweichungen sind: die Unterdrückung der Vollentwicklung der Effloreszenzen, die Verminderung der Zahl der Effloreszenzen, die Milderung des Initialstadiums und der Allgemeinerscheinungen. – Bei Abmilderung des Initialstadiums bleiben unter Umständen die Kreuzschmerzen als Pockensymptom erhalten und besonders verdächtig! Mitigiertes Initialstadium läßt mitigierten weiteren Ablauf erwarten. Hiervon machen nur die Kinder eine Ausnahme.

Etwas schematisch kann man die so entstehenden klinischen Varianten in 3 Typen zusammenfassen, nämlich 1. die Variola discreta, 2. einen varizellenähnlichen Typus und 3. einen knötchenförmigen oder miliariaartigen Typus. (Weitere Einzelheiten s. Varizellen, Differentialdiagnose, nachfolgende Seite.)

Gesichert wird die Pocken- (und Variolois-)Diagnose durch die epidemiologische Anamnese und die umgehend vorzunehmenden Laboruntersuchungen, insbesondere den elektronenmikroskopischen Erregernachweis. Die Erfahrung lehrte, daß der häufigste Anlaß zu Fehlalarm und demgemäß die häufigsten **differentialdiagnostischen** Schwierigkeiten von den Varizellen und dem Herpes zoster (vgl. S. 102), besonders in seiner varizellenähnlichen, aberrierenden und universellen Form, ausgehen.

Morphologisch ununterscheidbar und nur aufgrund epidemiologischer Daten abzugrenzen, sind einige **Impfkomplikationen** bei der **Vakzination**, wobei die Inokulationsvakzine durch Kontaktinfektion vom Impfling auf den verwandten Erwachsenen übertragen wird, dessen Impfschutz bereits nachgelassen hat. Sie kann in den verschiedensten Lokalisationen auftreten. Die Vulvaregion ist besonders häufig befallen. **Abb. 153** zeigt ein **Eccema vaccinatum**, eine ernste Impfkomplikation des Kindes mit endogenem Ekzem (s. Neurodermitis), bei welcher es im Anschluß an die Impfung zu einer allgemeinen Vakzineeruption kommt, welche in Morphe und Ausbreitungstypus dem Variolaausschlag entspricht.

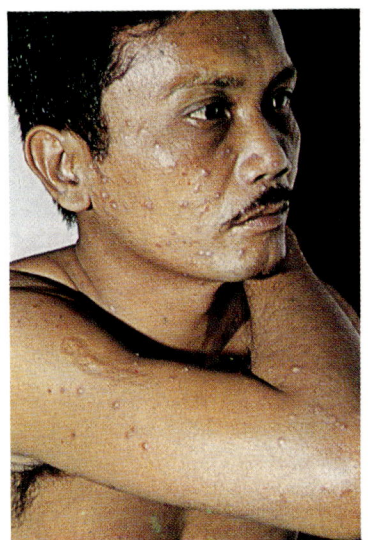

152

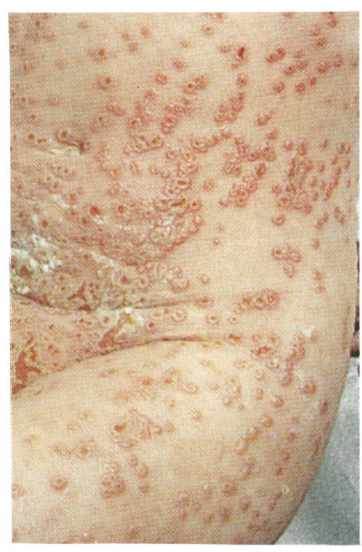

153

Erytheme – Exantheme

Die **Abb. 154–157** zeigen **Windpocken (Varizellen)**. Diese in der Praxis an sich leichte Diagnose führt in letzter Zeit, besonders wenn Manifestationsalter und seuchenhygienischer Hintergrund atypisch sind, gelegentlich zu **differentialdiagnostischen** Schwierigkeiten gegenüber der Variola in ihrer mitigierten Form der Variolois (s. S. 90).

Für die Windpocken ist charakteristisch, daß sich die Umwandlung der Effloreszenzen von den zuerst aufschießenden makulopapulösen Flecken in die zunächst klaren und dann trüben Bläschen innerhalb von Stunden vollzieht; ferner, daß die Ausbildung der Effloreszenzen in zahlreichen sukzessiven Schüben kontinuierlich über mehrere (gelegentlich und ausnahmsweise bis zu 21) Tage erfolgt – ohne daß etwa eine Synchronisation der Effloreszenzenreifung wie bei der Variola einträte –, so daß das klinische Bild einen »Sternenhimmel« von Effloreszenzen verschiedener Entwicklungshöhe und -größe bietet; und schließlich, daß eine ausgesprochen zentripetale Verteilung vorherrscht (Schwerpunkt des Ausschlages am Stamm, Effloreszenzen je peripherer, desto lichter verteilt, Hand- und Fußflächen fast immer frei). Hinzu kommt die geringere (aber nicht völlig fehlende) Suppurations-, Nekrose- und Hofbildungsneigung.

Da bei der Variolois als immunbiologisch alterierter Pockenvariation die Exanthementwicklung gewissermaßen in den verschiedensten Phasen »steckenbleiben« kann, wird deren klinisches Bild den Varizellen mehr oder weniger stark angeglichen. Suppuration, Nekrose- und Hofbildung können ebenfalls reduziert werden. Die Vollentwicklung der Pustelbildung, insbesondere die Entwicklung des »Pockennabels« kann ausbleiben. Die Synchronisation des Reifungsprozesses der Pockeneffloreszenzen geht natürlich verloren, wenn eine eigentliche Reifung gar nicht zustande kommt. Besonders hierdurch entsteht größere Varizellenähnlichkeit. Doch erschöpft sich das Effloreszenzenaufschießen bei den Pocken (Variolois) innerhalb eines kürzeren Zeitraums (s. oben), so daß auch dann ein so ausgeprägter »Sternenhimmel« verschieden reifer Effloreszenzen wie bei den Varizellen nicht zu erwarten ist. Ist das Exanthem insgesamt diskret, dann kann selbstverständlich das Verteilungsmuster (kraniokaudaler und zentrifugaler Pockentyp – zentripetaler Windpockentyp) undeutlich werden; doch wird man am ersten Effloreszenzenschub der Variolois den kraniokaudalen Typus fast stets noch wahrnehmen, auch dann, wenn die nachfolgenden Schübe das Verteilungsmuster unkenntlich machen.

So sind trotz der Erschwernis der Diagnose infolge der immunitätsbedingten Variation der Pockenerkrankung im Einzelfall wohl immer noch genug Hinweise aus dem Krankheitsbild für die **differentialdiagnostische** Abgrenzung der Windpocken zu erlangen. Auf die Bedeutung der Anamnese, des seuchenhygienischen Hintergrundes und der Laboruntersuchungen wurde bereits hingewiesen. Ebenso wurde auch die Bedeutung der Prodromi schon erwähnt, die bei den Varizellen in der Regel fehlen, während bei den Pocken die Prodromi den Immunfaktoren gewissermaßen den längsten Widerstand leisten, so daß es bei Variolois wohl heftige Prodromi mit wenig oder ohne Ausschlag geben kann, aber nicht fehlende Prodromi und ausgeprägtes Exanthem (Ausnahme: Kindesalter).

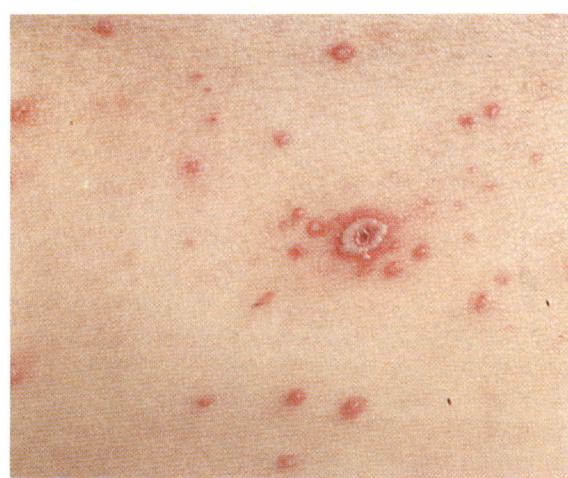

154

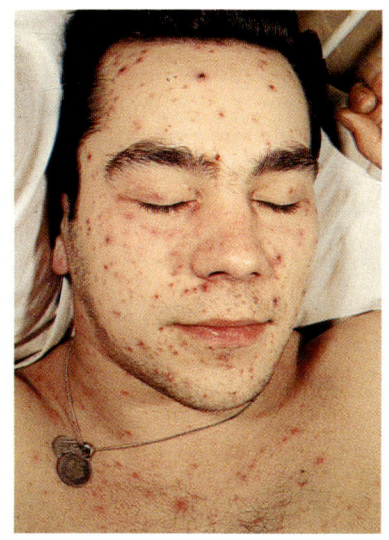

155

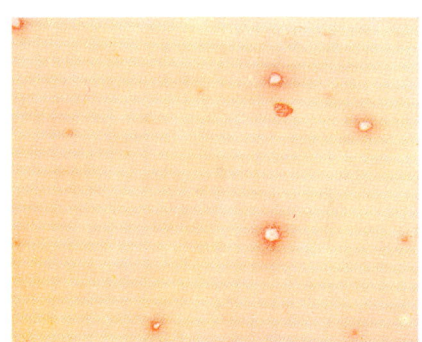

156

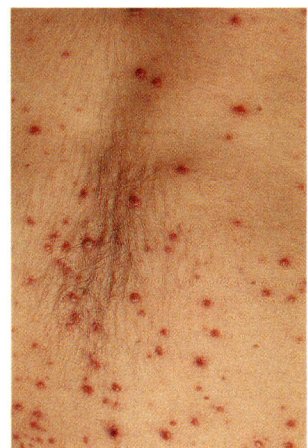

157

Erytheme – Exantheme

Abb. 158–162 stammen von einer **Scharlachkranken**. Das **Scharlachexanthem (Abb. 158–160)** beginnt an Hals und Brust und breitet sich dann über den ganzen Rumpf und die Gliedmaßen aus. Im Bereich der Schenkeldreiecke und Achselfalten erreicht es meistens die stärkste Intensität. In der fieberhaften lebhaften Gesichtsröte ist kontrastreich die typische periorale Blässe ausgespart. Das Exanthem selbst zeigt auf diffus gerötetem Grund dichtstehende kleinste intensiv rote Flecke in follikulärer Anordnung, deren Vorhandensein in der oft allgemeinen Hautrötung bei mäßigem Glasspateldruck deutlicher wird. Bei stärkerem Druck macht der Ausschlag einem gelblich tingierten Hautton Platz. Gelegentlich kommt es zur Entwicklung kleinster Bläschen. Der kratzende Finger löst eine vorübergehende strichförmige Abblassung des Exanthems aus (»dermographie blanche«). In Zweifelsfällen kann das Hervorrufen des Auslöschphänomens nach Schultz und Charlton durch intrakutane Injektion von antitoxinhaltigem Serum oder Rekonvaleszentenserum die **differentialdiagnostische** Klärung bringen. Bei schweren Verlaufsformen treten zusätzliche Petechien auf. Die Neigung zur hämorrhagischen Diathese ist beim Scharlach erheblich und läßt sich bei fast jedem Kranken am positiven **Rumpel-Leedeschen Phänomen** (s. **Abb. 181** u. **182**, S. 109) demonstrieren.

Die **Himbeerzunge (Abb. 161)** ist für den Scharlach typisch. Sie entwickelt sich etwa am 4.–8. Krankheitstag. Zu diesem Zeitpunkt kommt es oft wieder zu einer Verschlimmerung der vor Ausbruch des Exanthems im Vordergrund stehenden Angina. Nach Abklingen von Fieber, Exanthem, Angina und Lymphknotenschwellungen setzt Ende der 1. bzw. in der 2. Erkrankungswoche eine kleieförmige Hautschuppung ein. Sie beginnt an Hals und Brust und setzt sich über Arme und Beine hin fort. An den Handflächen und Fußsohlen lösen sich die **Hautschuppen,** wie auf **Abb. 162** gezeigt, groblamellös in größeren Stücken ab. Diese **groblamelläre Schuppung** der Hände und Füße ist **für** den **Scharlach pathognomonisch** und erlaubt, gegenüber einem vorausgegangenen Krankheitsbild, noch rückblickend eine definitive Diagnose zu stellen.

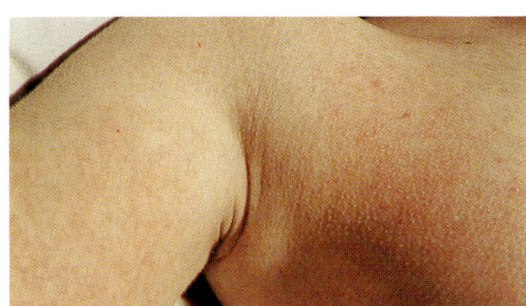

158

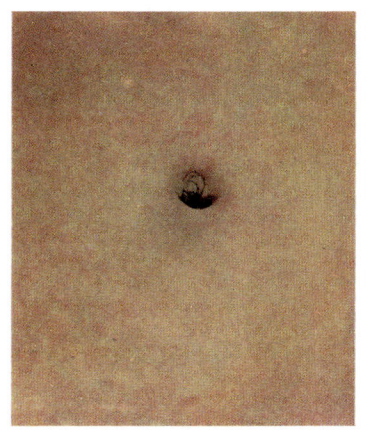

159

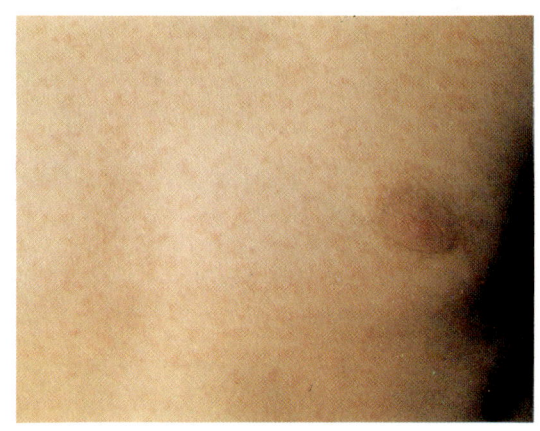

160

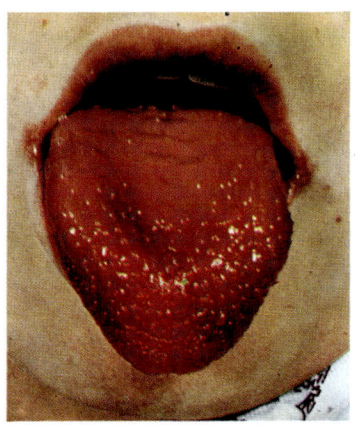

161

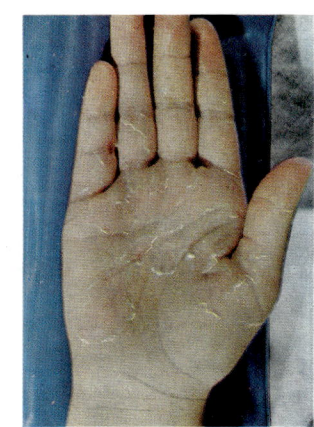

162

Erytheme – Exantheme

Augensymptome gehören nicht zum typischen Bild des **Scharlach**. Im Gegensatz z. B. zu Masern fehlt die Konjunktivitis meist. Die Lidhaut kann am Exanthem teilnehmen. Das **Lidödem** kann ein harmloses Begleitsymptom der Scharlachnephritis sein. Es kann aber auch **erstes Zeichen einer Zellgewebsentzündung der Orbita** sein. Diese **gefürchtete Affektion** kann aufsteigend vom Nasen-Rachen-Raum über die Kiefer-, Siebbein- und Stirnhöhlen die Zellgewebsentzündung der Orbita hervorrufen. Chronische Nebenhöhlenentzündungen gehen beim Scharlach aus einer nicht ausheilenden akuten Entzündung hervor.

Im Falle des auf den **Abb. 163** und **164** gezeigten Patienten war die nekrotisierende Schleimhautentzündung auf den Knochen in Gestalt umschriebener, schmerzhafter **Periostitis** und **subperiostaler Abszeßbildung in die Augenhöhle durchgebrochen**. Dieser maxillogene Prozeß in der Orbita hat zur Bewegungseinschränkung und Seitenverdrängung des Augapfels und zunehmender **Protrusio bulbi** geführt. Durch Kompression der Zentralarterie kann es dann bis zur Amaurosis kommen. Die Infektion des gesamten Orbitalinhaltes **(Orbitalphlegmone)** erfolgt erfreulicherweise selten.

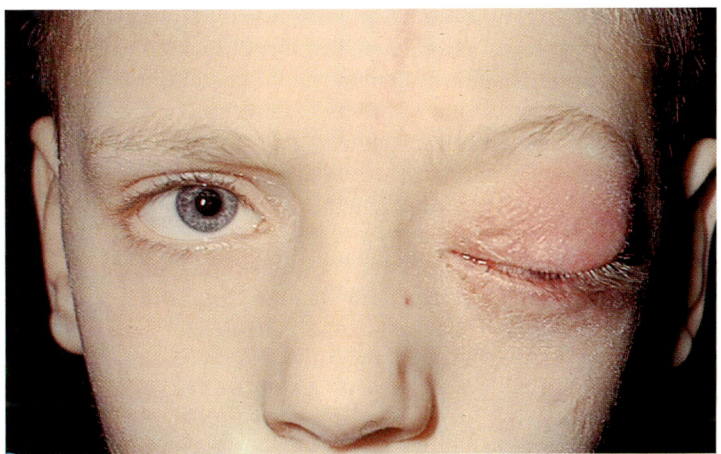

163

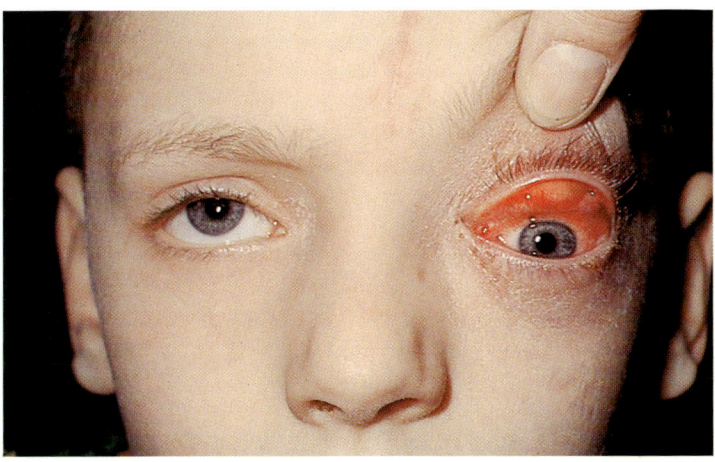

164

Erytheme – Exantheme

Abb. 165 zeigt einen Jungen mit **Masern (Morbilli)**. Das scheckige, aus klein- bis mittelfleckigen, häufig konfluierenden Effloreszenzen bestehende Exanthem beginnt im Gesicht und breitet sich von dort kaudalwärts über den ganzen Körper aus. Im Gegensatz zum Scharlach ist einmal die Perioralregion in das Exanthem einbezogen, oft sogar betont befallen, und es bleiben zum anderen trotz Konfluenzneigung der Effloreszenzen wenigstens einige Inseln normaler Haut auch im dichten Exanthem ausgespart. Nicht selten sind die Effloreszenzen ödematös erhaben bis leicht papulös, gelegentlich wird miliare Bläschenbildung beobachtet. Hämorrhagische Note und Schuppung kann auch bei Masern vorhanden sein. Die Neigung hierzu ist aber geringer als beim Scharlach. Die Handflächen und Fußsohlen sind von der Schuppung ausgespart. – Während die Erkrankung im Prodromalstadium häufig noch nicht erkannt wird und die zu diesem Zeitpunkt kurzfristig bestehenden **Koplikschen Flecke (Abb. 166)** meist übersehen werden, ist die Diagnose nach Eruption des Exanthems in der Regel leicht zu stellen, bestehen doch neben dem Hautausschlag und dem Fieber die für die Masern typische Lichtscheu, die katarrhalischen Erscheinungen im Bereich der Bindehäute und Luftwege, weiterhin die Lymphknotenschwellung und der Milztumor.

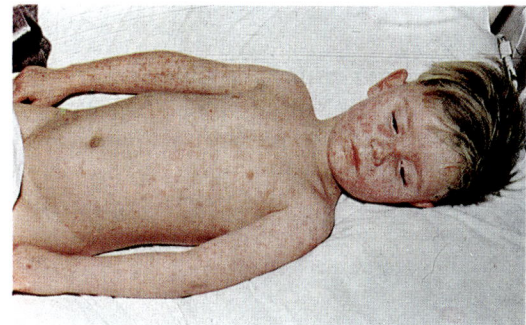

165

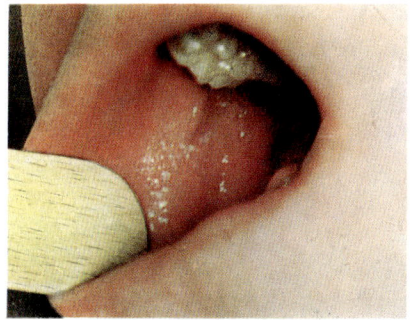

166

Erytheme – Exantheme

Die **Abb. 167** zeigt **Röteln (Rubeola)**. Sowohl hinsichtlich des Exanthems als auch bezüglich des Vorliegens katarrhalischer Erscheinungen kann das Krankheitsbild den Masern ähneln. Für die Röteln besonders charakteristisch und deshalb das wichtigste Symptom zur Abgrenzung gegenüber Masern ist die stärker ausgeprägte, nicht nur palpable, sondern meist auch schon sichtbare Lymphknotenschwellung im Nackenbereich. **Differentialdiagnostisch** wichtig ist weiterhin, daß sich der an Röteln Erkrankte in der Regel nur wenig im Allgemeinbefinden gestört fühlt. Das Exanthem selbst zeigt kaum Neigung zur Konfluenz, ist daher in der Anordnung meist diskreter, in der Effloreszenz durchschnittlich etwas kleiner und blasser als bei Masern. Die größere Flüchtigkeit der Einzelelemente bewirkt zusammen mit dem auch hier vorhandenen kraniokaudalen Ausbreitungstyp manchmal einen angedeutet schubartigen Charakter. Während in den oberen Körperabschnitten das Exanthem bereits abheilt, schießen kaudal noch neue Effloreszenzen auf.

Wie bei Scharlach und Masern können auch bei Röteln Schwierigkeiten in der **differentialdiagnostischen Abgrenzung gegenüber Arzneimittelexanthemen** bestehen. Die **Abb. 168** und **169** demonstrieren das **Erythema infectiosum**, die Ringelröteln. Bei dieser Erkrankung stützt sich die Diagnose in erster Linie auf das vielgestaltige, in typischen Fällen kreis- und girlandenförmige Exanthem, den relativ wenig beeinträchtigten Allgemeinzustand sowie den Nachweis von ähnlichen Erkrankungen in der Umgebung.

Ob die in früheren Jahren epidemieartig aufgetretenen Exantheme, die als sog. Bläschenkrankheit, Osnabrücker oder Kieler Krankheit bekannt wurden, Fälle von Erythema infectiosum waren oder nicht, darüber ist, ebenso wie über die Frage, ob es sich um eine ECHO-Virusinfektion oder um toxische Exantheme nach Margarineemulgator gehandelt hat, die Diskussion nicht entschieden worden. Den Anhängern der Identitätslehre sind diese Epidemien ein Hinweis auf die große morphologische Variabilität des Erythema infectiosum.

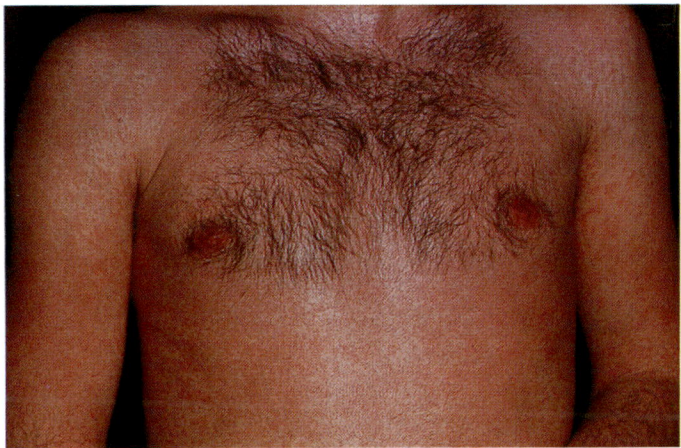

167

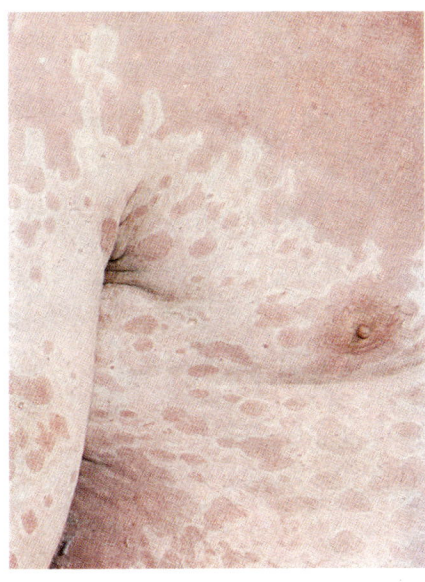

168

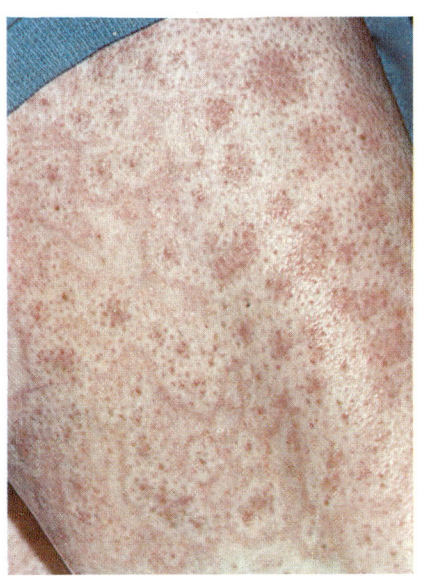

169

Erytheme – Exantheme

Die **Abb. 170–173** zeigen den **Herpes zoster** in verschiedener Ausprägung. Er ist charakterisiert durch die **segmentale** und **in der Regel halbseitige Anordnung** einer Anzahl von **Bläschengruppen**, die jeweils **auf erythematöser Basis** aufschießen. Selbst die **Residuen** (Depigmentierungen, Narben) lassen aufgrund der typischen Gesamtanordnung die Diagnose noch nachträglich stellen (**Abb. 173**). Die Bläschengruppen entwickeln sich in der Eruptionsphase nacheinander. So kommt es, daß die **Entwicklungshöhe der Bläschen** zwar **innerhalb der gleichen Gruppe** etwa **gleich** ist (**Abb. 170, 172**), von Gruppe zu Gruppe jedoch differieren kann. Vollentwickelte Bläschen können auch beim Zoster **auf ihrer Kuppe leicht eingedellt** sein (**Abb. 170, 172**), was nicht zur Verwechslung mit Pocken verleiten sollte.

Als **lokale Komplikationen** kommen Hämorrhagie und Nekrose im Bereich der Zostereffloreszenzen zur Beobachtung, die einen insgesamt schwereren Verlauf bedingen. Die Schmerzhaftigkeit dieser Viruskrankheit der Haut und des Nervensystems schwankt bekanntermaßen erheblich. Sie ist durchschnittlich bei älteren Menschen größer als bei jüngeren.

Wie **Abb. 171** erkennen läßt, beschränkt sich der **Herpes zoster** keineswegs allein auf die Gürtelregion, wie die deutsche Bezeichnung »Gürtelrose« vermuten lassen könnte. Bei einem Bläschenausschlag der Hand, der prima vista an eine dyshidrotische Eruption denken lassen könnte, führt dessen segmentale Begrenzung neben der genaueren klinischen Erhebung zur richtigen Diagnose.

Die **Schleimhaut** der betroffenen Segmente und demgemäß das Auge bei Ausbreitung im Gebiet des 1. Trigeminusastes können miterkranken (vgl. **Abb. 603**, S. 337). Die ophthalmologische Mitbetreuung ist insbesondere wegen der Gefahr der Kornealbeteiligung mit konsekutiver Visusverschlechterung in solchen Fällen dringend indiziert.

Gelegentlich kann der Zoster die segmentale Anordnung durchbrechen und in aberrierenden Effloreszenzen auf nachbarliche oder weitere Gebiete übergreifen oder sogar als Herpes zoster generalisatus sich über das gesamte Integument ausbreiten.

Wie der Herpes simplex als Viruskrankheit oft erst manifest wird unter dem biotropen Einfluß einer anderen Erkrankung, einer Besonnung, der Menstruation usw. (vgl. S. 298), so kann auch der Herpes zoster als Zweitkrankheit beobachtet werden, wobei die korrelierten internen Störungen heterogen sind und zum Teil, aber nicht immer, dem segmentalen Hautbereich als der Erfolgszone reflektorischer Beeinflussung in ihrer viszeralen Lokalisation zugeordnet werden können. Auffallend häufig begegnet man demgemäß beim aberrierenden und generalisierten Herpes zoster systemischen Allgemeinkrankheiten, wie Leukämien, Hodgkin- und Non-Hodgkin-Lymphomen. Auf solche möglichen Zusammenhänge sollte der Herpes zoster stets das Augenmerk lenken.

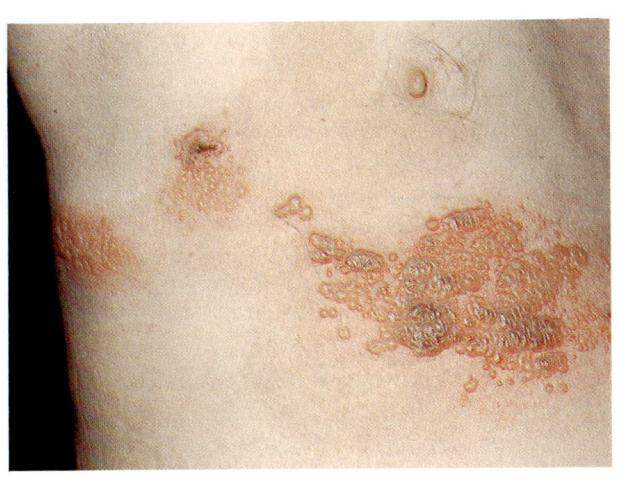

170

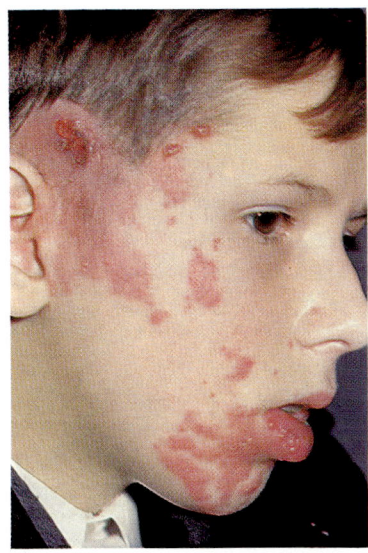

171

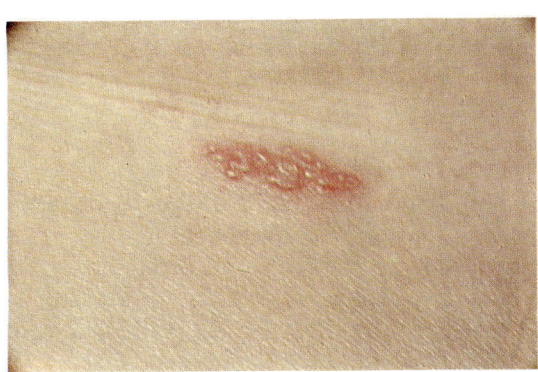

172

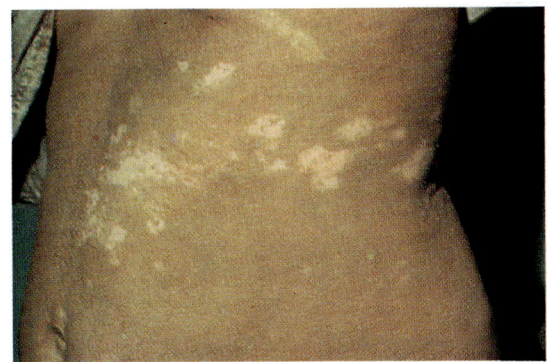

173

Erytheme – Exantheme

Abb. 174 und **175** zeigen das **Erythema nodosum** mit seinen ziegelroten, druckschmerzhaften Infiltrationen, die teils mehr knotig, teils mehr flächenhaft als flach kalottenförmige Vorwölbungen palpabel sind. Infolge Gewebsblutung weisen ältere Herde angedeutet die Farbvariationen des Hämatoms auf (»Erythema contusiforme«). Sie sind in charakteristischer Weise an den **Streckseiten der Unterschenkel** lokalisiert. Die Manifestation im Bereich der Arme, die sich allerdings nicht isoliert findet, ist selten. Meist erscheint das **Erythema nodosum** zuerst an den unteren Extremitäten und geht dann gegebenenfalls auf die Arme über.

Differentialdiagnostisch kommt durchaus auch ein tiefkutanes Boeck-Infiltrat in Frage. Die Histologie ist beim Erythema nodosum nicht spezifisch, nicht epitheloidzellig. Das Erythema nodosum kann im Rahmen eines akuten M. Boeck (Löfgren-Syndrom), genausogut jedoch bei Tuberkulose oder einer anderen Grund-(Infektions-)Krankheit auftreten. Die Formen der spezifischen Hautbeteiligung beim M. Boeck sind insgesamt mannigfaltiger (vgl. S. 180).

Dem Erythema nodosum ist das Bild des **Erythema induratum Bazin (Abb. 176)** in **typischer Beugelokalisation der Unterschenkel** gegenübergestellt. Es handelt sich hierbei um knotige und plattenartige lividrote Infiltrate, die in die Kutis und Subkutis eingelagert sind, so daß hier noch mehr als beim Erythema nodosum der knotige Charakter erst durch die Palpation deutlich wird. Im Gegensatz zum Erythema nodosum ulzerieren diese Gebilde häufig und führen dann zu torpiden, unregelmäßig begrenzten und leicht unterminierten, nekrotischen Geschwüren innerhalb blauroter Infiltratplatten.

Beiden Erkrankungen liegen allergisch oder parallergisch bedingte, teils granulomatöse Vaskulitiden und granulierende Entzündungen zugrunde, die sich bis in die Subkutis erstrecken. Sie werden als **Arzneimittelüberempfindlichkeit oder infektionsallergisch** gedeutet. Dabei wird das Erythema induratum nach klassischer Lehre als Tuberkulid aufgefaßt. Für das **Erythema nodosum** wird von manchen eine altersabhängige Zweiteilung des Krankenguts vorgenommen: in kindliche Fälle, die aufgrund hoher Korrelation mit Tuberkulose als klinische Ausdrucksform eines Tuberkulids angesprochen werden, und erwachsene Fälle, die meist zur Tuberkulose keine Beziehung aufweisen und durch banale Strepto- und Staphylokokkeninfektionen oder Arzneimittel (z. B. Sulfonamide) hervorgerufen werden.

Abb. 177 schließlich läßt ebenfalls umschriebene entzündliche, mit Rötung, geringer Infiltration und Druckschmerzhaftigkeit einhergehende Herde erkennen, die dem Erythema nodosum auch durch die im Verlauf angedeutete hämosiderotische Farbkomponente ähnlich waren, jedoch insgesamt in Farbe, Konsistenz und vor allem durch fehlenden schubartigen Verlauf bereits abwichen, zudem durch die Lokalisation, ausschließlich am linken Arm (bei einer Rechtshänderin!), auffielen. Sorgfältige Untersuchung (Röntgenaufnahme) und Exploration bestätigten den Verdacht auf **Artefakte, die durch Einbringen von Nähnadeln** ausgelöst worden waren.

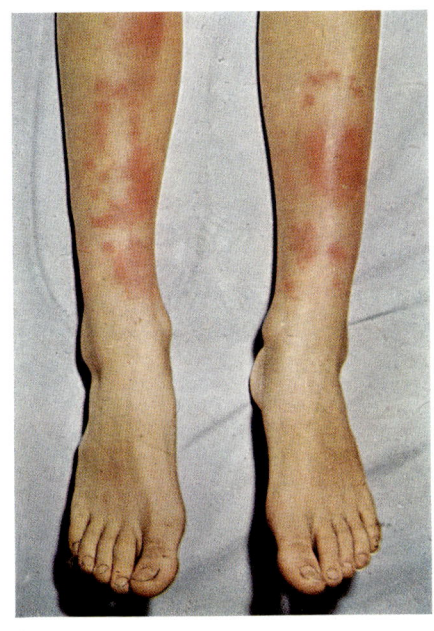

174

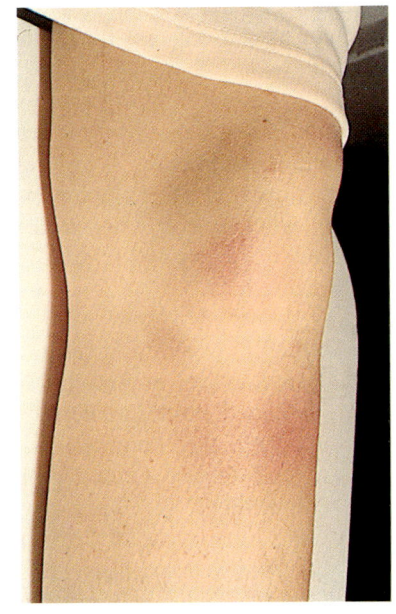

175

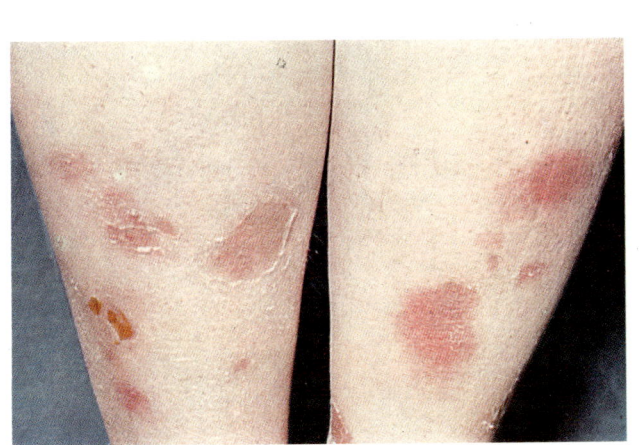

176

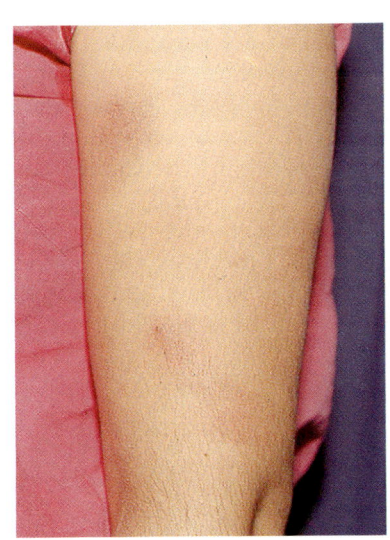

177

Pruritus – Kratzeffekte

Die folgenden Abbildungen lassen das vieldeutige Symptom **Juckreiz** auf den ersten Blick objektiv erkennen.

In bezug auf den Zwang und die Art, den Juckreiz zu stillen, gibt es mindestens zwei ganz verschiedene Formen von Jucken: Jucken, das schon durch Reiben, Scheuern, manchmal auch durch Drücken und Kneten der Haut gestillt wird, und Jucken, das unwiderstehlich zum Kratzen der Haut zwingt.

»Reibejucken« findet man besonders bei der **Urtikaria** und bei manchen **Lichenifikationen** der Haut, wie sie dem Formenkreis des **chronischen Ekzems** bzw. der **Neurodermitis** eigen sind. Bei hinreichend langer Dauer **polieren** die Patienten ihre **Fingernägel**, der Eigentümlichkeit der Reibebewegung entsprechend, an ihrer eigenen juckenden Haut auf Hochglanz. Die **Haut weist** dann meist **keine weiteren Kratzeffekte** auf. **Abb. 178** zeigt **Fingernägel** eines chronischen Ekzematikers. Ihr **Glanz** ist ein objektiver Gradmesser für das Ausmaß des den Patienten subjektiv quälenden Juckreizes.

Häufiger trifft man sowohl bei Haut- als auch bei inneren Krankheiten »**Kratzjucken**« an. Wenn kein krankhaftes Hautsubstrat vorliegt, sieht man als Kratzfolge **streifenförmige Exkoriationen** bzw. ihre **narbigen oder pigmentierten Residuen (Abb. 179)**.

Gelegentlich geht erheblicher **Juckreiz** auch **mit Dermographismus** einher, der als bloße Rötung oder urtikarielle Schwellung der streifenförmigen Kratzspuren in Erscheinung tritt (**Abb. 180**).

Als Folge intensiven Scheuerns, das gewissermaßen eine Zwischenstufe zwischen dem eigentlichen Reibe- und Kratzjucken darstellt, sieht man, besonders wenn die Follikelostien dabei leicht gänsehautartig anschwellen und lädierbar werden, manchmal kleine punktförmige Erosionen, gelegentlich in streifiger Anordnung wie z. B. infolge Juckreizes bei Verschlußikterus.

Im übrigen lassen jedoch punktförmige und etwas größere rundliche Kratzeffekte den Rückschluß auf ein zerkratztes pathologisches Substrat (z. B. Papeln, Bläschen) zu, das dann aufgrund seiner Art und Anordnung eine genauere diagnostische Einordnung erlaubt. Von den zahlreichen derartigen Hautaffektionen ist die **Urticaria papulosa** (Synonym: Prurigo simplex) zu nennen.

Für die **Entstehung des Pruritus** kommt neben dermatogenen Ursachen, die stets sorgfältig ausgeschlossen werden müssen, eine Vielzahl von inneren Ursachen in Betracht. Es können sehr heterogene Krankheitszustände generalisierten Juckreiz zur Folge haben: Stoffwechselstörungen (Diabetes mellitus, Gicht, Fettsucht), Krankheiten der Nieren, der Leber, des Magens und Darms, Hochdruck, Blutkrankheiten (Leukämie und M. Hodgkin), bösartige Geschwülste, Störungen der inneren Sekretion (z. B. M. Basedow, Schwangerschaft, Klimakterium), Krankheiten des Zentralnervensystems, chronische Infektionen (Malaria), Genuß- und Arzneimittel (z. B. Tee, Kaffee, Tabak, Alkohol), Rauschgifte (Morphium und Kokain). Juckreiz kommt als Begleiterscheinung oder Äquivalent von Allergien vor. Er kann im Alter auftreten als Pruritus senilis, als Folge von Prostataleiden. Er ist von psychischen Faktoren abhängig. Er kann durch Witterungsumschläge ausgelöst werden. – Ob diese heterogenen Ursachen im Einzelfall tatsächlich zum Juckreiz führen, hängt offenbar – wie bei den banalen Kopfschmerzen – weitgehend auch von einer individuellen Disposition ab.

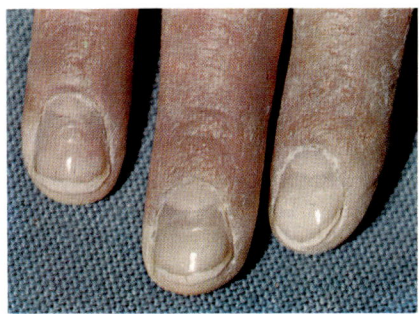

178

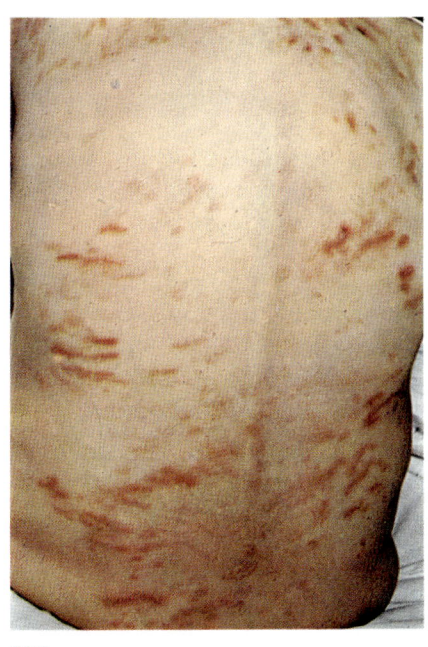

179

180

Hämorrhagische Diathesen

Als **hämorrhagische Diathese** bezeichnet man eine **abnormal starke Blutungsbereitschaft**. Blutungen treten dabei spontan ein oder sie verlaufen latent und werden erst anläßlich einer Operation oder bei einem Trauma manifest. Ursächlich unterscheiden wir Störungen der plasmatischen Gerinnungsfaktoren, der Thrombozytenzahl oder -funktion oder der Gefäße. Manchmal kann allerdings ein Blutungsübel durch das Zusammenwirken mehrerer pathogenetischer Faktoren ausgelöst werden. Durch (Familien-)Anamnese und körperlichen Befund kann in vielen Fällen schon vermutet werden, ob der hämorrhagischen Diathese pathogenetisch eine der drei Gruppen – **Koagulopathien, Thrombopathien, Vasopathien** – zugrunde liegt, insbesondere die Lokalisation und der Blutungstyp sowie Hinweise auf Grundkrankheiten, die ein Blutungsübel auslösen können (wie Leukämien und Lebererkrankungen) und Angaben zur Einnahme von Medikamenten, die eine Blutungsneigung fördern (wie z.B. Cumarine), werden zur Typisierung beitragen.

Flächenhafte **Ekchymosen, Suffusionen** oder **Hämatome** der Haut finden sich vor allem **bei Koagulopathien**, sie können allerdings **auch** bei **schwerer Thrombopenie** vorkommen. **Petechien**, in Form von vereinzelten punktförmigen Blutaustritten oder in symmetrischer Aussaat als sog. **Purpura**, werden **differentialdiagnostisch** für eine **thrombozytäre oder vaskuläre Störung** gewertet.

Keineswegs darf bei der klinischen Untersuchung die Inspektion der Mundschleimhaut und Konjunktiven, der Gelenke und des Augenhintergrundes auf der Suche nach weiteren Blutungsherden unterlassen werden.

Beispiele für das weitere methodische Vorgehen werden in den **Abb. 181–184** bildlich dokumentiert. Beim positiven **Rumpel-Leede-Test (Abb. 181** u. **182)** haben sich nach 5minütiger mäßiger Stauung am Oberarm mit Hilfe einer Blutdruckmanschette (Druck zwischen diastolischem und systolischem Blutdruck des Patienten) in den distal der Manschette liegenden Hautbereichen punktförmige, **petechiale Blutungen** entwickelt. Der positive Test spricht für eine thrombozytäre oder vaskuläre Störung.

Der Aussagewert des **Jürgensschen Kneifversuches (Abb. 183)** entspricht dem des Rumpel-Leede-Tests. Das Kneifphänomen ist rascher hervorzurufen; vom Kranken wird es jedoch als wesentlich unangenehmer empfunden.

Ein **positives Saugglockenphänomen** (Versuchsanordnung: Unterdruck 300 mmHg, Saugdauer 1 Minute), wie auf **Abb. 184** wiedergegeben, tritt vornehmlich bei Störungen der Gefäßwandfunktion, weniger bei Thrombozytopenien bzw. Thrombasthenien auf.

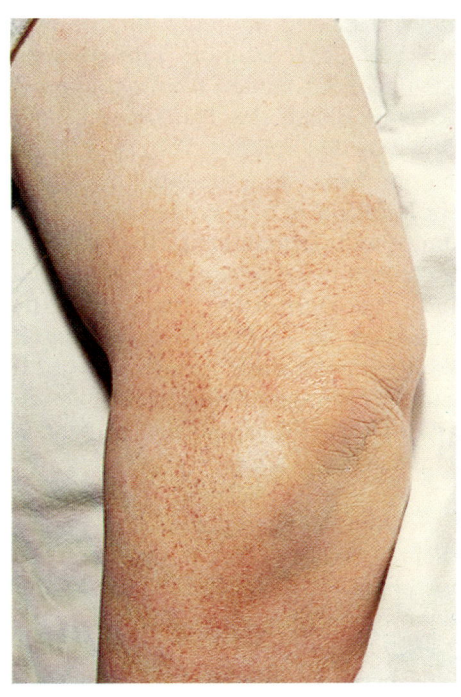

181

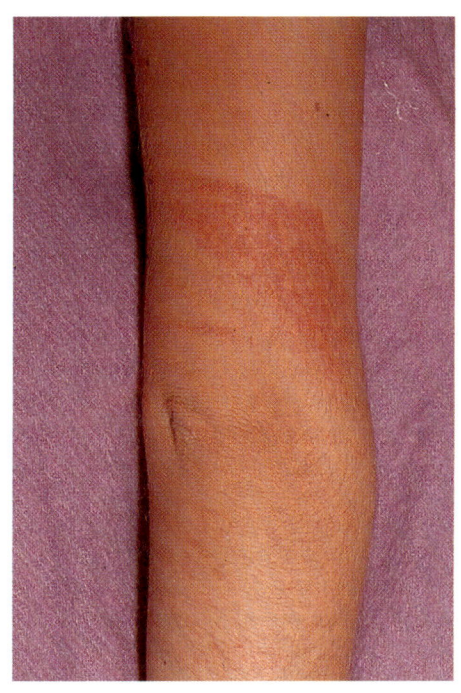

182

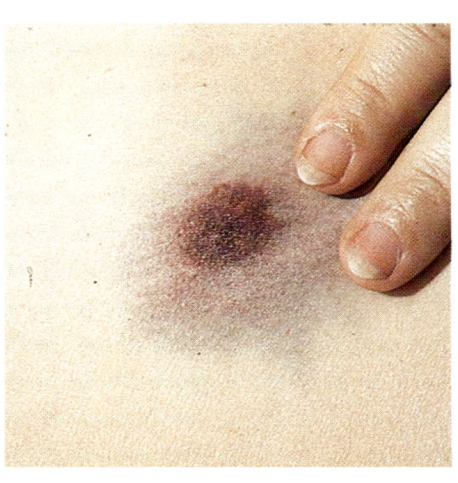

183

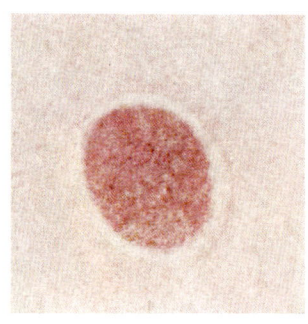

184

Hämorrhagische Diathesen

Bei den Störungen der plasmatischen Gerinnungsfaktoren, den **Koagulopathien,** entwickeln sich in der Regel **flächenhafte Blutungen** (Ekchymosen der Haut, intramuskuläre Hämatome, viszerale Blutungen und Gelenkblutungen). Neben **hereditären** Formen, bei denen meist ein einzelner Faktor des Gerinnungssystems qualitativ verändert oder quantitativ vermindert ist, kommen zahlreiche **erworbene Koagulopathien** vor, die bei nachweisbarem verantwortlichen Grundleiden fast immer auf einer gleichzeitigen Verminderung mehrerer Faktoren basieren. **Hämophilie A** und **B** sowie die **v.-Willebrand-Jürgenssche Erkrankung** (Angiohämophilie) machen 80–85% aller hereditären Koagulopathien aus. Bei den erworbenen Formen handelt es sich meist um die Verminderung verschiedener Faktoren im Rahmen von **chronischen Hepatopathien** und **chemischen Leberschädigungen** (hepatozelluläre Synthesestörungen, Benzolvergiftung), **Vitamin-K-Mangelzuständen** (bei Malabsorptionssyndromen und massiver Reduktion der Darmflora z.B. infolge Darmsterilisation), **Antikoagulantientherapie** (mit Cumarinen und Heparin) sowie **Fibrinogen-Mangelzuständen**, z.B. bei disseminierter intravasaler Gerinnung (**Verbrauchskoagulopathie**).

Hämophilie A (Faktor-VIII-Mangel) und Hämophilie B (Faktor-IX-Mangel) grenzen sich klinisch kaum voneinander ab. **Abb. 185–187** gehören zur **Hämophilie A.** Ohne erkennbaren Anlaß kam es bei dem auf **Abb. 186** abgebildeten Jungen zu einer schweren Zungenblutung mit erheblichem Blutverlust und ausgedehntem **intraglossalen Hämatom**. Als Folge der akuten Blutungsanämie hat sich eine extreme Blässe der Haut und Lippen entwickelt. Drei Wochen später (**Abb. 187**) ist das Zungenhämatom fast völlig resorbiert. Als Ausdruck der erfolgreichen Anämiebehandlung ist jetzt auch die Haut- und Schleimhautfarbe wieder normal. Das Hämatom des linksseitigen intraorbitalen Subkutis- und Lid-Bereiches mit schwerpunktmäßigem Absinken in tiefere Wangenregionen bei dem Hämophilie-A-Patienten von **Abb. 185** ist durch seine Einseitigkeit von einem **differentialdiagnostisch** in Frage kommenden Brillenhämatom unterschieden.

Sowohl bei der Hämophilie A – der klassischen, X-chromosomal rezessiv vererbten Bluterkrankheit mit einer Häufigkeit von 1:10000 der Gesamtbevölkerung – als auch bei der selteneren Hämophilie B (Häufigkeit ca. 1:100000) kommt es neben den äußerlich erkennbaren auch zu inneren Blutungen. Eine bevorzugte Lokalisation sind die Gelenkhöhlen, vor allem die der statisch belasteten Gelenke, hier insbesondere die Knie. Bei der klinischen Untersuchung imponiert das akute Blutergelenk wie ein Gelenkserguß (vgl. S. 284).

Infolge der häufig rezidivierenden Gelenkblutungen entwickelt sich schließlich das chronische Blutergelenk mit partieller oder sogar völliger Versteifung und sekundär arthrotischen Veränderungen.

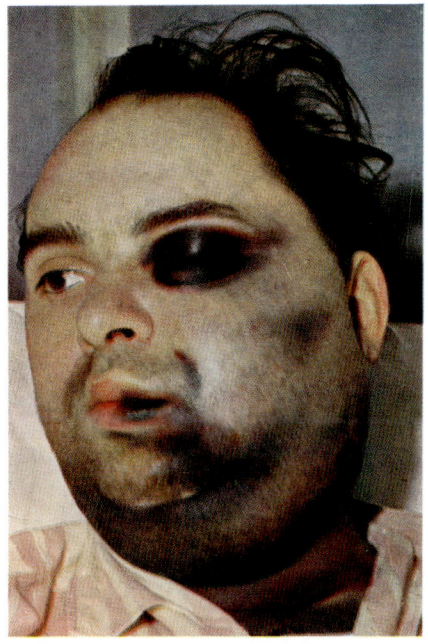

185

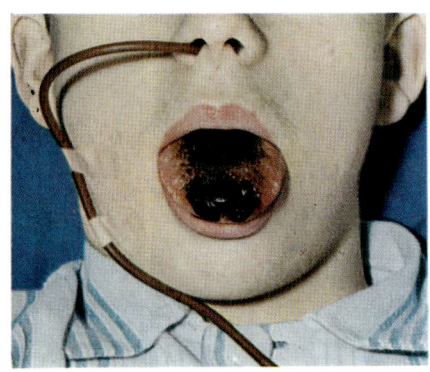

186

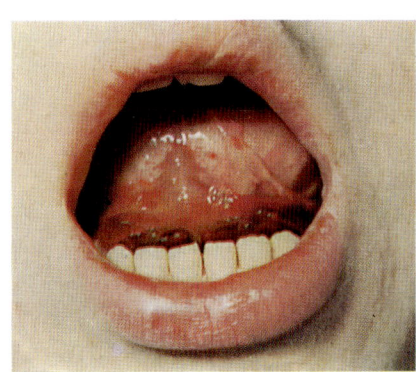

187

Hämorrhagische Diathesen

Abb. 188–190 zeigen **ausgedehnte Blutungen** flächenhaften Charakters, die **unter der Behandlung mit Antikoagulantien** aufgetreten sind. Unter der angewandten Cumarin-Behandlung (z. B. Marcumar) war es bei dem Patienten auf **Abb. 188** zu einer Hämaturie und Epistaxis und zur Manifestation des abgebildeten Hämatoms gekommen. Solche Blutungen aus den Gefäßen des Plexus haemorrhoidalis können der Aufmerksamkeit des Patienten und des nicht genau untersuchenden Arztes entgehen; sie sind durch Absetzen harter Kotballen ausgelöst. Hämatemesis, Melaena, Menorrhagien und Enzephalorrhagien sind unter dieser Therapie seltene Ereignisse. Bei entsprechenden Grundleiden wie z. B. Ulcus ventriculi oder Darmpolyposis ist neben dem blickdiagnostischen Aspekt auch die Stuhlfarbe zu inspizieren. Heparin kommt als verantwortliche Substanz für Hämatombildung und Blutungen in Frage.

Unter der Behandlung mit **gerinnungshemmenden Arzneimitteln** ist – wenn zusätzlich die Hämostase verstärkende Substanzen wie Clofibrat oder Phenylbutazon gegeben werden – besondere Vorsicht geboten. Intramuskuläre Injektionen sind zu vermeiden, da sie nicht selten Anlaß zu großen **Hämatomen** im Bereich der **Glutäalregion** sind (**Abb. 189**).

Abb. 190 zeigt als seltene Folge des durch Marcumar stark erniedrigten Quickwertes ein ohne nachweisliches Trauma spontan aufgetretenes **Skrotalhämatom**.

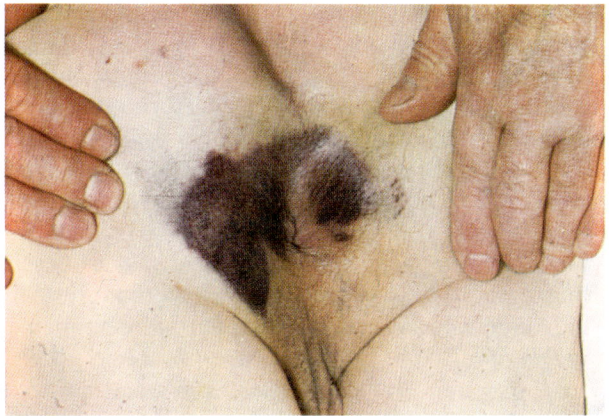

188

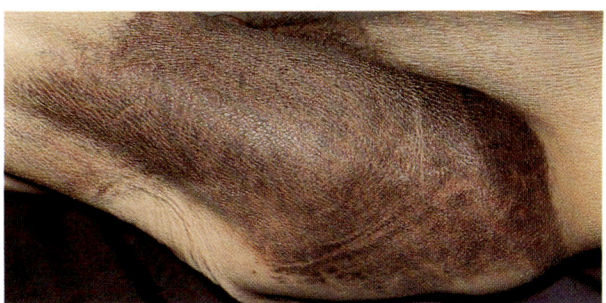

189

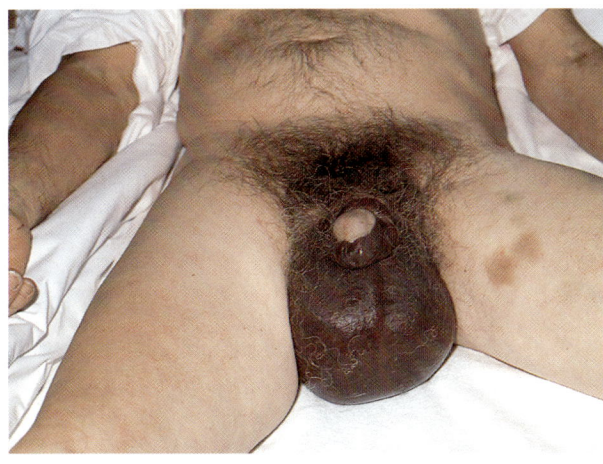

190

Hämorrhagische Diathesen

Die **Abb. 191** gehört zu einer fortgeschrittenen **Panmyelopathie** (vgl. a. **Abb. 1**, S. 5 u. **Abb. 6**, S. 7). Sie könnte genausogut von einer **akuten Leukose** stammen (**Abb. 192**). Die starke **Blässe** ist Ausdruck der erheblichen Anämie. Als Folge des **Thrombozytenmangels** ist es zu **Hautblutungen** gekommen. Charakteristisch für die fortgeschrittene Thrombopenie sind kleine flohstichartige Petechien (Purpura) im Wechsel mit etwas größeren Blutungsherden (**Abb. 191**). Die Veränderungen sind denen der idiopathischen Thrombozytopenie (**M. Werlhof, Abb. 193**) ähnlich.

Blutungen sind in jedem Organsystem möglich. Am gefährlichsten sind sie im Bereich des Zentralnervensystems und führen oftmals zum plötzlichen Tod. Im Gegensatz zur Koagulopathie kommt es nach Läsionen bei Thrombopenie in der Regel sofort zum Auftreten einer Blutung, die bei genügend langer Kompression unter Umständen erfolgreich gestillt werden kann. Spontanblutungen werden in der Regel bei Thrombozytenzahlen unter $30\,000/mm^3$ beobachtet. **Abb. 192** stellt wie **Abb. 191** ein Beispiel aus der Gruppe der Proliferationsstörungen der Thrombopoese dar, wobei die Thrombopenie durch eine Hypo- oder Aplasie des Knochenmarks (Panmyelophthise) oder eine leukämische Infiltration desselben mit sekundärer Megakaryozytenverminderung bedingt ist.

Erworbene Plättchenproduktionsstörungen finden sich jedoch auch bei Infekten. Passagere akute postinfektiöse (virale) Thrombopenien mit Nachweis antithrombozytärer Antikörper sind von der chronischen idiopathischen thrombozytopenischen Purpura, dem **M. Werlhof**, einer als Autoimmunkrankheit mit antithrombozytären Antikörpern eingeordneten Krankheit, zu unterscheiden. Der **M. Werlhof** zeigt eine deutliche Gynäkotropie, beginnt oft schleichend vor dem 20. Lebensjahr, ohne daß eine gesicherte Beziehung zu Infekten, Medikamenteneinnahme oder Allergenexposition eruiert werden kann und zeigt nur eine geringe spontane Remissionstendenz. Die Milz ist nicht oder nur gering vergrößert tastbar. Die peripheren Thrombozytenzahlen liegen zwischen 10000 und $70\,000/mm^3$ (ohne sonderliche Anämie oder Leukozytopenie). Die Purpura beim **M. maculosus Werlhof** (**Abb. 193**) tritt spontan auf, ihr Lieblingssitz ist der Unterschenkel. Unter bereits geringfügiger traumatischer Einwirkung kommt es auch zu kleineren flächenhaften Hautblutungen.

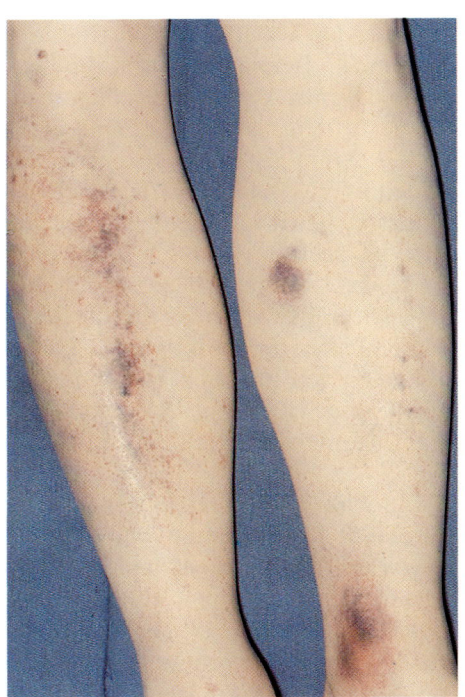

191

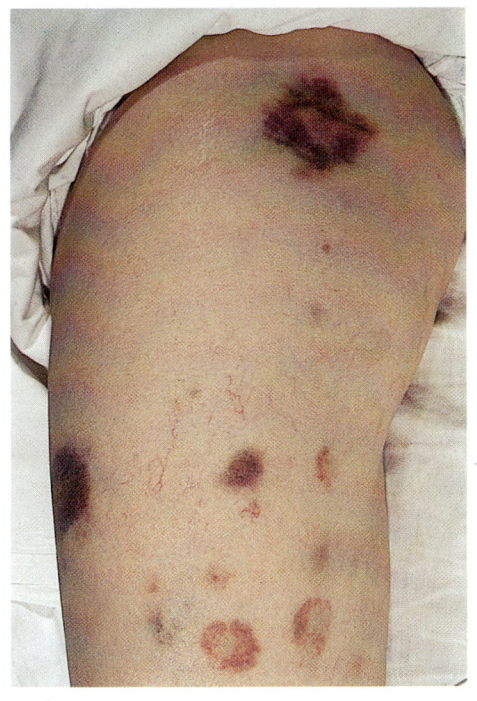

192

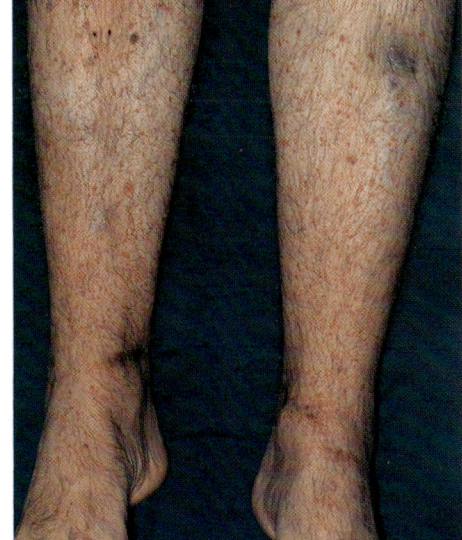

193

Hämorrhagische Diathesen

Die **Abb. 194–196** demonstrieren nun noch Hämatome im Bereich der intraorbitalen Subkutis und Lider. Die auf **Abb. 194** abgebildeten Lidhämatome unterscheiden sich in ihrer Genese von den auf den **Abb. 195** und **196** wiedergegebenen Blutungen. Die Patientin auf **Abb. 194** zeigt neben den spontan aufgetretenen Lidhämatomen bei genauer Inspektion zusätzlich in anderen Körperregionen lokalisierte diskrete (petechiale) Hautblutungen, so daß eine Thrombozytopenie vermutet werden muß. Bei den Patienten auf **Abb. 195** und **196** sind die Veränderungen auf die abgebildeten Gesichtsbereiche beschränkt. Bei allen drei Abbildungen fällt allerdings das symmetrische Auftreten auf.

Bei **Abb. 194** handelt es sich um frische **intraorbitale und Lidhämatome** bei einer Patientin mit **akuter myeloischer Leukämie**, die kurzzeitig darauf an einer intrazerebralen Blutung verstorben ist. Bei den **Abb. 195** und **196** liegt ein **Brillenhämatom** als Zustand **nach vorderer Schädelbasisfraktur** vor.

Typisch hierfür ist neben der Symmetrie die Lokalisation vor allem an der Innenseite der Lider (**Abb. 195**) und die **halbringförmige** oder **runde Gestaltung** des Hämatoms (**Abb. 196**). Dagegen wird ein einseitiges Hämatom in diesem Bereich bei orbitalen oder Lidblutungen bei Koagulopathien beobachtet, wie bei Hämophilie A gezeigt (vgl. **Abb. 185**, S. 111).

Seltene Syndrome mit Thrombozytopenie und meist fulminantem und letalem Verlauf sind die thrombotisch-thrombozytopenische Purpura (Typ Moszkowicz) und das hämolytisch-urämische Syndrom (GASSER). Andererseits können Funktionsstörungen der Thrombozyten bei einer Reihe von hereditären und erworbenen Zuständen mit und ohne Thrombozytenverminderung zu einer Blutungsneigung führen: Thrombasthenie Glanzmann, Wiskott-Aldrich-Syndrom und May-Hegglin-Anomalie bzw. Urämie, Dysproteinämie und chemische Noxen.

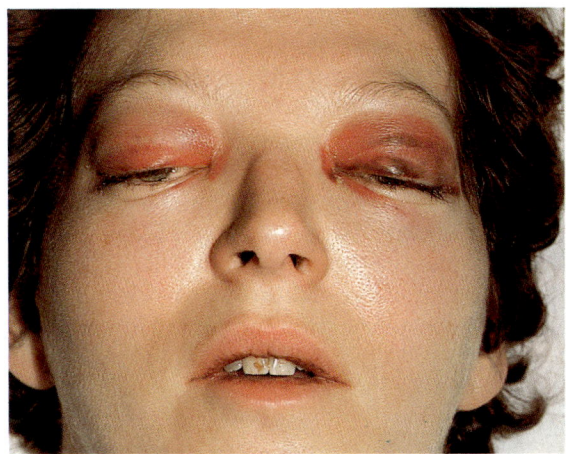

194

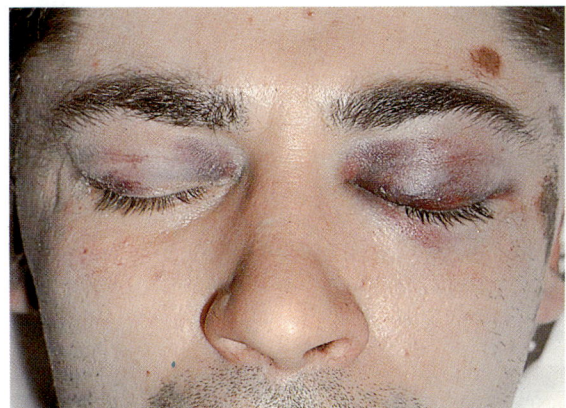

195

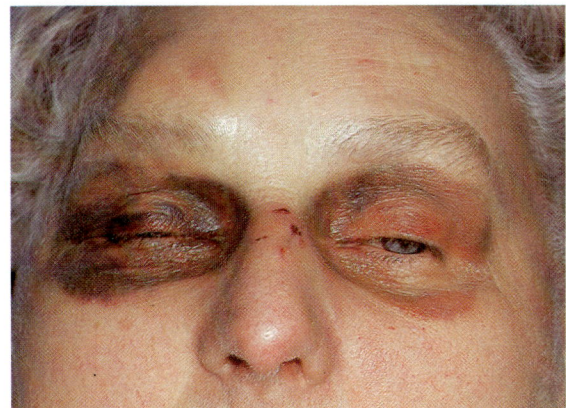

196

Hämorrhagische
Diathesen

Bei der **hämorrhagischen Diathese infolge Veränderungen der Gefäßwand** (z. B. Purpura Schönlein, Skorbut, Purpura Majocchi, M. Osler) haben wir es **fast ausschließlich** mit **punktförmigen** Petechien zu tun. Die Erhöhung der Permeabilität der Blutgefäßwand kann jedoch in seltenen Fällen, wie bei der Purpura senilis, zum Zusammenfließen der Petechien zu flächenförmigen Ekchymosen führen. Die Purpura kann in einem Teil der Fälle durch den Rumpel-Leede-Test provoziert werden. Lebensbedrohliche Blutungsperioden sind – abgesehen von schweren Blutungen bei Darmmanifestation des M. Osler – selten.

Die **Abb. 197** und **198** zeigen eine **Purpura Schönlein**. Die **Abb. 198** läßt erkennen, daß die kleinen petechialen Blutungsherde leicht erhaben sind. Bei dieser durch Immunkomplexe entstandenen anaphylaktoiden Purpura erfolgen die Blutaustritte innerhalb von urtikariellen Erythemen, die von flüchtigerem Bestand als die Petechien sind und sich daher am älteren Befund nicht mehr nachweisen lassen. Andererseits kann die exsudative Note des frischen Schubes sehr eindrucksvoll und – selten – bis zur Bläschenbildung gesteigert sein. Bevorzugte Lokalisation der symmetrischen Veränderungen sind die Unterschenkel; jedoch kommt ein gleichzeitiger Befall von Rumpf, Armen und Gesicht vor. Es handelt sich um eine hyperergische Kapillarstörung im Rahmen eines infektionsallergischen (rheumatischen) Geschehens (in der Regel Überempfindlichkeitsreaktion gegenüber einer Streptokokkeninfektion), oder bei Arzneimittelüberempfindlichkeit. Es erkranken vornehmlich jüngere Patienten. Neben Fieber und Gelenkschwellungen treten als Folge von Blutungen im Bereich der Darmschleimhaut auch häufig kolikartige Bauchschmerzen auf (Typ Schönlein-Henoch). Gelegentlich kann es gleichzeitig zur hämorrhagischen Nephritis kommen.

Symmetrische und fakultativ **anulär oder polyzyklisch** angeordnete, rost-**braune Siderinablagerungen** stehen als Residuen abgelaufener punktförmiger Blutungen bei der **Purpura anularis teleangiectodes Majocchi (Abb. 199)** aus dem Formenkreis der Purpura pigmentosa progressiva im Vordergrund. Topographisch spricht besonders die Lokalisation im Bereich der Unterschenkel bis in Höhe der Mitte der Gesäßbacken für diese pigmentierte hämorrhagische Unterschenkeldermatose. Kennzeichnend ist für die **Purpura Majocchi**, von der meist Männer mittleren Alters befallen werden, daß vor Auftreten der Extravasate Teleangiektasien aufschießen, aus denen die Hämorrhagie erfolgt. Diese Gefäßerweiterungen können punktförmig (Unterscheidung von Petechien mit dem Glasspatel!) oder strichförmig, seltener auch geschlängelt sein und zahlenmäßig die Petechien überwiegen. Die Diagnose ist vor allem durch den anamnestischen Nachweis einer Schlafmitteleinnahme zu stützen.

Auf der **Abb. 200** ist die **Unterarm-Streckseite eines älteren Mannes** wiedergegeben. Phänomenologisch imponieren **bizarr ausgezackte, düsterbläulichrote Sugillate auf glatter, atrophischer** und faltiger, pergamentartiger **Haut**, die von einer senilen Gefäßbrüchigkeit herrühren. Diese sog. **Purpura senilis** wird nach KORTING und GEBHARDT auch als Leberleitsymptom bei älteren Menschen aufgefaßt.

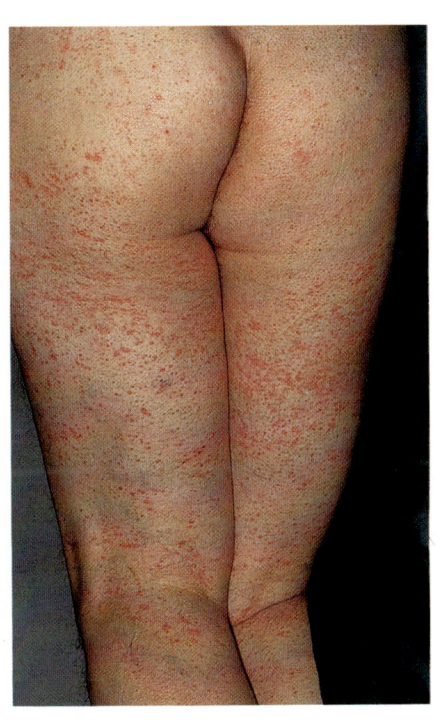

197

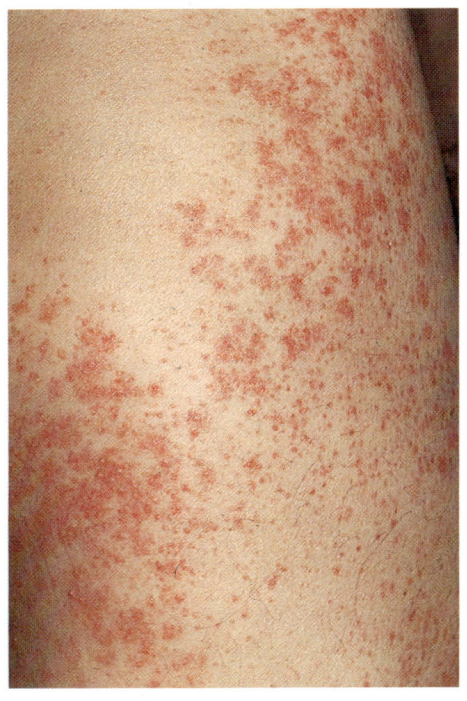

198

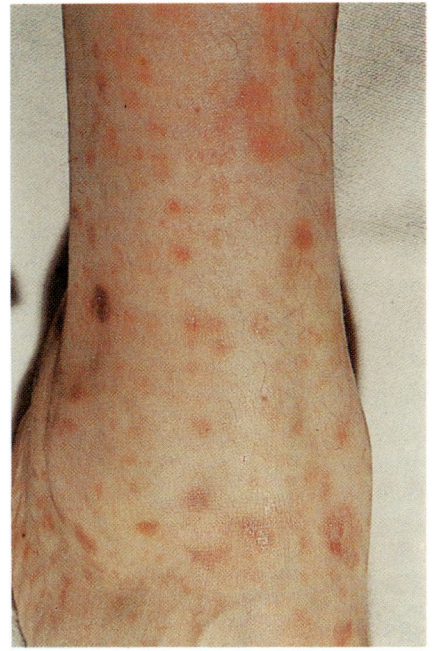

199

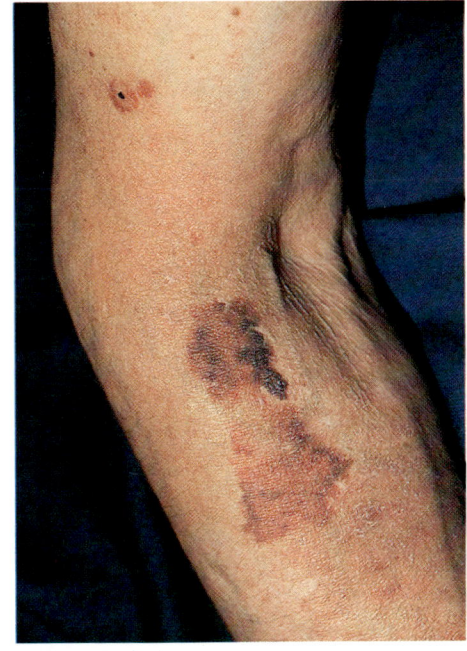

200

Hämorrhagische Diathesen

Purpura-senilis-ähnliche gezackte Ekchymosen trifft man bei Infektionskrankheiten, z. B. beim M. Weil. **Infektiös-toxische Purpura-Formen** zeichnen sich – wie die kleineren allergisch-toxischen Erytheme vom Typ Schönlein – durch die **intrafokalen**, petechialen **Punktblutungen** aus (**Abb. 201**). Finden sich Petechien hauptsächlich an den Fingerkuppen, **subungual** (**Abb. 202**) oder am Zungenuntergrund in Form kreisrunder, blaubeerschwarzer und leicht schmerzhafter Blutungsherde von Stecknadel- bis Linsengröße, so muß in erster Linie an die sog. **Oslerschen Knötchen** bzw. Janewayschen Flecke bei **subakuter bakterieller Endokarditis** gedacht werden. Es handelt sich dabei um **infizierte Mikroembolien der Haut** und Schleimhäute.

Differentialdiagnostisch müssen bei schmerzhaften Gebilden eine traumatische Genese und ein Glomustumor, ohne Schmerzhaftigkeit ein Melanom oder ein M. Rendu-Osler erwogen werden (vgl. S. 122).

Das Auftreten einer hämorrhagischen Diathese ist bei schweren Infektionskrankheiten nicht selten. Die Pathogenese kann heterogen sein. Thrombopenie, Verbrauchskoagulopathie und Gefäßschädigungen sind verantwortlich zu machen. Bekannt sind die foudroyant verlaufende Purpura fulminans nach Scharlach oder Windpocken bei Kindern und das Waterhouse-Friderichsen-Syndrom bei Meningo- und Pneumokokkensepsis.

Gerade bei Kindern und Jugendlichen, seltener bei Erwachsenen tritt bei der **Meningokokkensepsis** in etwa dreiviertel der Fälle eine Kombination von **Purpura** und **makulopapulösem Exanthem** auf (**Abb. 203**). Bei fulminantem Verlauf der akuten Meningokokkenmeningitis – dem **Waterhouse-Friderichsen-Syndrom** – kommt es zu konfluierenden Hautblutungen (**Abb. 204**) und durch Nebennierenblutungen zu progredientem Schock (Nebennierenapoplexie).

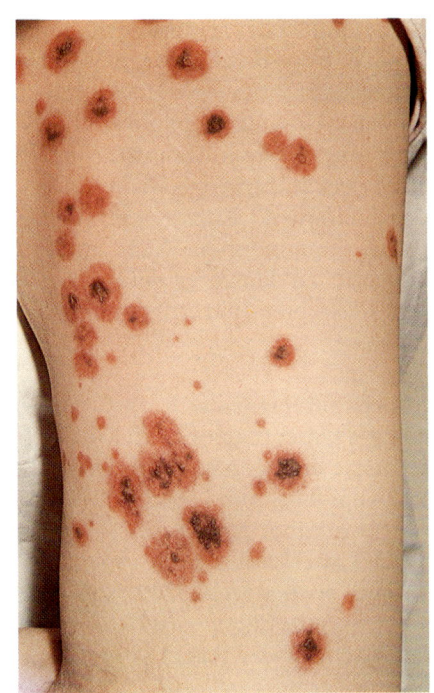

201

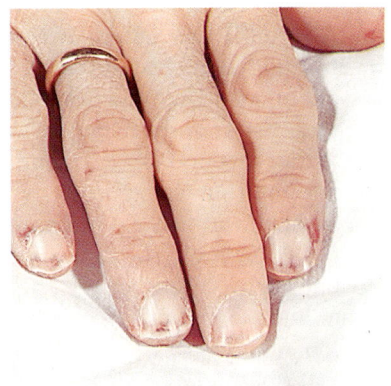

202

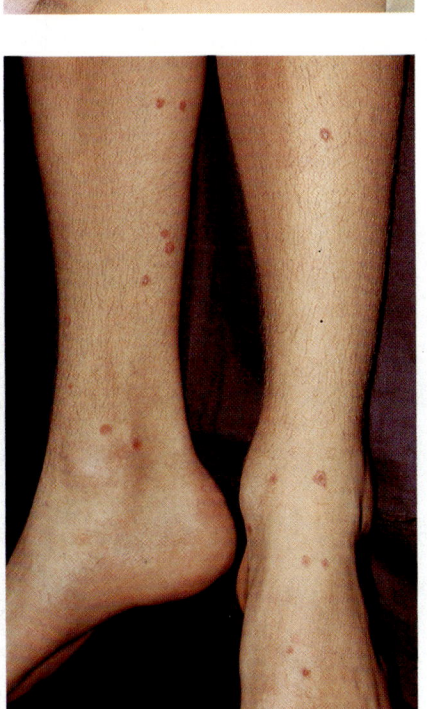

203

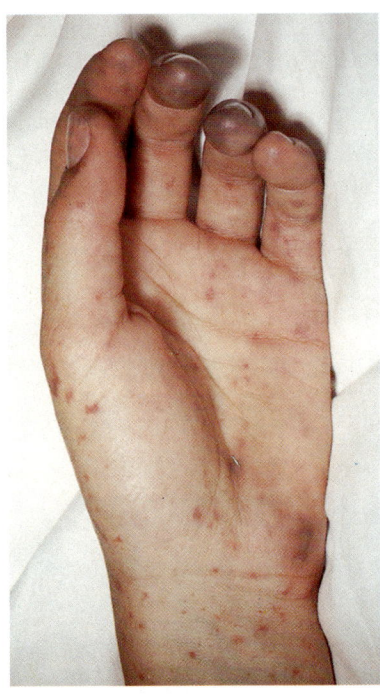

204

Hämorrhagische Diathesen, Hämangiome

Bei den hereditären Formen der vaskulären hämorrhagischen Diathesen ist die **Teleangiectasia hereditaria haemorrhagica** oder **M. Rendu-Osler** durch primär angiomartige und **Naevus-araneus- (Spider-Nävus-)förmige Effloreszenzen** charakterisiert, aus denen es zu **Hämorrhagien** kommen kann. Neben selteneren Blutungsperioden aus den sichtbaren Bereichen wie Beugeseiten der **Finger (Abb. 208)** oder Zehen, Subungualregion, **Ohren** und **Lippen- (Abb. 206 u. 207), Zungen- (Abb. 205 u. 207)** und **Gesichtshautbereich (Abb. 206)** treten vor allem auch Blutungen aus der Nase und inneren Organen (tiefere Atemwege, Magen und Darm, Nierenbecken und Blase, Genitale) auf. Die histopathologisch im Sinne eines hyperergischen Kapillargeschehens durch ein Nebeneinander von ampulären Gefäßerweiterungen, Sperrarterien und arteriovenösen Anastomosen definierte **Oslersche Krankheit** wird autosomal-dominant vererbt. Das Leiden manifestiert sich nie bei Geburt, sondern erst im späteren Lebensalter, meist im 3. Dezennium.

Die Unterscheidung punktförmiger Gefäßerweiterungen von Blutaustritten kann gegebenenfalls mit dem Glasspatel geschehen, unter dessen Druck nur die ersteren zum Verschwinden gebracht werden können. Die auf **Abb. 205–208** demonstrierten blutigroten Herdchen springen häufig knopfförmig aus der Haut hervor und erhalten dadurch ihr angiomartiges Aussehen. Die Herde sind meist stecknadelkopf- bis erbsgroß, gelegentlich auch größer. Bevorzugte Lokalisation ist das oben beschriebene Verteilungsmuster mit Schwerpunkten im Bereich der Gesichtsmitte mit Mund- und Nasenschleimhaut. Rezidivierende Blutungen, die meist mit zunehmendem Alter immer bedrohlicher werden und zu schwerer sekundärer (chronischer Blutungs-)Anämie führen können, charakterisieren den Verlauf.

Differentialdiagnostisch muß bei isolierten subungualen Hämorrhagien vor allem eine traumatische Genese erwogen werden. Die Abgrenzung von einem Angiokeratoma corporis diffusum (Fabrysche Erkrankung, vgl. S. 408), multiplen Spider-Nävi bei Leberkrankheiten (vgl. S. 38), **multiplen Angiomata senilia (Abb. 209)** sowie teleangiektatischen Veränderungen bei Sklerodermie (vgl. S. 158) macht in der Regel keine Schwierigkeit.

Senile Angiome (Abb. 209) entwickeln sich überwiegend **an Stamm** und proximalen Extremitäten im 2. und 3. bzw. 4.–6. Lebensjahrzehnt. Schleimhautbeteiligung und Hämorrhagie – wie beim M. Rendu-Osler – fehlen. Die Angiome sind anfangs rubinrot, später purpurrot bis dunkelviolett.

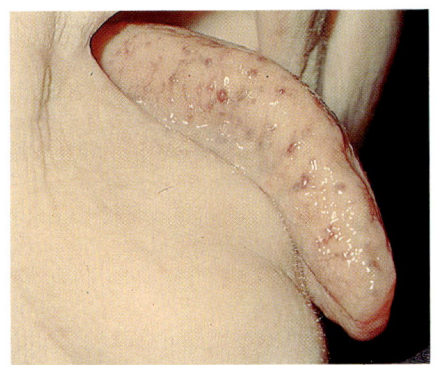

205

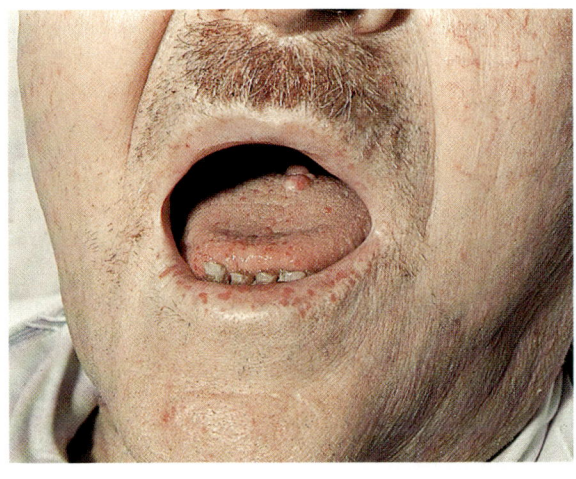

207

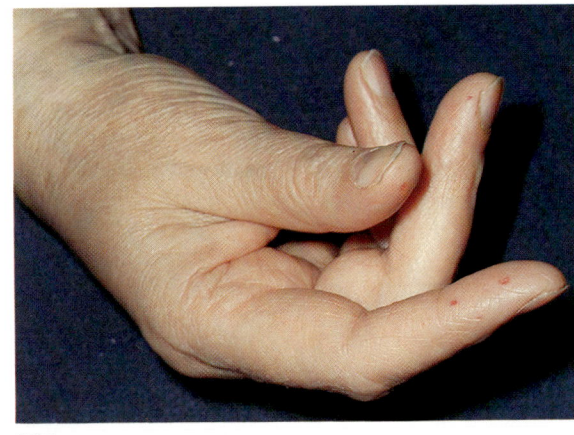

208

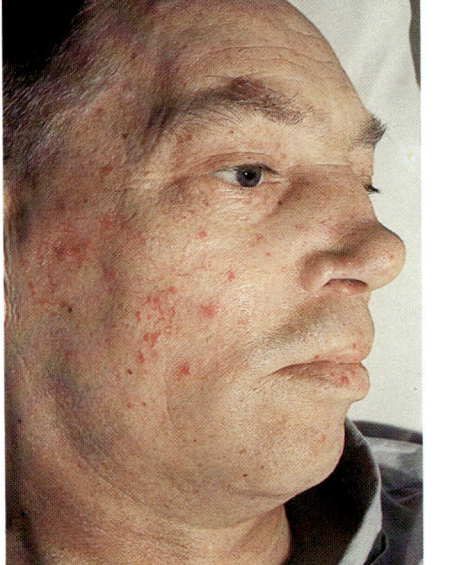

206

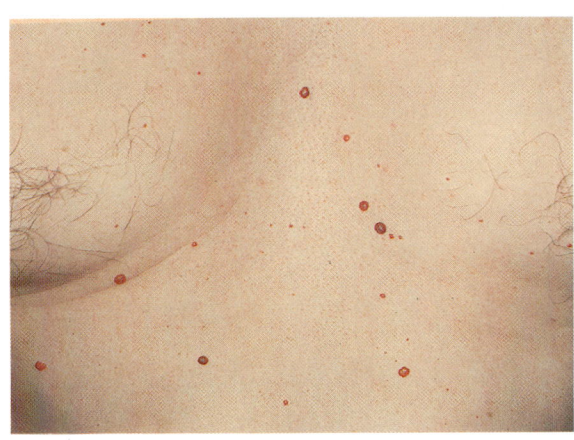

209

Hämangiome

Die **Abb. 210–212** zeigen weitere **Hämangiome**. Diese Angioblastome sind histogenetisch teils als echte Blutgefäßgeschwülste, teils als dysontogenetische Mißbildungen aufzufassen. Sie entstehen durch Proliferation von Kapillaren bzw. ihrer arteriellen oder venösen Schenkel. Das **Haemangioma cavernosum** hat seinen bevorzugten Sitz an Kopf und Rumpf und tritt solitär oder multipel **über die Haut vorgewölbt** oder in diese tief eingelagert auf, mit stark erweiterten Bluträumen und hell- bis blauroter oder grauer bis graublauer Farbe. Die **Abb. 210** und **211** zeigen solche (in Rückbildung befindliche) breitbasig aufsitzende weiche, manchmal ausdrückbare, etwas gelappte **kavernöse Hämangiome**. Die Konsistenz ist gummischwammartig. Die bei der Geburt vorhandenen (oder in den ersten Monaten in Erscheinung tretenden) Blutgefäßgeschwülste imponieren anfänglich als himbeerartig gefurchte Gebilde. Sehr oft erfolgt – nach anfänglichem raschen Wachstum – eine spontane Rückbildung bis zum Schulalter, die mit der Bildung weißgrauer, verzweigter superfizialer Narbenzüge einhergeht. Das Haemangioma cavernosum kommt auch in **Leber, Milz, Niere, Knochensystem** und **Gehirn** mit **Hirnhäuten** vor. Gelegentlich führt die Ruptur zum plötzlichen Tod.

Bei Riesenhämangiomen oder ausgedehnten Hämangiomatosen der Haut und gegebenenfalls innerer Organe wird als sog. **Kasabach-Merritt-Syndrom** in der frühen Säuglingszeit die **Kombination mit Fibrinogenopenie und Thrombozytopenie** (thrombotisch thrombozytopenische Purpura) beobachtet. Entfernung des Hämangioms führt zur Normalisierung des hämostaseologisch-hämatologischen Befundes.

Das auf den **Abb. 212** und **213**, S. 127 abgebildete und als **Haemangioma simplex** (auch Naevus flammeus) bezeichnete Feuermal ist meist bereits bei der Geburt vorhanden und bevorzugt im Gesicht (**Abb. 214**, S. 127), im Bereich der Nackenhaargrenze (sog. Storchenbiß), der Gliedmaßen (**Abb. 213**, S. 127) oder auch – wie im Falle der **Abb. 212** – des **Gesäßes** lokalisiert. Die **Naevi teleangiectatici** entsprechenden und **im Hautniveau** liegenden oberflächlichen, **kapillären Gefäßnaevi** imponieren als hellrote oder rotweinfarbene, blaurote, unregelmäßig begrenzte Hautbezirke mit flammenartigen Ausläufern.

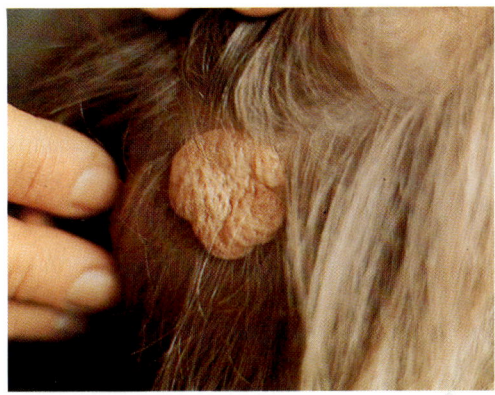

210

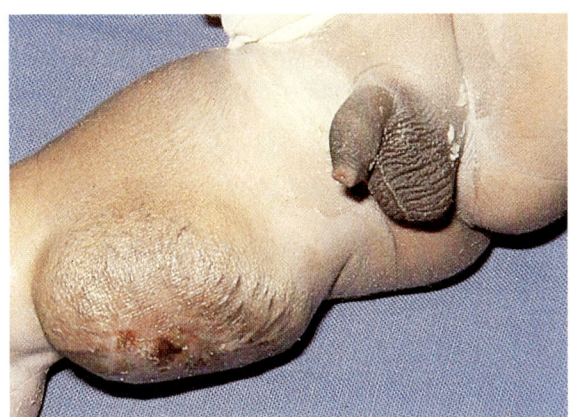

211

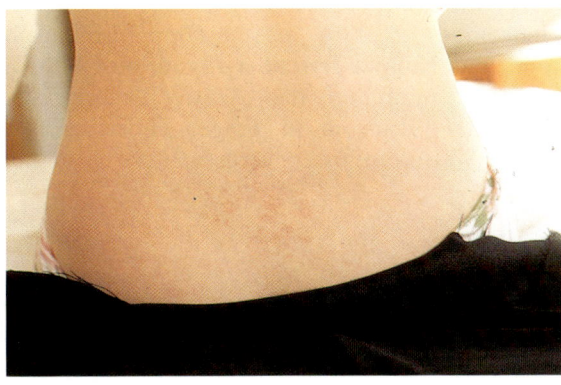

212

Hämangiome

Abb. 213 zeigt noch einmal einen **Naevus flammeus** im Bereich des 4. Fingers der rechten Hand.

Die Kombination kongenitaler angiomatöser Mißbildungen im Bereich des Trigeminus und des Hirnes mit zentralnervöser Symptomatik wird als **Sturge-Weber-Syndrom** bezeichnet. Bei diesem zu den naevoiden Systemerkrankungen oder Angiophakomatosen zählenden Syndrom findet sich ein meistens halbseitiger **Naevus flammeus** des Gesichtes (**Abb. 214**) oder des Kopfes im **Ausbreitungsgebiet des 1. u. 2. Astes des N. trigeminus**. Gleichzeitig bestehende angiomatöse Gebilde der Uvea, insbesondere der Chorioidea sowie der weichen Hirnhäute bedingen das zum Syndrom gehörende kongenitale Glaukom bei gleichseitigem Hydrophthalmus (Buphthalmus). Die Steigerung des Schädelinnendruckes kann zu epileptiformen Anfällen, evtl. auch zu spastischer (kontralateraler) Hemiparese führen. Nicht selten wird eine Oligophrenie beobachtet. Schwere Mißbildungen anderer Organe können mit dem Syndrom vergesellschaftet sein.

Röntgenologisch lassen sich auf der Hämangiomseite bei der Schädelübersicht meist okzipital doppelt konturierte, geschlängelte, kalkdichte Verschattungen nachweisen. Die intrazerebralen Verkalkungsvorgänge finden sich im Bereich der entwicklungsgeschichtlich zum N. trigeminus gehörigen Hirngefäße.

Differentialdiagnostisch kommen andere Gesichts-Nävi und die vererbten neurokutanen Syndrome wie die tuberöse Hirnsklerose (Bourneville-Syndrom; s. S. 188), das v.-Hippel-Lindau-Syndrom, das **Klippel-Trenaunay-Syndrom (Abb. 215)** und im Kindesalter das Ataxie-Teleangiektasie-(Louis-Bar-)Syndrom in Frage. Hinsichtlich der durch Wettereinflüsse verursachten (symmetrischen) Wangenteleangiektasien (sog. »Apfelbäckchen«) und mutliplen Teleangiektasien bei Poikilodermie siehe S. 56 bzw. S. 72 u. 158.

Das auf **Abb. 215** wiedergegebene **Klippel-Trenaunay-Syndrom** bei einer Farbigen mit bevorzugter Lokalisation im Bereich der unteren Extremitäten ist durch die seit Geburt oder früher Kindheit vorhandene Kombination eines meist einseitigen (segmentalen) oder seltener systematisiert angeordneten **Naevus flammeus** der Haut mit umschriebenem partiellen **Gigantismus** (seltener Atrophie) von Weichteilen und Knochen und **Varikosis** der betroffenen Körperpartien gekennzeichnet. Die Sekundärfolgen bestehen in Störungen der Hauttrophik, der Schweiß- und Talgdrüsensekretion, Ödemen, ichthyosiformen Dermatosen, Knochen- und Gelenkdeformierungen mit funktionellen Veränderungen und Fehlbildungen der Arterien und des Lymphgefäßsystems. Bei arteriovenösen Fisteln und dem Vorherrschen tumorartiger Angiohyper- und -dysplasie spricht man von Parkes-Weber-Syndrom, bei dem die Belastung des rechten Herzens von allgemeiner klinischer Bedeutung wird. Da in den Naevi häufig spontane Koagulationen auftreten, entwickelt sich unter Umständen ein dem Kasabach-Merritt-Syndrom entsprechendes Bild.

Zu unterscheiden sind oligosymptomatische Formen wie der anaevoide und avariköse Typ. **Differentialdiagnostisch** ist außer an das Kasabach-Merritt-Syndrom auch an das Bean-Syndrom (multiple, an blaue Gummiblasen erinnernde kavernöse – kutane und viszerale – Hämangiome), das Maffucci-Syndrom (Dyschondromatose und multiple Angiomatose mit monströser Verunstaltung der Extremitäten) und das Sarcoma idiopathicum multiplex haemorrhagicum Kaposi zu denken.

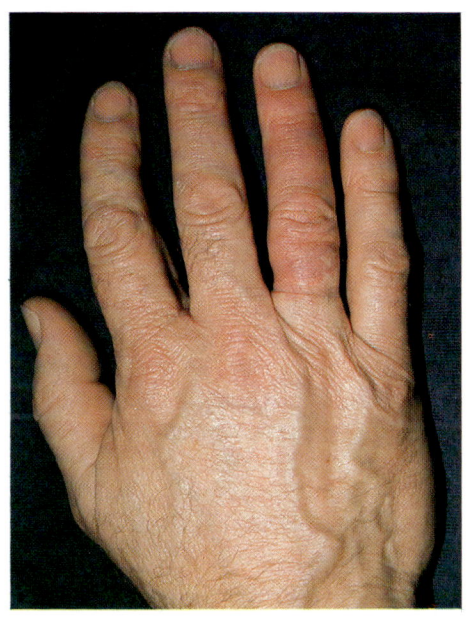

213

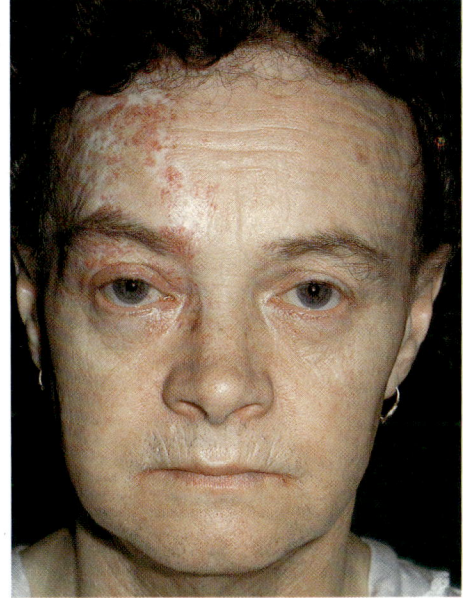

214

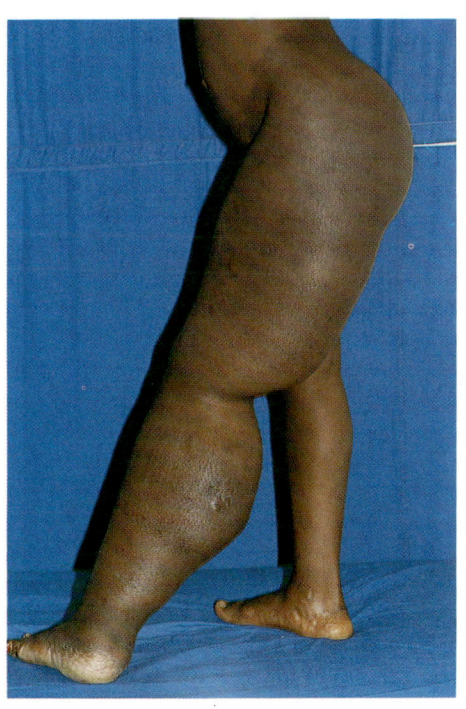

215

Durchblutungsstörungen

Durchblutungsstörungen – im Rahmen von Erkrankungen der Arterien und Venen – entstehen nicht allein auf organischer Grundlage. Auch Vasospasmen können zu erheblichen Symptomen führen. Bei diesen **funktionellen Gefäßerkrankungen** ist das **primäre**, vasospastische **Raynaud-Syndrom,** welches auf einer Kälteüberempfindlichkeit basiert und auch durch emotionale Faktoren ausgelöst wird, an erster Stelle zu nennen. **Abb. 216** gibt die typischen Veränderungen der »**Leichenfinger**« wieder, die als Ausdruck der besagten, intermittierenden Spasmen der Digitalarterien ohne nachweisbare weitere pathologische Veränderungen einhergehen und als **Digiti mortui** bezeichnet werden. Die Symptome beginnen meist schon nach der Pubertät oder im frühen Erwachsenenalter, wobei die Kombination mit Hypotonie und Migräne häufig angetroffen wird. Es handelt sich meist um Frauen. Leichenfinger können aber auch das erste Symptom eines sich später entwickelnden sekundären Raynaud-Syndroms sein. Dieser Verdacht ist klinisch dann gerechtfertigt, wenn sich im Abkühlungsversuch mehrere Leichenfinger entwickeln. Digiti mortui treten aber auch im Rahmen des neurovaskulären Syndroms bei **Schultergürtelaffektionen** auf. Neben den intermittierenden Gefäßverschlüssen bestehen hierbei in der Regel auch Schmerzen im Schulter- und Armbereich sowie Parästhesien. Als möglicherweise auslösende Ursachen müssen das kostoklavikuläre Syndrom, das Zervikalrippensyndrom, das Hyperabduktionssyndrom, das Skalenussyndrom sowie das Skapulokostalsyndrom ausgeschlossen werden.

Aber auch organische Gefäßerkrankungen wie die Arteriosklerose oder die Thrombangiitis obliterans führen gelegentlich zu Erscheinungen des intermittierenden Gefäßverschlusses. Bei ihnen läßt sich jedoch – entgegen den zuvor genannten Erkrankungen – gleichzeitig eine Abschwächung der peripheren Pulse nachweisen. Die Ischämiesymptome beginnen dann akut oder subakut und betreffen nur einzelne Finger unter Einschluß der Daumen. Die ebenfalls **differentialdiagnostisch** in Frage kommende diffuse progressive Sklerodermie kann schon über Jahre dem Raynaud-Anfall bzw.

den Leichenfingern ähnliche Erscheinungen zeigen (vgl. **Abb. 254**, S. 155), bevor sich organische Durchblutungsstörungen manifestieren.

Eine **Gangrän** auf rein funktioneller, vasospastischer Basis kommt praktisch nicht vor, so daß bei derartigen Erscheinungen – neben den vorausgenannten Krankheiten – die chronische Kälteagglutininkrankheit, die Kryoglobulinämie sowie der Ergotamismus (Ergotamismus gangraenosus des Mittelalters durch Verseuchung des Getreides mit Claviceps purpurea) erörtert werden müssen. Bei der **chronischen Kälteagglutininkrankheit** (**Abb. 217–219**) können die Finger im Anfall eine deutliche Zyanose aufweisen, während beim **primären Raynaud-Syndrom** die **Färbung von weiß** (Gefäßkrampf) **über zyanotisch** (periphere Zyanose infolge Weitstellung der Arteriolen) **zu rosigrot** (reaktive Hyperämie) wechselt. Der zyanotisch gefärbte Finger beim primären Raynaud-Syndrom nimmt beim Glasspateldruck unter dem Spatel eine weiße Färbung an. Dagegen soll das beim blauroten Finger bei Kälteagglutininkrankheit nicht der Fall sein. Die Diagnose »Kälteagglutininkrankheit« wird durch den Nachweis eines hohen Kälteagglutintiters im Serum, die des Ergotamismus durch die Anamnese (z. B. Mißbrauch von ergotaminhaltigen Arzneien) gesichert. Bei Kryogelglobulinämie kommt es zu einem spontanen Gelieren des Blutes schon bei mäßiger Abkühlung unter Körpertemperatur. Die **Kälteagglutininkrankheit,** und hier besonders die Gangrän an den Akren infolge dieser Störung, ist selten. Eine Rarität ist die auf der **Abb. 218** gezeigte Beobachtung. Im Anschluß an eine längere Exposition in kalter Witterung war es zu der abgebildeten **Gangrän der Nase** sowie von **Anteilen der rechten Ohrmuschel** gekommen. Schon die erste Blutentnahme wies auf den hohen Kälteagglutiningehalt hin. 12 Wochen später hatten sich die Nekrosen abgestoßen und war das Wundbett weitgehend gereinigt (**Abb. 219**).

Weitere funktionelle periphere Durchblutungsstörungen wurden bereits vorne abgehandelt (Erythrocyanosis crurum puellarum und Livedo bzw. Cutis marmorata, S. 60).

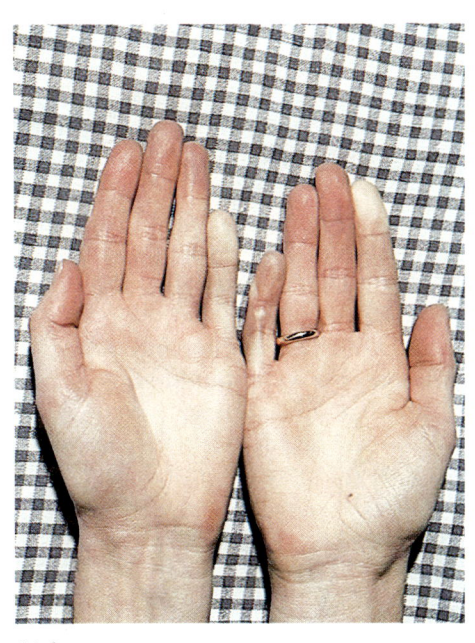

216

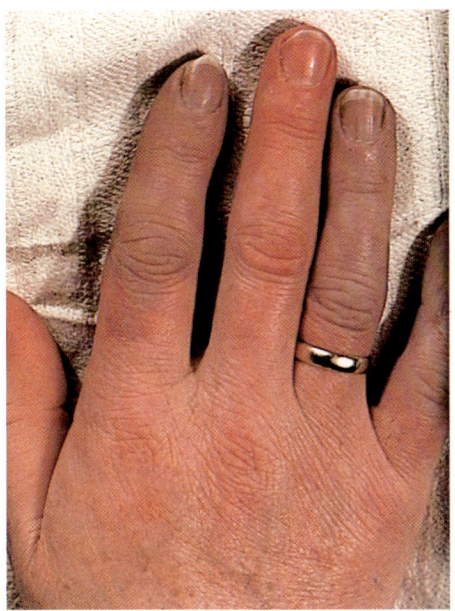

217

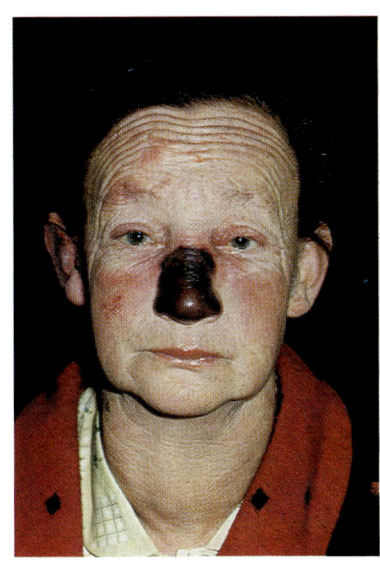

218

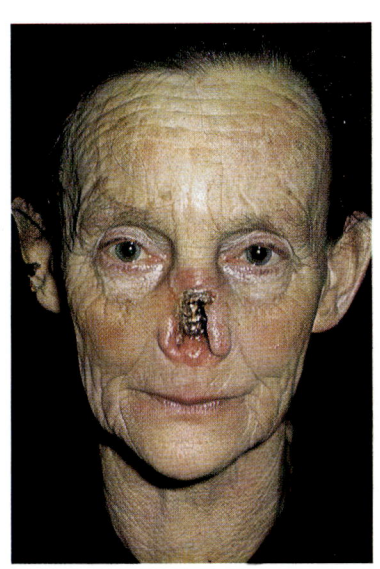

219

Durchblutungsstörungen

Arterielle Verschlußkrankheiten umfassen eine Reihe von Prozessen, die zu einer **organischen Stenose** oder **Obliteration** einer Arterie führen. Eingeschlossen werden hier auch Erkrankungen der kleinen Arterien, Kapillaren und Venolen. Verschlüsse und Stenosen der Gliedmaßenarterien sind gar nicht so selten und betreffen nicht nur das höhere Alter, sondern kommen bei berufstätigen Männern in den Altersgruppen zwischen 35–65 Jahren in einer Häufigkeit zwischen 2 und 11% vor. Da bei einer unausgewählten Bevölkerungsgruppe in etwa der Hälfte der Fälle typische Symptome fehlen, werden **arterielle Durchblutungsstörungen** anfänglich vom Arzt leicht übersehen.

Der **Schweregrad** der Störung kann durch die Ratschowsche Lagerungsprobe und die Gehprobe einigermaßen bestimmt werden. Im Gegensatz zum Gesunden, bei dem es im Anschluß an die in Rückenlage bei angehobenen Beinen durchgeführte Beinmuskelarbeit rasch zu einer reaktiven Hyperämie kommt, bleibt der betroffene Fuß des Verschlußkranken über eine längere Zeit leichenblaß, und die reaktive Hyperämie setzt stark verspätet ein. Die Haut des kranken Beines erscheint schon vor dem Versuch deutlich kühler als die des gesunden bzw. weniger betroffen, und die Tastbarkeit der betreffenden Fußpulse ist eingeschränkt oder fehlt. In diesem **Stadium II** klagen die Patienten in der Regel schon über seit längerer Zeit bestehendes intermittierendes Hinken (Claudicatio intermittens) mit einem Wadenschmerz, der nach einer bestimmten Gehstrecke auftritt und bei Stillstehen innerhalb von Minuten verschwindet.

Im **Stadium III** der arteriellen Durchblutungsstörung reicht die Blutversorgung bereits in Ruhe nicht mehr zur Deckung der nutritiven Bedürfnisse aus. Der Ruheschmerz stellt sich in Horizontallage ein und wird durch Herabhängenlassen der Beine gebessert. Er betrifft im Gegensatz zum Wadenkrampf bei der Claudicatio intermittens fast ausschließlich die Akren (Fuß und Zehen, seltener die Finger). Die Beeinträchtigung der Ernährung im Nagelbettbereich mit Störung des Nagelwachstums (vgl. **Abb. 222, beginnende Gangrän** bei **arteriosklerotischer Verschlußkrankheit**), Ausbildung sog. Beauscher Querfurchen (vgl. **Abb. 506** u. **507**, S. 295) und Reduktion der dorsalen Zehenbehaarung ist oft ein Frühzeichen der arteriellen Insuffizienz. Die **zyanotische Verfärbung,** wie sie auf **Abb. 220** im Bereich der Zehen des rechten Fußes zu sehen ist, leitet zum stark fortgeschrittenen **Stadium IV** über, in dem der Gewebetod, die Nekrose, eintritt.

Die **Abb. 221** gibt ein fortgeschrittenes Stadium **arteriosklerotischer Durchblutungsstörung** wieder mit **Rötung, leicht zyanotischer Verfärbung** und – als Ausdruck trophischer Störung infolge der Minderdurchblutung – **Hautabschilferung** im Bereich der Zehen. Eine Zyanose der betreffenden Glieder ist zwar nicht regelmäßig bei arteriellen Verschlußkrankheiten zu beobachten. Eine in Frage kommende **zusätzliche Störung innerhalb des venösen Blutabflusses** wäre in jedem Fall an einem **Ödem** im Bereich des befallenen Gliedes wie auf **Abb. 223** (arterielle Verschlußkrankheit mit **Gangrän** und **tiefer Beinvenenthrombose**) zu erkennen.

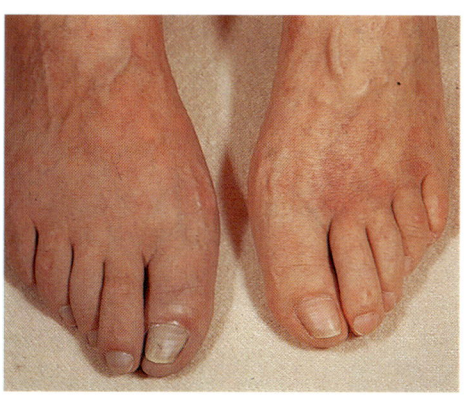

220

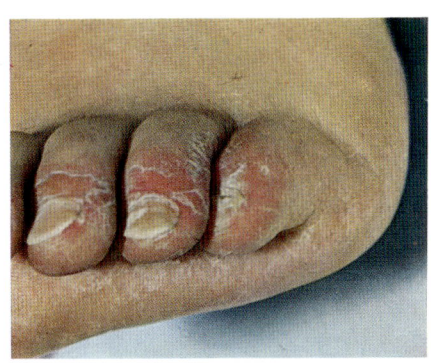

221

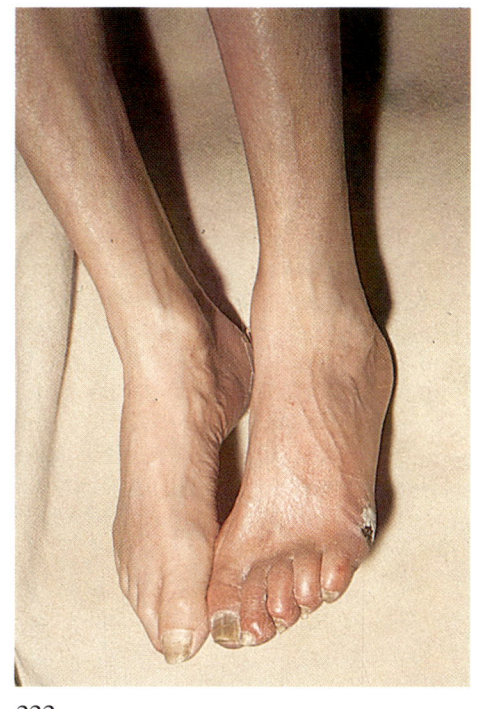

222

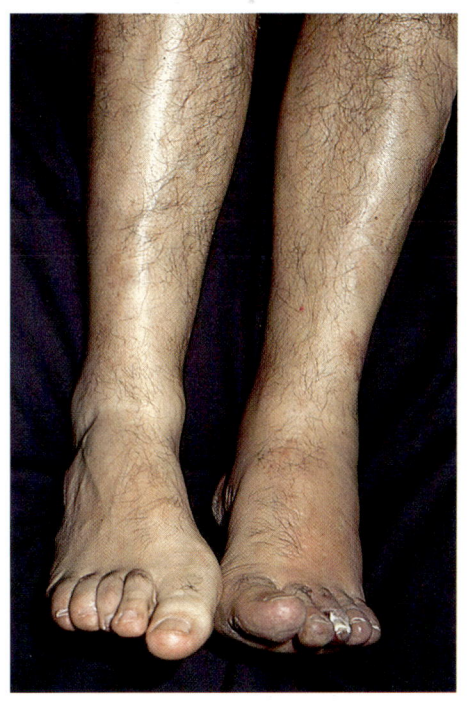

223

Durchblutungsstörungen

Die folgenden Abbildungen zeigen Durchblutungsstörungen des **Stadiums IV** mit **Gangränbildung,** wie sie häufig bei obliterierender Arteriosklerose, Thrombangiitis obliterans (M. v. Winiwarter-Buerger) und Diabetes mellitus und bei Erfrierungen beobachtet werden. Sobald der Gewebstod eingetreten ist, verfärbt sich das Gewebe und erhält schließlich eine schwarze Verfärbung. Die trockene Gangrän wird zu einer feuchten Gangrän, wenn das abgestorbene Gewebe infiziert ist. Die **Demarkationslinie** zum erhaltenen Gewebe ist durch ein **Erythem** gekennzeichnet (**Abb. 224–226**).

Die **Differentialdiagnose** zwischen **Arteriosklerose** und **M. v. Winiwarter-Buerger** ist **schwierig,** oft sogar nicht einmal bioptisch zu klären. Von der Thrombangiitis obliterans werden fast ausschließlich Männer betroffen, und zwar vornehmlich im Alter zwischen 40 und 55 Jahren. Vorausgegangene bzw. begleitende Phlebitiden sowie das Fehlen einer Cholesterinerhöhung im Serum können als weitere Hinweise auf diese Erkrankung gewertet werden.

Auf **Abb. 224** handelt es sich um eine **Thrombangiitis obliterans.** Die starke Abschwächung – in diesem Fall sogar das Fehlen – des peripheren Pulses wies von Anfang an auf eine organische Gefäßerkrankung hin. Sie war hier durch eine arterielle Thrombose akut verschlechtert. Neben dem Lebensalter spricht die Lokalisation – obere Extremität, peripherer Typ – für den M. v. Winiwarter-Buerger, da Verschlüsse der Unterarm-, Hand- und Fingerarterien häufiger durch die Thrombangiitis obliterans und solche der A. subclavia bzw. axillaris meist arteriosklerotisch bedingt sind. Die Hand mußte bei diesem Patienten in Höhe des Unterarmes abgesetzt werden. Die Durchblutungsstörung war bei ihm nicht auf den unmittelbaren Bereich der Finger beschränkt. Die **trophischen Störungen** der Haut des **Handrückens** zeigen dies ganz deutlich. Auch wurden die unerträglichen Schmerzen in der ganzen Hand empfunden.

Während der **Fingerendgliedsgangrän** auf **Abb. 225** ebenfalls eine **Thrombangiitis obliterans** zugrunde lag, handelt es sich bei den Veränderungen auf **Abb. 226** um **Erfrierungen** mit **Zehengangrän** des rechten Fußes bei wiederum deutlich sichtbarer erythematöser Demarkationslinie. In der Folge verlor der Patient die gangränösen Zehen. Die Funktion des Restfußes blieb erhalten.

Bei den arteriellen Verschlußkrankheiten ist **differentialdiagnostisch** an eine ganze Palette ätiologischer Möglichkeiten zu denken. Zu erwähnen sind bei den nichtatherosklerotischen Syndromen – neben der Thrombangiitis obliterans – die durch Endangiitis und sekundäre Thrombosebildung entstehenden Verschlüsse bei Kollagenkrankheiten, die Riesenzellarteriitis, iatrogen hervorgerufene arterielle Durchblutungsstörungen und die Mediasklerose. Die letztere wird am häufigsten beim Diabetes mellitus beobachtet. Die auf **Abb. 227** abgebildete **Riesenzellarteriitis** gehört zu den Panangiitiden und tritt als Polymyalgia rheumatica oder als **Temporalarteriitis Horton-Magath-Brown** auf. Am Beginn stehen Allgemeinbeschwerden wie Müdigkeit, Gewichtsabnahme, Nachtschweiß, flüchtige rheumatoide Muskel- und Gelenkbeschwerden, subfebrile Temperaturen und Kopfschmerzen. Die diagnostisch hinweisenden Symptome treten erst nach Tagen oder Wochen auf, wobei bald die meist **einseitige** erhebliche **Verdickung** der meist geschlängelten, **druckschmerzhaften** und **pulslosen Schläfenarterien** ins Auge fällt. Die Patienten sind meist älter als 50 Jahre. Gewöhnlich treten Remissionen innerhalb von 4 bis 24 Monaten ein, falls nicht schon irreversible Schäden an Auge (Optikomalazie) oder Hirn (Befall der Hirngefäße) entstanden sind. Die Sterblichkeit beträgt etwa 10%.

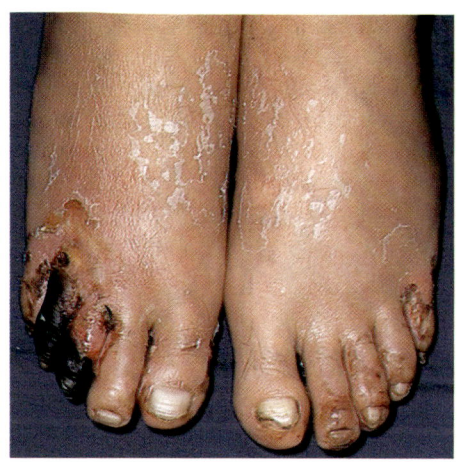

226

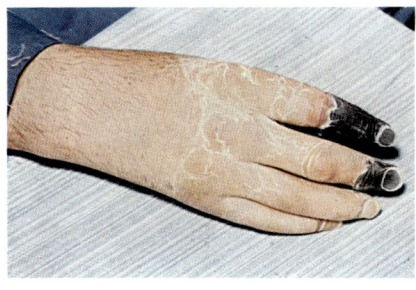

224

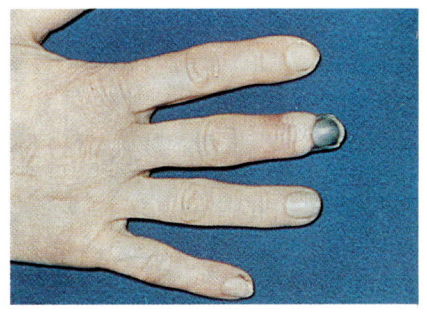

225

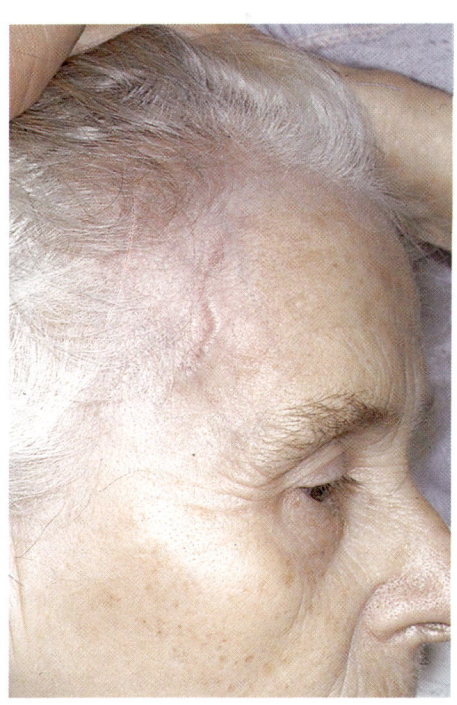

227

Durchblutungsstörungen

Ein Ereignis, bei dem das Gefäßlumen plötzlich verlegt wird, stellt die **arterielle Embolie** dar. Die **arterielle Embolie** geht mit schlagartig einsetzenden starken Schmerzen, häufig sogar mit Schocksymptomen einher. Eine Ausnahme macht die Hirnembolie, die klinisch das Bild eines apoplektischen Insultes hervorruft. Kommt es im Rahmen der Embolie zu einem arteriellen Verschluß im Bereich der Gliedmaßen, so ist die befallene Extremität kühl, zunächst leichenblaß, nimmt innerhalb der folgenden Stunden jedoch eine zyanotische Färbung an.

Die **Abb. 228** zeigt einen **Zustand** etwa **14 Tage nach arterieller Embolie.** Infolge des Gefäßverschlusses ist es zu einer **Gangrän der Großzehe** gekommen. Da es sich nicht um eine Durchblutungsstörung infolge mehr generalisierter Einengung arterieller Gefäßstämme (Atherosklerose oder Morbus v. Winiwarter-Buerger) handelt, sind außerhalb des Herdbereiches an den übrigen Zehen keinerlei trophische Veränderungen (vgl. **Abb. 221**, S. 131 u. **Abb. 224**, S. 133) erkennbar.

Große Embolien können als **reitender Thrombus auf der Aortenbifurkation** hängen bleiben und beide Aa. iliacae mehr oder weniger vollständig, manchmal symmetrisch, häufiger aber in unterschiedlichem Ausmaß, verschließen. Wenn nicht rasch gefäßchirurgisch eingegriffen wird (häufig hat das den meist älteren Kranken nicht belastende unblutige Verfahren des »Stripping« schon Erfolg), kann sich ein lebensbedrohlicher Zustand bzw. später eine wie auf **Abb. 229** gezeigte **beiderseitige ausgedehnte Gangrän** entwickeln. Teilverschlüsse infolge eines auf der Aortenbifurkation reitenden kleineren Embolus führen manchmal nur zu neurologischen oder trophischen Störungen. Allein durch die sorgfältige Palpation der peripheren Pulse kann hier oft die Diagnose gestellt werden. Bei Vorliegen eines solchen Verdachtes müssen aufwendigere technische Untersuchungen, wie Oszillographie, thermische oder photoelektrische Durchblutungsmessungen bzw. die Arteriographie, herangezogen werden.

Als Ursprungsort des Embolus kommen wandständige Thromben im Bereich arteriosklerotisch veränderter größerer Gefäßstämme, Thromben im linken Vorhof, hier vor allem bei der Mitralstenose, Thromben im linken Herzen beim Herzinfarkt (auf **Abb. 230** mit **Verschluß der A. poplitea** rechts) sowie seltener Venenthromben bei gleichzeitigem Vorliegen eines offenen Foramen ovale in Frage.

Multiple Hautembolien sind ein häufiges Begleitsymptom der Sepsis. Die Mikroembolie wurde auf S. 120 bei den Vasopathien abgehandelt.

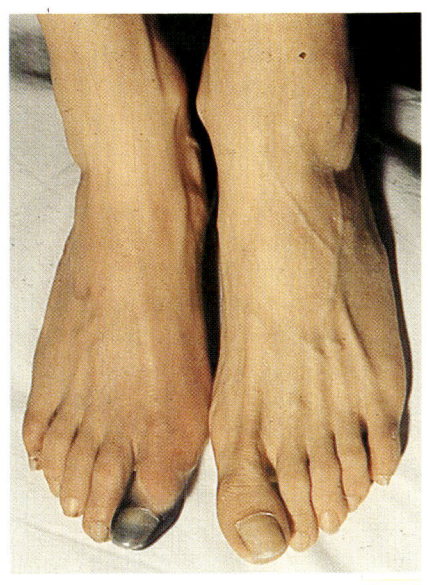

228

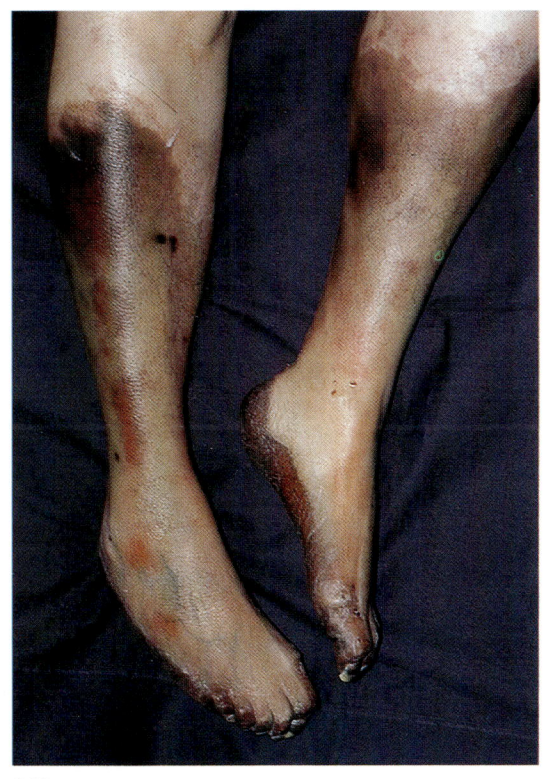

229

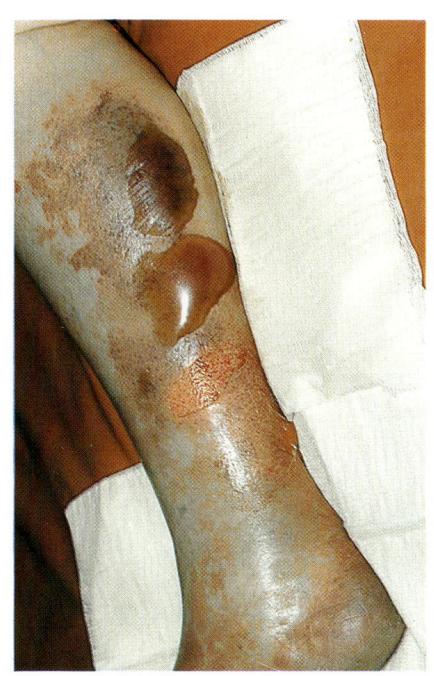

230

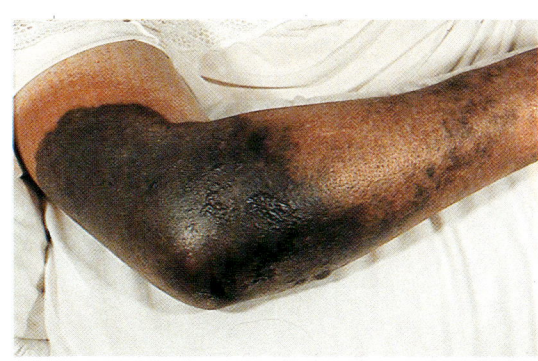

231

Durchblutungsstörungen

Bei **Abb. 232** und **233** handelt es sich um Beispiele **ausgedehnter atherosklerotischer Gangrän** bei gleichzeitig bestehendem **Diabetes mellitus,** eine gefürchtete Spätkomplikation der Zuckerkrankheit, die selbst eine Disposition zur Arteriosklerose darstellt. Die erythematöse Demarkationslinie ist proximal des Herdes gut sichtbar. Eine Gangrän ist bei Diabetikern in 70% der Fälle im Bereich der Füße lokalisiert; sie wird jedoch bei Nichtdiabetikern nur in 20% im Fußbereich beobachtet. **Abb. 234** gibt außerdem eine weitere bei Diabetes mellitus anzutreffende und im Zusammenhang mit den Spätkomplikationen dieser Erkrankung stehende Läsion, nämlich das **Malum perforans pedis,** wieder.

Die Atherosklerose ist an der Entstehung des »**diabetischen Fußes**« ursächlich beteiligt und führt unter den begünstigenden Faktoren wie Nikotinabusus, Hyperlipidämie und Hypertonie im Sinne einer arteriellen Verschlußkrankheit zur Gangrän.

Als primäre Ursache muß jedoch die Neuropathie als Hauptrisikofaktor für die Entstehung der meisten Erscheinungsformen entsprechender Fußläsionen angesehen werden. Bei diabetischer Polyneuropathie können die klinischen Symptome wie Claudicatio intermittens und Ruheschmerz fehlen. Andererseits müssen bei einem **Malum perforans pedis** auch die Trophangioneurosen bei Tabes dorsalis, Lepra, Syringomyelie und Poliomyelitis in Betracht gezogen werden. Häufig geht dem Malum perforans ein umschriebenes sukkulentes Ödem, gefolgt von einer örtlichen Schwielenbildung, voraus. Der Patient von **Abb. 234** litt an einer peripheren Polyneuropathie und war wegen des Sensibilitätsverlustes und der daraus resultierenden Schmerzunempfindlichkeit weiter umhergegangen und hatte diese Läsionen zu spät wahrgenommen, so daß sich der tief penetrierende und in den Bereich der knöchernen Phalanx reichende Defekt bilden konnte. Bereits früher war die **Großzehe** links wegen einer Zehengangrän **amputiert** worden.

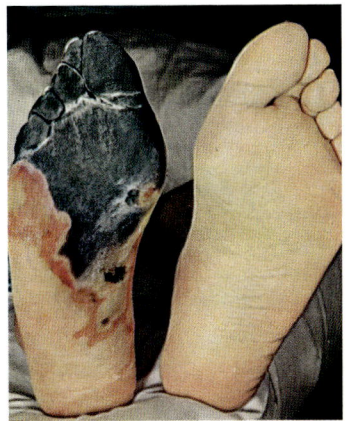

232

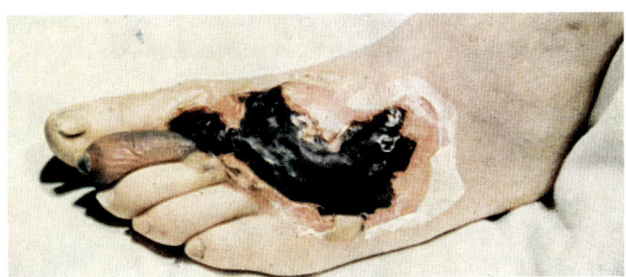

233

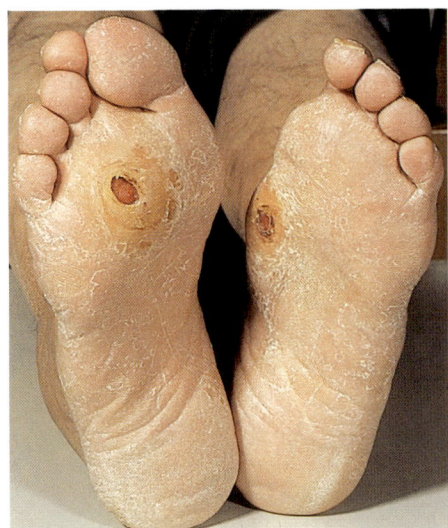

234

Durchblutungsstörungen

Der Gewebeuntergang wird in der breiten Praxis prima vista oft als arteriell verursacht angesehen. Es wurde bereits gezeigt, daß Nekrosen bzw. Mumifikationen und Gangrän multifaktoriellen Ursprungs sind und einer genauen diagnostischen Abklärung bedürfen. Beim **Ulcus cruris** wird umgekehrt leider grundsätzlich eine venöse Ätiologie angenommen. Die Diagnose eines **Ulcus cruris arteriosum** beruht auf dem Nachweis der Symptomatologie arterieller Verschlüsse. Die Diagnose wird erhärtet, wenn eine höhere Lokalisation an den **Streckseiten der Unterschenkel** (Tibiakante) vorliegt und Nekrosen, freiliegende Sehnen oder Knochen nachweisbar sind. Im Gegensatz zum venösen Ulkus besteht oft eine exzessive Schmerzhaftigkeit im Geschwürsbereich, die vom Ruheschmerz des Stadium IV der arteriellen Verschlußkrankheit noch abgrenzbar ist. Die auf **Abb. 235** abgebildeten Unterschenkelgeschwüre lassen ursächlich an eine arterielle Durchblutungsstörung oder eine hypertonische Genese denken.

Die **Abb. 236** und **237** zeigen zum Vergleich **Ulcera cruris varicosa** bei extrafaszialer Veneninsuffizienz. Bei **Abb. 236** handelt es sich um ein großes Ulkus an typischer Lokalisation im Knöchel- und Unterschenkelbereich. Die Nische hinter dem Innenknöchel unter Umständen mit darauf zulaufender geschlängelter Krampfader, wäre besonders charakteristisch für ein venöses Ulkus. Bei **Abb. 237** sind der Ulkusbildung rezidivierende punktuelle Hautblutungen mit nachfolgender Hämosiderinumwandlung sowie Fibrosierung des Koriums vorausgegangen. In der mäßig straffen atrophischen und sekundär melanotischen Haut der Unterschenkel war aus kleinen Defekten im Zentrum der Veränderungen ein **siderosklerotisches Ulkus** entstanden, welches inzwischen **in Abheilung** begriffen ist.

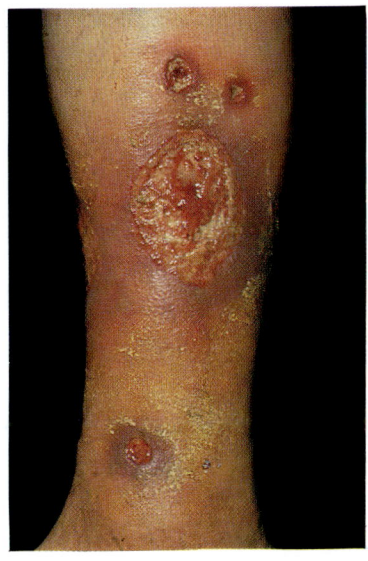

235

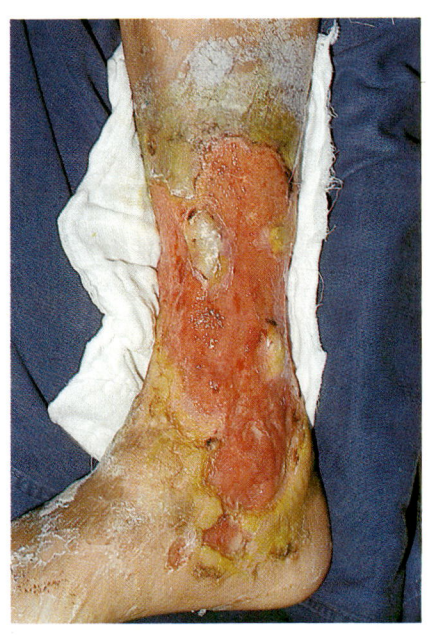

236

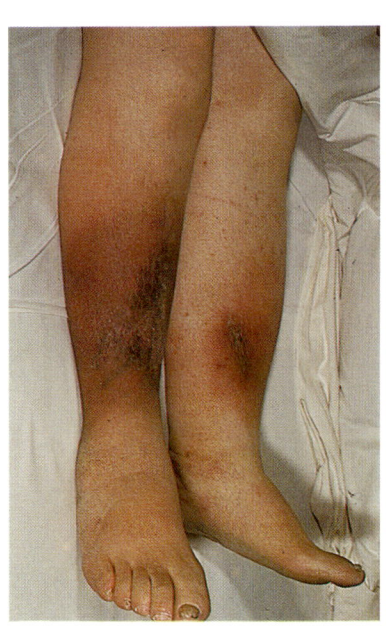

237

Durchblutungsstörungen

Die folgenden Bilder bringen Beispiele zur **Differentialdiagnose von Ulzerationen** an den Beinen.

Abb. 238 zeigt ein typisches **malleoläres Unterschenkelgeschwür** bei einem afrikanischen Patienten mit **Beta-Thalassaemia major.** Wir haben bereits auf S. 16 auf dieses im Rahmen der sog. »hämolytischen Konstitution« (GÄNSSLEN) auftretende Symptom hingewiesen. Auch die rezidivierenden Ulzera bei Sichelzellanämie (**Abb. 25**, S. 19) passen in diesen Rahmen, wobei hier die Sichelzellbildung und die konsekutive zirkulatorische Stagnation in kleinsten Blutgefäßen ursächlich verantwortlich zu machen sind. Vielen tropischen Geschwüren liegt eine Sichelzellanämie zugrunde.

Gewöhnlich spricht man von einem **Ulcus tropicum** (**Abb. 239**), wenn ein ätiologischer Zusammenhang mit Spirochäten (Borrelia vincenti) und Fusobakterien nachgewiesen werden kann. Solche Geschwüre sind in den Tropen weit verbreitet und finden sich vor allem bei Personen, die im Freien arbeiten und Insektenstichen oder Verletzungen ausgesetzt sind. Tropische Ulzera neigen dazu, in tiefere Schichten der Haut vorzudringen und manchmal auf Faszien und Sehnen, Periost und Knochen überzugreifen. Der Geschwürsgrund ist von eitrigem Granulationsgewebe bedeckt. Die Geschwürsränder sind verdickt. Proteinmangel, Avitaminose und Begleiterkrankungen, wie Malaria und Wurmerkrankungen, stellen begünstigende Faktoren für die Entstehung dieser chronischen Ulzera dar. Das **Ulcus tropicum** kommt **vorwiegend im Bereich der Unterschenkel** vor (**Abb. 239**); bei Lokalisation im Mundhöhlenbereich spricht man von **Cancrum oris** oder **Noma**.

Auf **Abb. 240** sind feingeweblich gesicherte **syphilitische Gummata** mit glattrandigen, ovalären Begrenzungen dargestellt, und auf **Abb. 241** sind **agranulozytotische Ulzera** bei einem Hodgkin-Patienten mit Knochenmarksdepression unter zytostatischer Therapie dargestellt. Bei diesen Geschwüren, die im Rahmen der Neutropenie (Agranulozytose) entstanden sind, fällt die mangelhafte Durchsetzung mit Eiter auf.

Unterschenkelgeschwüre verschiedener
Ursache: Ulcus cruris bei Thalassaemia
major, Ulcus tropicum, Ulcera syphilitica,
Ulcera agranulocytotica

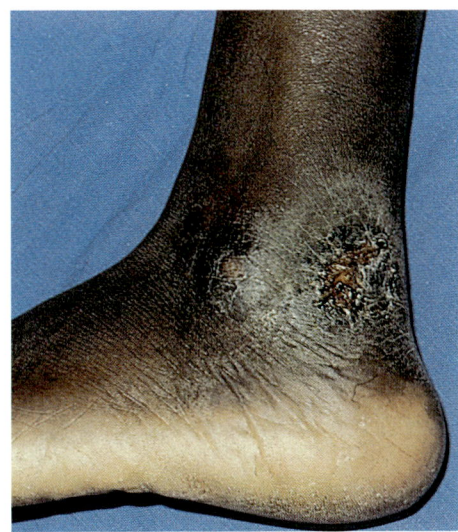

238

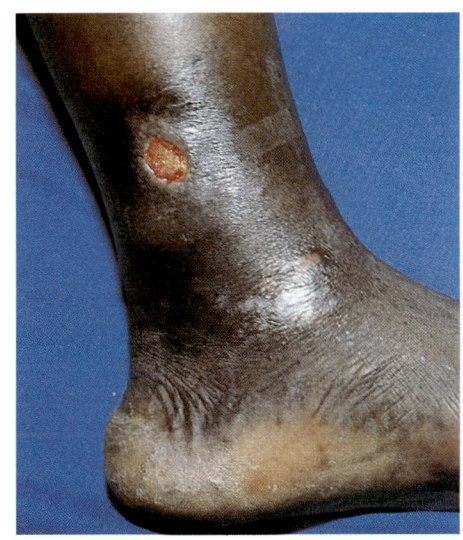

239

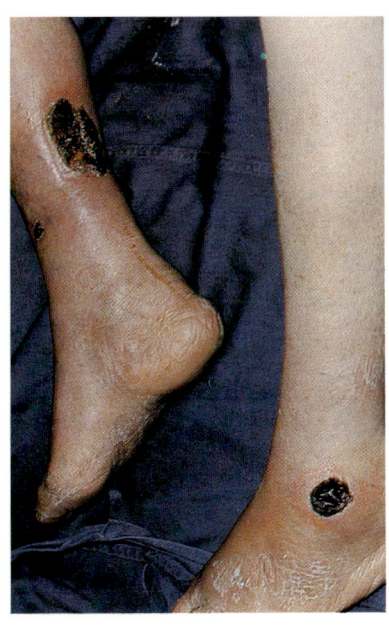

240

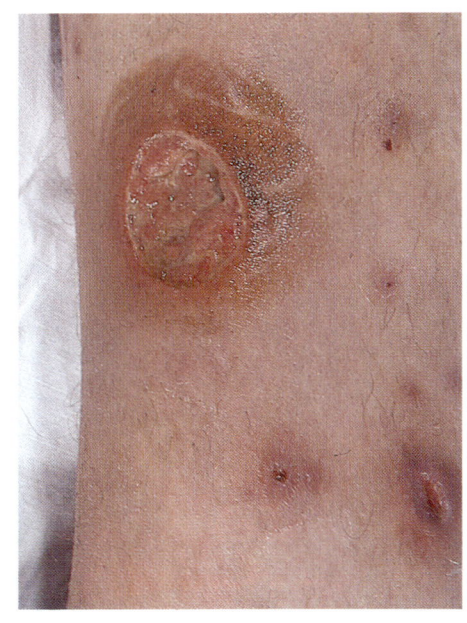

241

Sichtbare Kollateralkreisläufe, Einflußstauungen

Venöse Kollateralen treten als **sekundäre Varizen** äußerlich als zartes, blau durchschimmerndes Gefäßnetz oder auch als große, geschlängelt verlaufende, die Haut vorwölbende Blutadern in Erscheinung. Sie erfüllen die Funktion von **Ausweichkanälen** bei teilweiser oder vollständiger Verlegung der großen Körpervenen. Die sichtbaren Kollateralen haben insofern diagnostische Bedeutung, als ihre unterschiedlichen »Muster« Schlüsse auf die Lokalisation der Venenblockierung zulassen.

Sie sind im Bereich der unteren Extremitäten von primären Varizen oder ihren potentiellen Anfangsstadien, den **Besenreiservarizen (Abb. 243,** S. 145) zu unterscheiden, die sich an den Ober- und Unterschenkeln von Schwangeren und **älteren,** oft übergewichtigen **Personen** finden. Diese dunkelblauroten kleinen Varizenstränge mit unregelmäßig geschlängeltem Verlauf nehmen bei Hochlagerung, im Gegensatz zu vollausgeprägten Varizen, an Umfang geringfügig ab.

Die **Abb. 242** zeigt eine stark vereinfachte **schematische Darstellung** des tiefen (schwarz) und des oberflächlichen **Körpervenensystems** (blau). Dabei wurden das Pfortadersystem und der Plexus venosus vertebralis nicht berücksichtigt. Letzterer verbindet beide Vv. brachiocephalicae mit der oberen Hohlvene und stellt eine nicht unwesentliche Kollateralverbindung dar. Das **Pfortadersystem** wird gesondert in **Abb. 249,** S. 149 dargestellt.

In den Abbildungen sind mehrere Möglichkeiten einer Venensperre eingezeichnet. Anhand dieser Einteilung, die eine Vielzahl anderer Möglichkeiten unberücksichtigt läßt, sollen schematisch die sich daraus ergebenden Abflußverhältnisse demonstriert werden.

Abb. 243 Schematische Darstellung des tiefen (schwarz) und des oberflächlichen (blau) Körpervenensystems ohne Berücksichtigung des Pfortadersystems (s. **Abb. 249**) und des Plexus venosus vertebralis. Die jeweils an verschiedenen Stellen dieser Abbildungen durch Doppelstrich eingetragenen möglichen Venenverschlüsse (I–VI) führen zu Erscheinungsbildern, wie sie auf den folgenden Abbildungen gezeigt werden:
I: **Abb. 244**, III: **Abb. 245**; IV: **Abb. 246**; V: **Abb. 247**; VI: **Abb. 248**

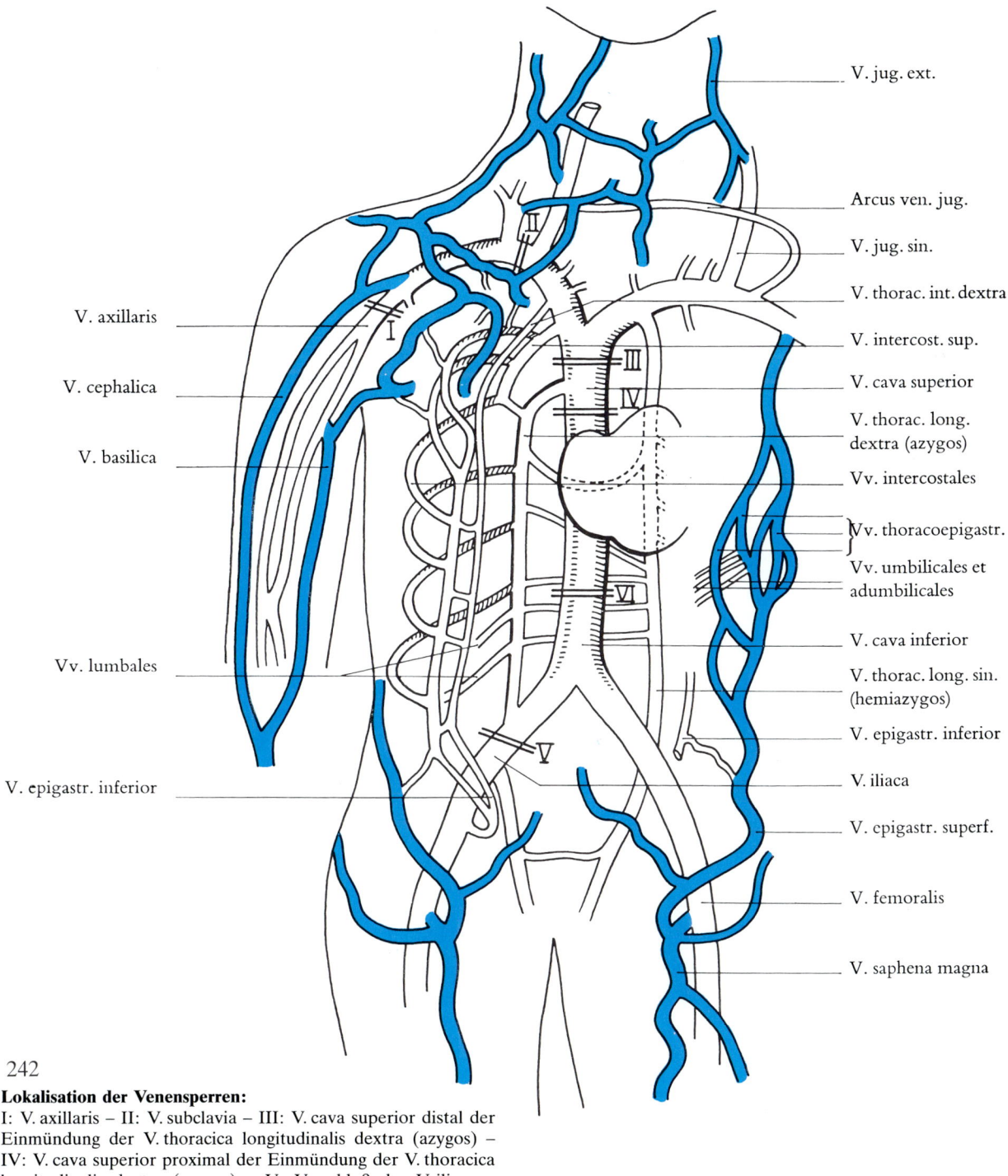

V. jug. ext.

Arcus ven. jug.

V. jug. sin.

V. thorac. int. dextra

V. intercost. sup.

V. cava superior

V. thorac. long. dextra (azygos)

Vv. intercostales

Vv. thoracoepigastr.

Vv. umbilicales et adumbilicales

V. cava inferior

V. thorac. long. sin. (hemiazygos)

V. epigastr. inferior

V. iliaca

V. epigastr. superf.

V. femoralis

V. saphena magna

V. axillaris

V. cephalica

V. basilica

Vv. lumbales

V. epigastr. inferior

242

Lokalisation der Venensperren:
I: V. axillaris – II: V. subclavia – III: V. cava superior distal der
Einmündung der V. thoracica longitudinalis dextra (azygos) –
IV: V. cava superior proximal der Einmündung der V. thoracica
longitudinalis dextra (azygos) – V: Verschluß der V. iliaca –
VI: Verschluß der unteren Hohlvene.

Sichtbare Kollateralkreisläufe, Einflußstauungen

I. Verschluß der V. axillaris

Abfluß über die V. cephalica, falls diese proximal des Verschlusses einmündet. Abfluß über die Begleitvenen des Truncus thyreocervicalis und derjenigen Gefäße, die in die V. subclavia einmünden. Das »Kollateralbild« besteht in Venektasien am Oberarm, an der Schulter, an der vorderen Brustwand sowie der Halsgefäße der betreffenden Seite (**Abb. 244**).

II. Verschluß der V. subclavia

Abfluß über die Halsvenen, welche mit den unter I beschriebenen Arm- und Schultervenen in Verbindung stehen. Abfluß über die oberen Interkostalvenen zur V. thoracica longitudinalis dextra (azygos), V. thoracica interna und V. cava superior. Die Venektasien sind einseitig, es sei denn, daß es je nach Ausdehnung und den bestehenden Druck-verhältnissen zu einer geringen Stauung auch im Bereich der Halsvenen der anderen Seite kommt.

III. Verschluß der V. cava superior distal der Einmündung der V. thoracica longitudinalis dextra (azygos)

Bei dieser Form der Venensperre ist das äußere Bild ähnlich dem bei Verschluß der V. subclavia, nur treten die Venektasien beidseitig auf (**Abb. 245, Mediastinaltumor** bzw. **M. Hodgkin**). Der Abfluß in die V. thoracica longitudinalis dextra ist noch möglich. Ein Teil des Blutes wird über die V. thoracica longitudinalis sowie über die V. thoracica interna zur V. cava inferior abfließen. Die Größe dieses Blutvolumens wird sich nach der Ausdehnung und den Druckverhältnissen richten. Venektasien im Bereich der Vv. thoracoepigastricae werden hier nur in seltenen Fällen auftreten.

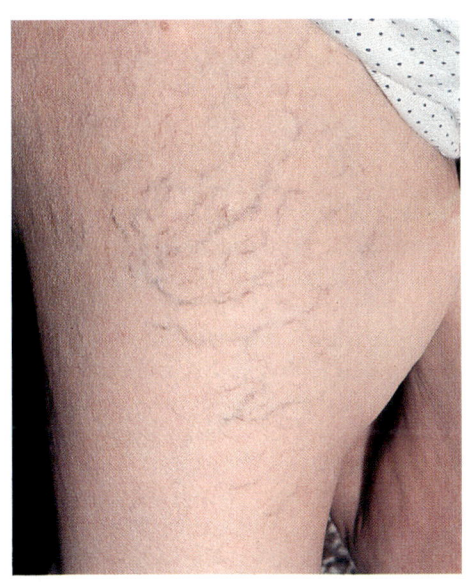

243

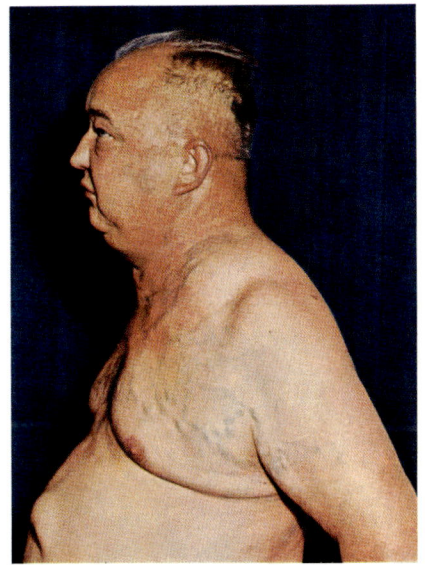

244

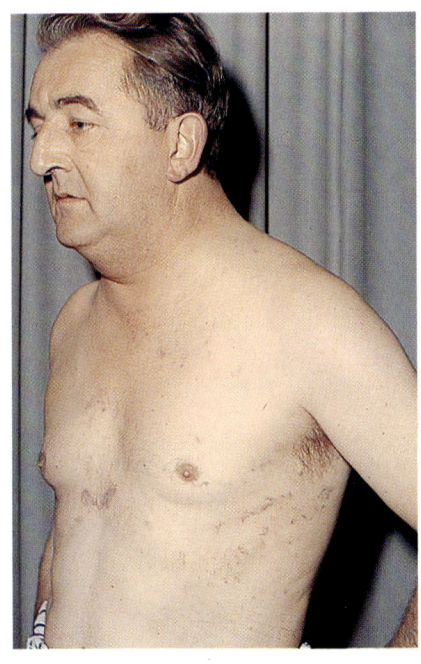

245

Sichtbare
Kollateralkreisläufe,
Einflußstauungen

IV. Verschluß der V. cava superior proximal der Einmündung der V. thoracica longitudinalis dextra

Der gesamte venöse Abfluß kann nur noch über die untere Hohlvene erfolgen, und zwar über die Vv. thoracoepigastricae und Vv. intercostales zu den Vv. thoracicae longitudinales, Vv. thoracicae internae und Vv. lumbales.

Man sieht dabei Venektasien wie bei II und III. Ferner sind wie bei einigen Fällen von portaler Hypertension auch die epigastrischen und andere Venen der vorderen und seitlichen Bauchwand erweitert. Abzugrenzen ist diese Form der Venensperre von jenen Fällen, bei denen ein Verschluß der V. cava inferior durch die gleichzeitig bestehende obere Einflußstauung vorliegt (**Abb. 246**).

V. Verschluß der V. iliaca

Abfluß über die tiefen Beckenvenen zur Gegenseite. Abfluß über die oberflächlichen Venen an Oberschenkel und vorderer Bauchwand (Vv. circumflexae ilium und Vv. epigastricae superficiales) und über deren Verbindung zu den tiefen Venen (Vv. epigastricae inferiores, Vv. lumbales).

Das dazugehörige »Kollateralmuster« besteht aus Venektasien am Oberschenkel, in der Leistengegend sowie an der vorderen und seitlichen Bauchwand. Die Venektasien treten einseitig auf (**Abb. 247, Osteosarkom** des Oberschenkels bei einem Kind).

VI. Verschluß der unteren Hohlvene

Je nach Höhe und Ausdehnung des Verschlusses erfolgt der Abfluß unterschiedlich. Je höher der Verschluß reicht, um so mehr Blut muß über die oberflächlichen Venen der Bauchwand (Vv. epigastricae, Vv. thoracoepigastricae, Vv. intercostales) zur oberen Hohlvene abfließen.

Die Venektasien sind im Gegensatz zu V bilateral und betreffen meist nicht nur die vordere und seitliche Thoraxwand (**Abb. 248**).

Verschluß der V. cava superior,
Einengung der V. iliaca,
Verschluß der V. cava inferior

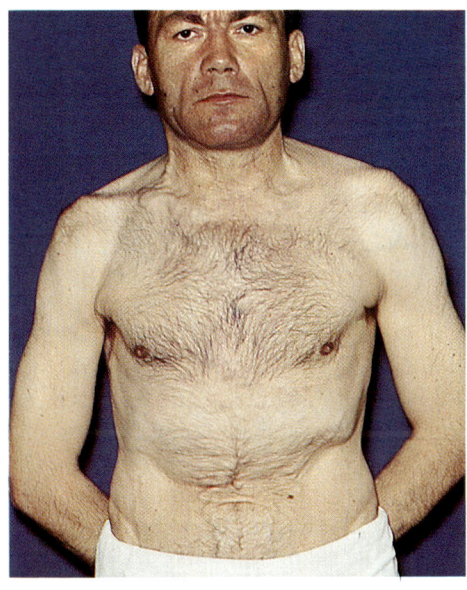

246

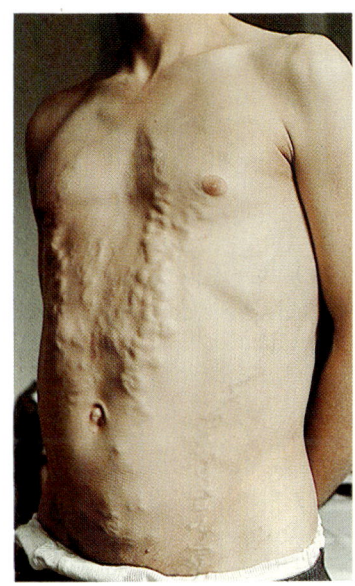

248

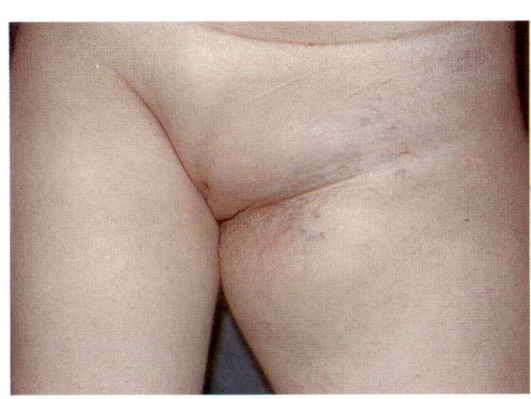

247

Sichtbare Kollateralkreisläufe, Einflußstauungen

VII. Portale Hypertension

In der **Abb. 249** sind die portokavalen Abfluß-möglichkeiten bei portaler Hypertension schematisch dargestellt. In diesem Zusammenhang seien nur jene Fälle herausgegriffen, bei denen es zu äußerlich sichtbaren Kollateralen durch Erweiterung der epigastrischen Venen infolge Abflusses über die Umbilikal- und Paraumbilikalvenen kommt. Diese Nabelvenen führen in bestimmten Fällen das Blut zur V. epigastrica inferior und superficialis. Der weitere Abfluß erfolgt über die V. iliaca externa zur V. cava inferior und über die V. iliaca interna und V. azygos zur V. brachiocephalica bzw. zur oberen Hohlvene. Die beidseitigen Kollateralen um den Nabel werden als **Caput medusae** (**Abb. 253**, S. 153) bezeichnet. Diese Abfluß-möglichkeiten bestehen jedoch nur bei einem Teil der Fälle mit portaler Hypertension, und zwar:

a) bei der Cruveilhier-Baumgartenschen Erkrankung: Dabei handelt es sich um eine persistierende V. umbilicalis bei Hypoplasie oder Thrombose der intrahepatischen Pfortaderäste, meist im Bereich des linken Leberlappens.

b) bei dem Cruveilhier-Baumgartenschen Syndrom: Bei einem gewissen Prozentsatz von Leberzirrhosen jeglicher Genese kommt es zur Ausbildung von Kollateralbahnen über die Vv. adumbilicales (Sappeysche Venen) (**Abb. 252**, S. 153).

In beiden Fällen bilden sich Venektasien um den Nabel herum, ferner im Bereich der epigastrischen und oberflächlichen thorakalen Venen.

Die Symptomatik der Kompression und Verschlüsse tiefer Venen, insbesondere die sichtbaren Kollateralkreisläufe, lassen Schlüsse auf die Ausdehnung und Lokalisation dieser Venensperren zu. Über die Ursachen läßt sich jedoch in vielen Fällen nichts Sicheres aussagen. Dennoch bietet der venöse Kollateralkreislauf im Zusammenhang mit Anamnese und weiteren Symptomen oft sehr aufschlußreiche diagnostische Hinweise.

Im folgenden sei kurz auf Ursachen und Symptomatik der Venenverschlüsse eingegangen, ohne daß ein solches Schema der Vielzahl pathophysiologischer Möglichkeiten ganz gerecht werden kann.

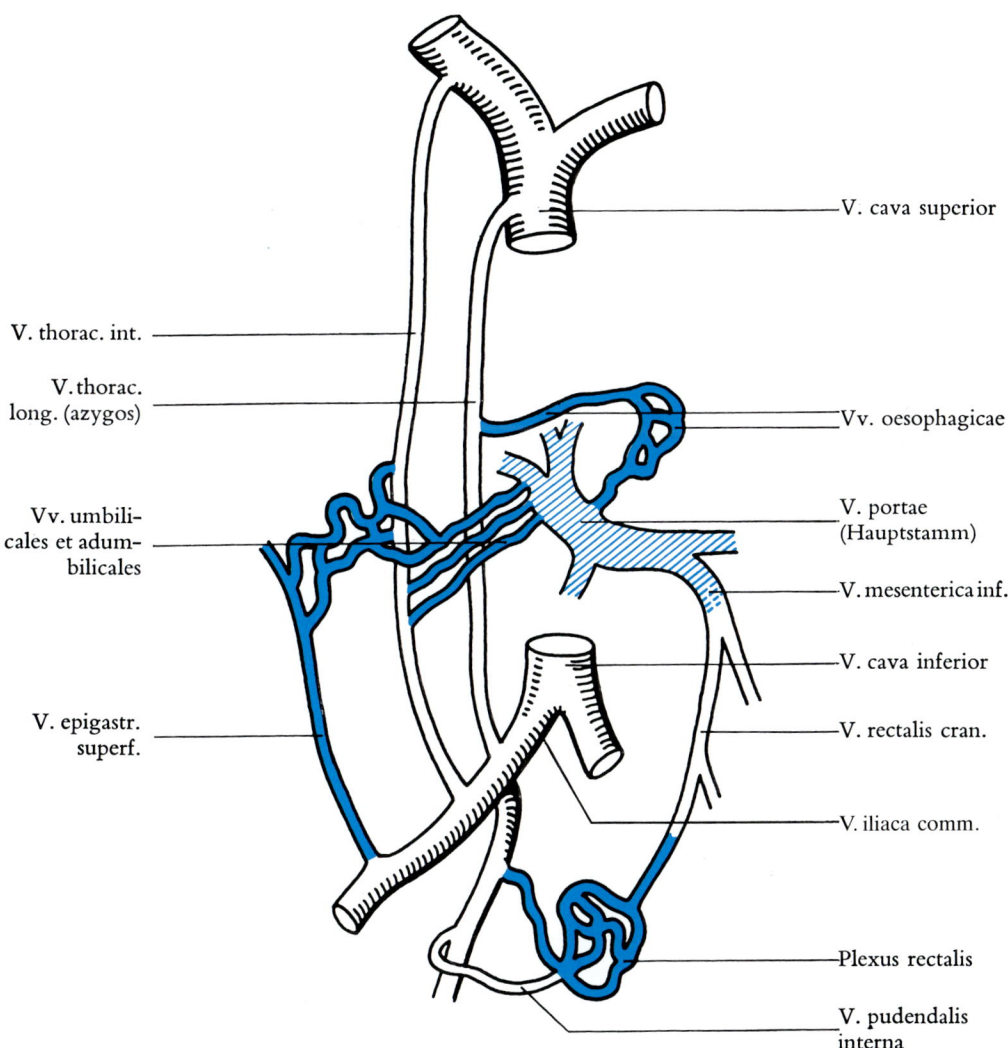

V. thorac. int.

V. thorac.
long. (azygos)

Vv. umbili-
cales et adum-
bilicales

V. epigastr.
superf.

V. cava superior

Vv. oesophagicae

V. portae
(Hauptstamm)

V. mesenterica inf.

V. cava inferior

V. rectalis cran.

V. iliaca comm.

Plexus rectalis

V. pudendalis
interna

Abb. 249 Schematische Darstellung des Pfortadersystems (vgl.
Text S. 148 u. 152).

Sichtbare Kollateralkreisläufe, Einflußstauungen

1. Verschluß der V. axillaris und der V. subclavia

Neben den **chronischen Thrombophlebitiden** verschiedener Genese sei auf die **akute Thrombose** hingewiesen, die insbesondere bei Jugendlichen nach ungewohnten körperlichen Arbeiten auftritt. Die Erkrankung ist verbunden mit Schwellungen an Hand und Arm und den auf S. 144 beschriebenen Venektasien, deren Ausdehnung und Lokalisation von derjenigen der Thrombose abhängig ist. Die Patienten klagen über leichte Schmerzen, Spannungsgefühl und Bewegungseinschränkung.

Es sei ferner auf das seltene Krankheitsbild der **fulminanten tiefen Venenthrombose** (Phlegmasia coerulea dolens) hingewiesen, die akut auftritt, mit heftigsten Schmerzen, starken Schwellungen, Ödem mit Kompression der arteriellen Strombahn einhergeht und bis zur Gangrän führen kann.

Ein weiteres seltenes Bild der Thrombose der V. axillaris bietet das **Paget-v. Schroetter-Syndrom**, bei dem gleichzeitig neurovaskuläre Erscheinungen auftreten.

Erwähnt seien ferner Veneneinengungen durch **Narbenstrikturen** (z. B. **Abb. 250** nach **Mammaamputation**; beachte: Schwellung der rechten oberen Extremität und Teleangiektasien als Bestrahlungsfolge) und Kompression durch metastatische Lymphknoten oder Tumoren.

Für alle Fälle von Venensperren, bei denen es zur Ausbildung sichtbarer Kollateralkreisläufe kommt, ist die Beurteilung des Ödems und der Schwellung wichtig, weil durch sie die Erkennung der gestauten Venen erschwert oder gar nicht möglich ist. Das gilt vor allem für die Venenverschlüsse im Bereich der Extremitäten.

2. Das Syndrom der V. cava superior

Es umfaßt alle jene Veränderungen, welche zu einer Einengung oder zum Verschluß des Gefäßes führen. Dabei ist es für die Beurteilung der Kollateralbildung von entscheidender Bedeutung, ob der Verschluß distal oder proximal der Einmündung der V. thoracica longitudinalis dextra (V. azygos) liegt (s. S. 144 f.). Im Gegensatz zu den Verschlüssen der V. axillaris und V. subclavia ist bei Venensperre im oberen Hohlvenenbereich der Kollateralkreislauf bilateral ausgebildet.

Als Ursache für die Einengung der **oberen Hohlvene** steht an erster Stelle die Kompression durch eine **retrosternale Struma (Abb. 251**; s. a. **Abb. 675**, S. 371) sowie durch **Tumoren**, bei denen statistisch die malignen Tumoren bei weitem überwiegen. Erwähnenswert ist ferner die Kompression durch Aortenaneurysmen.

Die Symptomatik bei einer Venensperre im Bereich der oberen Hohlvene richtet sich einmal nach der Ausdehnung derselben, zum anderen nach der Primärkrankheit. Es kommt zu einem Ödem des Gesichts und des Halses und der oberen Thoraxpartien, zu einer lividen Verfärbung der Haut und zu den oben beschriebenen Venektasien. Die Patienten klagen über Atemnot, Husten, Heiserkeit, evtl. Schwindelgefühle und Bewußtseinsstörungen. Seh- und Hörstörungen sowie Schleimhautblutungen werden ebenfalls beobachtet.

Einengung der V. axillaris (Narbenstriktur
nach Mammaamputation und
-bestrahlung), Einengung der V. cava
superior (retrosternale Struma)

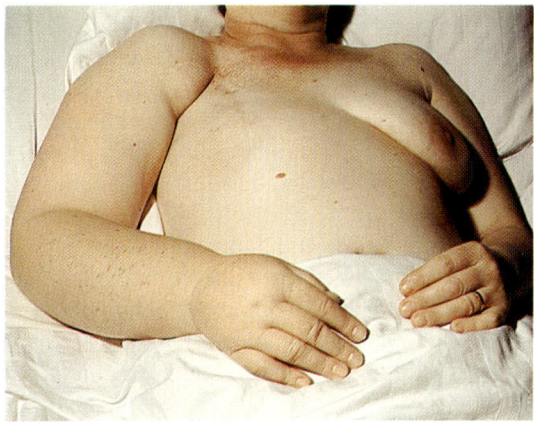

250

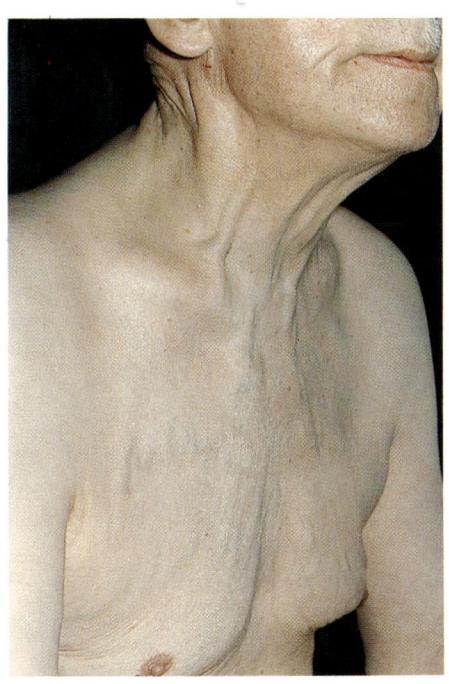

251

Sichtbare
Kollateralkreisläufe,
Einflußstauungen

3. Venensperre im Bereich der V. iliaca

Die Ursache ist in den meisten Fällen eine Thrombose bzw. Thrombophlebitis, vielfach aufsteigend von der V. femoralis. Die Thrombophlebitiden treten im Zusammenhang mit schweren Verletzungen auf, sie sind aber auch eine häufige Begleiterscheinung leichter Weichteilverletzungen und Kontusionen und lang dauernder Krankenlager. Neben den beschriebenen einseitigen Venektasien stehen im Vordergrund die Schwellung und das Ödem. Beide können so ausgedehnt sein, daß die venösen Kollateralen nicht mehr sichtbar sind. Eine weitere Ursache sind Kompressionserscheinungen durch Tumoren und verdrängende Prozesse im kleinen Becken. Als Folge der venösen Stauung treten häufig Ulzera an den bekannten Prädilektionsstellen auf.

4. Verschluß im Bereich der V. cava inferior

Die Ursachen sind die gleichen wie diejenigen, die zum Verschluß der V. iliaca führen. Die Symptomatik unterscheidet sich grundsätzlich dadurch, daß sie bilateral auftritt. Besonders die thrombotischen Verschlüsse bergen immer die Gefahr in sich, bei weiterem Fortschreiten auch den Abfluß aus den Nieren und aus der Leber zu gefährden. Eine solche Komplikation zeichnet sich also durch entsprechende Nierensymptome ab und durch Erscheinungen eines portalen Hochdruckes (**Abb. 248**, S. 147).

5. Obere und untere »Einflußstauung«

Eine besondere Stellung nimmt das Symptombild der Pericarditis constrictiva und der Rechtsdekompensation ein. Die Einflußstauung beruht bei letzterer nicht auf einer Venenverlegung, sondern auf der Unfähigkeit des rechten Ventrikels, mit dem venösen Blutangebot fertig zu werden.

6. Die portale Hypertension

Zur Ausbildung eines Kollateralkreislaufes über die sichtbaren Venen des Bauches und des Thorax kommt es immer nur dann, wenn die Vv. umbilicales durchgängig bleiben oder die Vv. adumbilicales druckpassiv erweitert werden (**Abb. 252** u. **253**). Ein prähepatischer Block (Pfortaderthrombose im Hauptstamm sowie Milzvenenthrombose) führt nicht zu einem Kollateralkreislauf über die Nabelvenen. Die Symptomatik entspricht der bei Leberzirrhose mit portaler Hypertension. Liegt eine **Cruveilhier-Baumgartensche Erkrankung** vor, imponiert oft der auffallende Größenunterschied beider Leberlappen. Bei Kindern können in derartigen Fällen die Symptome der Zirrhose fehlen; dann nämlich, wenn es noch nicht zur Ausbildung einer sekundären Zirrhose gekommen ist. Über den stark erweiterten Kollateralen an der Bauchwand um den Nabel herum hört man ein charakteristisches Geräusch, das als »Nonnensausen« bezeichnet wird.

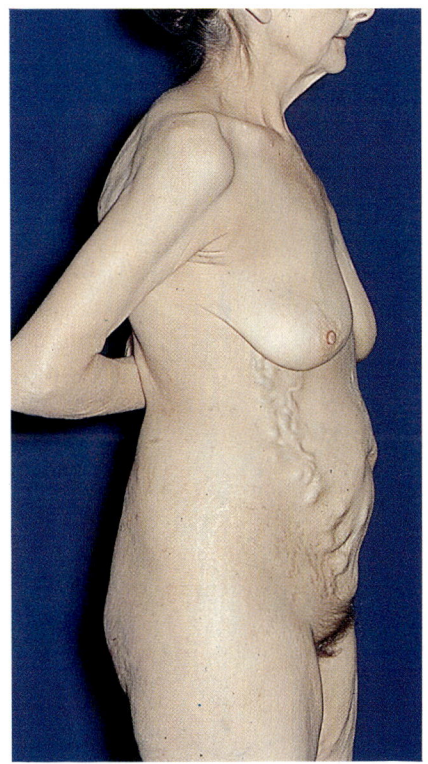

252

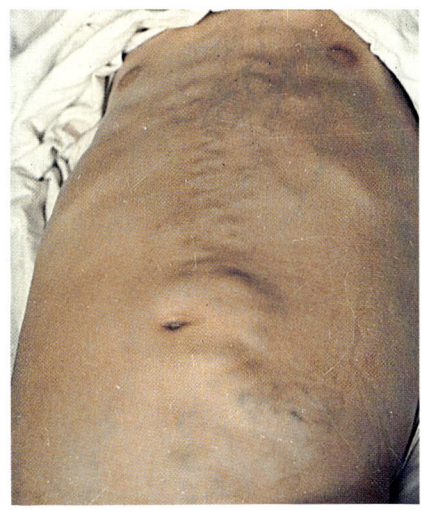

253

Sklerodermie

Abb. 254–257 zeigen Veränderungen bei **progressiver Sklerodermie,** einer diffusen Systemerkrankung des Gefäß- und Bindegewebsapparates, die – zusammen mit dem auf S. 66–68 beschriebenen Lupus erythematodes visceralis, der Dermatomyositis und der Periarteriitis nodosa – zum engeren Kreis der sog. Kollagenkrankheiten gerechnet wird und einen deletären Verlauf nimmt. Im Vordergrund der Symptomatologie dieser progressiven Systemsklerose stehen vasomotorische Störungen, die anfangs subjektiv als gesteigerte Kälteempfindlichkeit imponieren oder in Form einer Raynaud-Symptomatik (vgl. S. 128) mit symmetrischem schmerzhaften »Absterben« der Finger in Erscheinung treten.

Bei der **voll ausgeprägten Sklerodermie** sehen wir häufig die auf **Abb. 254** gezeigten **leichenblassen Fingerabschnitte,** die weniger durch Einmauerung der Gefäße, sondern vorwiegend durch den Druck der gespannten Haut entstehen. Die Haut sieht wachsartig aus und ist mit dem darunter liegenden Gewebe verbacken. Die Abgrenzung ist aufgrund des gesamten Hautstatus, wie er nachfolgend erörtert wird, möglich.

Die Hautdecke kann universell erkrankt sein. Sehr häufig beginnt der Prozeß an den Akren, die demgemäß oft die ausgeprägtesten Veränderungen aufweisen (s. S. 156). Im Gesicht entwickelt sich eine zunehmend **maskenhafte mimische Starre** mit Mikrostomie (**Abb. 258,** S. 157) und radialer Mundfältelung (**Abb. 255–257**). Die **Lippen** werden **schmal** (**Abb. 256**). Die Retraktion der gespannten Haut läßt die Nase schärfer hervortreten bei gleichzeitig fliehendem Kinn und führt damit zum »Vogelgesicht« der fortgeschrittenen progressiven Sklerodermie (**Abb. 255**). Die Nasolabialfalten sind straffgezogen und verleihen dem Gesicht einen dauernd lächelnden Ausdruck (**Abb. 257**). Insgesamt ist die Haut in allen Bezirken fest und straff. Hautfalten lassen sich nicht aufheben. Entwickelt sich die Sklerodermie, so treten in den sklerodermen Bezirken die Venen insofern hervor, als sie in eingezogenen Sulkus liegen wie in präformierten Schienen. Dieser Zustand besteht Monate und Jahre progredient, manchmal auch nur kürzere Zeit, bis dann dem Ödemstadium eine indurative Schwellung folgt und schließlich die Hautschrumpfung sowie Atrophie und vollständige Verfestigung mit dem Unterhautgewebe folgen.

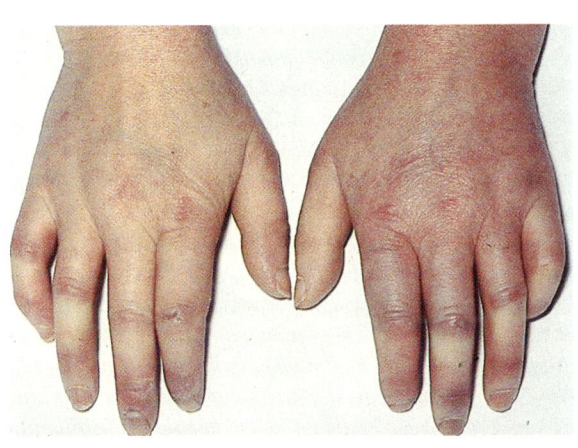

254

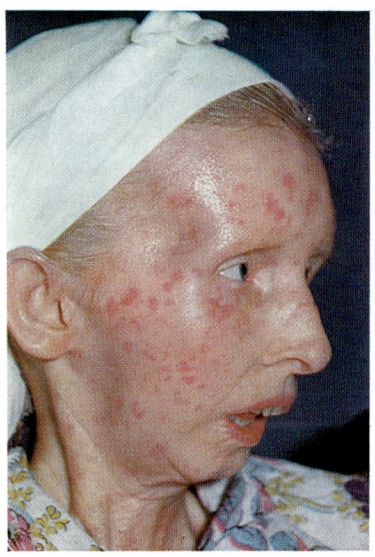

255

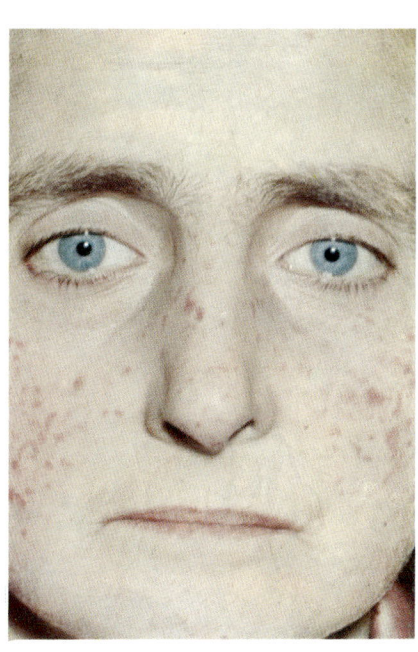

256

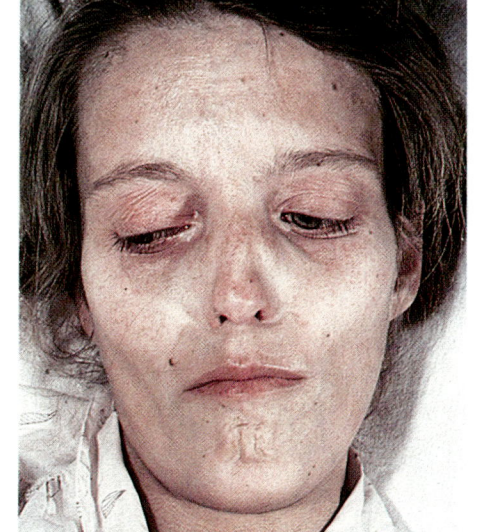

257

Sklerodermie

Über die universelle Erkrankung des Integumentes hinaus kann eine Beteiligung innerer Organe (am häufigsten des Intestinaltraktes, vornehmlich des Ösophagus und der Lunge) vorliegen. Die Beteiligung des Intestinaltraktes wird bereits bei der Inspektion der **Zunge** deutlich, die fast stets relativ deutlich miterkrankt ist. Sie ist **verkleinert** und **derb** (**Abb. 258**); das Zungenbändchen wird verkürzt (Skleroglosson). Gemeinsam mit der sich entwickelnden Mikrostomie kann diese schließlich zur Behinderung der Nahrungsaufnahme und des Sprechens führen.

An den **Händen** führen bei der **progressiven Sklerodermie** die im Anschluß an ein ödematöses Vorstadium sich entwickelnde **panzerartige Induration** und **straffe Atrophie der Haut** (**Abb. 259–261** u. **Abb. 254**, S. 155) zu einer Ummauerung und Verschmächtigung der distalen Extremitätenanteile, wobei an den Händen eine dermatogen fixierte Krallenhand entstehen kann (**Abb. 261**). Im Frühstadium gelangen dabei dem Raynaud-Anfall bzw. Leichenfinger ähnliche Erscheinungen zur Beobachtung (vgl. S. 128).

An den Fingerspitzen treten hartnäckige Ulzera auf (**Rattenbißveränderungen**), die Nägel verkümmern, die Endphalangen sind schließlich destruiert (**Abb. 260**) mit röntgenologisch nachweisbarer Knochenzerstörung (Akroosteolyse). Die Beweglichkeit der Extremitäten wird weitgehend eingeschränkt. Sekundär können sich im veränderten Bindegewebe **Kalkablagerungen** bilden, die auf den **Abb. 259–261** über den Mittelgelenken und auf **Abb. 261** außerdem im Daumenkuppenbereich zu erkennen sind und gelegentlich erhebliche Ausmaße erreichen, durchbrechen und sich nach außen entleeren. Die Kombination Sklerodermie-Kalkablagerung ist als **Thibièrge-Weißenbach-Syndrom** bekannt (vgl. auch das entsprechende **Röntgenbild, Abb. 262**).

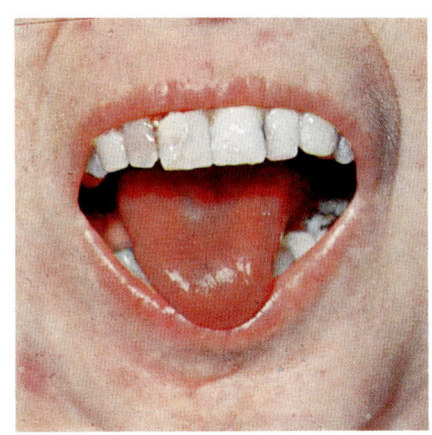

258

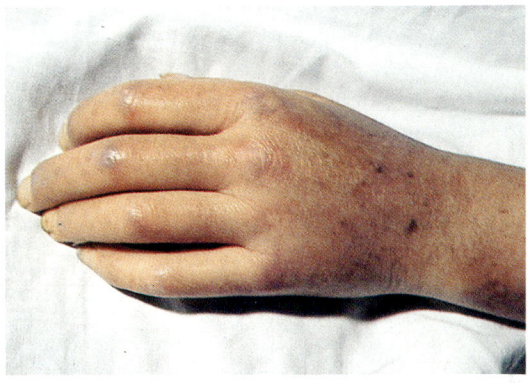

259

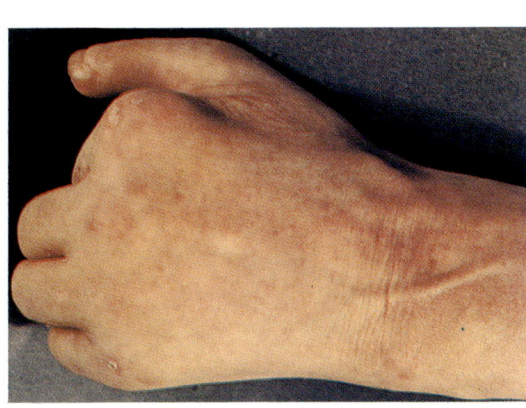

260

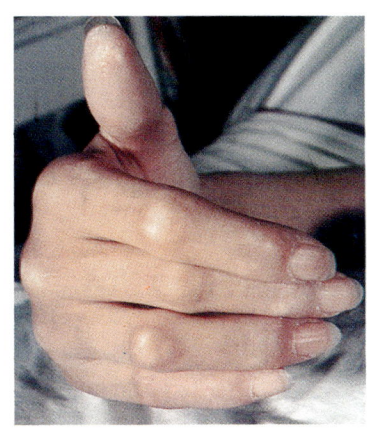

261

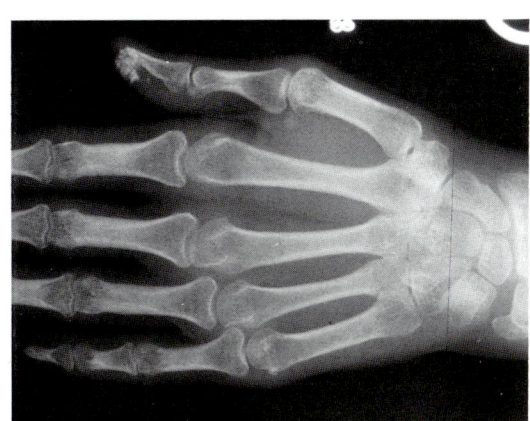

262

Sklerodermie

In jedem Stadium der **progressiven diffusen Sklerodermie** ergänzen **Gefäßreiser** bzw. **flachförmige Teleangiektasien** das Bild. Sie finden sich im Gesicht (**Abb. 255** u. **256**, S. 155), an der oberen Brusthälfte, an den Händen (**Abb. 263**) sowie meist zusammen mit Atrophie und **verschlungenen** (»guillochierten«) **Pigmentierungen** und Depigmentierungen im Bereich anderer Hautbezirke (**Abb. 264**). Bei progressiver Sklerodermie sowie beim Lupus erythematodes visceralis kommen solche ausgeprägten symptomatischen **Poikilodermien** recht selten vor; im Rahmen einer anderen systemischen Gefäß-Bindegewebs-Krankheit, nämlich der Dermatomyositis, sind ähnliche Zustände (Poikilodermia vascularis atrophicans) als Endzustand der bereits »ausgebrannten« Erkrankung häufiger (vgl. S. 72). Bei progressiver Sklerodermie sprechen wir von **Skleropoikilodermie Arndt-Jaffé** (**Abb. 264**).

Sclerodermia progressiva diffusa, Skleropoikilodermie

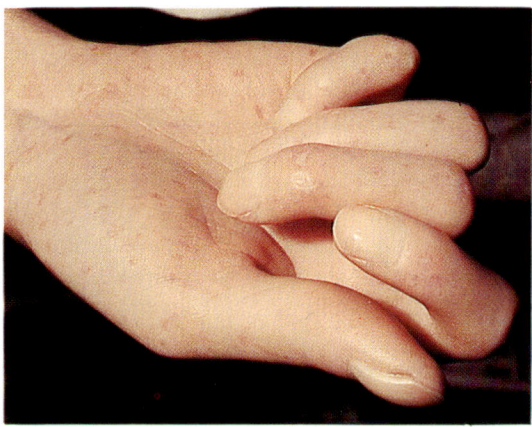

263

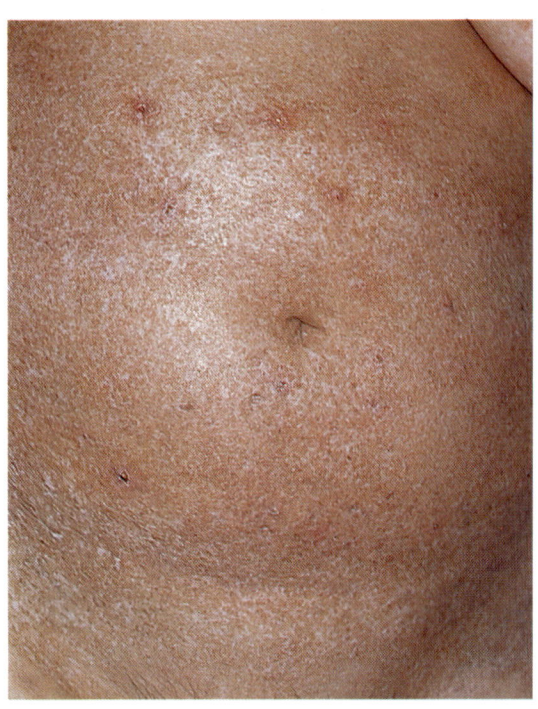

264

Sklerodermie

Übereinstimmend in der makroskopischen und mikroskopischen Beschaffenheit des dermatologischen Krankheitsherdes und daher traditionsgemäß mit dem gleichen deskripten Terminus Sklerodermie belegt, ist die **Sclerodermia circumscripta** (**Abb. 265–267**) jedoch nach Verlauf und Prognose abzugrenzen. Die Haut ist nur umschrieben erkrankt. **Abb. 265** zeigt einen besonderen als »**Sclérodermie en coup de sabre**« bekannten Typ dieser zirkumskripten Sklerodermie.

Da die **zirkumskripte Sklerodermie** an der Schleimhaut ebenfalls (selten!) vorkommen kann, kann hierbei auch die Zunge ausnahmsweise erkrankt sein. Doch ist dann im Gegensatz zur diffusen progressiven Sklerodermie nicht das ganze Organ verändert, sondern dem Wesen der Veränderung entsprechend, nur ein umschriebener Bereich, in welchem das Bindegewebe plattenartig oder pergamentartig verfestigt, die Oberfläche atrophisch ist (**Abb. 266**).

Die auf **Abb. 267** im Bereich der Brust dargestellten, auf der Unterlage nicht mehr verschieblichen, straffen und derben **Atrophieplatten mit Elfenbeinfarbe** haben sich bei der Patientin aus ödematösen Erythemherden entwickelt, wobei sich langsam durch periphere Vergrößerung Scheibenherde bildeten, die durch einen fliederfarbenen Hof (Lilac-Ring) charakterisiert waren (Morphaea). Die zentrale Skleratrophie führte unter Verlust des violetten Randsaumes und der Haare sowie Talgdrüsen und unter Pigmentverschiebungen der Herde zu den hier abgebildeten Veränderungen, die ziemlich **scharf begrenzt** sind und eine **spiegelnde Oberfläche** zeigen, wie sie für den **ausgelaufenen Prozeß** typisch sind.

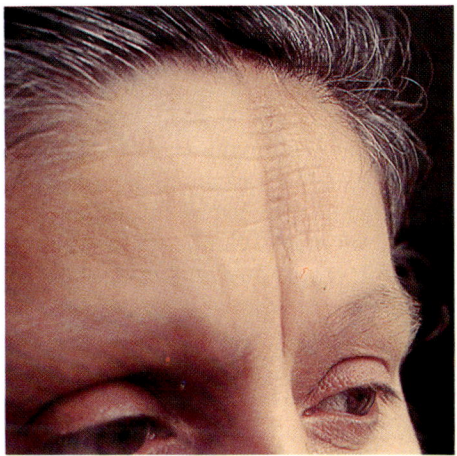

265

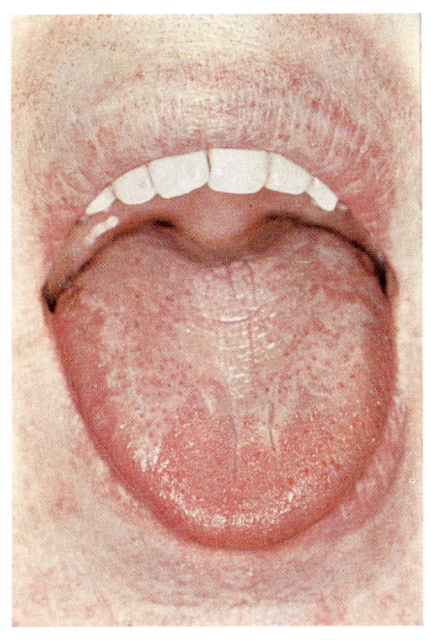

266

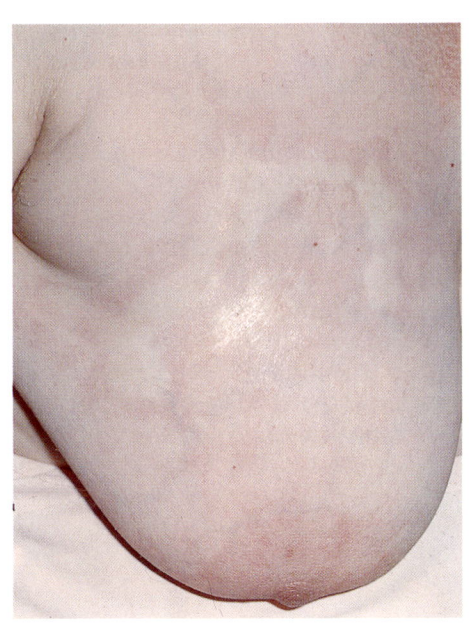

267

Knoten, Tumoren

Im folgenden Abschnitt werden Beispiele grob- und kleinknotiger, plattenartiger und knolliger Infiltration oder Induration vorgeführt, wie sie bei Hämoblastosen – M. Hodgkin, Non-Hodgkin-Lymphomen, myeloischen und monozytären Leukämien –, bei Granulomatosen, »spezifischen Entzündungen« wie Syphilis, Tuberkulose und Lepra sowie anderen Infektionskrankheiten (Onchocerciasis, Trypanosomiasis), Lymphogranuloma inguinale etc. vorkommen können.

Abb. 268 zeigt den anfangs regional begrenzten **Befall** der **Halslymphknoten** bei **M. Hodgkin** (Lymphogranulomatose Hodgkin) mit der bekannten Bevorzugung der linken Halsseite. Die derben und indolenten Lymphknoten sind untereinander und mit der Haut verbacken, ein Kriterium, das zusammen mit der Einseitigkeit **differentialdiagnostisch** gegenüber einer chronischen lymphatischen Leukämie (**Abb. 272**, S. 165) gewertet wird, die durch eine symmetrische Anordnung der Knoten charakterisiert ist. Ähnlich den Non-Hodgkin-Lymphomen befällt das Hodgkin-Lymphom vor allem Patienten der mittleren Altersklasse (20. bis 40. Lebensjahr), wobei eine gewisse Androtropie beobachtet wird. Abdominelle, mediastinale und andere innere Lymphknotengruppen können freilich ebenfalls der anfängliche Ort monotoper Lokalisation sein. Der Befall mediastinaler Lymphknoten führt bei intrathorakalem Venenverschluß zu sichtbaren Kollateralen, die z.B. als zartes, blau durchschimmerndes Gefäßnetz auf der Thorax-Haut imponieren (vgl. **Abb. 245**, S. 145). Die Generalisierung mit Befall der Milz und Leber wird u.a. laparoskopisch nachgewiesen.

Bei einem Drittel der Kranken mit M. Hodgkin werden unspezifische, seltener spezifische **Hautveränderungen** beobachtet. Die auf **Abb. 269** wiedergegebenen livid-roten, unscharf begrenzten, z.T. plattenartigen lymphogranulomatösen Infiltrate entstehen teils primär in der Haut, teils durch kontinuierliches Einwachsen aus darunterliegenden befallenen Lymphknoten und haben nur geringe Neigung zu geschwürigem Zerfall.

Die verbackene Lymphknotenschwellung im Inguinalbereich einer Patientin mit malignem **Non-Hodgkin-Lymphom (Abb. 270)** ist vom Aspekt und Tastbefund her nicht von der eines Hodgkin-Lymphoms abzugrenzen. Erst die Histologie wird über die Natur des Prozesses Aufschluß geben. In diesem Fall handelt es sich um ein **Immunoblastom**, früher als Retothelsarkom bezeichnet. Die Einteilung der Non-Hodgkin-Lymphome in (extramedulläre und medulläre) Lymphome relativ niedrigen und hohen Malignitätsgrades erfolgt in Deutschland nach der Kiel-Klassifikation. Das Immunoblastom gehört ebenso in die Reihe der hochgradig-malignen Lymphome wie das auf **Abb. 271** gezeigte **Burkitt-Lymphom**.

Dieses lymphoblastische Lymphom, das bevorzugt bei Kindern und Jugendlichen Zentralafrikas, Neuguineas und Südamerikas in überhitzten Regionen hoher Luftfeuchtigkeit beobachtet wird, wurde 1958 von BURKITT beschrieben. Dieser Tumor tritt besonders häufig im Kiefer, in der Orbita oder im Abdomen auf. Periphere Lymphknoten sind seltener befallen. Histologisch imponiert das »afrikanische« Burkitt-Lymphom wie das isomorphe, vereinzelt in den USA und Europa vorkommende **lymphoblastische Lymphom vom Burkitt-Typ** durch das charakteristische sog. Sternhimmelbild; zwischen den dicht an dicht liegenden lymphoblastischen B-Zellen finden sich als Aussparungen (Sterne) breitleibige, hellplasmatische Makrophagen (Sternhimmelzellen).

162

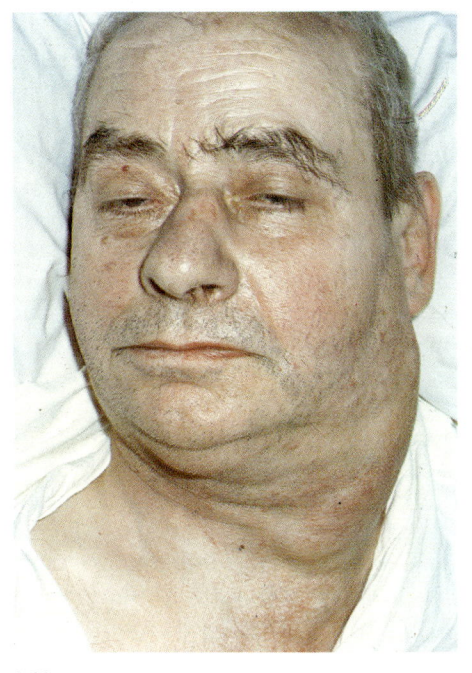

268

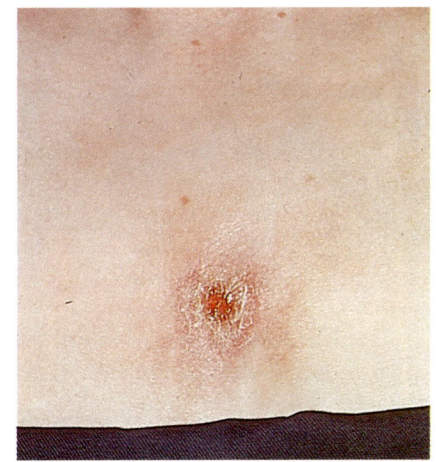

269

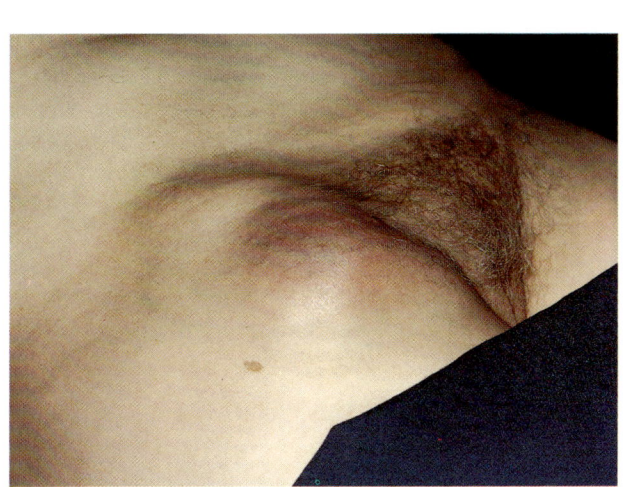

270

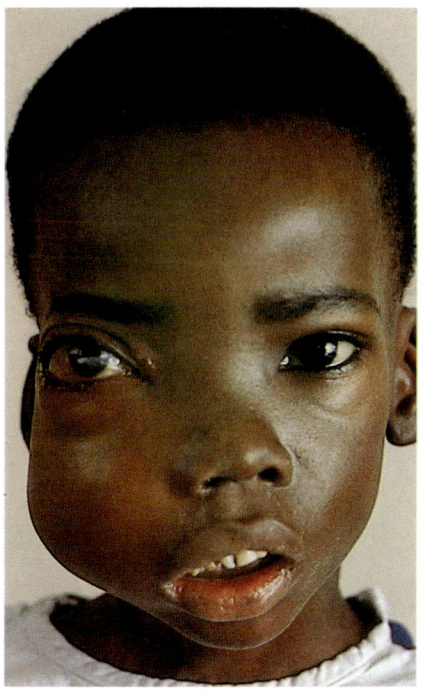

271

Knoten, Tumoren

Anders als beim M. Hodgkin tastet man die derben Lymphknotenschwellungen bei der **chronischen lymphatischen Leukämie** (CLL), einem Non-Hodgkin-Lymphom mit niedrigem Malignitätsgrad, in der Regel in symmetrischer Anordnung gleichzeitig in verschiedenen Lymphknoten-Etagen, so z. B. **im Halsbereich (Abb. 272)**, axillar sowie inguinal. Die **Knoten** sind untereinander **gut abgrenzbar** und **verschieblich** und imponieren durch ihre relativ große Anzahl. Häufigstes Erkrankungsalter der CLL ist das 50. bis 70. Lebensjahr, während die meisten anderen Non-Hodgkin-Lymphome – abgesehen von der akuten lymphatischen Leukämie (ALL), die vorzugsweise im Kleinkindesalter vorkommt – im mittleren Alter zur Diagnose gelangen.

Hautveränderungen werden bei Non-Hodgkin-Lymphomen, aber auch bei myeloischen und monozytären Leukosen nicht selten beobachtet. Die kutane Symptomatologie der Non-Hodgkin-Lymphome umfaßt unspezifische, makulöse, urtikarielle, papulöse und/oder spezifische Hautveränderungen. Die diagnostisch bedeutungsvolleren spezifischen (leukämischen) Hautinfiltrate treten bei der CLL vielfach seitengleich unter Bevorzugung der Körperakren und Gesichtshaut auf, können jedoch auch am Stamm in gewisser follikulärer und multipler Anordnung vorhanden sein. Diese Tumoren sind teigig-weich oder knorpelhart, platt bis wulstartig, rotlivide bis rotbraun und exulzerieren praktisch nie.

Abb. 273 zeigt ein bläulichrotes, plattenartig erhabenes und flach im Hautniveau gelegenes **Infiltrat im Bereich des Ohrläppchens** bei **B-CLL**, das **differentialdiagnostisch** gegen eine Sarkoidose (vgl. S. 180), einen Lupus vulgaris (vgl. S. 174), einen Lupus erythematodes integumentalis (vgl. S. 66) oder ein Lymphozytom (Lymphadenosis benigna cutis) abzugrenzen ist. Die **teils grobknotigen, teils kleinknotigen** und **flächenhaften blauroten Infiltrate** auf **Abb. 274** gehören ebenfalls zu einer **CLL**. Die Diagnose wurde hämatologisch und feingeweblich gesichert. Immunzytologisch entsprach das leukämische Zellsubstrat einem **T-Zell-Lymphom**. T- und B-Zell-Lymphome kommen zwar beide in der Haut vor; vom Aspekt der abgebildeten Veränderungen her würde man allerdings in erster Linie an ein T-Zell-Lymphom denken. Ähnliche Veränderungen finden sich allerdings auch bei akuten myeloischen Leukosen.

Die klinische **Differentialdiagnose** knotiger Läsionen umfaßt, besonders wenn ein braunroter oder dunkelbrauner bzw. bläulichschwarzer Farbton vorherrscht, neben den oben genannten Hautveränderungen auch Melanome mit Satellitenmetastasen und das **Sarcoma idiopathicum multiplex haemorrhagicum**, das sog. Kaposi-Sarkom. Das **Kaposi-Sarkom** wurde bis vor wenigen Jahren fast ausschließlich bei älteren Männern im 7. und 8. Lebensjahrzehnt und bei afrikanischen Kindern im östlichen Kongogebiet und in der Region von Lagos gesehen; heute wird es auch bei jüngeren männlichen Homosexuellen in Amerika und Europa im Zusammenhang mit dem »acquired immune deficiency syndrome« (**AIDS**) beobachtet. Ähnlich wie bei Kindern in Äquatorial-Afrika und im Gegensatz zum »klassischen« Kaposi-Sarkom älterer Männer besteht eine hohe Inzidenz für Verläufe mit Lymphknotenbefall. Die mit der Erkrankung verbundenen **Hautläsionen** treten eher **generalisiert** als lokal (wie zum Beispiel beim klassischen Kaposi-Sarkom auf die Unterschenkel begrenzt) und **seitengleich** auf. Sie sind **weich, nicht ulzerierend** und besitzen einen Durchmesser von mehreren Millimetern bis zu mehreren Zentimetern.

Neben einer reaktiven generalisierten Lymphadenopathie läßt sich histologisch eine spezifische Lymphknotenbeteiligung nachweisen.

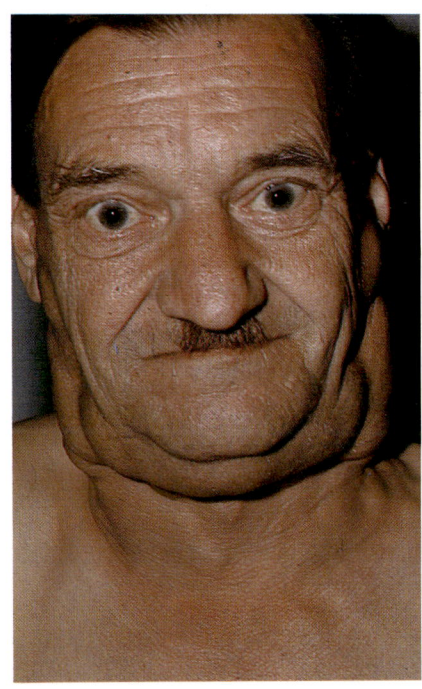

272

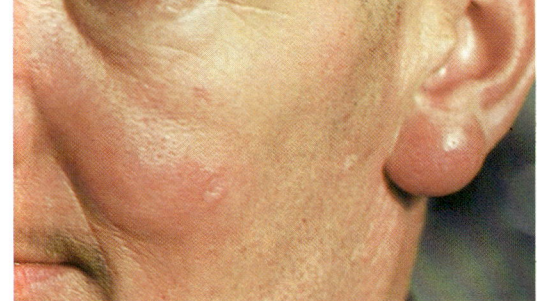

273

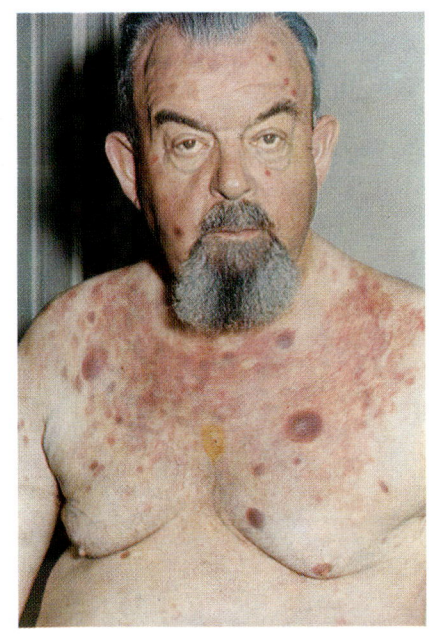

274

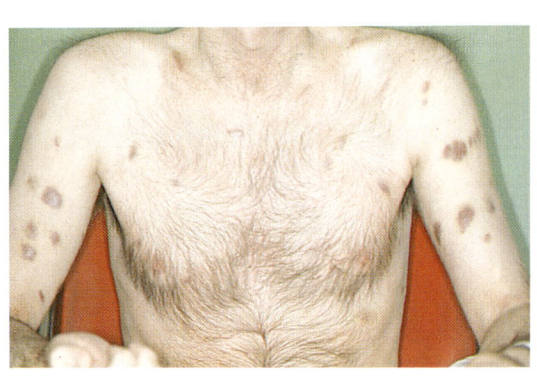

275

Knoten, Tumoren

Die auf **Abb. 276** besonders im **Stirnbereich** lokalisierten mehr bräunlich-roten Infiltrate sind Ausdruck der leukämischen Hautmanifestation bei **chronisch lymphatischer Leukämie** vom T-Zell-Typ. Unter dem Glasspatel führt die Anämisierung zu fleckförmigen gelbbraunen Eigentönen, ähnlich dem Lupus-vulgaris-Fleck und nicht zu stippchenförmigen Aspekten, wie sie für die Sarkoidose typisch sind (vgl. unten). Ebenso ist die bei dem Patienten auf **Abb. 277** wiedergegebene Gesichtsveränderung Ausdruck einer T-CLL. Insbesondere diese oft monströsen blau- bis braunroten Bildungen an der Nase, die häufig kettenartig aufgereihten oder wulstförmigen Infiltrate der Augenbrauen, gegebenenfalls kombiniert mit weiteren Infiltraten des Gesichts, welche zusammen das Bild der sog. **Facies leontina** bewirken, gelten als kennzeichnend für die chronische lymphatische Leukämie, ohne jedoch eigentlich spezifisch zu sein. Wir begegnen einer Facies leontina bei Lepra lepromatosa (vgl. **Abb. 296**, S. 179) sowie bei Mycosis fungoides und beim Sézary-Syndrom. Die Diagnosestellung wird naturgemäß unter Berücksichtigung des klinischen Gesamtbildes unter Einbeziehung des hämatologischen Befundes erfolgen.

Kutanen T-Zell-Lymphomen entsprechend stehen allerdings bei den beiden letztgenannten Syndromen die **Hautveränderungen** klinisch-diagnostisch **im Vordergrund.** Die Facies leontina beim **Sézary-Syndrom** gleicht nach klinischem wie hämatologischem Befund dem bei der chronischen lymphatischen Leukämie. Die Diagnose wird durch den Nachweis der sog. Sézary-Zellen im peripheren Blut gestellt. Das Sézary-Syndrom stellt die – nicht selten – leukämische Verlaufsform der Mycosis fungoides dar. Leitsymptome sind (bei einer deutlichen Gynäkotropie) **Juckreiz und Erythrodermie** sowie generalisierte hautnahe Lymphknotenvergrößerungen bei klein-, weniger auch großknotiger Durchsetzung der flächenhaften Erythembasen. **Abb. 278** zeigt den Befund der **Erythrodermie** aus follikulär gebundenen, kleinknotigen Infiltraten, die über den ganzen Körper verteilt sind. Neben dystrophischen Nagelveränderungen, Hyperkeratosen an Handtellern und Fußsohlen sowie Haarausfall besteht eine **trockene, schuppende und bräunlich-graurötliche Farbe der Haut.** Die Veränderungen waren aus einem stark juckenden ekzematösen (bei anderen Fällen psoriasiformen oder Arzneimittelexanthemen ähnelnden) Vorstadium hervorgegangen und hatten anfangs zur Vergrößerung der inguinalen Lymphknoten geführt.

Gewöhnlich verläuft die **Mycosis fungoides** nicht-erythrodermatisch in 3 klassischen Stadien mit einem prämykotischen (unspezifischen, ekzematoiden, erythematösen) Stadium, dem Plaque- oder infiltrativen Stadium und dem Tumorstadium. Auf **Abb. 279** ist das Tumorstadium dieser klassischen Alibert-Bazin-Form mit seinen mykosiden, teilweise charakteristisch gekerbten »tomatenartigen« und über Nacht sich entleerenden Geschwülsten wiedergegeben. Die 3 klinischen Stadien können gleichzeitig vorhanden sein oder chronologisch vertauscht auftreten.

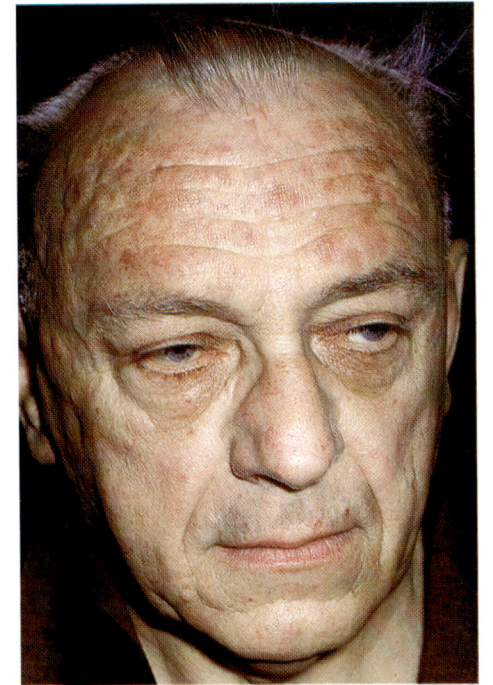

276

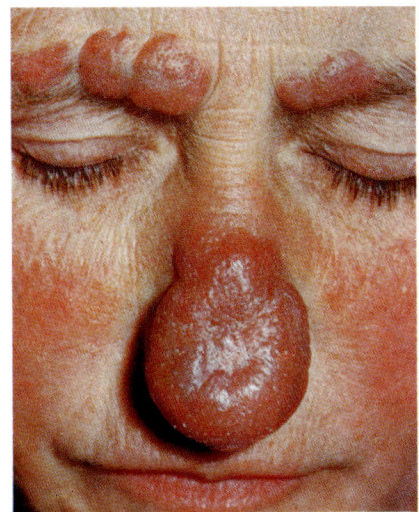

277

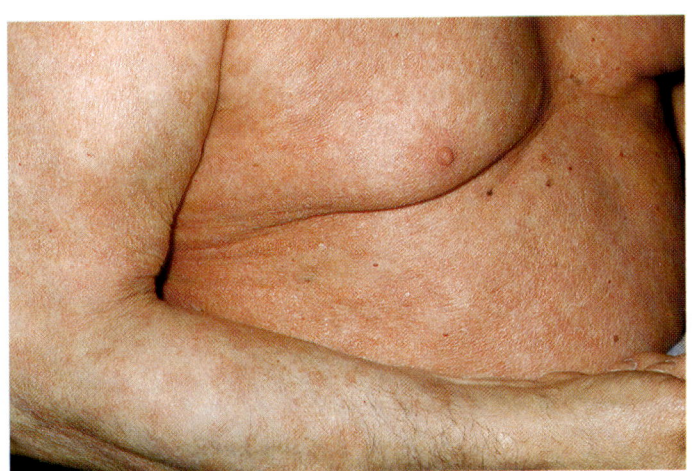

278

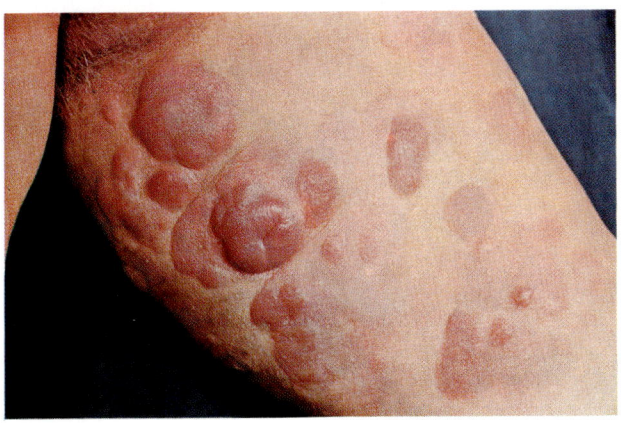

279

167

Knoten, Tumoren

Die bei malignen Lymphomen vom B-Zelltyp, insbesondere den paraproteinämischen Hämoblastosen gehäuft vorkommende **Amyloidose (Paramyloidose** oder **atypische systematisierte Haut-Muskel-Amyloidose)** ist durch **gelbe** bis **bräunliche Einlagerungen** in die Haut und Schleimhaut charakterisiert, welche besonders deutlich in der Perioralregion (**Abb. 280**), an den Handflächen und an der **Zunge** (**Abb. 281**) ausgeprägt und hier diagnostisch gut faßbar sind. Weitere Schleimhautbezirke können betroffen sein (Kehlkopfschleimhautbefall mit Heiserkeit; Jejunum-Schleimhautbeteiligung mit Obstipation und Nachweis der röntgenologischen Starre; ferner Vulvabeteiligung im abgebildeten Fall). Die **Abb. 280** läßt erkennen, daß die **Amyloid-Ablagerungen** schließlich weitgehend flächenhaft, ursprünglich aber – wie die Muzinablagerungen bei dem **differentialdiagnostisch** abzugrenzenden **Skleromyxödem** der **Abb. 282** – in Form dicht aneinandergereihter kleiner Knötchen erfolgt sind.

Diese sichtbar an der Haut und Schleimhaut sowie an der Muskulatur ausgeprägte und die Funktion der Muskulatur (im abgebildeten Fall besonders an den Extremitäten) gegebenenfalls deutlich beeinflussende Einlagerung läßt einen Zusammenhang mit chronisch eiternden Entzündungen vermissen. Statt dessen wird bei dieser Form der Amyloidose in auffallend hohem Prozentsatz die Kombination mit einem Plasmazytom (Multiples Myelom, M. Kahler) oder einem Immunozytom (M. Waldenström) beobachtet, wonach stets zu fahnden ist (Elektrophorese bzw. Immunelektrophorese, Sternalpunktion, röntgenologische Untersuchung des Schädels, der Wirbelsäule und des Beckens sowie Untersuchung auf Bence Jones-Proteine im Urin!). Gerade der Bence Jonessche Eiweißkörper spielt in der Pathogenese dieser **primär** auftretenden **Amyloidose** eine Rolle. Es konnte festgestellt werden, daß Amyloid vom primären Typ aus Bruchstücken, d. h. sogenannten variablen Teilen des Bence Jonesschen Eiweißkörpers besteht.

Im Gegensatz zur Paramyloidose läßt die **sekundäre Amyloidose** (nach chronischen Eiterungen usw.) trotz inneren Organbefalls das Integument frei. Nach histologischer bzw. polarisationsoptischer Einteilung (Rektumbiopsie!) entspricht die primäre Amyloidose der perikollagenen, die sekundäre Amyloidose der periretikulären Amyloidablagerung.

Das auf **Abb. 282** abgebildete und durch **Dickenzunahme** und **Faltenbildung der Haut** gekennzeichnete **Skleromyxödem** war im späteren Stadium eines Lichen myxoedematosus durch dichtes Zusammentreten der anfangs isoliert stehenden und angedeutet schnurförmig gruppierten, mattglänzenden, blassen, hautfarbenen halbkugeligen Papeln entstanden. Neben der massiven Einlagerung von sauren Mukopolysachariden (Muzin) in den oberen Koriumlagen bestand auch eine Muzinablagerung im Ösophagus. Da beim Lichen myxoedematosus bzw. Skleromyxödem ein obligatorisches Paraprotein vom Typ IgG-L (selten IgG-K oder IgM) gefunden wird, zählen wir diese Syndrome mit der primären Amyloidose zu den monoklonalen Gammopathien. Die **Abb. 282** verdanken wir Dr. A. I. Pick, Israel.

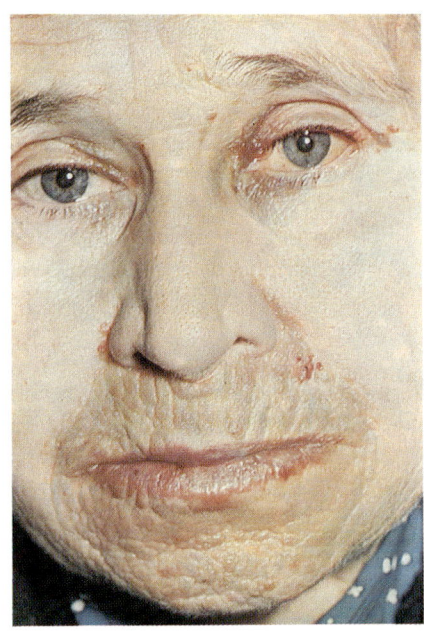

280

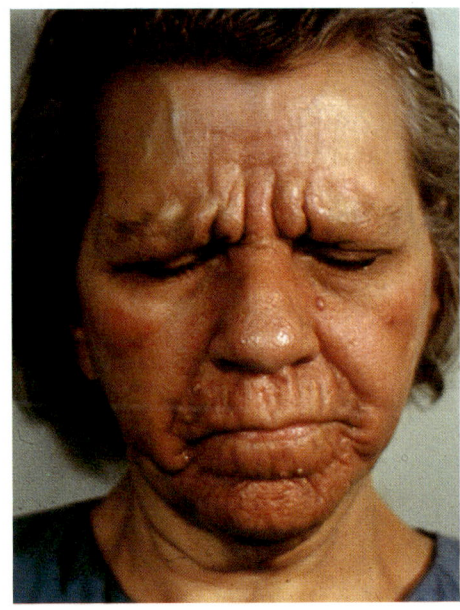

282

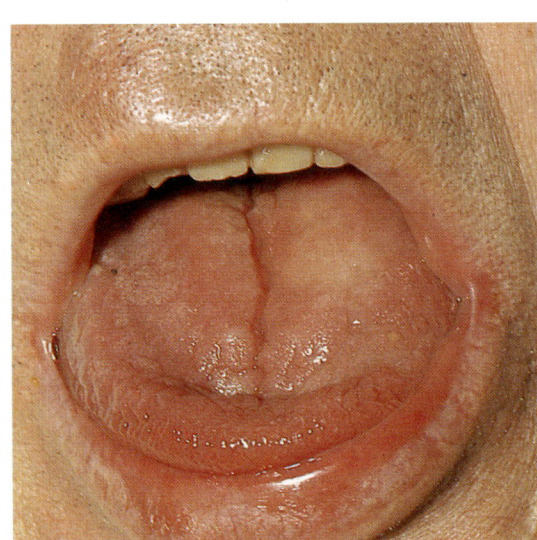

281

Knoten, Tumoren

Die Palpation **knotiger Schwellungen** wirft oft **differentialdiagnostische** Schwierigkeiten auf, die bei Beachtung ihrer Lokalisation, Anordnung, Konsistenz und Druckempfindlichkeit gegebenenfalls ausgeräumt werden können. **Lymphknotenschwellungen** allein im oberen oder mittleren Halsbereich oder inguinal (sog. Bubonen) werden an eine akut entzündliche Genese denken lassen, während die Lokalisation im unteren Halsbereich, hauptsächlich supraklavikulär, fast ausschließlich tumorbedingt ist. Auf die gleichzeitige und symmetrische Anordnung der nicht verbackenen **malignen Lymphome** in verschiedenen Lymphdrüsen-Etagen bei chronischer lymphatischer Leukämie und die Bevorzugung der linken Halsseite bei M. Hodgkin haben wir in den vorausgehenden Kapiteln hingewiesen. Nur selten sind diese durch den »Alkoholschmerz« gekennzeichnet. Hinsichtlich des klinischen Gesamtbildes beobachten wir Hautjuckreizmerkmale mit Kratzeffekten (S. 106) und den Pel-Ebsteinschen Fiebertypus.

Im Gegensatz zu den malignen Lymphomen sind die **entzündlichen Lymphknotenschwellungen** oft schmerzhaft. Insbesondere die akut auftretenden kleinen Lymphknotenschwellungen bei sog. akuter unspezifischer Lymphadenitis bzw. Lymphadenitis ohne erkennbare Spezifität sind dolent und bleiben auf eine Lymphknotengruppe beschränkt. Das Auffinden einer Eintrittspforte oder eines lymphangitischen Stranges weist auf eine Verletzung hin. Bei Lokalisation im oberen Halsbereich ist nach einem möglichen entzündlichen Herd wie Pharyngitis, Tonsillitis, Aphthen, Zahnerkrankungen oder Eiterungen im Kopfhautbereich zu suchen.

Die Knoten bei Lues, Gonorrhö und Trypanosomiasis sind dagegen z. B. indolent, tuberkulöse Lymphome oder Lymphome bei Lymphogranuloma inguinale jedoch leicht druckdolent. Bei Lues begegnet man kleinen, recht harten Lymphknoten im Rahmen der allgemeinen Lymphknotenschwellung des Sekundärstadiums oder – selten – den auch etwas größeren regionären Lymphknotenschwellungen im Rahmen eines extragenitalen, ovalen Primäraffektes. Auch bei anderen Infektionskrankheiten kommen kleinere Schwellungen vor, wie z. B. bei M. Boeck, infektiöser Mononukleose (M. Pfeiffer), Röteln, Toxoplasmose und Brucellose.

Die sichtbare Schwellung der Lymphdrüsen im Bereich des seitlichen Halsdreiecks sind als sog. **Winterbottomsches Zeichen** ein **Leitsymptom der Trypanosomiasis** (Schlafkrankheit, **Abb. 283**). Als Reaktion auf die reichlich im lymphatischen Gewebe vorhandenen Trypanosomen sind sie jedoch nicht nur auf die Halsregion beschränkt. Die festelastischen Schwellungen sind bei relativ frischen Infektionen am stärksten ausgeprägt.

Beim **Lymphogranuloma inguinale** (Durand-Nicolas-Favresche Krankheit) bestehen einseitige (**Abb. 284**) oder – in den Tropen häufiger – doppelseitige bis pflaumengroße, gering schmerzhafte inguinale Lymphome, die bei ca. 50% der Fälle einschmelzen. Im abgebildeten Fall war es konsekutiv zur Vereiterung der mit der gespannten, im Verlauf rötlich bis blau-rötlich verfärbten Haut verwachsenen Lymphome und zur **Perforation** der Haut und **Entleerung von eitrigem Sekret** gekommen (**Abb. 285**). Bisweilen entleert sich der Eiter aus kleinen Fistelgängen. Der Sitz der oft unscheinbaren Primärläsion in Form eines herpesähnlichen Bläschens bestimmt die Topographie der befallenen regionalen Lymphome. Bei analer Infektion (bei Homosexuellen) oder bei Frauen (Erreger: das Virus Miyagawanella lymphogranulomatosis) findet sich eine Ausbreitung in den Lymphdrüsen des kleinen Beckens. Durch Vernarbung und Lymphstauung in Verbindung mit Superinfektion kann es zu Elephantiasis penis, scroti oder vulvae und zum anorektalen Syndrom (Strikturen, perirektale Abszesse und Fisteln, elephantiastische Hautveränderungen) kommen. Die **Differentialdiagnose** umfaßt dann Krankheitsbilder wie Tuberkulose, Bilharziose, Amöbiasis, ulceröse Kolitis und Rektumkarzinom. Bei lediglich inguinaler Ausbreitung kommen unter Umständen neben der Lues, dem Ulcus molle, der Tuberkulose, Aktinomykose und Filariose auch die oben erwähnten malignen Lymphome und karzinomatöse Lymphknotenmetastasen in Betracht. Der Verlauf des Lymphogranuloma inguinale ist chronisch-rezidivierend, wobei komplikationslose Spontanremissionen nicht selten sind.

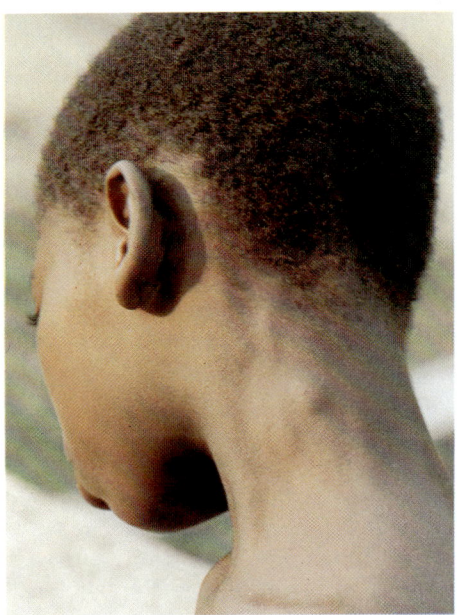

283

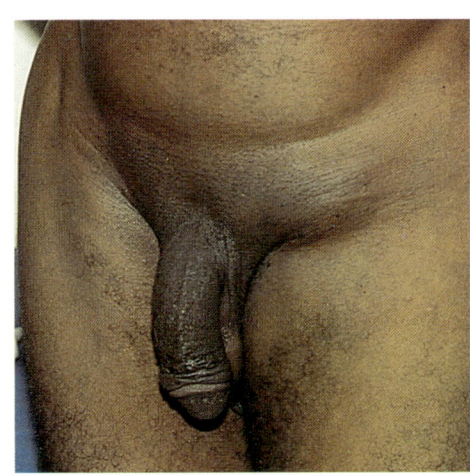

284

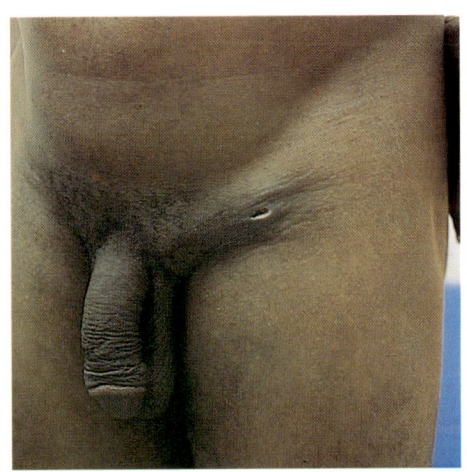

285

Knoten, Tumoren

Bei der **Halslymphknotentuberkulose** sind die tuberkulösen **Lymphome in der Regel nur einseitig in der oberen** (**Abb. 286**) oder mittleren **Hälfte des Halses** lokalisiert und oft perlschnurartig aufgereiht (Differentialdiagnose gegenüber einer Systemerkrankung!) und betreffen in ihrer klassischen Form **Jugendliche** bis zum 25. Lebensjahr (meist Typus bovinus). In Deutschland haben wir es allerdings in zunehmender Weise mit türkischen Gastarbeitern weit älterer Jahrgänge zu tun. Palpatorisch imponiert eine anfängliche Derbheit, wenn diese auch nicht der bei M. Hodgkin oder bei Metastasen gleichkommt.

Wenn die Knoten rasch anwachsen, wird häufiger über kranialwärts ausstrahlende Schmerzen geklagt. Zuweilen kommt es zur peripheren **Hypoglossuslähmung** (**Abb. 287**) mit Atrophie einer Zungenhälfte (einseitige Hypoglossuslähmung) und Zug der Zunge im Munde zur gesunden Seite, beim **Herausstrecken zur gelähmten Seite** hin (vgl. auch S. 264). Größere Knoten schmelzen ein und verbakken mit der Haut (**Abb. 286**) und führen zu einer Blauverfärbung. Einschmelzung und Fistelbildungen (vgl. S. 210) sind heute sehr viel seltener geworden.

Gegenüber den durch Lymphknotenschwellungen gekennzeichneten Syndromen fallen die bei **Onchozerkose** (Filariose, Helminthen-Erkrankung) an vereinzelten Stellen zu beobachtenden indolenten, durch fibröse Konsistenz charakterisierten, **Onchocerca-Knoten** durch ihren eigentümlichen Sitz an Stellen auf, wo die Haut dem Knochen dicht aufliegt: Rippen (**Abb. 288, linker Thorax**), Bekkenkamm, Trochanteren und Kreuzbein etc. Sie beherbergen die in ihrer Bindegewebshülle liegenden Filarien.

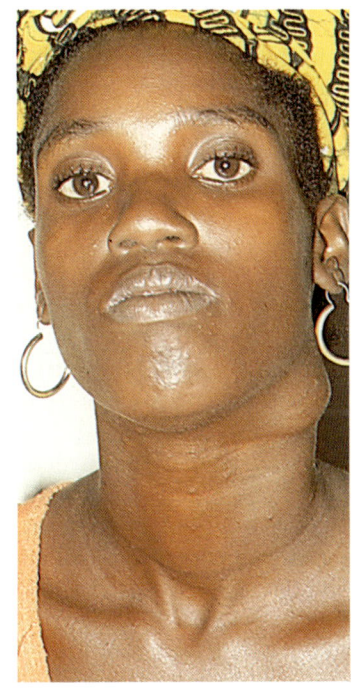

286

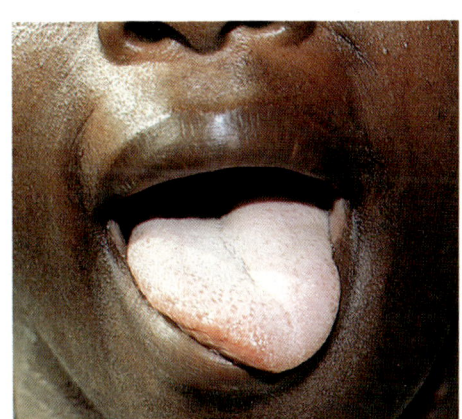

287

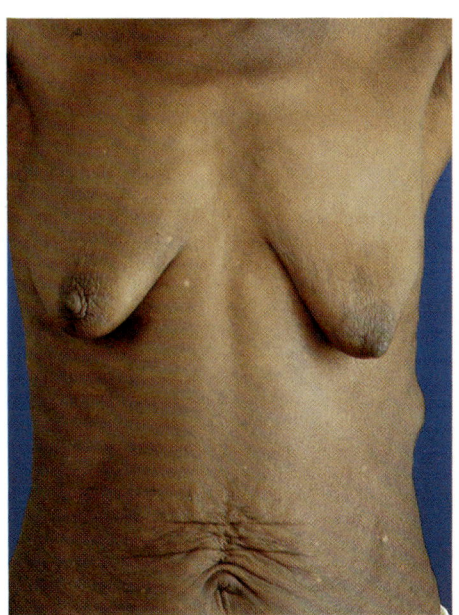

288

Knoten, Tumoren

Abb. 289–291 und **Abb. 293**, S. 177 zeigen den **Lupus vulgaris** (Tuberculosis cutis luposa) im **Stadium** der **Infiltration** und der **Mutilation**. Die Beispiele veranschaulichen die beim Lupus sehr häufige Lokalisation im Bereich der Nase und ihrer Umgebung, die freilich nur bevorzugte Areale im Rahmen der insgesamt prädominierenden Gesichtslokalisation darstellen. Während in 80% das Gesicht (Nase, Lippen, Wangen, Stirn und Augenlider) und der Hals (Kieferwinkel-Hals-Typ oft mit Zeichen einer frischen Halslymphknotentuberkulose), Ohrläppchen und Ohrmuscheln befallen sind, findet sich ein Befall der behaarten Kopfhaut nur selten. Am Rumpf werden Lupus-vulgaris-Herde seltener beobachtet als an den Extremitäten und am Gesäß. Die bläulich- bis bräunlich-roten Infiltrate lassen bei Glasspateldruck kennzeichnende apfelgeleefarbene, transparente, stecknadelkopfgroße Lupus-Knötchen erkennen, die durch Konfluenz und Apposition neuer Knötchen zu den umschriebenen ovalen, oft großflächigen und häufig polyzyklischen Herden führen. Unter zentraler narbiger Rückbildung entstehen kreisförmige Herde. Floride Herde sind vereinzelt auch in narbigen Bereichen noch nachweisbar. Follikuläre Hyperkeratosen eines flächenhaften, randbetonten Lupus vulgaris können von der Diagnose ablenken und einen Lupus erythematodes vortäuschen.

Bei Schleimhautbefall sieht man sehr schön, daß es sich um sagoartig gekörnte, durchscheinende weiche Knötchen handelt, die eine mehr grauglasige Farbnuance zeigen. Im Verlauf entstehen nach Mazeration und Abstoßung der Oberflächen Granulationen und durch deren Zerfall flache Ulzerationen.

Der Lupus vulgaris kann einzige Organmanifestation der Tuberkulose sein, soll aber stets Anlaß zur Durchuntersuchung geben. Pulmonale und weitere extrapulmonale Tuberkulosen finden sich im Kollektiv der Lupuspatienten deutlich häufiger als in der Durchschnittsbevölkerung. Ein Ausschließungsverhältnis von Lungen- und Hauttuberkulose besteht nicht. Der bei sehr chronischem Verlauf früher zu schwersten Entstellungen (**Abb. 290**) und zur Karzinomentwicklung führende Lupus vulgaris wird im Zeitalter der Chemotherapie nur noch selten beobachtet.

Der bei diaskopischer Betrachtung imponierende »apfelgeleefarbene« Eigenton der Herde ist zwar diagnostisch wichtig, jedoch nicht krankheitsspezifisch, läßt er sich doch auch bei Lepra, lupoider (tuberkuloider) Leishmaniose und sogar bei manchen Fällen von Sarkoidose nachweisen. Insbesondere, wenn infolge Reizwirkung des Infiltrates auf die Epidermis die im Lupusherd immer vorhandene Schuppung stärker ausgeprägt ist, kann die Hornfarbe zur Fehlbeurteilung führen. Von größerem **differentialdiagnostischen** Wert ist die erkennbare knospenartige Ausbreitung der Herde bei Lupus vulgaris durch stecknadelkopfgroße Knötchen und die erneute Entwicklung von floriden Herden in Narben, was z. B. bei Spätsyphilis nicht zu beobachten ist. Ein negativer Tuberkulintest schließt einen Lupus vulgaris aus.

Aus **differentialdiagnostischen** Gründen ist der Reihe der knotigen Nasenveränderungen (vgl. auch **Abb. 301**, S. 181 u. **Abb. 309**, S. 185) in **Abb. 292** das **Rhinophym** (vgl. auch **Abb. 71** u. **72**, S. 43) eines Rosazeapatienten gegenübergestellt worden. Auf die Bedeutung der Rosazea im Rahmen innerer Störung wurde auf S. 42 u. 46 hingewiesen. Die infolge Talgdrüsen- und Bindegewebshypertrophie aufgetriebene rote Nase ist höckerig, grobporig, von Gefäßreisern durchzogen. Aus den klaffenden Follikelöffnungen lassen sich große Mengen eingedickten Talgs wurstförmig exprimieren.

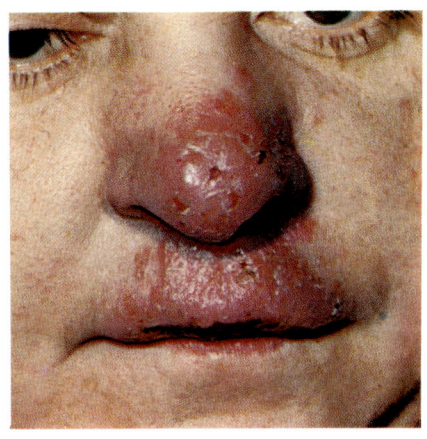

289

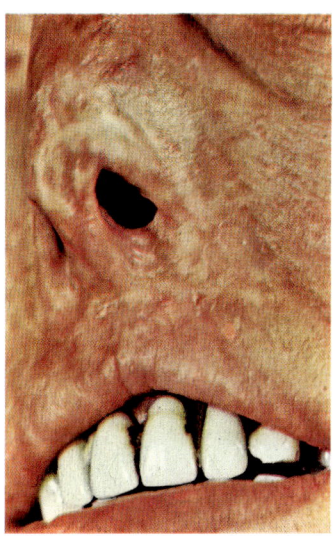

290

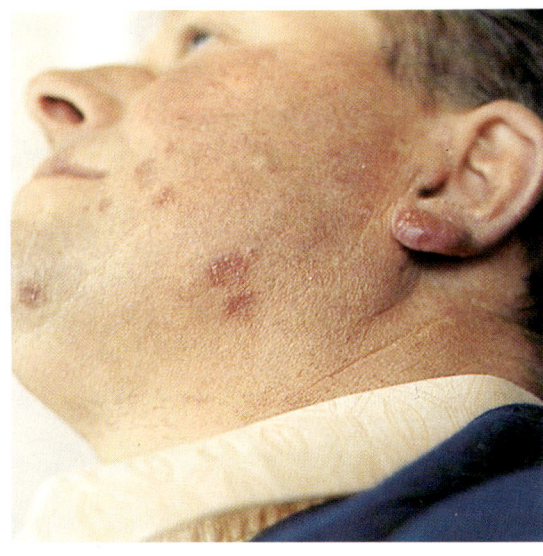

291

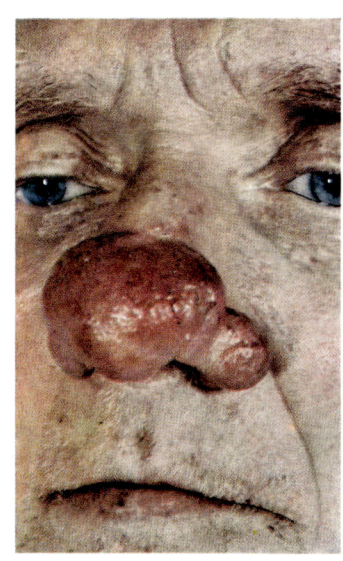

292

Knoten, Tumoren

Auf der gegenüberliegenden Bildseite wird eine typische Veränderung im Bereich des Unterarmes bei **Lupus vulgaris** (**Abb. 293**), die bei dem auf S. 163 abgebildeten Patienten (**Abb. 295**) gleichzeitig neben den Gesichtsläsionen vorhanden war, mit durch **Intrakutantestung** hervorgerufenen Veränderungen verglichen (**Abb. 294**). Bei den gezeigten allergischen Reaktionen nach intrakutaner Einspritzung von Erregerantigenen handelt es sich bei **Abb. 294** um die bekannte **Tuberkulinreaktion**, die als sog. Spätreaktion auftritt und nach 24 Stunden und 48 Stunden ablesbar ist. Ihre Bewertung muß

wegen der Häufigkeit okkult abgelaufener Tuberkuloseinfektionen in der Bevölkerung mit Kritik erfolgen. Besondere Hinweise vermitteln daher lediglich Abweichungen von einer verbreiteten mittleren Tuberkulinempfindlichkeit im Sinne einer erheblichen Steigerung (bei aktueller Tuberkulose) oder Minderung der Tuberkulinempfindlichkeit (bei M. Boeck). Die Veränderungen der **Abb. 293** und **294** ähneln einander auffallend. – Im Kontrast zur Tuberkulinreaktion zeigt **Abb. 295** die stärker akute und entzündliche **Echinokokkenreaktion**.

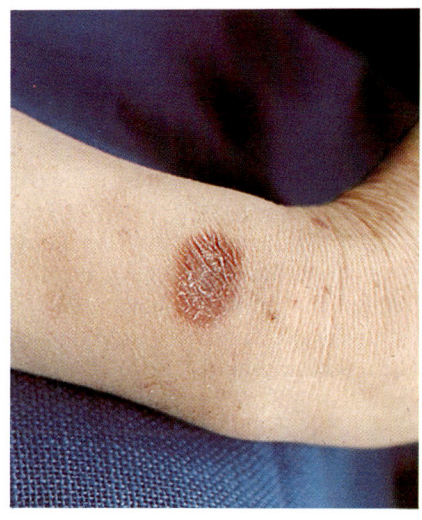

293

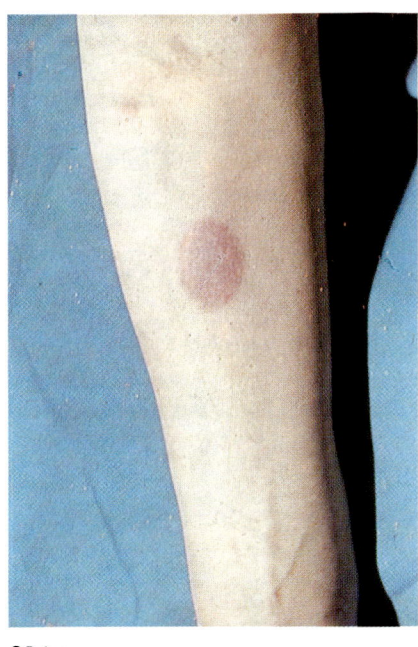

294

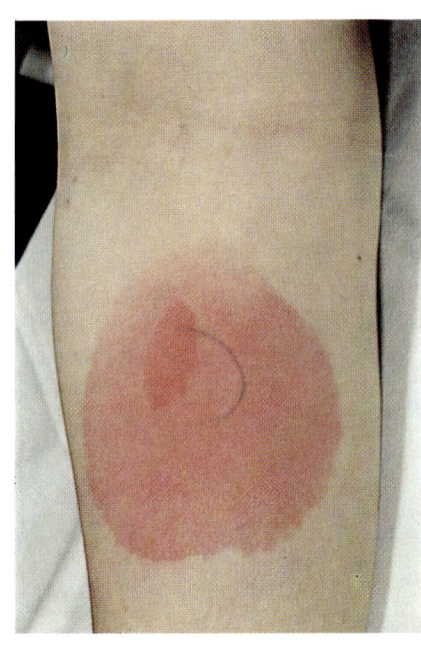

295

Knoten, Tumoren

Die **Lepra** (M. Hansen, 1873) manifestiert sich mit ihrer Affinität zu Haut und oberflächlich gelegenen peripheren Nerven in mannigfaltigen verwirrenden klinischen Erscheinungsformen. Diese sind Ausdruck der jeweils unterschiedlich stark ausgeprägten lepraspezifischen, zellvermittelten Immunität des Patienten.

Das Spektrum reicht vom Fehlen jeglicher Resistenz (**lepromatöse Form**) bis zur ausreichend wirksamen Immunitätslage, die aber oft mit einer überschießenden, destruktiven Hypersensibilität einhergeht (**tuberkuloide Form**). Zwischen diesen stabilen polaren Ausprägungen ist mit fließenden Übergängen als dritte Form die **Borderline-Lepra** angesiedelt, die mit ihrer Instabilität eine Vermittlerposition in dem Spektrum einnimmt.

Die **Abb. 296** demonstriert die seit langem bekannten Veränderungen bei der anergischen **Lepra lepromatosa**. Das **Gesicht** ist zumeist befallen mit Bevorzugung der kühleren Anteile (Ohren, Nase samt Nasenschleimhaut) oder der inaktiven Partien (Wangen) unter Aussparung der Gesichtsfalten, die dadurch deutlicher hervortreten. Es sind **multiple, bilaterale, symmetrisch angeordnete** Knötchen/Knoten (**Leprome**) zu sehen neben **großflächigen**, polsterartig-weichen, an Quaddeln erinnernden **Plaques**, deren Grenzen sich in der gesunden Haut verlieren. Diese Leprome enthalten zahlreiche Schaumzellen, die mit Unmengen von Mykobakterien beladen sind. Die üblicherweise kupferfarben getönten Leprome sind bei diesem Patienten als Folge einer vorausgegangenen Clofazimin-Behandlung schiefergrau verfärbt. Typischerweise fehlt das äußere Drittel der Augenbrauen, während die Wimpern hier noch erhalten sind. Der Befall der Ohrmuscheln führt zu einer Ausziehung des Ohrläppchens.

Die erst seit einigen Jahrzehnten richtig zugeordnete **Tuberkuloide Lepra** als abwehrstarke Form präsentiert sich mit **hypopigmentierten**, anästhetischen **Flecken** (**Abb. 297, Abb. 33**, S. 23). Die rein tuberkuloide Form weist einzelne, asymmetrisch verteilte, scharfbegrenzte Flecken neben einer frühen, obligaten, schweren Nervenbeteiligung mit konsekutiven Mutilationen auf. Bei dem Patienten der **Abb. 297** trifft man schon auf eine **großflächige Ausbreitung** der Flecken **mit symmetrischer Anordnung und zunehmender Randunschärfe**. Dies weist auf eine beginnende Resistenzminderung mit Annäherung an die Borderline-Lepra hin (tuberkuloide Borderline-Lepra).

Die **Abb. 298** zeigt eine **Borderline-Lepra** mit **großflächigen**, weichen, **kupferfarbenen, scharf begrenzten, bizarren Plaques in asymmetrischer Verteilung**. Gleichzeitig besteht eine periphere Neuropathie des linken Nervus ulnaris. Die ausgeprägte und gleichmäßig verteilte Infiltration **ohne zentrale Abheilungstendenz** mit **versprengten Satellitenherden** tendiert zur lepromatösen Form (lepromatöse Borderline-Lepra).

Die chronisch langsam verlaufende Krankheit wird durch **akute Stadien** unterbrochen, sog. **Reaktionen**. Eine solche Reaktion, die im allgemeinen mit einem Immunitätsverlust einhergeht, veranschaulicht die **Abb. 299** in Form eines **Erythema nodosum leprosum**, hervorgerufen durch ein Immunkomplexsyndrom, das die Hälfte aller lepromatösen Kranken – meist nach einjähriger Behandlung – durchmacht. An beiden Unterarmen sind **neben** den unverändert bestehenden **alten Lepromen frische**, weiche, **überwärmte Läsionen** aufgeschossen, typischerweise **bilateral** und **symmetrisch** mit einem **Begleitödem** der Unterarme.

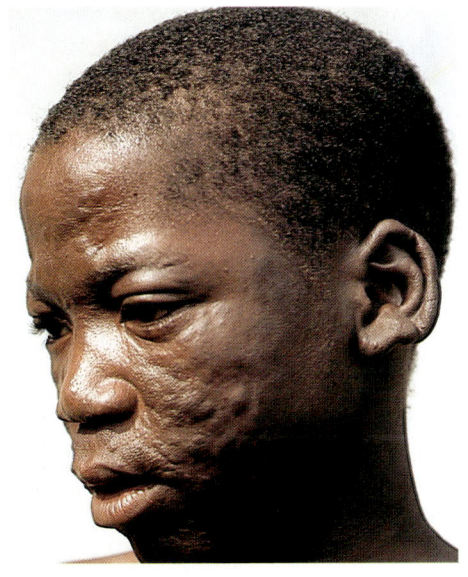

296

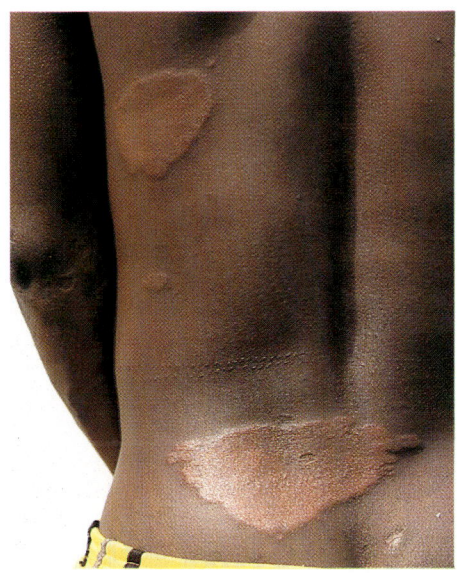

298

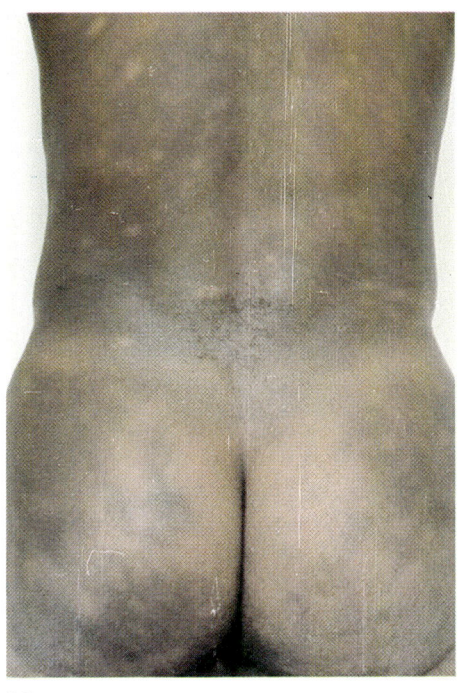

297

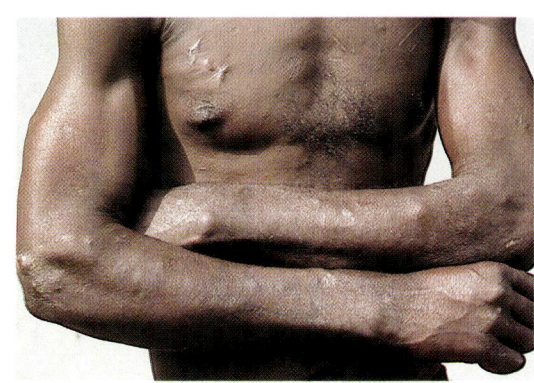

299

Knoten, Tumoren

Bei dem plattenartigen bis kalottenförmigen Infiltrat auf **Abb. 300** liegt eine Sarkoidose (Sarkoidose Boeck oder M. Besnier-Boeck-Schaumann) vor. Der Befund ist in seiner Beschaffenheit typisch, wenn auch wiederum nicht spezifisch. Eine chronische Lymphadenose wäre **differentialdiagnostisch** auch in diesem Fall zu erwägen, weniger eine Mycosis fungoides.

Die Hautbefunde bei **Sarkoidose** sind recht variabel. Die wiedergegebenen Bilder (s. auch S. 183) sollen einen Eindruck von ihrer Mannigfaltigkeit vermitteln und den klinischen Blick für die visuell erfaßbaren Symptome dieser granulomatösen **Systemerkrankung** schärfen helfen.

Klinisch lassen sich zwei Verlaufsformen der Erkrankung abgrenzen: die akute Sarkoidose bzw. das Löfgren-Syndrom und die primär chronische Verlaufsform. Der Anteil der akuten Fälle wird mit 20–50% angegeben. Trotz hoher Spontanheilung der akuten Sarkoidose muß in 10–20% der Fälle mit dem Übergang in eine sekundär-chronische Erkrankung gerechnet werden. Das histologisch nichtepitheloidzellige und durch Immunkomplexe verursachte Erythema nodosum ist ein häufiges (unspezifisches) Hautsyndrom bei der akuten Sarkoidose.

Eine spezifische Beteiligung der Haut (**Hautsarkoidose**) läßt sich in ca. 5–10% der akuten Sarkoidose erfassen. Es kommt dabei zu gelblich- bis bräunlichroter, selten bläulichroter Infiltratentwicklung, die nicht selten etwas glatt, gelegentlich auch leicht glänzend und transparent erscheint, wie auf **Abb. 300** oder **Abb. 301**. Je nach Ausdehnung und Form kann man dabei kleinknotige (S. 182), großknotige (**Abb. 301**) und flächenhaft infiltrierte (**Abb. 300**) oder ringförmige Herde (**Abb. 302** u. **303**) antreffen. – Daneben gibt es noch eine uncharakteristische erythrodermische Variante der Hautbeteiligung bei Sarkoidose der inneren Organe.

Die in **Abb. 301** wiedergegebene Nasenlokalisation ist für die großknotige Form typisch (sog.

Lupus pernio). Die Nase ist dann **frostbeulenähnlich** (braunrot – bläulich) verfärbt und aufgetrieben. Diese diffus infiltrierende Form der Hautsarkoidose bedarf **differentialdiagnostischer** Abgrenzung gegenüber den typischerweise zu feuchtkalten Jahreszeiten bevorzugt bei etwas adipösen Mädchen und Frauen auftretenden Pernionen. Positiver Kveim-Test, feingeweblicher Befund, Organpolytopie, diaskopischer Befund (bei Anämisierung durch Glasspateldruck Nachweis stippchenförmiger brauner Infiltrate) und fehlende Kälteabhängigkeit führen zu einer Klärung.

Nicht ganz ungewöhnliche **Ringformen** zeigen **die Abb. 302** und **303**. Diesen **anulären Erythemen** begegnet man bei subepidermalen Epitheloidzellinfiltraten, die weniger zu knotigen Erhebungen, als zu mehr flächigen Sarkoidoseherden führen. Infolge zentraler Rückbildung nimmt der Krankheitsherd einen kennzeichnenden Aspekt an. Bevorzugter Sitz solcher zentrifugal anulärer und randwärts betonter Herde ohne follikuläre Hyperkeratosen oder sonstige epidermale Beteiligung sind der Haaransatz an der Stirn oder der präaurikuläre Bereich. Andere Lokalisationen kommen vor (**Abb. 304**, Rückenhaut).

Der Hautbefund (incl. Erythema nodosum) gibt stets Veranlassung, nach **weiteren Organmanifestationen** zu fahnden. Unter diesen sind zu beachten: bihiläre, mediastinale und periphere Lymphknotenvergrößerungen (praktisch 100%), Beteiligung der Lunge (60–80%) und Leber (80–90%) sowie Knochenbeteiligung im Sinne der Ostitis cystoides multiplex Jüngling (5%) als schon früh bekannt gewordene Kombinationen, weiter aber auch die Beteiligung des Uvealtraktes am Auge (Uveitis durch Immunkomplexe, 5–25%) und der Tränen- und Speicheldrüsen (Heerfordt- und v.-Mikulicz-Syndrom, ca. 5%). – Beteiligung der Muskeln, des Herzens, Milz, Niere, Intestinaltraktes, Nervensystems und der endokrinen Drüsen kommt ebenfalls (selten) vor.

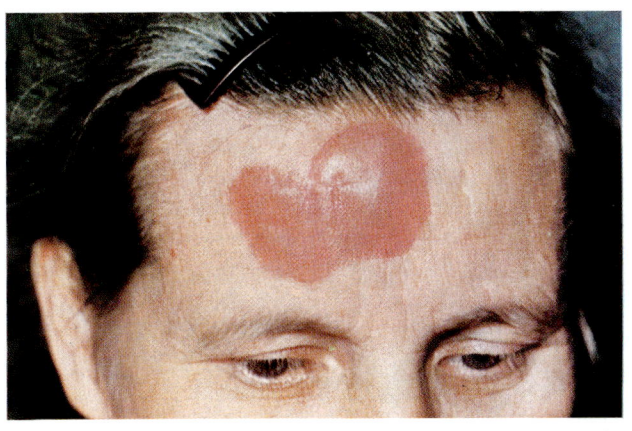

300

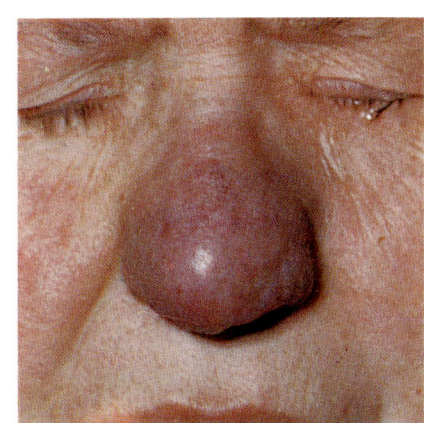

301

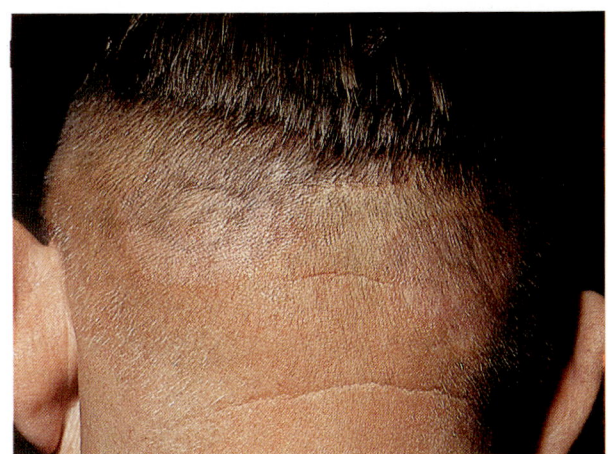

302

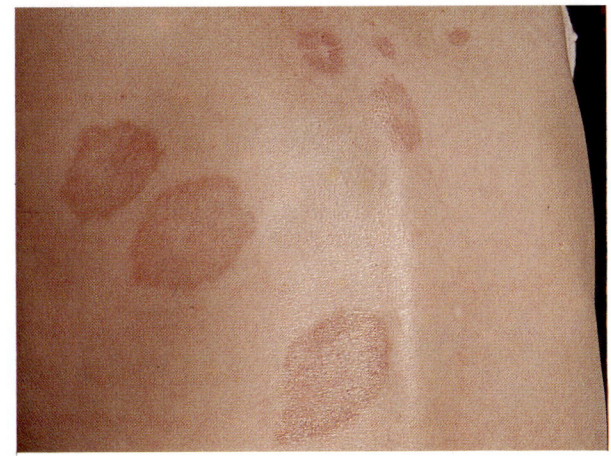

303

Knoten, Tumoren

Die **Abb. 304–306** schließlich zeigen ergänzend den **kleinknotigen Typ** des **Boeckschen Sarkoids** der Haut. Dieser kann manchmal nur regionär (**Abb. 305** u. **306**), manchmal universell disseminiert (**Abb. 304**) ausgebildet sein.

Die klinische **Differentialdiagnose** der Hautveränderungen des M. Boeck hat in erster Linie die Gruppe der Non-Hodgkin-Lymphome und nichtlymphatischen Leukosen (s. auch S. 162), anuläre Erytheme wie z. B. das Erythema anulare centrifugum (da dieses bei malignen Grundleiden beobachtet wird), Dermatomykosen, die sarkoide Necrobiosis lipoidica mit und ohne Diabetes mellitus (s. auch S. 400), seltener das Granuloma eosinophilicum faciale und den Lupus-erythematodes-Herd, ferner die Gruppe der spezifischen, granulierenden Entzündungen, Tuberkulose, Lepra und Lues sowie die tuberkuloide Leishmaniasis, zu berücksichtigen. Ringförmige Befunde können zur Verwechslung mit einem Basaliom, weniger mit einer oberflächlichen Trichophytie, Veranlassung geben. Vor der Verwechslung der großknotigen Form des sog. Lupus pernio an der Nase mit einem Rhinophym schützt die höckerige und großporige Beschaffenheit des letzteren (**Abb. 292**, S. 175).

Für die richtige Diagnose ist neben der Kenntnis des Verlaufs, der serologischen Reaktionen (Kveim-Test), der Prüfung auf Tuberkulinempfindlichkeit, der hämatologischen und laborchemischen Ergebnisse (Lysozym, Angiotensin converting enzyme) und der sonstigen Organbefunde die an der Haut leicht zu gewinnende Histologie (epitheloidzellige Granulome von angedeuteter Walzenform) von ausschlaggebender Bedeutung. Sie erlaubt die sichere Abgrenzung der Gruppe der Hämoblastosen, während sie die spezifischen Entzündungen weniger sicher auszuschließen erlaubt.

Diese sind jedoch wiederum aufgrund der serologischen Befunde oder klinischer Eigentümlichkeiten an der Haut leichter abzugrenzen. So helfen gegenüber Lues die Neigung zu besonderer Anordnung oder Zerfall der in Frage kommenden tertiär- (seltener sekundär-)syphilitischen Effloreszenzen und auch Unterschiede der Farbnuancen oder des diaskopischen Befundes, gegenüber der Tuberkulose vor allem der diaskopische Befund (»apfelgeleefarbene« Knötchen bei Lupus vulgaris – graugelbe Eigenfarbe des »stäubchenförmig« verteilten Infiltrats bei Sarkoidose unter dem Glasspatel) oder die Verkäsung und pockenartige Narbenbildung des sog. Lupus miliaris disseminatus faciei bei der Abgrenzung von der kleinknotigen Gesichtssarkoidose, ferner die herabgesetzte oder negative Tuberkulinreaktivität bei der Sarkoidose.

Die **Abb. 307** und **308** zeigen zum Vergleich **Hautbefunde bei Lues II**. Die bevorzugt symmetrisch am Stamm in Form von **roseoliformen** und **papulösen** – wie in diesen Fällen – seltener pustulösen Herden auftretenden exanthematischen Hautveränderungen lassen sich im Falle der **Abb. 307** (**spätes Rezidivexanthem**) kaum vom kleinknotigen Typ des Boeckschen Sarkoids der Haut unterscheiden. Das bei der Patientin von **Abb. 308** etwa **8 Wochen nach der Primärinfektion** faßbare **papulöse Exanthem** fällt durch seine **düsterrote bis rostbraune** Farbe auf. Klagen über dauernden Kopfschmerz, der Nachweis indolenter, harter und gut voneinander abgrenzbarer und verschieblicher Lymphknoten, besonders nuchal und kubital, und der positive Ausfall der spezifischen Seroreaktionen erhärteten die Diagnose der Lues II.

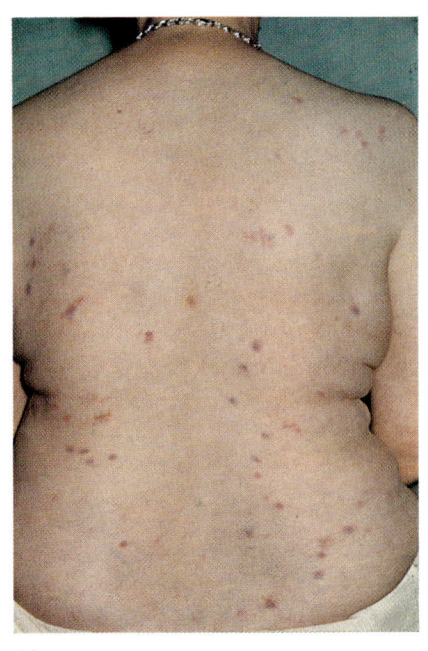

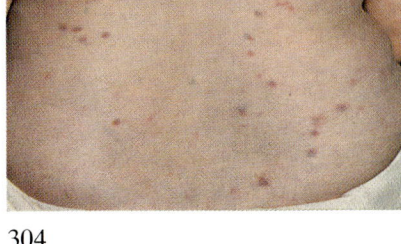

304

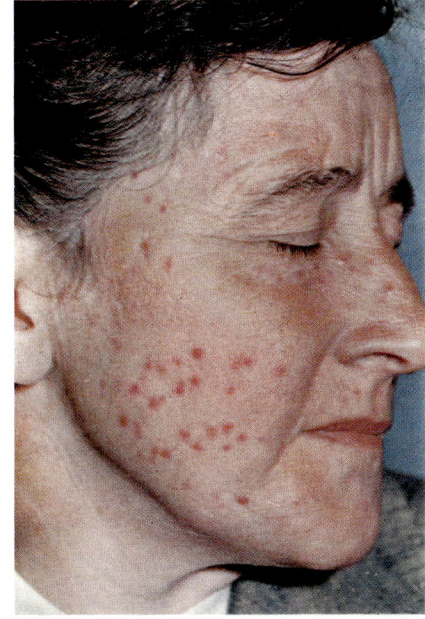

305

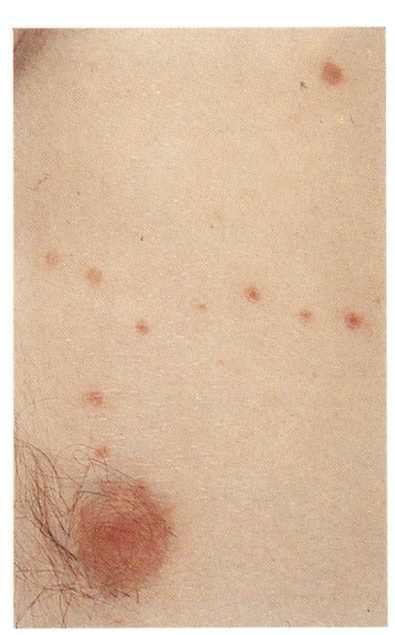

307

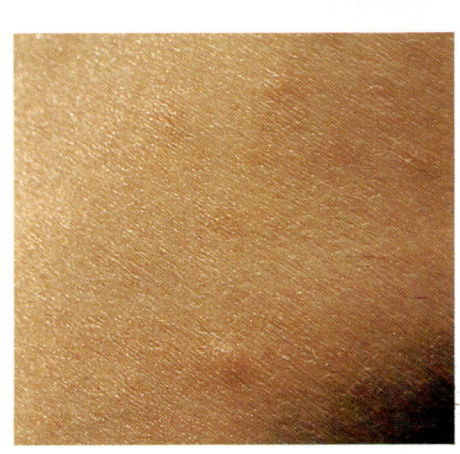

306

308

Knoten, Tumoren

Daß die **Lues** ebenfalls **Nasenveränderungen** hervorruft, ist vom Beispiel der konnatal-syphilitischen Sattelnase geläufig. Die **Abb. 309** und **310** dagegen sind Beispiele dafür, daß auch bei akquirierter, **tertiärer Lues** infolge destruierender, **gummöser Knochenerkrankungen das Skelett** der Nasenwurzel einsinken kann, wobei ein unregelmäßigeres Relief als bei der typischen Sattelnase entstanden ist. Auf **Abb. 309** ist der entzündliche, granulomatöse, gummöse Prozeß an der **Rötung und Infiltration der Nasenwurzel** noch erkennbar. Die **Abb. 309** und **310** stammen vom gleichen Kranken und wurden im Abstand von 10 Wochen aufgenommen. Die Befunde entsprechen insgesamt der bekannten **differentialdiagnostischen** Regel, daß die Lues häufiger im Bereich der knöchernen, der tuberkulöse Lupus häufiger im Bereich der knorpeligen Nasenteile anzutreffen sei. Im übrigen können Gummen überall an der Haut, den Schleimhäuten und inneren Organen vorkommen. Bevorzugte Lokalisationen sind äußerlich das Kapillitium, das Gesicht, die Nase, Lippen und die Sternalregion.

Gummen am harten und weichen Gaumen führen zur Perforation, Herde am Nasenseptum zur Sattelnase. **Abb. 311** und **312** veranschaulichen jedoch deutlich die Grenzen dieser lediglich statistischen Regel, die von der sorgfältigen Klärung des Einzelfalles nicht entbindet. Es handelt sich hier um **gummöse Prozesse** der Nasenspitze im Stadium **der knotigen Infiltration und des Zerfalls**.

Klinisch-diagnostisch hilft bereits das Fehlen der diaskopisch typischen Lupusknötchen (s. auch S. 174) weiter. Außer dem Lupus vulgaris, der Sarkoidose, malignen Tumoren, der Mycosis fungoides und anderen malignen Lymphomen und tiefen Mykosen können Gummen auch einer Lepra lepromatosa (meist multiple Herde, weiche Konsistenz, neurologische Veränderungen und andere klinische Zeichen) und einer tuberkuloiden Lepra (ohne Zerfall, sonst wie bei der lepromatösen Form) ähnlich sein (s. auch S. 178). In keinem Fall von Verdacht auf Lues dürfen die serologische und feingewebliche Analyse und die Untersuchung auf neurologische und kardiovaskuläre Symptome unterbleiben.

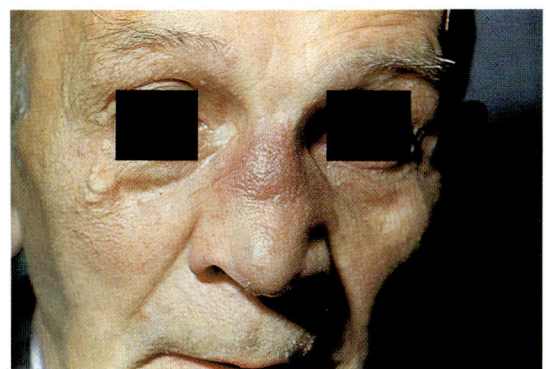

309

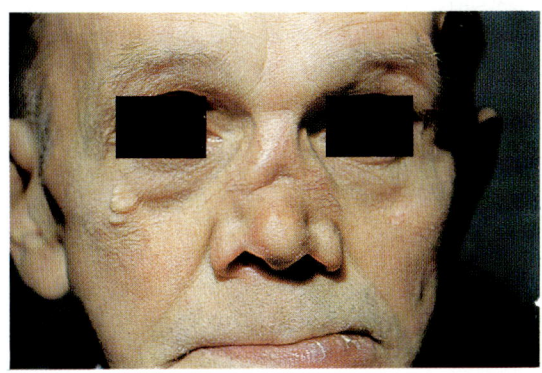

310

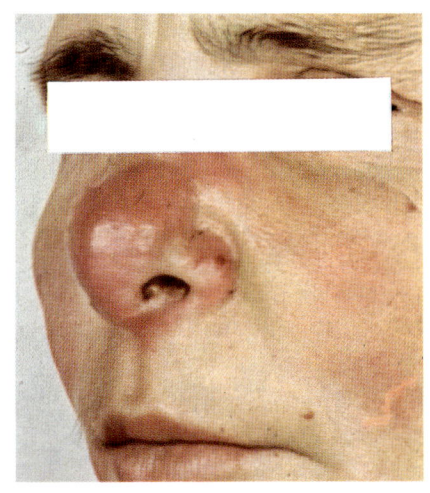

311

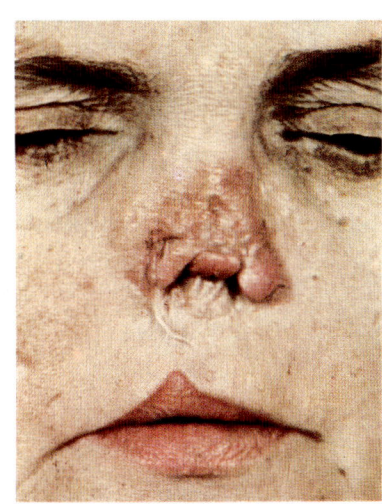

312

Knoten, Tumoren

Die **Abb. 313–316** und **Abb. 435**, S. 253) zeigen Veränderungen bei **Neurofibromatosis generalisata** (v. Recklinghausensche Krankheit). Die vornehmlich den Stamm betreffenden, in großer Zahl und unterschiedlicher Größe vorhandenen **kutanen Tumoren (Abb. 313** u. **314**, letztere bei einem Farbigen) sind durch ihren weichen Palpationsbefund gekennzeichnet. Es handelt sich hierbei um Fibrome, Neurinome und Neurofibrome, die nicht selten an den Hautnervenzweigen auftreten und sensible Reizerscheinungen wie Druckschmerz und Parästhesien, jedoch selten nennenswerte Leitungsstörungen in den befallenen Nerven verursachen. Die Handteller wie Fußsohlen bleiben fast ausnahmslos frei. Die hanfkorn- bis nußgroßen, gelegentlich auch deutlich größeren Tumoren können allerdings das gesamte übrige Integument und gelegentlich die Mundschleimhaut (vornehmlich die Zunge) betreffen. Sie können bereits im Kindesalter vorhanden sein und nehmen in der Pubertät und Schwangerschaft an Größe und Zahl zu. Durch den tastenden Finger lassen sich bis zu kirschgroße Tumoren mit druckpunktartiger, in der Mitte gelegener Resistenz hernienartig eindrücken. Diese schnellt anschließend wieder aus der Haut hervor (»Klingelknopfphänomen«). Die Epidermis über den Tumoren bleibt immer unverändert. Verwechslung mit Angiomen ist möglich, wenn tieferliegende Tumoren etwas blau-rötlich durch die Haut hindurchschimmern.

Manchmal sehen wir **Rankenneurinome** lappenartige Hauttumoren hervorrufen. Die eigentümliche Weichheit der von der neurogenen Wucherung durchsetzten Haut führt dann gelegentlich zum Befund der **Lappenelephantiasis**, die eine hochgradige Verunstaltung bewirken kann (**Abb. 315**).

Die **sarkomatöse Entartung** eines Neurofibroms wird als seltenes Ereignis angesehen. Klinisch imponiert eine rasche Verhärtung und Vergröße-

rung eines einzelnen Tumors, gegebenenfalls mit zentraler Erweichung und Ulzeration.

Zum klinischen Bild gehört ferner die auf **Abb. 313** und **316** erkennbare **Recklinghausen-Pigmentierung** in Form größerer und kleinerer hautebener Flecke (»**Café-au-lait«-Flecke** und sommersprossenartige Elemente). Im Gegensatz zu den gewöhnlichen Sommersprossen finden sich die ephelidenähnlichen Recklinghausen-Flecke am Stamm (**Abb. 316**)! Die größeren »Café-au-lait«-Flecke, die auch als bedeutungslose »Schönheitsfehler« gesunder Personen vorkommen können, sind beim Fehlen von Recklinghausen-Tumoren dann auf Neurofibromatose verdächtig, wenn sie in größerer Zahl (mehr als 6) auftreten, wenn ihre Konturen bogig und glattrundig sind, und vor allem, wenn sich gleichzeitig »Epheliden« am Stamm finden.

Die **Hautsymptomatik** ist nur ein Teil des Syndroms und gibt daher wertvolle Hinweise auf weitere mögliche Krankheitsherde ab, wodurch unter anderem Hirnsymptome (Epilepsie, Tumorsymptome, Schwachsinn usw.) oder Symptome peripherer Nerventumoren im Rahmen der gesamten Krankheit verständlich werden. Auch mesodermale **Anomalien** werden häufig beobachtet (besonders häufig Kyphoskoliose, ferner Extremitätendefekte, Kiefer-Zahn-Anomalien usw.). Augen- und Ohrensymptome (besonders Optikusgliome, Akustikusneurinome, vgl. auch S. 350), Beteiligung des Endokriniums (Phäochromozytom) und Neurinome des Intestinums (Magen, Darm, Blase) kommen vor. Durch Stenose der Nierenarterien kann es schon im Kindesalter zu Hypertonien kommen. Die Fülle der möglichen Störungen ist sehr groß, so daß in der Kombination von Symptomen jeder Einzelfall seine Besonderheiten aufweist. Das Leiden ist dominant vererbbar.

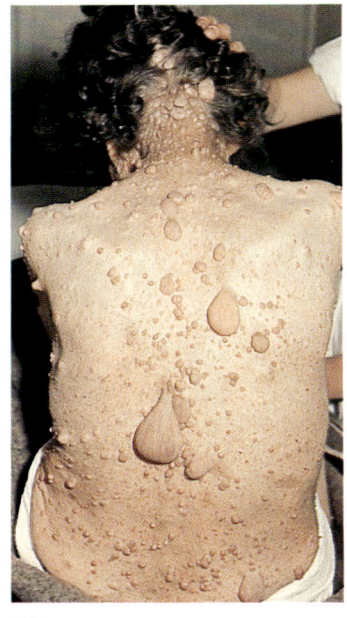

313

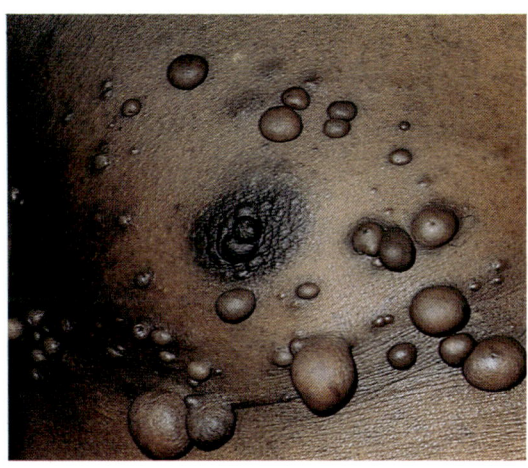

314

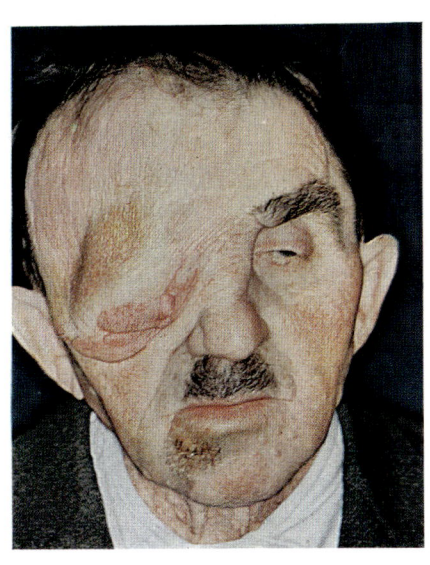

315

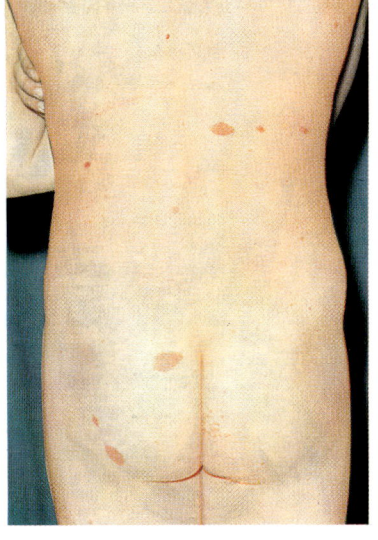

316

Knoten, Tumoren

Die **Abb. 317–321** zeigen **Stigmata** der **tuberösen Hirnsklerose**, der Epiloia. Das sog. **Adenoma sebaceum Pringle** (**Abb. 317**), ein hartes, gelbliches bis rötliches, vornehmlich bindegewebiges Knötchen mit wechselnder Talgdrüsen- und Gefäßbeteiligung, dessen feingewebliches Bild seine traditionelle Bezeichnung nicht rechtfertigt, findet sich stets in einer Vielzahl von etwa stecknadelkopfgroßen Herden typischer Verteilung.

Die Diagnose der **Pringle-Bournevilleschen Phakomatose** kann beim ersten Blick aufgrund der streng symmetrischen Ausbreitung in der Nasolabial- und Kinnregion gestellt werden. – Fibromatöse **Knötchen** finden sich öfters auch am Zahnfleisch, insbesondere im Bereich der oberen Schneidezähne, gelegentlich auch auf der **Zunge** (**Abb. 318**).

Als **Koenen-Tumoren** sind die ebenfalls diagnostisch wichtigen fibromatösen Tumoren bekannt, die in unterschiedlicher Zahl und Größe unter den Nagelhäutchen und subungual an einzelnen oder mehreren Finger- oder Fußnägeln hervorwachsen (**Abb. 318, 320** u. **321**). Hin und wieder wird zusätzlich in der Kreuzbeingegend ein besonderer hautfarbener »Pflasterstein-Nävus« beobachtet (lumbosakraler Bindegewebsnävus bzw. Naevus collagenicus lumbosacralis). Er entspricht multiplen, enggruppierten, deutlich erhabenen Knötchen hypertrophierten kollagenen Gewebes.

Die Gesamtheit dieser Haut- und Schleimhauttumoren ist mit den zentralnervösen Veränderungen, die sich auch an Optikus und Retina äußern können, und darüber hinaus mit weiteren Tumorbildungen, vornehmlich an Herz (Rhabdomyome) und Nieren (Hypernephrome, verschiedenartige Geschwülste und Entwicklungsstörungen), syndromartig verbunden (Bourneville-Pringle-Syndrom). Dabei sind im Einzelfall jedoch keineswegs immer alle Manifestationsmöglichkeiten realisiert, sondern häufig ist nur ein Teil der Symptome ausgeprägt. Der Erbgang verläuft autosomal dominant mit großen Expressivitätsschwankungen.

Von der v. Recklingshausenschen Neurofibromatose, mit welcher der Morbus Bourneville-Pringle gelegentlich verwechselt wird, läßt der Befund sich schon aufgrund der besonderen Verteilung und der Härte der kleinen Hauttumoren leicht abgrenzen. Eine Kombination beider Syndrome wird beobachtet.

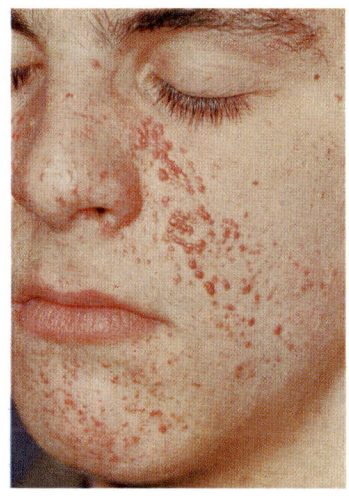

317

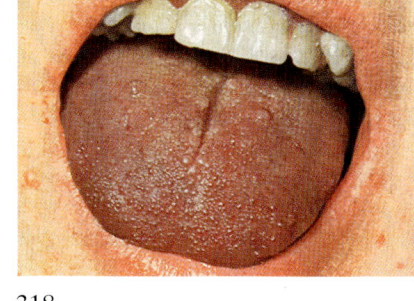

318

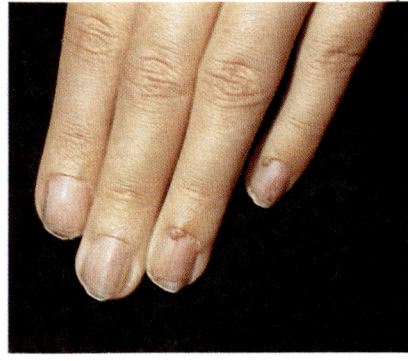

319

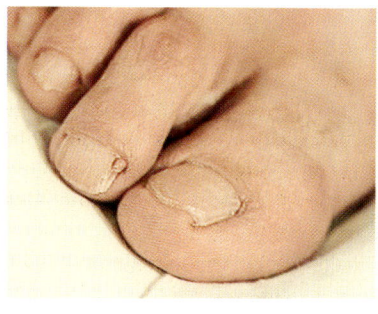

320

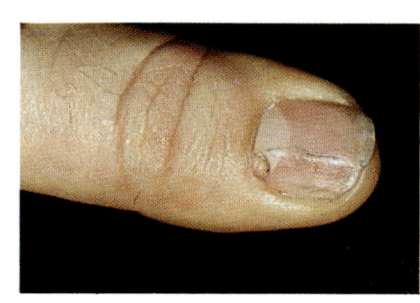

321

Knoten, Tumoren

Für die Beurteilung des gutartigen oder bösartigen Charakters eines Tumors ist die anamnestische Erhebung ebenso wichtig wie die klinische Untersuchung. Eine lange Anamnese über Monate bis Jahre spricht für einen benignen Tumor. Eine kurze Anamnese, rasches Wachstum oder ein Wechsel von langsamem zu raschem Wachstum bedeutet allgemein Bösartigkeit. Ulzerationen und Blutungen finden sich häufig bei malignen Tumoren. Gutartige Tumoren wie Naevi (vgl. S. 200), Dermoidzysten, zystische Hygrome, sakrale und kokzygeale Tumoren (vgl. S. 230) sind angeboren. Sitz, Größe, Form, Gewebsbeschaffenheit, Oberfläche, Hautbedeckung, Tast-Empfindlichkeit, Lymphknotenbefall und die Aufdeckung spezifischer Erkrankungen sind wichtige Punkte, die über die Genese eines Tumors Auskunft geben.

Die **Abb. 322** und **323** zeigen gutartige Fettgewebsgeschwülste bzw. **Lipome** im Bereich des Nackens und der rechten Leiste. Gewöhnlich zeigt das Lipom eine ovale oder rundliche Form mit scharfer Begrenzung und freier Beweglichkeit. Es geht prinzipiell von allen möglichen Fettgewebslokalisationen des Körpers aus, wird allerdings am häufigsten im subkutanen Gewebe beobachtet. Bei zartem Druck tastet und sieht man an der Hautoberfläche die charakteristische Läppchenbildung. Im Gegensatz zu den hier abgebildeten nicht schmerzhaften und nicht druckempfindlichen außergewöhnlich großen solitären Lipomen, können Lipome des Halses sehr schmerzen (Lipomatosis dolorosa oder Dercum-Syndrom). Bei Entwicklung zahlreicher Lipome an symmetrischen Stellen im Halsbereich liegt ein sog. Madelungscher Fetthals vor. Die Lipome können am Hals weich, gelappt mit der Haut verwachsen und ohne scharfe Abgrenzung sein.

Differentialdiagnostisch würde man vom bloßen Aspekt her bei dem auf **Abb. 323** abgebildeten Befund an eine große Femoralhernie mit komplettem Bruchsack denken. Der Tastbefund erbringt jedoch, daß keine Beziehungen zum Femoralkanal bestehen.

Lipome

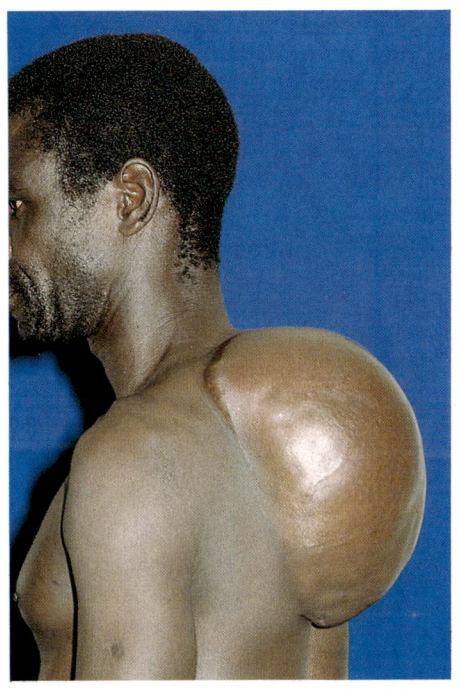

322

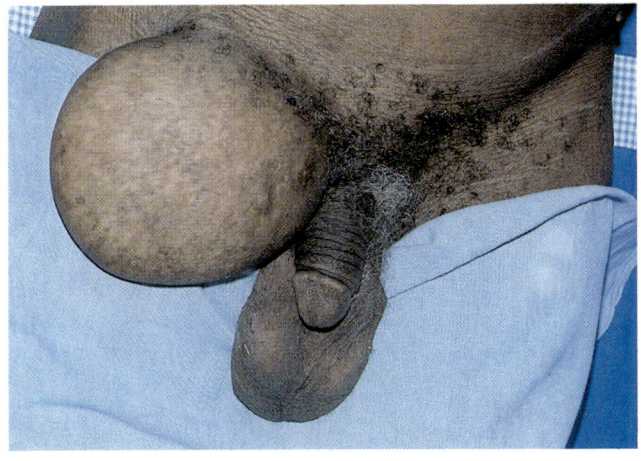

323

Knoten, Tumoren

Bösartigen Tumoren, insbesondere **Karzinomen** und ihren Metastasen begegnen wir blickdiagnostisch auf vielfältige Weise. Bei der auf **Abb. 324** abgebildeten **Lymphknotenmetastase in der linken Supraklavikulargrube** einer etwa 50jährigen Frau handelt es sich um die Absiedlung eines **Magenkarzinoms**. Eine einzelne Lymphknotenmetastase in der linken Supraklavikulargrube wird als **Virchow-Drüse** bezeichnet. Die Kranken schildern meist keine charakteristische Anamnese. Die Patientin im Beispiel der **Abb. 324** klagte lediglich über geringen Gewichtsverlust und über uncharakteristische Magenbeschwerden. Der Erfahrene schließt aus diesen Beschwerden und aus dem Befund der Einzeldrüse in der linken Supraklavikulargrube auf ein **Magenkarzinom**. Die Virchow-Drüse findet sich (in der Praxis äußerst selten) im Lymphabflußgebiet des Ductus thoracicus und im Filterlymphknoten vor seiner Einmündung in die V. subclavia.

Das zweite Beispiel (**Abb. 325**) kennzeichnet eine **Nabelmetastase**. Bläulichrot schimmert der Tumor durch die vaskularisierte, gespannte Haut.

Die Metastase liegt meist dicht unter der Haut. Der Ursprung der abgebildeten Metastase war ein Karzinom der Gallenwege. Über die Leber und die Leberhiluslymphknoten wächst der metastasierende Tumor in die Lymphspalten des obliterierten Lig. teres (obliterierte Nabelvene des Embryonallebens) zum Nabel, wo er sogar ulzerieren und eine nässende Entzündung, nicht zu verwechseln mit dem »feuchten Nabel«, hervorrufen kann.

Im Korium der **Haut** abgesiedelte **Metastasen** innerer Krebse (**Abb. 326**) können multipel und in den verschiedensten Regionen der Haut auftreten. Sie sind nicht nur in ihrem klinischen Aussehen, sondern auch in ihrem Hinweiswert auf den Sitz des Primärtumors sehr variabel. – Im Fall der **Abb. 326** liegen **lymphogene Karzinommetastasen** vor, die retrograd aus dem kleinen Beckenraum in die Haut verschleppt worden sind. Metastatische Tumoren der Haut im Genitoanalbereich und den angrenzenden Unterbauch- und Oberschenkelpartien sind fast stets auf Genital- und Anorektalkarzinome zurückzuführen.

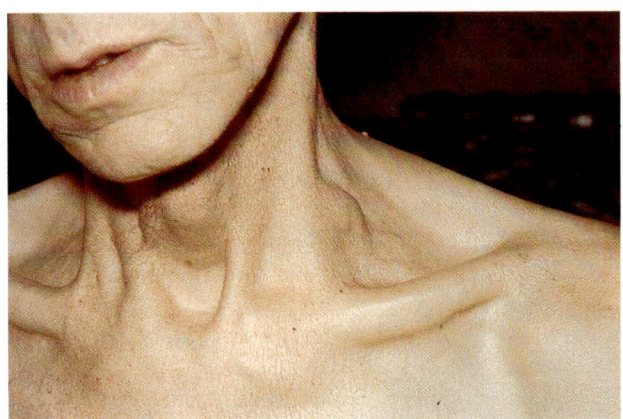

324

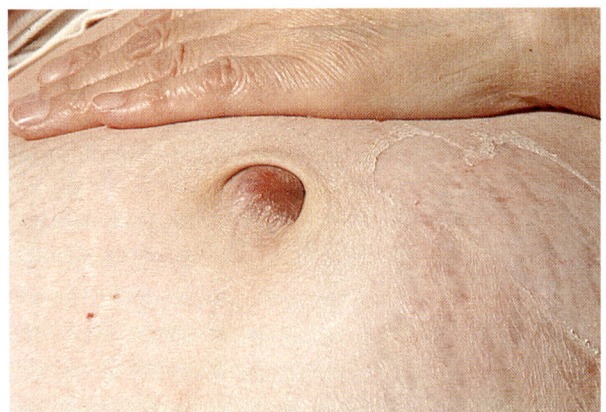

325

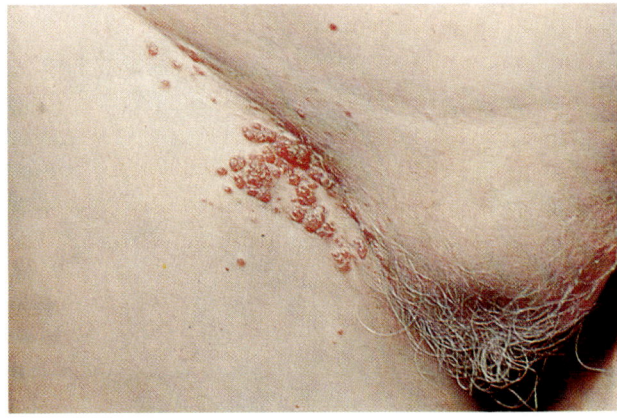

326

Knoten, Tumoren

Insgesamt sind die **Tumormetastasen** der Haut von unterschiedlicher diagnostischer Problematik. Solitär oder vereinzelt auftretende knotige Bildungen können nach Größe, Farbe, Oberflächenbeschaffenheit und Sitz sehr verschieden sein, so daß die diagnostische Abgrenzung gegenüber anderen knotigen Prozessen nicht immer auf Anhieb möglich ist. Die Veränderungen können etwa einer tieferen Mykose, einem primären Hauttumor, einer Leishmaniose oder anderem ähneln. In anderen Fällen, wie häufig bei der Hautmetastasierung des Mammakarzinoms im Brustbereich, gibt es kennzeichnende knotige und flächenhaft infiltrierte Hautbefunde, die mit dem überdies hier leicht erfaßbaren Primärtumor oder seinen Folgezuständen die Situation rasch klären. Während in solchen Fällen die Metastasen lediglich für richtige Erfassung des Tumorstadiums von diagnostischer Bedeutung sind, lenken solitäre knotige Tumormetastasen gelegentlich überhaupt erstmalig das Augenmerk auf das Vorhandensein eines bis dahin okkulten inneren Tumors (**Abb. 327**).

Ihre **harte Konsistenz** macht die **Metastase** fast in allen Fällen diagnostisch verdächtig. Die Bestätigung der Diagnose ist dann durch eine Biopsie stets leicht möglich. Gelegentlich, aber bei weitem nicht immer, wird man aus der Art des pathologischen Substrates auch einen Hinweis auf Typ und Sitz des Primärtumors erhalten.

Die nebenstehenden Bilder illustrieren die Problematik. Der Knoten auf **Abb. 328** erscheint aufgrund des Befundes und der Lokalisation als Metastase eines Bronchialkarzinoms verständlich; **Differentialdiagnostisch** wären vom Aspekt her ein Osteom (gutartiger Knochentumor), das allerdings palpatorisch eindeutig Beziehung zur Rippe zeigt, oder in Mittelamerika und Afrika ein Onchocerca-Knoten auszuschließen (vgl. **Abb. 288**, S. 173). Für die ebenfalls bei einem Bronchialkarzinom entstandene **Hautmetastase** in **Abb. 329** ist weder der lokalisatorische Zusammenhang deutlich, noch der makroskopische Befund auf Anhieb diagnostisch. Die Farbe läßt hier prima vista eher an einen angiomatösen Prozeß, etwa an ein Granuloma teleangiectaticum oder ähnliches, denken. Doch steht die Härte des Tastbefundes dazu in absolutem Widerspruch.

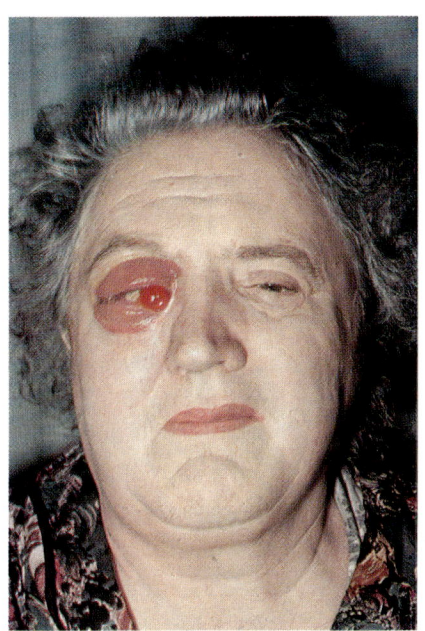

327

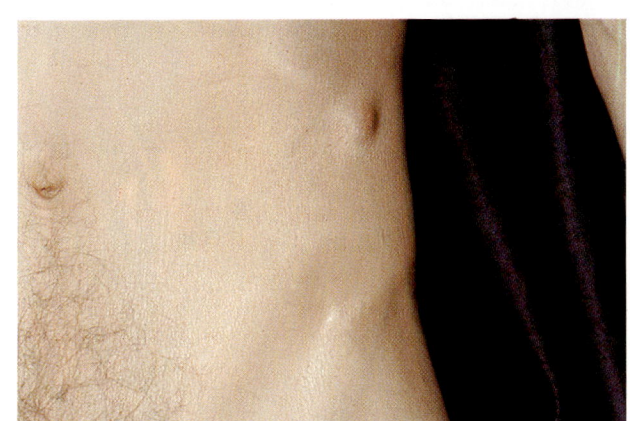

328

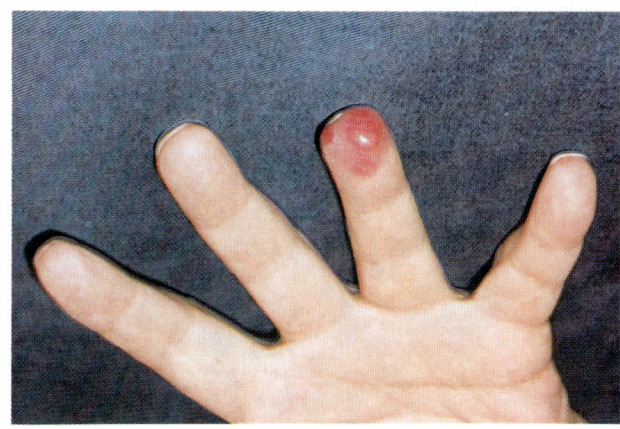

329

Knoten, Tumoren

Fingerzeige aus der Lokalisation von **Hautmetastasen** sind, wie die vorausgegangenen Abbildungen schon gezeigt haben, nur mit Einschränkungen zu gewinnen. Nur bei lymphogener Metastasierung kann überhaupt eine gewisse lokalisatorische Gesetzmäßigkeit erwartet werden. Auf die Virchowsche Drüse, die Nabelmetastase, die inguinalen Hautmetastasen in ihrer Bedeutung wurde hingewiesen. Bekannte weitere Beispiele sind die im Brustbereich ausgedehnten Metastasen beim **Mammakarzinom,** welche zur **Einmauerung** des Thorax als »**cancer en cuirasse**« führen können (**Abb. 330**).

Auf dieser Seite sind die in **Abb. 331** dargestellten kleinen Knoten über dem rechten Schulterblatt und an der rechten Thoraxseite **Metastasen eines Mammakarzinoms,** in dessen Gefolge sich nach Operation und Bestrahlung auch die Lymphstauung des rechten Armes entwickelt hat.

Auf **Abb. 332** handelt es sich um **ausgedehnte Hautmetastasen eines exophytisch wachsenden Mammakarzinoms** bei einer Krankenschwester. Die Patientin hatte den Arztbesuch lange Zeit aus Angst vor der Bestätigung ihrer vermuteten Diagnose hinausgezögert.

Der Knoten auf der Brust der Patientin auf **Abb. 333** ist eine ungewöhnlich **solitäre Metastase nach Mammakarzinom**, die sich **auf der primär gesunden Seite** entwickelt hat.

Bei hämatogener Metastasierung ist von vornherein eine Gebundenheit an zugehörige Hautbezirke nicht zu erwarten. Eigentümlich ist die Erfahrung, daß die Kopfschwarte besonders von der Metastasierung bevorzugt wird. Diese Region muß also bei der Fahndung nach Hautmetastasen besonders sorgfältig abgesucht werden. Ihr Befallensein gibt andererseits aber leider keinen Hinweis auf den Sitz des Primärtumors. Im Falle der Patientin auf **Abb. 334** handelt es sich um Metastasen eines Magenkarzinoms.

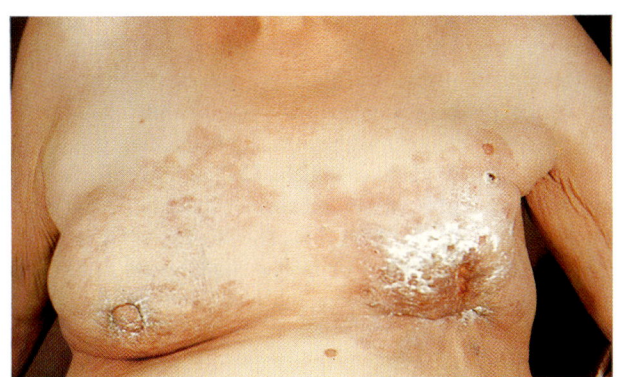

330

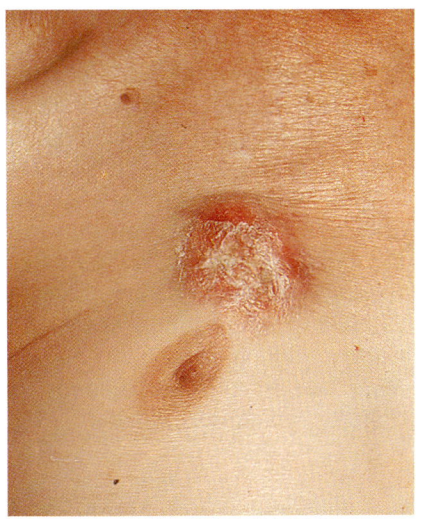

333

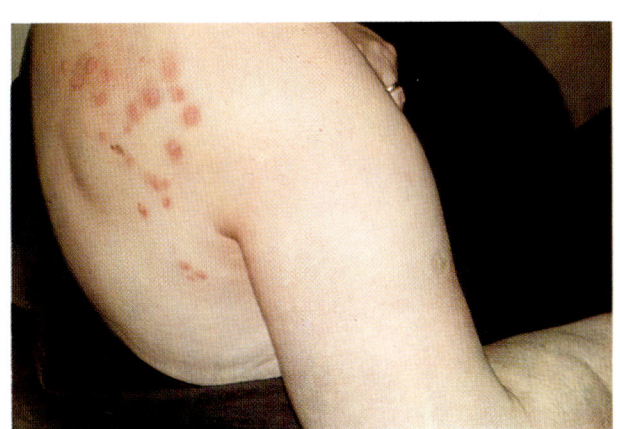

331

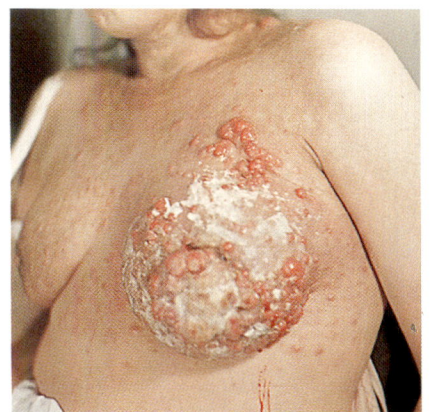

332

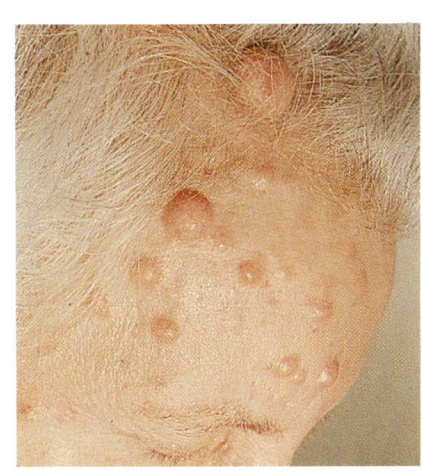

334

Knoten, Tumoren

In den nachfolgenden Kapiteln werden die obligat oder fakultativ mit einer Veränderung der Melaninsynthese vergesellschafteten benignen und malignen Nävuszellformationen, pigmentführenden Tumoren und präkanzerösen Zustände abgehandelt.

Das **Melanom** gilt als einer der bösartigsten Tumoren. Sitzt der Primärtumor in der Haut, so ist die Prognose bei rechtzeitiger Erkennung und entsprechender Therapie keineswegs so ungünstig, wie es bislang dargestellt wurde. In späteren Stadien kommt jedoch jede Hilfe zu spät. Gerade beim Melanom ist die Frühdiagnose und -behandlung daher lebensentscheidend.

Unterschieden werden bei aller Variationsbreite des klinischen Erscheinungsbildes **4 Formen**: Das **Lentigo-maligna-Melanom**, das sich **auf einer** oft jahrelang bestehenden **Melanosis circumscripta praeblastomatosa** (Dubreuilh) entwickelt (**Abb. 335**); das oberflächlich sich ausbreitende, meist tiefblau pigmentierte, **scharf** und **stufenförmig abgegrenzte Melanom** (engl. superficial spreading melanoma (**Abb. 336**); das (primär) **nodöse Melanom** (**Abb. 337**); als **Sonderform** das **akrolentiginöse Melanom** (einschließlich des subungualen Melanoms). Besonders schwierig sind die **amelanotischen Formen** zu erkennen (**Abb. 338**).

Jeder Pigmentnävus, der an Ausdehnung plötzlich zunimmt, sich in seiner Oberflächenstruktur verändert oder gar knotig wuchert, juckt, sich mit einem **roten Hof** umgibt und blutet, ist höchst verdächtig auf maligne Entartung. Ulzeration ist ein Signum mali ominis! **Differentialdiagnostisch** gegenüber einem malignen Melanom abzugrenzende pigmentierte Hautveränderungen finden sich umseitig (s. 201).

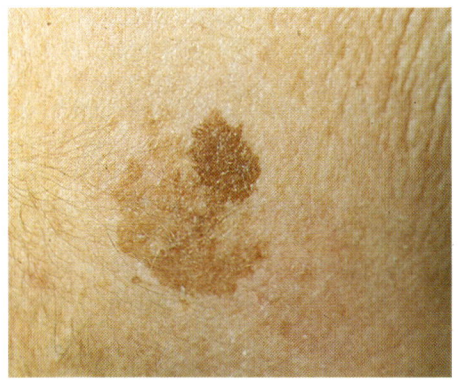

335

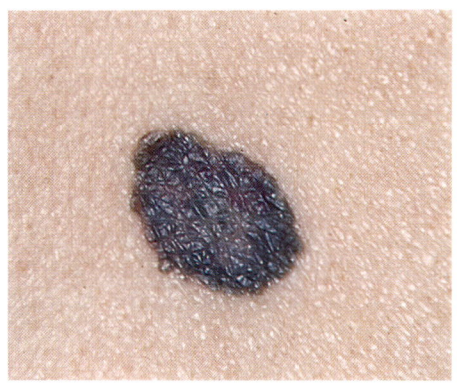

336

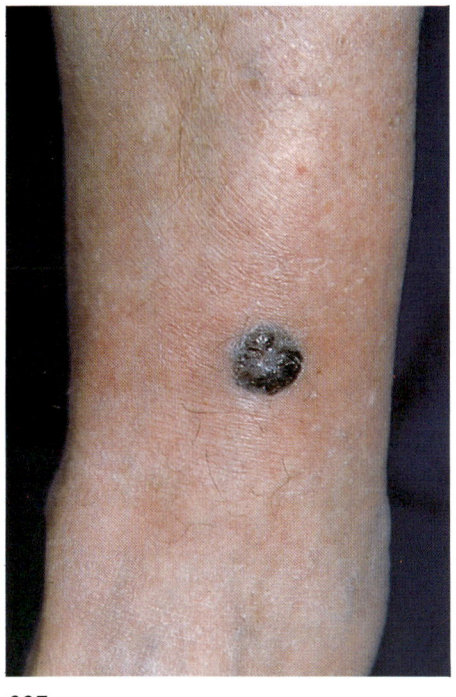

337

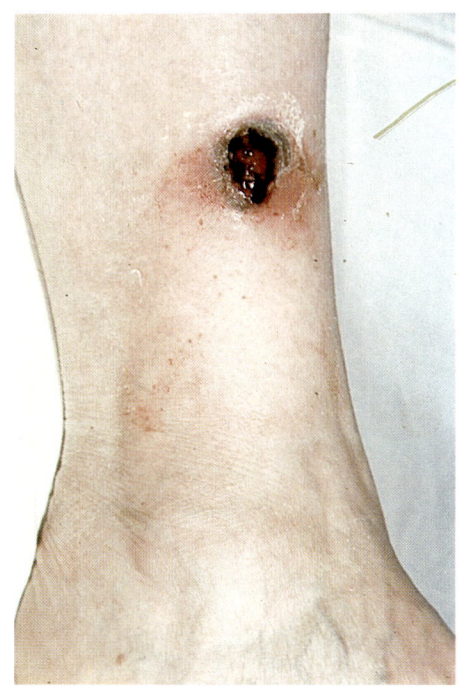

338

Knoten, Tumoren

Die **Unterscheidung pigmentierter Hautveränderungen von einem Melanom** ist klinisch besonders wichtig. Insgesamt 70 Hautveränderungen wurden schon mit einem Melanom verwechselt. Die wichtigsten sind: Der **pigmentierte Nävuszellnävus**, der von Jugend an besteht und sehr oft behaart ist (**Abb. 339**). Er kann einen depigmentierten Hof aufweisen (sog. **Sutton-Nävus** mit Leucoderma acquisitum centrifugum, **Abb. 340**). Die Depigmentierung darf nicht mit einer evtl. partiellen Depigmentierung eines »superficial spreading melanoma« (Abb. 336, S. 198) verwechselt werden. Auch das sog. juvenile Melanom ist eine besondere Form eines Pigmentzellnävus.

Seborrhoische Warzen (**Abb. 341**, mit sichtbarer Mamille) besitzen eine **brombeerartige, spekkige Oberfläche**, die sich abkratzen läßt und dabei leicht blutet. Das eisenspeichernde **Histiozytom** (**Abb. 342**) hat eine glatte Oberfläche und eine sehr derbe Konsistenz und ist unter Umständen linsenförmig in die Haut eingelassen. **Thrombosierte Angiome** (**Abb. 343**) lassen am Rande gelegentlich nichtthrombosierte Anteile erkennen, während das pigmentierte Basaliom durch seine Teleangiektasien, die es überziehen, gekennzeichnet ist (vgl. auch S. 338). Das Granuloma teleangiectaticum ist durch seinen schmalbasigen Ansatz und seine große, primäre Blutungsneigung zu erkennen.

An der Fußsohle und zwischen den Zehen werden (oft apigmentierte) Melanome mit einem Clavus oder einer Interdigitalmykose verwechselt.

Peri- und subunguale Melanome sind von Hämatomen, die mit dem Nagel nach vorne wachsen, von (schmerzhaften) Glomustumoren, einer Onychomykose, einer Paronychie oder einem Panaritium zu unterscheiden.

Als Anhang sei noch auf ein pigmentiertes Gebilde aufmerksam gemacht, welches im Bereich der Medioklavikularlinie unterhalb der Brust beobachtet werden kann. Bei Kenntnis ist es jedoch kaum mit einem pigmentierten Hauttumor zu verwechseln: die **überzählige Brustwarze** (Polythelie, **Abb. 344**). Angeborene lokalisatorische Anomalien der Mammae oder der Mamillen kommen zusammen mit Nierendysplasie im Rahmen verschiedener mammorenaler Syndrome vor. Die Kombination beider Störungen findet sich dabei weit häufiger als nach der statistischen Frequenz der einzelnen Anomalien zu erwarten wäre.

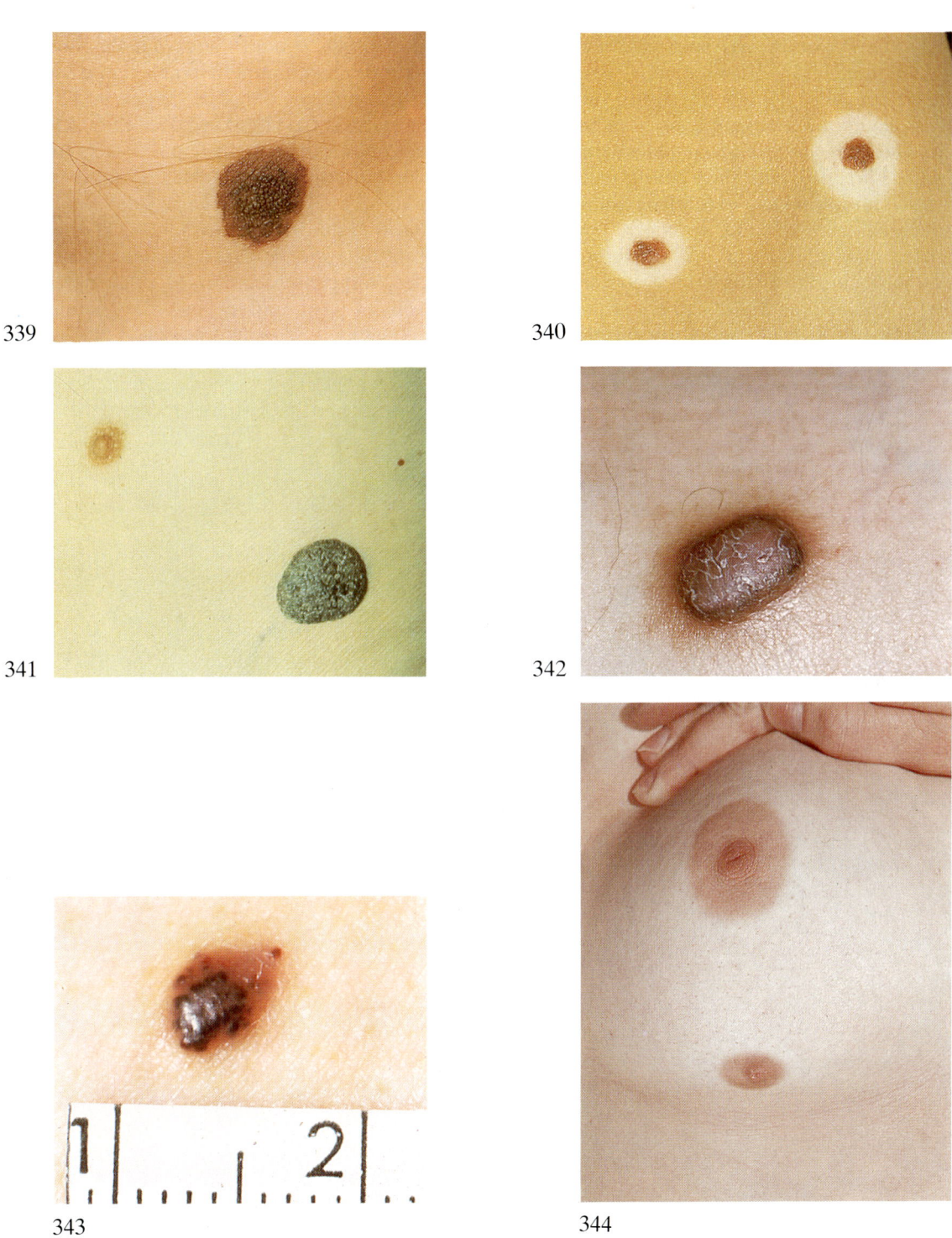

339

340

341

342

343

344

Knoten, Tumoren

Unter **Präkanzerosen** versteht man Haut- und Schleimhautveränderungen, aus denen sich im Laufe der Jahre mit einer gewissen Regelmäßigkeit ein Karzinom entwickeln kann. Am häufigsten sind die **senilen (Abb. 345)** und **aktinischen Keratosen (Abb. 346)**. Sie entstehen meist multilokulär **auf einer atrophischen, strahlenexponierten Haut** zunächst als kleiner, rötlicher, brauner oder schmutzig-grauer Fleck, der zunehmend schuppt und sich ganz allmählich flach-tumorös umbildet. Unter Umständen findet sich eine exzessive Hyperkeratose in Form eines **Cornu cutaneum,** eines Hauthornes mit basaler Kanzerisierung **(Abb. 347)**, das jedoch nicht allein bei Keratomata senilia vorkommt, sondern auch auf Papillomen, Keratoakanthomen, epithelialen Nävi und atypischen Verrucae vulgares. An den Lippen und Schleimhäuten ist neben der Leukoplakie eine **Atrophie** kennzeichnend für eine Präkanzerose (**Cheilitis actinica** der Unterlippe, **Abb. 348**). Additiv zur Lichtatrophie der Cheilitis actinica (und der »Landmannshaut« und »Seemannshaut«) können chemische Einflüsse wie Tabaksaft (präkanzeröse Leukoplakie der Wangenschleimhäute) oder der Umgang mit heißem Teer und ebenso die Zufuhr von Arsen (Arsenhaut, Arsenkeratosen, vgl. auch S. 28) die Strahlenwirkung fördern.

Präkanzerosen der Haut:
Solare und senile Keratose,
Cornu cutaneum, Cheilitis actinica

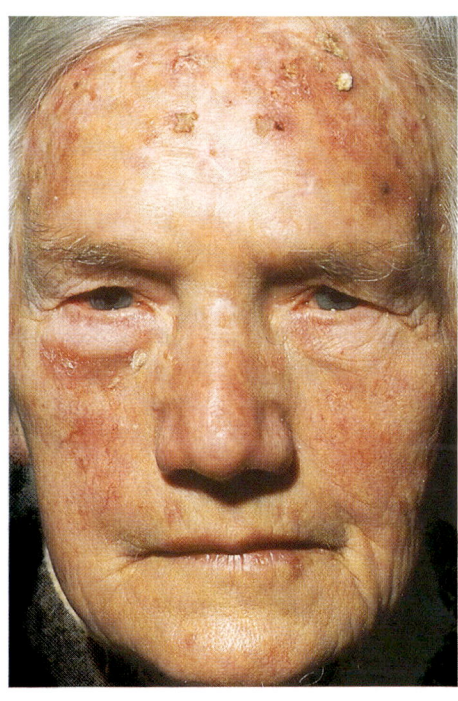

345

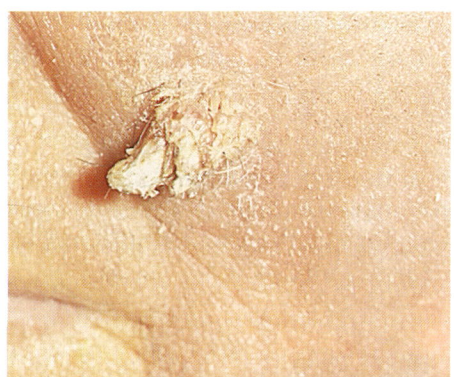

347

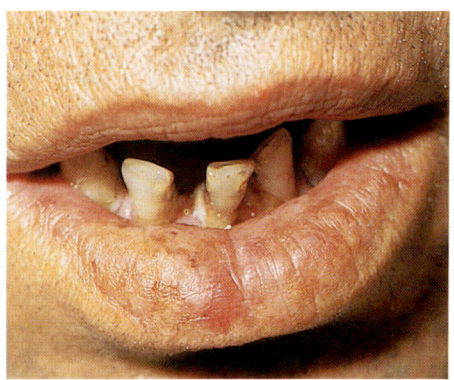

348

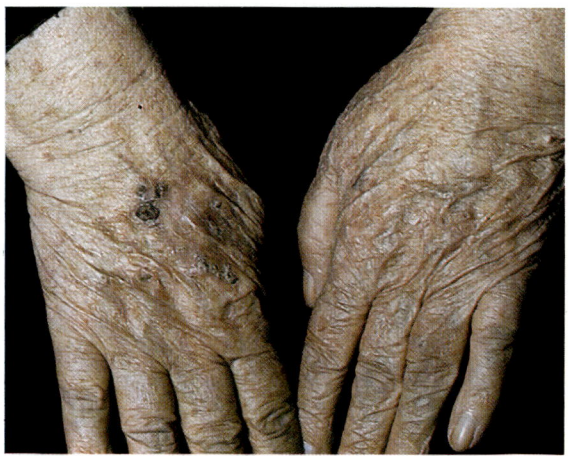

346

Knoten, Tumoren

Beim Vorliegen einer **Schwellung im Bereich des Gesichtes** kann es sich um eine **Parotisaffektion** handeln. Bei der **Parotitis epidemica** besteht Fieber, die Schwellung tritt akut und zunächst einseitig auf. In der Regel kommt es einige Tage später auch zum Befall der anderen Seite. Als besondere Komplikationen im Erwachsenenalter sind die Hirnhaut- und Eierstockentzündung bzw. die Hodenentzündung bekannt.

Einer Parotisschwellung können aber auch vielerlei andere Ursachen zugrunde liegen. Beim Kranken der **Abb. 349**, bei dem klinisch zunächst an einen Mumps gedacht wurde, handelte es sich um eine **allergische Parotitis** mit massenhaft eosinophilen Zellen im Drüsensekret.

Entzündliche Parotisschwellungen können in Form der **eitrigen Parotitis (Abb. 350)** sowie der marantischen Parotitis und im Zusammenhang mit dem **M. Bang** sowie der Boeckschen Erkrankung auftreten. Schwellungen der Parotis sind weiterhin ein häufiges Begleitsymptom des Sjögren-Syndroms (vgl. S. 312). Sie können aber auch durch einen Speichelstein hervorgerufen sein.

Differentialdiagnostisch muß weiterhin an die langsam verlaufende, meist doppelseitige Parotishypertrophie sowie den **Parotismischtumor (Abb. 351)** und auch an eine Schwellung infolge Zahnaffektion (s. umseitig) gedacht werden.

Die röntgenologische Darstellung der Speichelgänge (Sialographie) gibt in vielen Fällen von unklarer Parotisschwellung diagnostisch wertvolle Aufschlüsse.

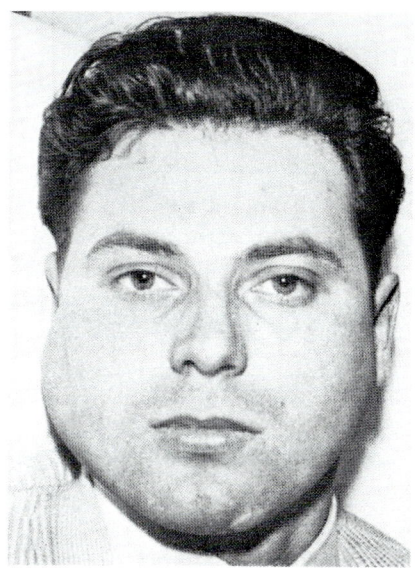

349

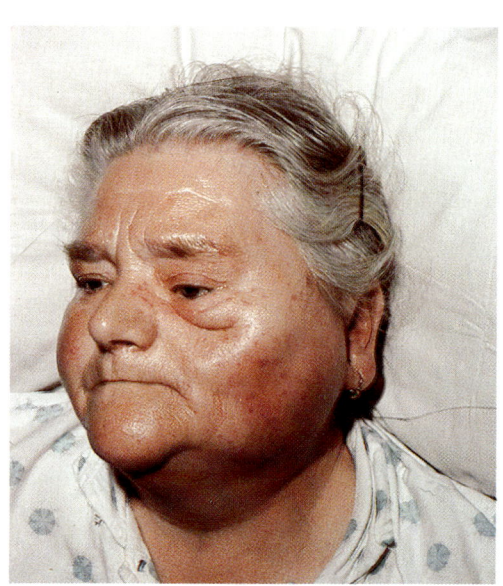

350

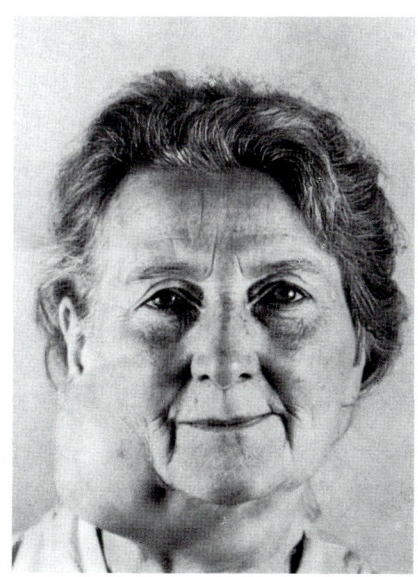

351

Fisteln, Abszesse, Eiterungen

Beim Vorliegen einer **Schwellung** oder einer **Fistel** im Bereich des Gesichtes sollte differential-diagnostisch immer auch eine **Veränderung im Zahnsystem** als ätiologischer Faktor in Betracht gezogen werden.

Die »dicke Backe« kann einmal durch den **erschwerten Durchbruch** (Dentitio difficilis) **eines Weisheitszahnes** bedingt sein (**Abb. 352**). Diese bis zur Extraktion des Zahnes häufig rezidivierende Erkrankung ist mit Schluckbeschwerden, Kieferklemme, Perilymphadenitis, Fieber, also mit erheblicher Beeinträchtigung des Allgemeinbefindens, verbunden. Komplikationen: Osteomyelitis und Panostitis, retromaxilläre und perimandibuläre Abszesse.

Die »dicke Backe« kann demgegenüber aber auch weit häufiger die Folge einer akuten Verschlimmerung der klinisch sonst meistens latenten, **chronischen apikalen Parodontitis** eines avitalen Zahnes sein. Diese **Parulis** tritt entweder bei einer Reduzierung der allgemeinen Widerstandskraft des Organismus oder durch Steigerung der Virulenz der Keime auf. Das Allgemeinbefinden des Patienten ist dadurch wenig oder gar nicht beeinträchtigt wie hier bei einer **Parulis,** ausgehend von den avitalen Zähnen 12 und 11 **mit Schwellung der Oberlippe und Wange** (**Abb. 353**). Gesichtsschwellungen mit ähnlichem Erscheinungsbild können auch sehr schnell auftreten, wenn zum Trockenblasen eines aufgebohrten Zahnwurzelkanales ein Druckluftbläser benutzt wird (**Abb. 354** u. **355**) – derartige **Emphyseme** sind nicht ungefährlich!

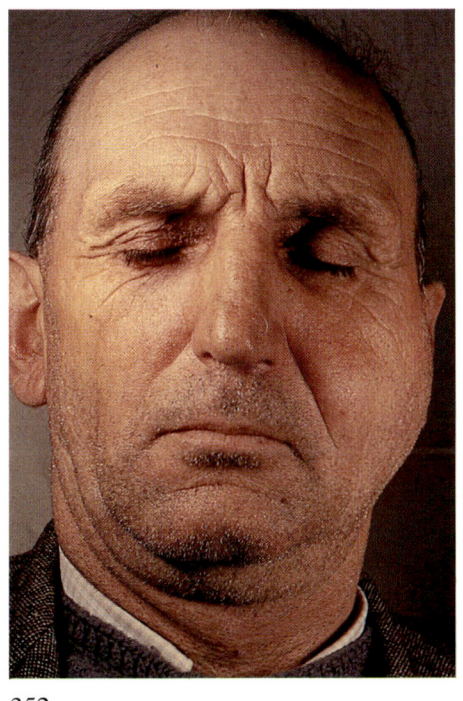

352

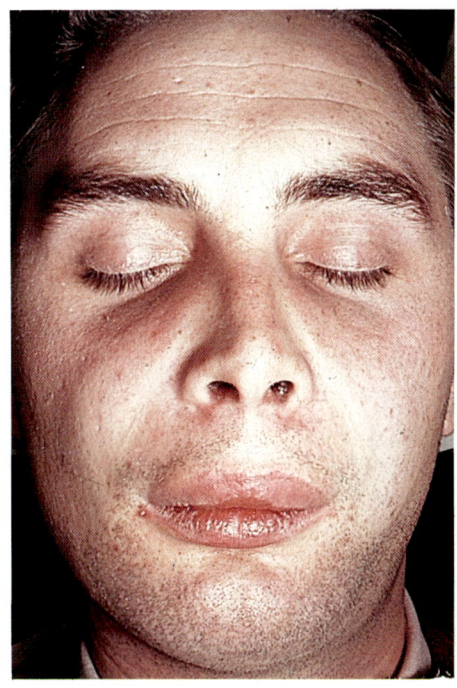

353

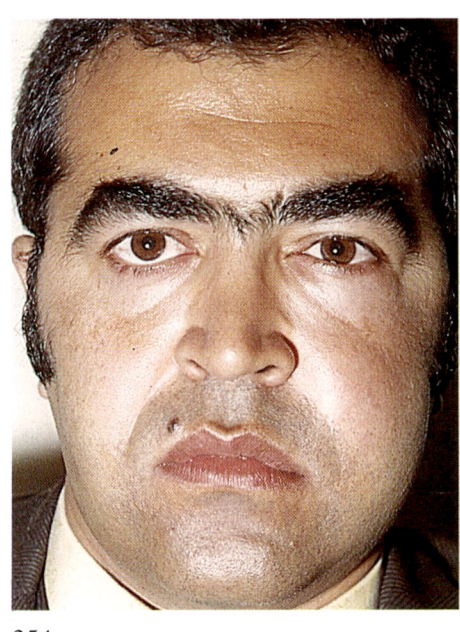

354

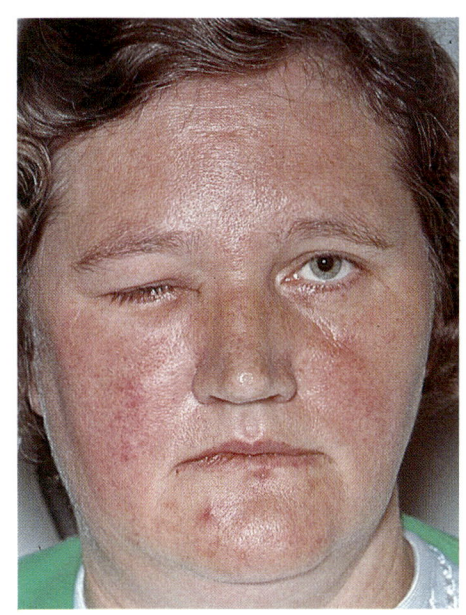

355

Fisteln, Abszesse, Eiterungen

Im Gegensatz zu den oft über Nacht auftretenden, meistenteils diffusen Gesichtsschwellungen bei der submukösen Phase einer Parulis stehen kleinere abgegrenzte entzündliche Ödeme und Abszedierungen. Bei diesen mehr **chronisch granulierenden Entzündungsabläufen** nimmt der Eiter seinen Weg vom avitalen Zahn anstatt ins Vestibulum oris (**Abb. 356**) zur Außenhaut (**Abb. 357**). Bevorzugte Lokalisationen: Unterkieferrand und -winkel (ausgehend von unteren Prämolaren und Molaren), wobei im Falle der **Abb. 358** statt der Entfernung des schuldigen avitalen ersten Molaren im rechten Unterkiefer eine vermeintliche Osteomyelitis operiert wurde und prompt ein akutes Rezidiv auftrat. Ebenso können derartige Prozesse auftreten am Kinn (Inzisivi des Unterkiefers, **Abb. 359**) und am Augenwinkel (oberer Eckzahn). Nicht selten kommen solche Fälle erst nach spontaner Perforation des Eiters mit **Fisteln** in den genannten Zonen zur Beobachtung, hier ausgehend vom avitalen Zahn 32 (**Abb. 360**).

Bei der **Fistel** des Falles in **Abb. 361** handelt es sich um eine **Osteoradionekrose:** nach Strahlentherapie eines Zungenkarzinoms und der Extraktion des Zahnes 36 zwei Jahre später heilte die Extraktionswunde nicht mehr aus.

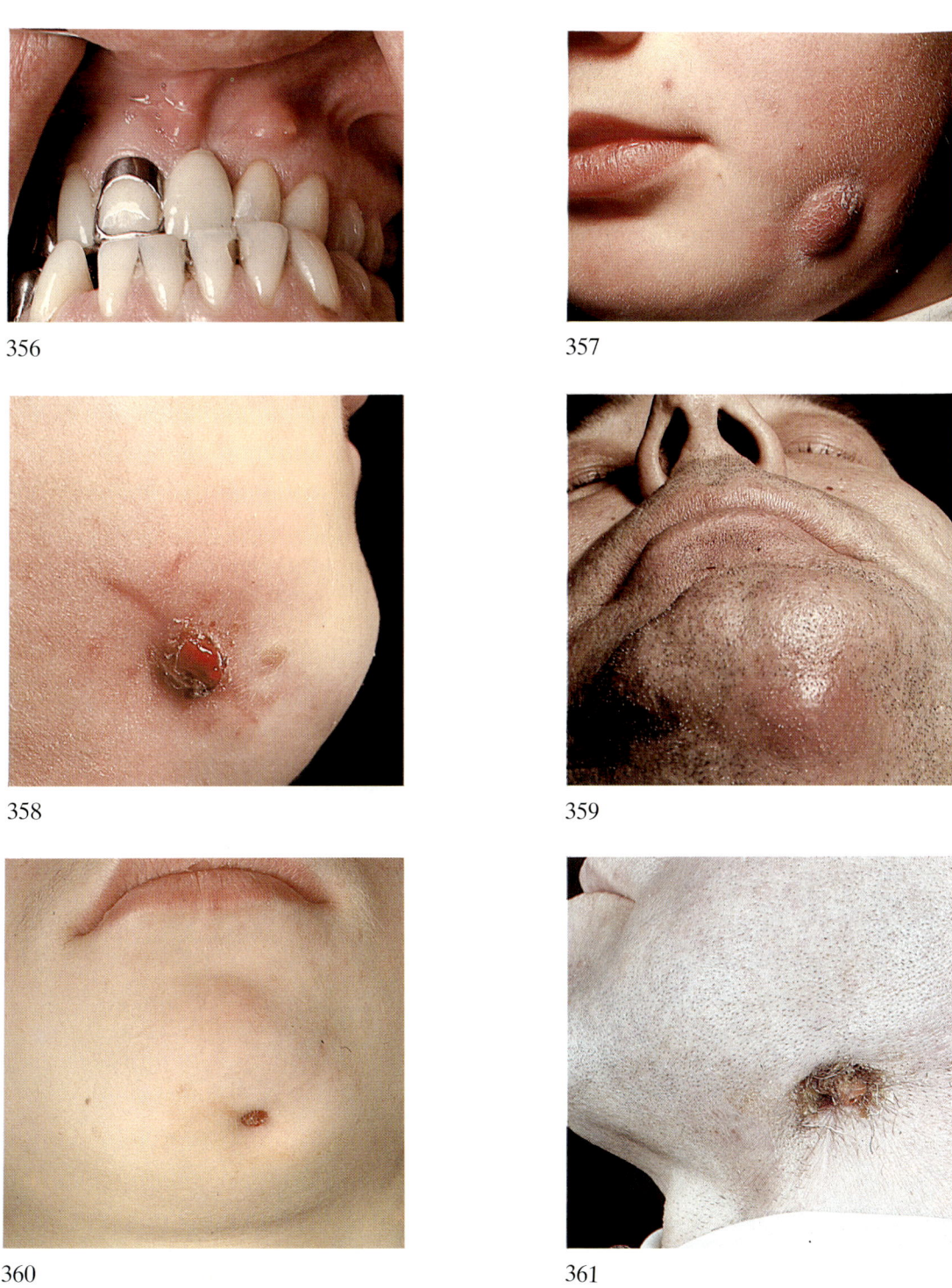

356

357

358

359

360

361

Fisteln, Abszesse, Eiterungen

Eine **Fistel** stellt eine Verbindung zwischen zwei mit Epithel oder Endothel bedeckten Oberflächen – Haut, Schleimhaut, Gefäßendothel etc. – dar, die entweder Anschluß an innere Organe oder nach außen gewinnt. Bekannt sind z. B. Kiemengangsfisteln (Branchialfisteln im Bereich des Halses), Duodenalfisteln (im Bereich des rechten Oberbauches im Anschluß an partielle Magenresektion), Dünndarmfisteln im Mittelbauch und Analfisteln (beide bei einer chronischen Erkrankung wie dem M. Crohn) sowie iatrogen angelegte Fisteln, wie z. B. ein Ileostoma zwischen Haut und Darm bei Colitis ulcerosa.

Einschmelzung und **Fistelbildungen bei Lymphknotentuberkulose (Abb. 362,** inguinal) sind heute sehr viel seltener als früher geworden. Gegenüber fistelnden Lymphknotenschwellungen muß **differentialdiagnostisch** auch an die seltene Aktinomykose gedacht werden. Im Gegensatz zur Tuberkulose mit ihren kalten, reaktionsarmen **Abszessen** (vgl. auch **Abb. 365,** umseitig) herrschen bei der **Aktinomykose (Abb. 363)** lokale Entzündungserscheinungen vor, wobei es zu **brettharter Hautinfiltration,** zu schwappenden, entzündlich-roten, direkt unter der Haut liegenden Abszessen, mit Durchbruch durch die Haut kommen kann.

Bei dem auf **Abb. 363** abgebildeten **Aktinomykosekranken** hat der Strahlenpilz wahrscheinlich vom Munde aus die regionalen Lymphknoten befallen. Die entzündlichen Prozesse, die zu Verbackensein mit der Haut führen, führten zu dem knotigen Hautinfiltrat mit drohendem Fisteldurchbruch im seitlichen Halsbereich und zu der neben dem Kehlkopf befindlichen Fistelnarbe. In den Lymphspalten des Mediastinums sinkt bzw. wächst die Aktinomykose sehr gern in den Brustraum ein und kann hier zu fistelnden Abszessen an der Thoraxwand führen. Die **Differentialdiagnose** gegenüber einer kolliquativen Lymphknoten- oder Hauttuberkulose kann z. T. schon durch den Palpationsbefund (brettharte Infiltration bei Aktinomykose), im übrigen durch die mikrobiologische, gegebenenfalls auch durch die histologische Untersuchung gestellt werden.

Innere und **äußere Fisteln** im unteren Abdomen, besonders aber perianal, werden **bei M. Crohn** beobachtet. Diese analen Komplikationen sind beim M. Crohn des Dünndarms wie Kolons in 30–50% der Fälle vorhanden und gehen den anderen gastrointestinalen Symptomen z. T. um Jahre voraus. **Abb. 364** zeigt den – erstaunlich symptom- und schmerzlosen – Befund bei einem solchen Patienten mit Befall des Rektums und ausgedehnten **Analfisteln** und **-fissuren** (Rima ani) mit drohender Sphinkterinsuffizienz. Die sichtbaren analen **Hautzipfel** sehen sukkulent, weich und saftig aus, sind jedoch von sehr fester Konsistenz und zeigen das charakteristische dunkel-bläuliche Aussehen. Die Biopsie erbrachte das typische Gewebsbild.

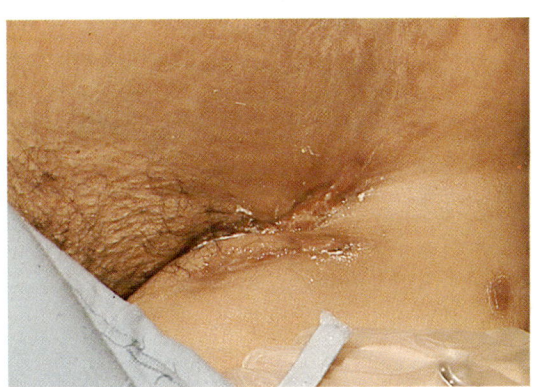

362

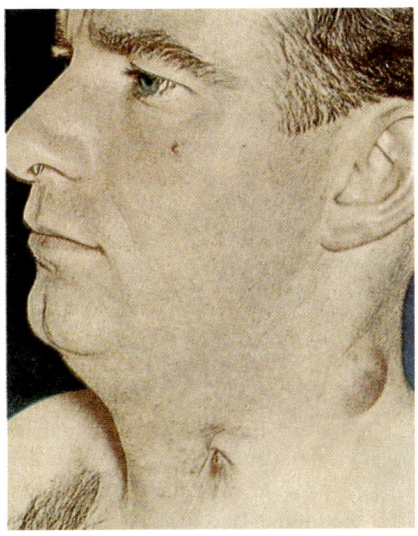

363

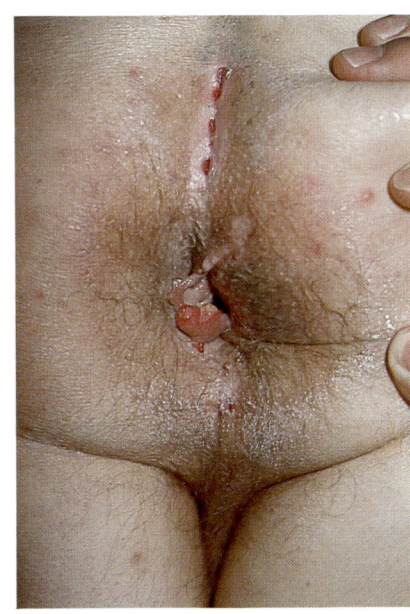

364

Fisteln, Abszesse, Eiterungen

Bei dem Patienten auf **Abb. 365** wurden – bei Zustand nach Thorakotomie bei **kavernöser Lungentuberkulose** – langsam sich entwickelnde Schwellungen ohne Rötung und Hitze, teilweise mit Fluktuation im Bereich des vorderen Thorax beobachtet. Das Allgemeinbefinden war dadurch wenig gestört; Schmerzen bestanden nicht. Als Inhalt fand sich dünnflüssiges, eitriges Sekret, das »steril« war, sich im Tierversuch jedoch als tuberkulös herausstellte. Solche **kalten Abszesse** gehen z. B. von tuberkulösen Wirbelherden aus und wandern meist der »Schwere folgend« entlang den anatomisch gegebenen Bahnen abwärts. Eine **differentialdiagnostische** Schwierigkeit gegenüber dem derben Tastbefund ähnlich lokalisierter Schwellungen, z. B. bei dem auf **Abb. 366** abgebildeten Kranken mit **Rippen-** (und **Orbita-**)**Metastasen** bei bis dahin unbekanntem Primärtumor besteht nicht.

Heiße Abszesse im Abdominalbereich sind häufig Folge einer akuten Infektion mit E. coli, während die im Bereich der Extremitäten lokalisierten Abszesse oft auf eine Staphylokokkeninfektion zurückgeführt werden. Oberflächliche Abszesse dieser Genese weisen – z. T. im Gegensatz zu den chronischen kalten Abszessen tuberkulöser Natur – alle Anzeichen der Entzündung auf: Schmerz, Rötung, Hitze, Schwellung und Druckempfindlichkeit. Die Fluktuation, ein leichtes Schwappen, das mit dem Finger palpiert werden kann, stellt sich allerdings da, wo der Abszeß von einer dicken Faszie bedeckt ist – z. B. am Hals – oft nur als Spätsymptom dar. Im Gegensatz zum Empyem entstehen Abszesse nicht in einer vorgebildeten, sondern durch krankhafte Vorgänge entstandenen allseitig abgeschlossenen Höhle des Gewebes.

Unbedingt durch entsprechende Vorsicht zu verhüten ist der »iatrogen« gesetzte sog. **Spritzenabszeß** im Gesäßbereich der in **Abb. 367** abgebildeten Farbigen. Eine **differentialdiagnostische** Schwierigkeit z. B. gegenüber einem Myosarkom des Gesäßes mit raschem Wachstum und Muskelinfiltration besteht nicht.

Gegebenenfalls schwer zu diagnostizieren ist allerdings der **paranephritische Abszeß**, wenn er noch nicht in der ausgeprägten Form wie auf **Abb. 368** als Vorwölbung mit dem bloßen Auge sichtbar ist. Hämatogen oder durch Übergreifen von der Niere oder umgebenden Organen entstanden, hat sich die entwickelte Entzündung der Nierenfettkapsel (Paranephritis) phlegmonös ausgebreitet und zur Abszedierung geführt. Für die Diagnose bedurfte es bei diesem Aspekt nicht mehr der Röntgenuntersuchung mit Nachweis der Vergrößerung des Nierenschattens, Verdrängung des Kolons, Zwerchfellhochstandes, Verlust der respiratorischen Beweglichkeit der Niere im Veratmungspyelogramm.

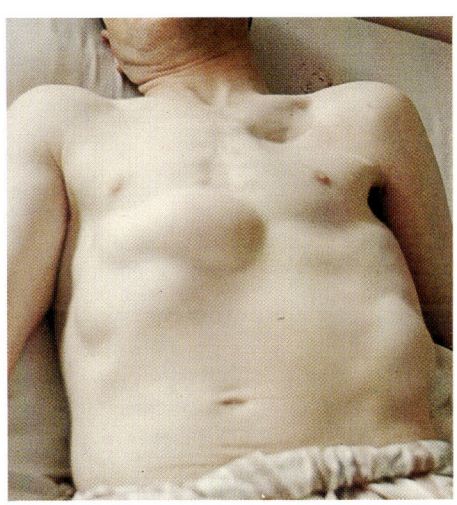

365

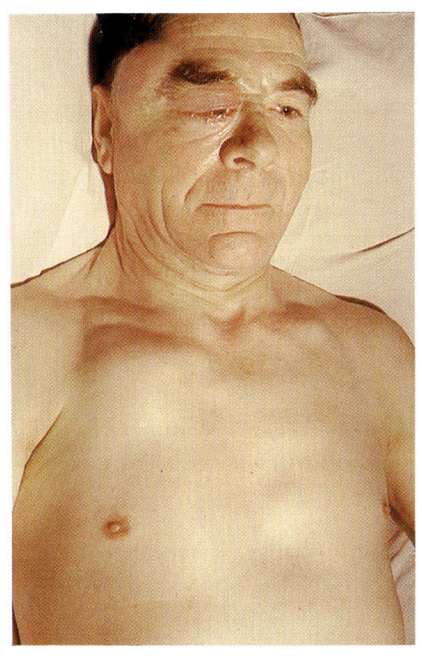

366

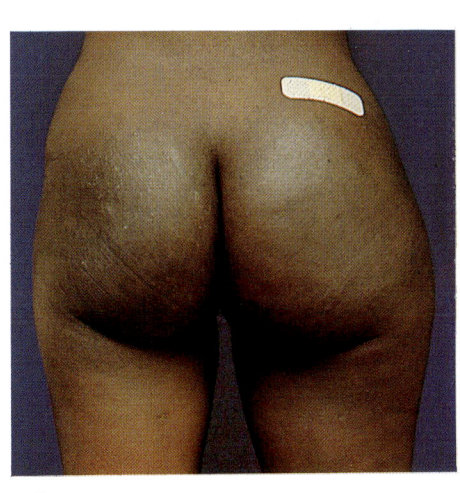

367

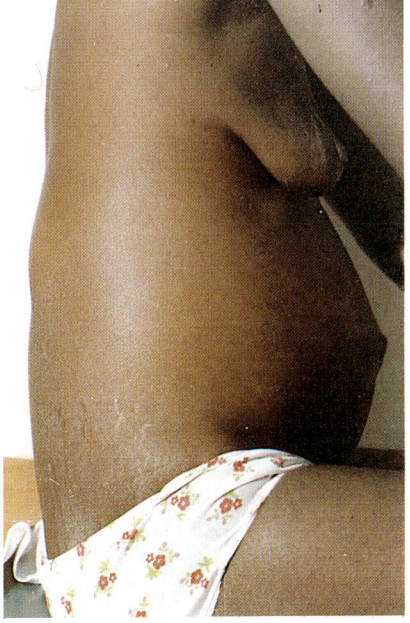

368

Fisteln, Abszesse, Eiterungen

Auf **Abb. 369** wird als Beispiel einer Eiterung, die durch die Haut durchbrechen kann, die in knapp 10% der Fälle als Komplikation der Knocheninfarkte bei **Sichelzellanämie** auftretende **Osteomyelitis** gezeigt. Sie tritt bei der Hälfte der Patienten vor dem fünften Lebensjahr auf und stellt im postpädiatrischen Alter ein chronisches, trotz Therapie rezidivierendes Problem dar. Insbesondere die langen Röhrenknochen der oberen und unteren Extremitäten sind befallen (vgl. **Abb. 26**, S. 19).

Die Entwicklung von solitären, seltener **multiplen Abszessen** in einem oder mehreren Muskelgruppen charakterisiert die **tropische Pyomyositis (Abb. 370)**, die nicht nur häufig in den feucht-warmen Gebieten Afrikas vorkommt – allerdings mit wechselnder starker regionaler Verbreitung und Häufigkeit –, sondern auch in verschiedenen tropischen Ländern Süd- und Mittelamerikas, Ostasiens, Nordaustraliens und im pazifischen Raum beschrieben wird. Ätiologisch handelt es sich fast ausschließlich um eine Infektion mit Staphylococcus aureus. Vorausgehende oder begleitende Schädigungen der Muskulatur durch Virusinfektionen, chronische Infektionen oder Traumata und der schlechte Ernährungs- und Allgemeinzustand der Patienten werden als bereitende Faktoren für die hämatogene Ansiedlung der Keime in den Muskeln angeführt. Befallen werden vor allem Kleinkinder und Jugendliche. Am Beginn stehen Fieber, Kopf- und Muskelschmerzen, bis es nach einigen Tagen zur ödematösen Schwellung und Induration des betroffenen Muskels kommt. Nach diesem invasiven, noch nicht eitrigen Frühstadium folgt das akute, suppurative Stadium mit Abszeßbildung. Obwohl der Abszeß schließlich den ganzen Muskel zerstört, bleibt er doch durch die Muskelfaszie begrenzt.

Bei der abgebildeten Patientin (**Abb. 370**) konnte aus dem solitären Abszeß im Bereich des Stammes (M. rectus abdominis), der einen Abdominaltumor vortäuschte, fast ein halber Liter Eiter entleert werden. Später folgte nach örtlicher Besserung unter Entwicklung einer Infektanämie und septischen Temperaturen die Ausbildung weiterer Abszesse in topographisch entlegenen Muskeln. Die gefürchtete septische Absiedlung in innere Organe blieb unter strenger antibiotischer Therapie aus.

Ein aufgetriebener Leib bzw. Vorwölbung einzelner Abdominalbereiche kann vielfache Ursachen haben. Die nebenstehenden Abbildungen, **Abb. 371** und **372**, zeigen eine **Hepatomegalie bei Amöben-Leberabszeß**. Eine Hepatomegalie findet sich aber nicht nur infolge einer Infektion, sondern viel häufiger als Folge eines Neoplasmas und von Stoffwechselstörungen. Beim Leberabszeß handelt es sich meistens um eine eitrige Sekundärerkrankung infolge einer Infektion im Bereich des Verdauungstraktes oder des Gallensystems. Ursächlich kommen besonders in tropischen und subtropischen Gebieten der Amöbenbefall oder eine andere parasitäre Erkrankung in Frage. Bei der Amoebiasis (Infektion mit Entamoeba histolytica) entsteht der Amöben-Leberabszeß durch hämatogene Verschleppung der Erreger aus dem Darmbereich. Dieses im übrigen seltene und oft verkannte Ereignis entwickelt sich schleichend über einen längeren Zeitraum mit dumpfen bis stechenden Schmerzen im rechten Oberbauch, Lebervergrößerung, Fieber, Abgeschlagenheitsgefühl, Appetitlosigkeit und Kopfschmerzen. Die Geringfügigkeit der vorausgegangenen Darmstörungen, ihr längeres Zurückliegen oder – bei zwerchfellnahem Sitz – der Durchbruch des Abszesses in den Pleuraraum oder die Lunge können die ätiologischen Zusammenhänge verschleiern. Die **Leber** ist druckempfindlich und in einem Teil der Fälle – auch **blickdiagnostisch, Abb. 371** und **372** – stark **vergrößert**; die Verdachtsdiagnose wird durch Sonographie und serologisch gesichert.

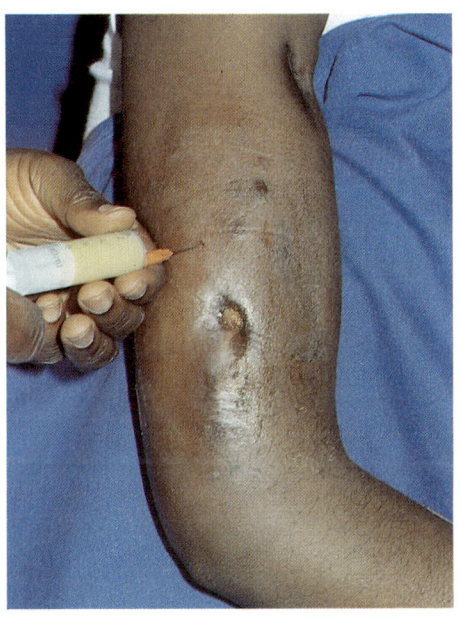

369

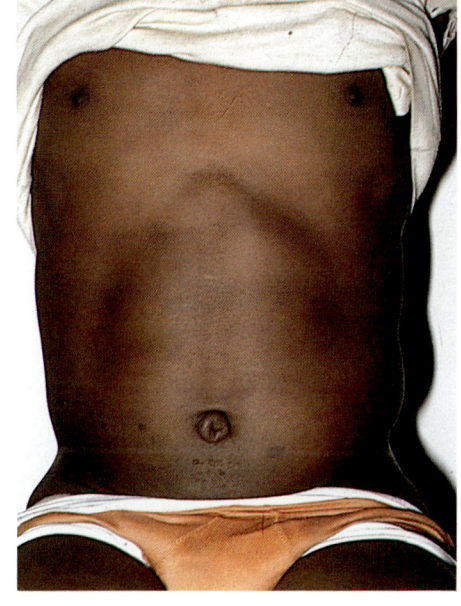

370

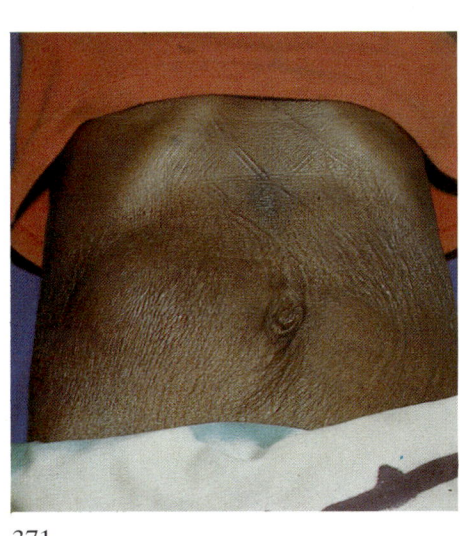

371

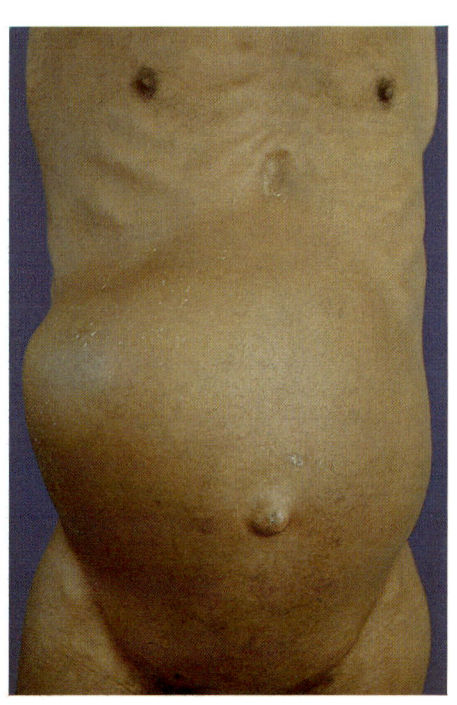

372

Ödeme

Ödem und **Anasarka** finden sich häufig universell über den ganzen Körper verteilt und sind demzufolge symmetrisch ausgebreitet. Das normalerweise bestehende Gleichgewicht zwischen der Filtration von Flüssigkeit im arteriolären Schenkel der Kapillaren und der Reabsorption im venösen Schenkel wird auf der Seite der Reabsorption wesentlich von der Konzentration der Plasmaeiweißkörper (onkotischer Druck) bestimmt. Die Förderleistung des Lymphgefäßsystems trägt darüber hinaus zum Ausgleich der Flüssigkeitsbilanz bei.

Bei der Beurteilung des Symptoms der pathologischen Flüssigkeitsansammlung im Interstitium der Gewebe (Ödem) sind neben physiologischen Ödemen nach längerem Stehen oder Sitzen (im Bereich der unteren Extremitäten) und der prämenstruellen Schwellungsneigung folgende pathogenetische Möglichkeiten für ein Ödem zu nennen: erhöhter Venendruck, erniedrigter onkotischer Druck, Störungen der Elektrolyte und Hormone, Kapillarwandschädigungen, Lymphstauungen, Adipositas (Lipödem), Medikamente und äußere Einwirkungen.

Die Ödeme können trotz universeller Ausbildung partiell stärker entwickelt sein (Gesichts- und Lidödeme bei Nephritis und Nephrose); sie können, den Gesetzen der Schwere folgend, an den abhängigen Körperpartien besonders hervortreten (Herzstauungsödem) oder trotz universeller Ödembereitschaft mehr oder weniger lokal, flüchtig und in Schüben in Erscheinung treten: Beim allergischen Quincke-Ödem (vgl. S. 86) sind nur Teile des Gesichtes, die Augensäcke, die Ober- und/oder Unterlippe betroffen, während beim hereditären Angioödem (»angioneurotisches« Ödem) mit kapillärer Permeabilitätsstörung aufgrund des angeborenen, autosomal-dominant vererbten C_1-Esterase-Inhibitor-Mangels sich die Ödemschübe außer im Gesicht vor allem im Bereich der Extremitäten, des Larynx und des Gastrointestinaltraktes abspielen.

Generalisierte Ödeme gehören zum Erscheinungsbild jeder Art von feuchter **Herzdekompensation**. Die (normoproteinämischen) Ödeme des Herzkranken bevorzugen die abhängigen Körperpartien. **Abb. 373** zeigt erheblich ausgeprägte, durch die Therapie bereits rückläufige **Beinödeme**, die durch die **Einschnürung**, die vom Tragen eines **Gummistrumpfbandes** herrühren, besonders gut sichtbar werden. Die Ödembildung mit **Anasarka** führt, nachdem die unteren Extremitäten und die Bauchhaut gefüllt sind, zur Entwicklung eines Aszites. Die mageren oberen Extremitäten stehen dabei im strengen Gegensatz zum **Aszitesleib (Abb. 374)**. Das Erscheinungsbild mit bevorzugter Lokalisation der ödematösen Verdickungen an den Körperregionen »unterhalb des Herzens« ist besonders charakteristisch für das Panzerherz. Hochgradige Hautzyanose, blaue Fingernagelbetten sowie Zyanose der Ohren komplettieren das Bild. Die Altersherzstauung wurde auf S. 52 abgehandelt (Myodegeneratio cordis bzw. Myokardsklerose).

Der Nachweis einer schweren Herzkrankheit ist für die Diagnose kardialer Ödeme ausschlaggebend. Rechtsherzinsuffizienz führt zu einer Erhöhung des Venendrucks mit Halsvenenstauung (Differentialdiagnose: obere Einflußstauung, S. 142 f.) und chronischer Leber- und Nierenstauung. Die verminderte Kochsalzausscheidung durch die Nieren bei Herzinsuffizienz sowie die in fortgeschrittenen Fällen auftretende Hypoproteinämie (Lebersynthesestörung) und Proteinurie vermehren die Ödembildung zusätzlich.

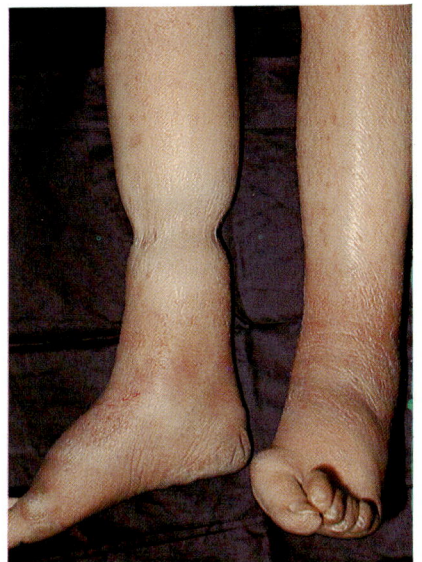

373

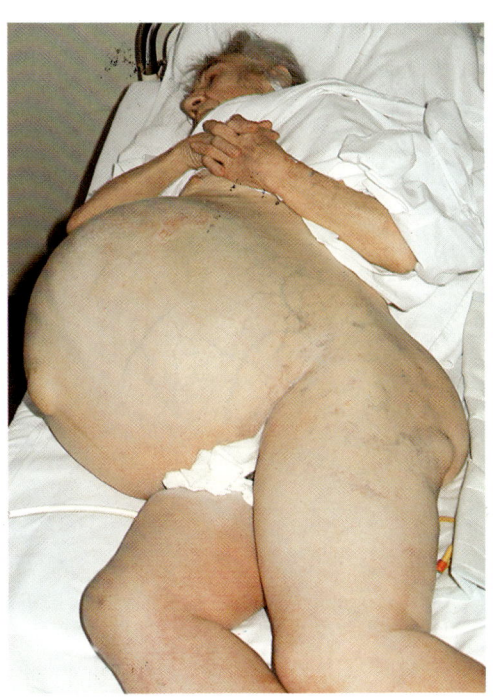

374

Ödeme

Auch die Patientin der **Abb. 375** zeigt eine typische **Anasarka bei Herzinsuffizienz**. Auf diesem Bild kommt die Spannung der ödematösen Haut mit **Dellenbildung nach Fingerdruck** sehr gut zur Darstellung. Daß diese Kranken kurzatmig sind, im Bett lieber »aufrecht« sitzen, daß ihre Stimme klein und der Wortschwall durch Atemnot und Hustenstöße (Zeichen gleichzeitiger Linksherzinsuffizienz) unterbrochen wird, kann hier nur erwähnt werden.

Schließlich zeigen die **Abb. 376** und **377** ein den Patienten besonders störendes Lokalsymptom hochgradiger Gewebsstauung bei Herzdekompensation: das **Skrotalödem**. Nach wäßriger Füllung der Oberschenkel und Bauchhaut sind auch das Skrotum und Präputium unförmig angeschwollen und aufgequollen, so daß das Wasserlassen erschwert und die Benetzung der umgebenden Haut nicht zu vermeiden ist. Unausweichliche Folge dieser als Plage empfundenen Verhältnisse sind Entzündungen sowie »Balanitis«.

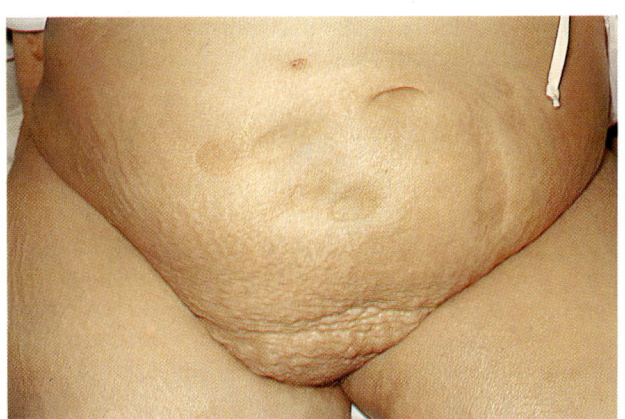

375

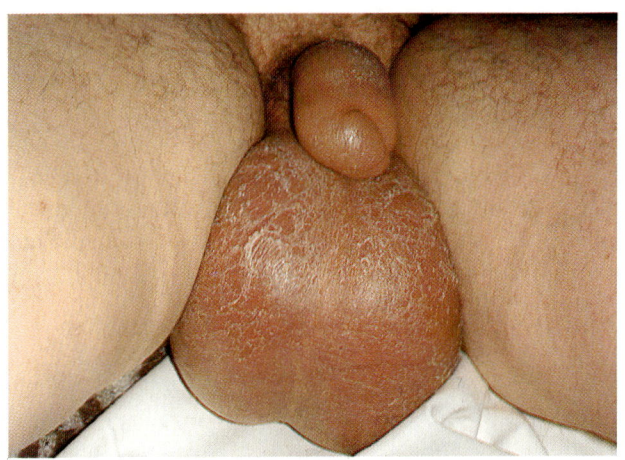

376

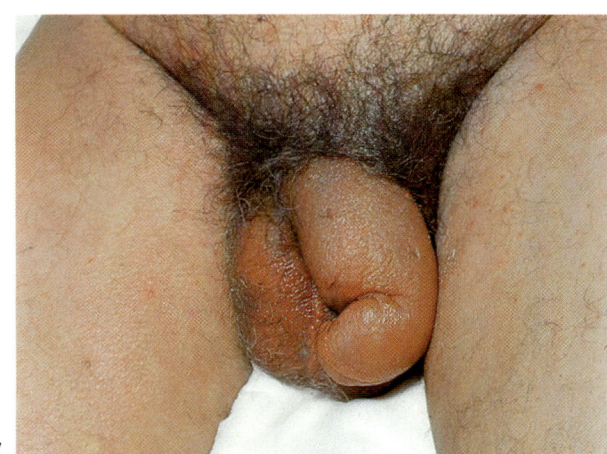

377

Ödeme

Ein Charakteristikum der **Ödeme infolge eines erniedrigten onkotischen Drucks** ist ihre geringe Abhängigkeit von der Körperlage; sie zeigen die Mitbeteiligung von **Gesicht und Augenlidern**. Hypoproteinämische Ödeme treten regelmäßig bei einer Reduktion des Gesamteiweißwertes auf 50 g/l und darunter bzw. der Plasmaalbuminkonzentration auf 15 bis 25 g/l in Erscheinung. Die Ödempathogenese insbesondere des **nephrotischen Syndroms (Abb. 378** und **380)** schließt allerdings sicher noch andere Faktoren ein, wie z. B. Natriumretention und Störungen der kapillären Permeabilität.

Bei universeller Verteilung über den ganzen Körper und **symmetrischer Ausbreitung** verursachen die ausgeprägten **Gesichts-, Lid-** und **Unterschenkelödeme (Abb. 380)** des **nephrotischen Syndroms** bei Nachweis einer Hypoproteinämie sowie Proteinurie keine differentialdiagnostischen Schwierigkeiten. Die Ursachen eines nephrotischen Syndroms sind jedoch sehr heterogen. Das weiche, gut eindrückbare Ödem mit **Dellenbildung** nach länger anhaltendem Fingerdruck sowie der **Glanz der gespannten Haut** sind jedoch für jede Art von Unterschenkelödemen charakteristisch.

Bei fehlendem Nachweis einer Proteinurie ist bei hypoproteinämischen Ödemen an das enterale Eiweißverlustsyndrom, die exsudative Gastroenteropathie, z. B. infolge eines M. Crohn, eines malignen Lymphoms, einer Sprue, und intestinale Lymphabflußstörungen zu denken.

Auch das **Hungerödem** und Ödeme bei kachektischen Zuständen sind vorwiegend hypoproteinämische Ödeme. Eine häufige Form des Eiweißmangels bei Kleinkindern in Entwicklungsländern (Afrika, Südamerika, Westindien) stellt der sog. **Kwashiorkor** dar. Dieser durch den frühzeitigen Übergang auf Zerealien bedingte Mehlnährschaden mit starker Beteiligung von Vitaminmangelerscheinungen führt zu Anämie, Zurückbleiben im Wachstum, Verfärbung der Haare, pellagraähnlichen Hauterscheinungen, **Depigmentierungen** und **Ödemen (Abb. 379)**. Einseitige Ernährung durch Kohlenhydrate führt typischerweise auch beim chronischen Alkoholiker zu einem »Hungerödem«.

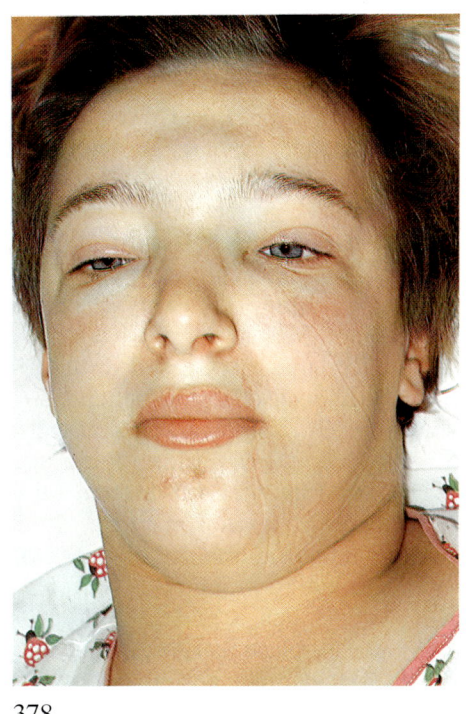

378

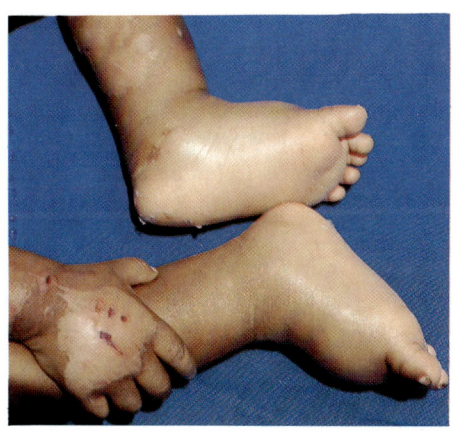

379

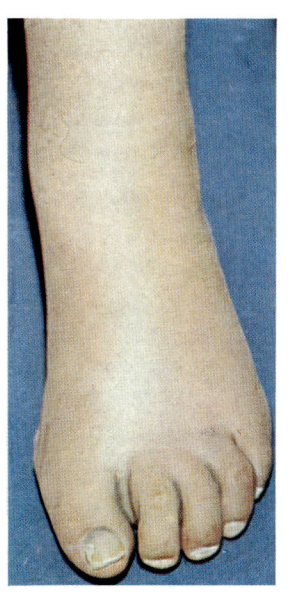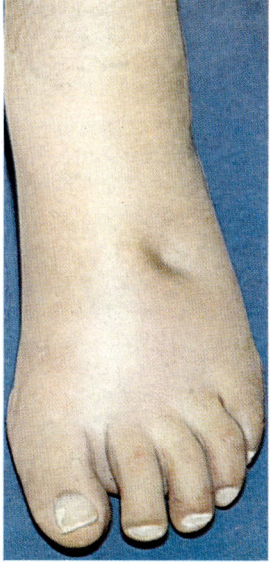

380

Ödeme

In der Pathophysiologie der bei akuter und chronischer **Glomerulonephritis** auftretenden Ödeme spielt neben Elektrolytstörungen die Schädigung der kapillären Permeabilität (Glomeruli sowie subkutanes Gewebe) eine wesentliche Rolle. Die Veränderungen sind nicht so stark ausgeprägt wie beim nephrotischen Syndrom (**Abb. 378 u. 380**, S. 221), dem unter anderem eine Amyloidose, eine Periarteriitis nodosa, eine Nierenvenenthrombose, eine Schwangerschaftsnephropathie (EPH-Gestose) wie eine der Formen von Glomerulonephritis als Ursache zugrundeliegen kann.

Sehr diskrete Ödeme finden sich z. B. bei dem auf **Abb. 381** abgebildeten **urämischen Patienten** mit einem Kreatininwert von 18 mg%; nur bei genauem Hinsehen fällt die **ödembedingte Verkleinerung der Lidspalten** der Augen bei **blasser** (anämischer) **Gesichtshaut** und angedeuteter Schwellung der Augensäcke auf. Auf **Abb. 382** erkennt man die **pastöse Schwellung des gesamten Gesichtes** mit der charakteristischen, den Bereich der Augenlider bevorzugenden Ödembildung der Augenlider. Das **müde Aussehen** weist auf die bestehende Urämie hin. Die klinische Symptomatologie sowie der Nachweis von Blutdruckerhöhung, Albuminurie und Erythrozyturie werden die Diagnose leicht erhärten. Der Hinweis auf die unerläßliche Beachtung dieser Erscheinungen ist deshalb so wichtig, weil lokalisierte Ödeme im Gesicht, als Folge einer Kapillarwandschädigung, gleichermaßen beim angioneurotischen Ödem und allergischen Quincke-Ödem bestehen können, obwohl diese Ödeme zumeist nur im Bereich der Augensäcke oder an der Ober- oder Unterlippe auftreten. Die Lippenschwellung kann dabei rüsselartig über Wochen und Monate oder irreversibel bestehen (**Abb. 145**, S. 87).

Abb. 383 zeigt beide Hände einer Kranken. Die linke Hand ist gesund. Die **rechte Hand** weist ein **diffuses Ödem** mit **gestraffter, glänzender Haut** auf. Die Hand ist auf jede aktive und passive Bewegung hin äußerst schmerzhaft. Das zugehörige **Röntgenbild** (**Abb. 384**) zeigt die tpyische **fleckförmige**, selten diffuse, einseitige **Osteoporose**, die besonders **im Bereich der Handwurzel** erkennbar ist. Dies in der Mehrzahl beim weiblichen Geschlecht auftretende **Sudeck-Ödem** besteht meist über Wochen und Monate als posttraumatisches Ereignis z. B. nach längerer Gipsruhigstellung der Extremität (Sudecksche Knochendystrophie) und erstreckt sich manchmal auf den ganzen Arm. Die Haut ist dabei im Frühstadium überwärmt und teigig, später hypothermisch, blaß und leicht zyanotisch verfärbt (vasospastische Vorgänge). Die Venen scheinen durch die dünne und zart atrophische Haut hindurch. Die Beschaffenheit der Fingernägel ändert sich, und sie erinnern schließlich an gewölbte Uhrglasnägel mit Zyanose des Nagelbettes. Wahrscheinlich beruht das Sudeck-Ödem auf einer gesteigerten Gefäßpermeabilität. Ähnliche Befunde finden sich manchmal auch im Beginn einer chronischen Polyarthritis (vgl. **Abb. 466**, S. 273).

Im übrigen führt der Befund der ödematösen Hand zu vielfältigen **differentialdiagnostischen** Erwägungen (Entzündung der Handwurzelknochen, Einflußstauung, traumatische Schädigung, Schädigung durch Umgang mit Preßluftwerkzeugen, Schlangenbiß etc.), bevor man sich zur Diagnose des selbstverschuldeten, durch andauerndes Beklopfen des Handrückens hervorgerufenen Ödems des »Selbstschädigers« entschließt.

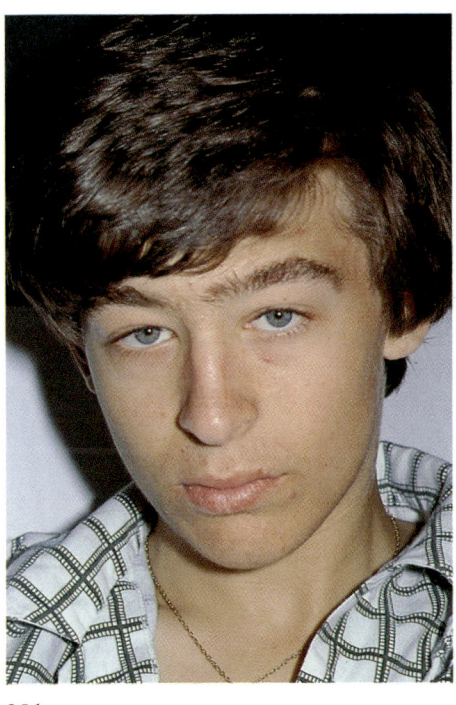

381

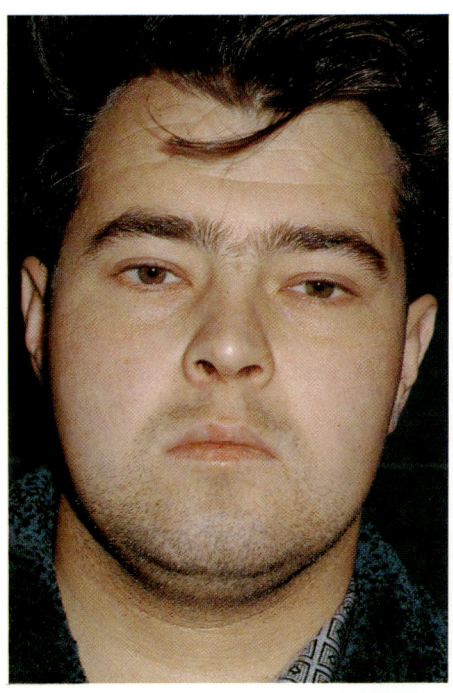

382

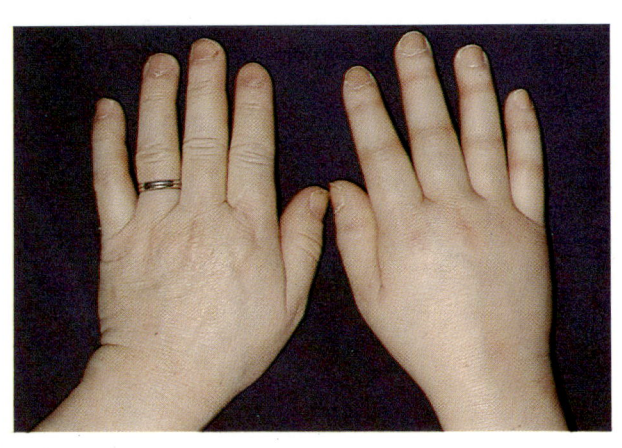

383

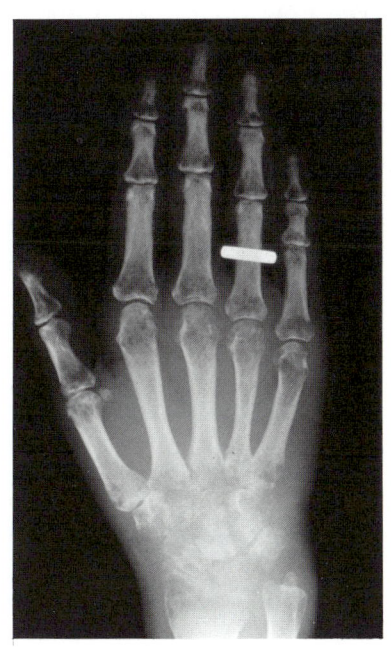

384

Ödeme

Bei chronischen, relativ derben, schwer eindrückbaren und schmerzlosen Ödemen der Extremitäten mit zum Teil verrukösen Veränderungen kommt als Ursache eine organisch bedingte ungenügende Lymphdrainage in Betracht. Wir kennen **primäre** (auf einer angeborenen Entwicklungsstörung beruhende) **Lymphödeme** (ohne bekannte Ursache der Lymphblockade) in Gestalt des familiär-kongenitalen (Nonne-Milroy) und familiär-nichtkongenitalen Bein-Ödems (Meige) oder der (üblichen) sporadischen Form und **sekundäre Lymphödeme** mit bekannter Ätiologie.

Für die **Differentialdiagnose** primäres versus sekundäres Lymphödem ist die Feststellung wichtig, daß sich das primäre Lymphödem fast ausnahmslos vor dem 35. Lebensjahr manifestiert und in der überwiegenden Zahl der Fälle das weibliche Geschlecht befällt, während das sekundäre Lymphödem bei beiden Geschlechtern etwa gleich häufig und selten vor dem 40. Lebensjahr auftritt. Primäre Lymphödeme können zwar einseitig beginnen, im späteren Verlauf ist allerdings in 50% der Fälle auch das kontralaterale Bein mitbetroffen. Sekundäre Lymphödeme kommen selten beidseitig vor. Die Entwicklung der Ausbreitung der Schwellung unterscheidet sich bei beiden Formen insofern, als primäre Lymphödeme der Beine vom Fußrücken aus aszendieren und sekundäre Lymphödeme infolge Blockade im Becken oder in der Leiste deszendieren.

Abb. 385 zeigt das (irreversible) **Stadium II**, die **Abb. 386** das **Stadium III** eines **primären Lymphödems (Elephantiasis)**. Bei der **Elephantiasis** handelt es sich um einen Endzustand, dem das Stadium I mit nächtlicher Rückbildung und das Stadium II mit bereits fehlender Rückbildung vorausgegangen sind.

Differentialdiagnostisch kommt bei diesem Ausmaß ein sekundäres Lymphödem parasitärer Ätiologie in Frage, welches in tropischen Gebieten bzw. im südamerikanischen Raum relativ häufig gesehen und durch Befall des lymphatischen Gefäßsystems durch Filarien (Wuchereria bancrofti bzw. Brugia malayi) verursacht wird. Eosinophilie, die klinische Symptomatik mit vorausgehendem Juckreiz, Schmerzen und Spannung in der befallenen Körperregion sowie rezidivierenden Lymphangitiden und der Nachweis von Mikrofilarien im Blut erhärten diese Diagnose. Gegenüber einem dysproportionierten Riesenwuchs mit planen Angiomen der Haut und varikösen Venenerweiterungen, dem Klippel-Trenaunay-Syndrom, bestehen keine Schwierigkeiten (vgl. **Abb. 215**, S. 127). Lipomatöse (nicht eindrückbare) Anschwellungen der Beine (**schmerzhaftes Lipödem, Abb. 387**) zeichnen sich demgegenüber durch ihre Symmetrie und das Nichtbetroffensein der Füße aus; sie treten schon in der Kindheit oder Adoleszenz auf und sind mit einer Hypercholesterinämie und Hypertriglyzeridämie assoziiert.

Neben dem postthrombotischen Syndrom sind die neoplastische Genese, die Radikaloperation sowie die regionäre Bestrahlung Ursachen für ein **sekundäres Lymphödem. Abb. 388** zeigt das hartnäckige **Arm-Lymphödem** bei einer Patientin mit **Mammakarzinom**, das erst Wochen (bei anderen Patientinnen Monate) **nach Radikaloperation und Nachbestrahlung** der (befallenen) axillären Lymphknoten aufgetreten war.

Die häufigste **Komplikation** ödematöser Zustände, so auch des sekundären wie primären Lymphödems ist das (rezidivierende) **Erysipel** (vgl. **Abb. 108**, S. 65).

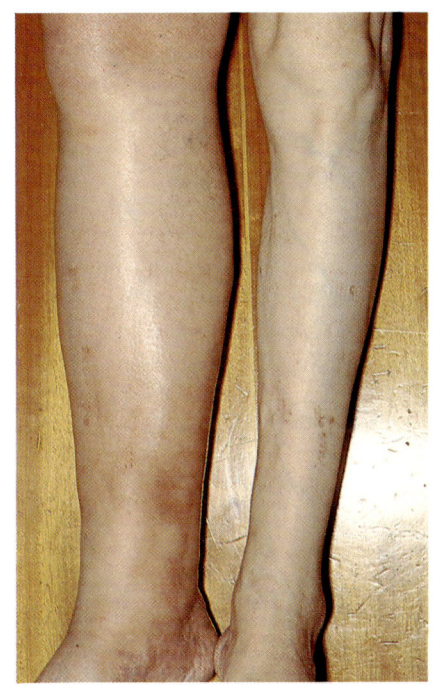

385

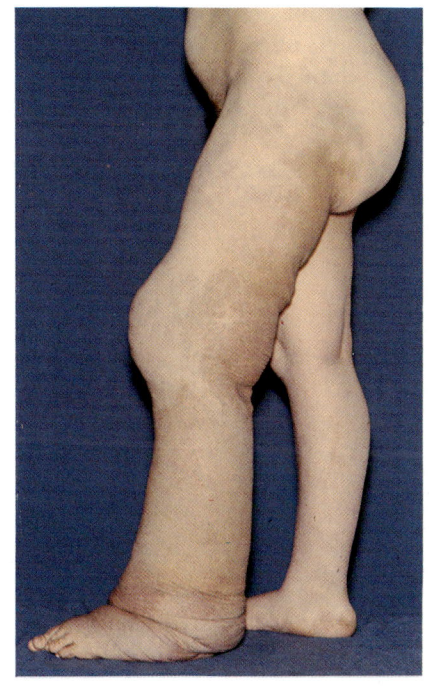

386

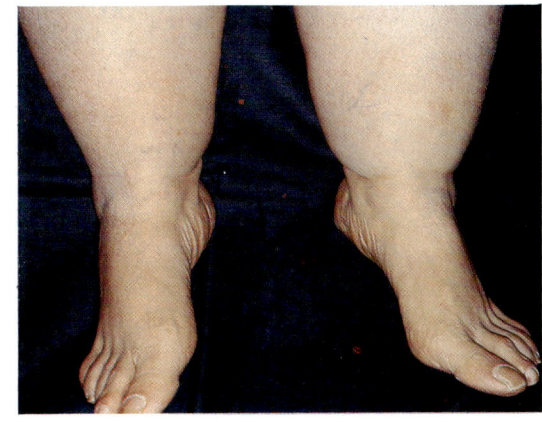

387

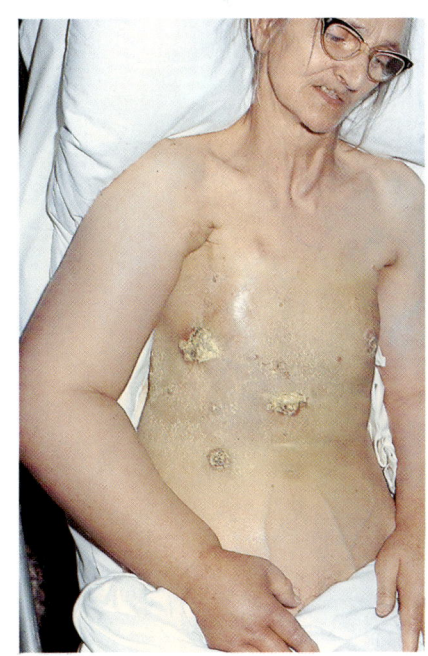

388

225

Symptom »dicker Bauch«

Das Bild der **Abb. 389** wurde von einem Kranken mit **Leberzirrhose und hochgradigem Aszites** gewonnen. Es ist typisch dafür. Bei Leberzirrhose entstehen infolge portaler Stauung zuerst ein Meteorismus, dann der Aszites und schließlich infolge Druckes auf die untere Hohlvene Wasseransammlung in den unteren Extremitäten, während bei Herzdekompensation zuerst Beinödeme und später erst Ergüsse in die großen Körperhöhlen erfolgen. Der magere Oberkörper, die dünnen Beine, das schmächtige, faltenreiche Gesicht stehen in strengem Gegensatz zum Aszitesleib. Die Bauchhaut ist straff gespannt und glänzend, sie erscheint dünn, die Venen leuchten blau hindurch. In diesem Stadium der Leberzirrhose fehlen zumeist das Caput medusae und die prallen oberflächlichen Venen (s. **Abb. 253**, S. 153), wie sie im allgemeinen der Milzvenen- oder Pfortaderthrombose vorbehalten bleiben.

Große **Ovarialkystome (Abb. 390–392)** können klinisch einen Aszites vortäuschen. Wie bei der Bauchwassersucht tritt das Abdomen mehr oder weniger hervor und der Nabel ist verstrichen. Häufig ist der Leib jedoch nicht so gleichmäßig allseitig aufgetrieben wie beim Aszites. So sieht man bei aufmerksamer Betrachtung der Kranken auf **Abb. 390** und **391**, daß sich der Leib über den Flanken beiderseits vorwölbt, man kann das vom Unterleib heraufreichende, die übrigen Abdominalorgane nach oben und zur Seite drängende Ovarialkystom schon ahnen. Auch die für den Aszites typischen einfachen physikalischen Befunde sind beim Ovarialkystom selten so ausgeprägt wie bei der Bauchwassersucht; das betrifft sowohl das Fortleiten der Undulation als auch das Wandern der Tympanie in Abhängigkeit vom Lagewechsel der Patientin.

Eine häufige Ursache des Aszites ist das **Karzinom**, bei Frauen insbesondere auch gynäkologischen Ursprungs. Bei diagnostisch unklarer Bauchwassersucht sollte deshalb immer die zytologische und laborchemische Untersuchung des Probepunktates und bei Frauen die gynäkologische Untersuchung veranlaßt werden.

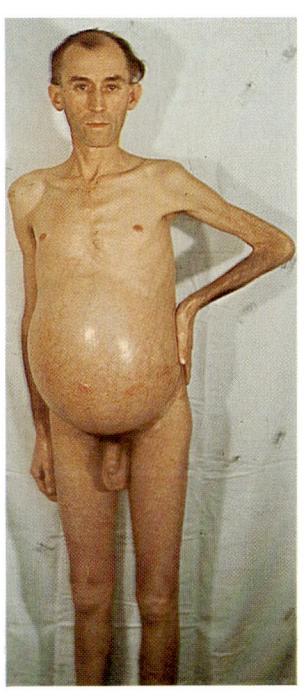

389

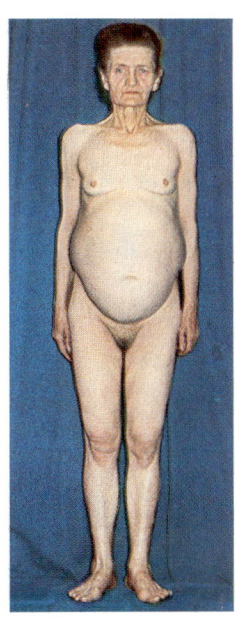

390

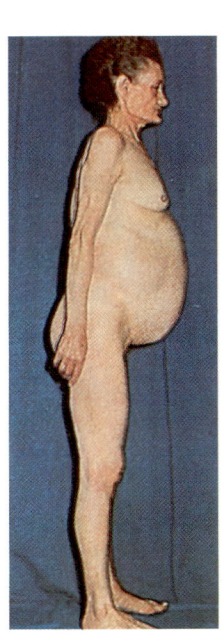

391

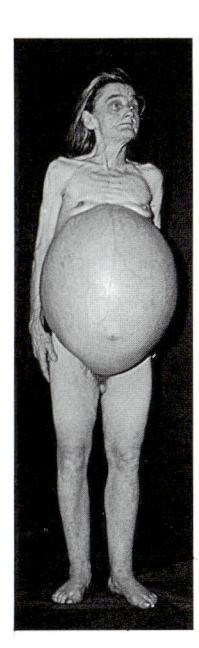

392

Symptom »dicker Bauch«

Ein aufgetriebener Leib bzw. die Vorwölbung einzelner Abdominalbereiche kann auch vielfach andere Ursachen haben. Die nebenstehenden Abbildungen zeigen einige Beispiele. Bei ausgeprägter **Adipositas** kann der Leib monströse Formen annehmen (**Abb. 393**) und Anlaß vielfältiger Beschwerden sein. Der allgemeine Aspekt sowie das Nichtverstrichensein des Nabels schützen vor Fehldiagnose. Auch beim nichtkachektischen Patienten können intraabdominale Tumoren, Milztumoren, häufig schon mit bloßem Auge erkennbar sein.

Bei dem auf **Abb. 394** sichtbaren gut zweifaustgroßen Tumor handelt es sich um ein **Myxosarkom**. **Bauchwandbrüche** (**Abb. 395**), z. B. infolge vorausgegangener abdominaler Operationen, können ebenfalls Ursache von großen, den Leib verunstaltenden Vorwölbungen sein.

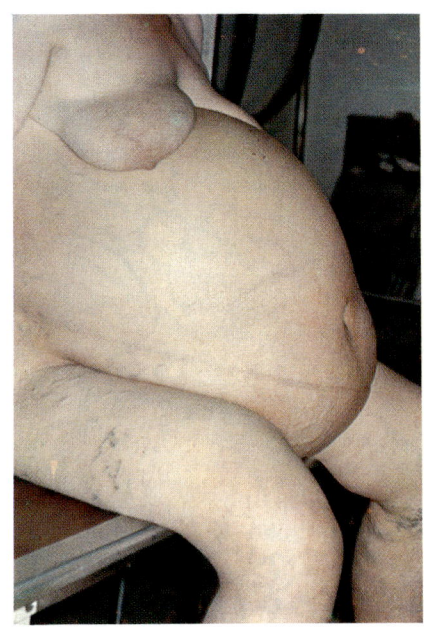

393

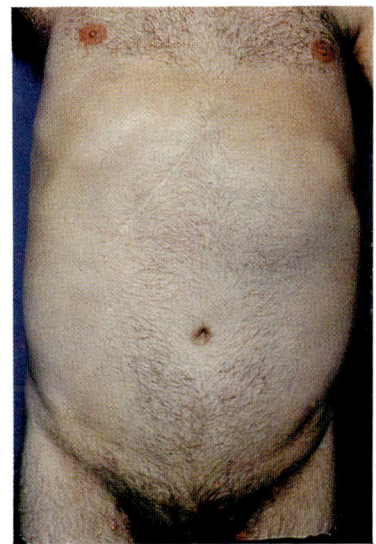

394

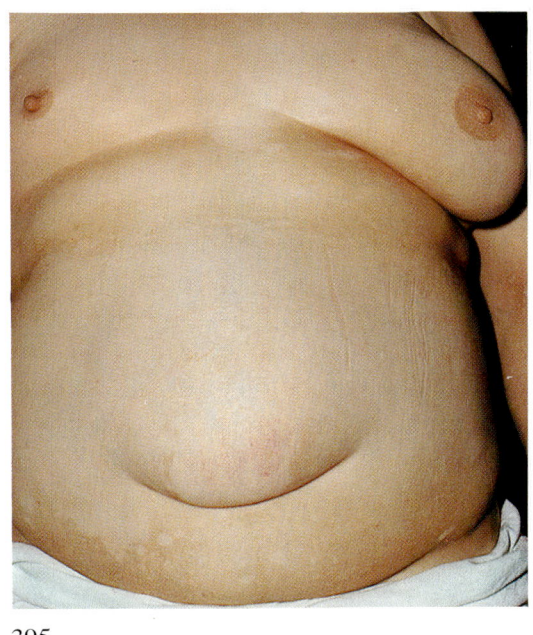

395

Skelettveränderungen, Haltungs- und Bewegungsanomalien

Zusammengestellt sind auf den folgenden Seiten charakteristische Bilder von **Mißbildungen** im Bereich der Wirbelsäule, die sich auch ohne Zuhilfenahme des Röntgenapparates bereits einordnen lassen. Eine direkte Untersuchung der Wirbelsäule ist wegen ihrer schlecht zugänglichen Lage nur sehr beschränkt möglich, wichtiger sind daher die sekundären Abweichungen der näheren und weiteren Umgebung des Achsenorganes.

Die **Abb. 396–398** zeigen **verschiedene Grade** einer **Hemmungsmißbildung** mit **unvollständigem Schluß der Wirbelbögen**. In die gleiche Gruppe der Entwicklungsstörung gehören als schwerster Grad die sog. Froschkinder (Akranier), bei denen der Hirnschädel völlig fehlt. Von dieser, mit dem Leben unvereinbaren Mißbildung bis zur klinisch völlig bedeutungslosen, eben nur im Röntgenbild

sichtbaren verdeckten hinteren Wirbelbogenspalte (Spina bifida occulta) gibt es alle Übergänge.

Die **Spina bifida cystica** stellt eine hernienartige Vorwölbung der Rückenmarkshäute mit oder ohne Beteiligung des Rückenmarkes dar (**Abb. 396**). Sie ist mit neurologischen Ausfällen gekoppelt. Bevorzugt sitzen derartige Entwicklungsstörungen an den Nahtstellen der einzelnen Wirbelsäulenregionen, ganz besonders häufig im lumbosakralen Übergangsbereich.

Einen Hinweis auf eine **Spina bifida occulta** bilden Hautveränderungen über dem Knochendefekt. So finden sich abnorme Gefäßbildungen, Pigmentierung, **Behaarung** (**Abb. 397** u. **398**), seltener Narben und Einziehungen.

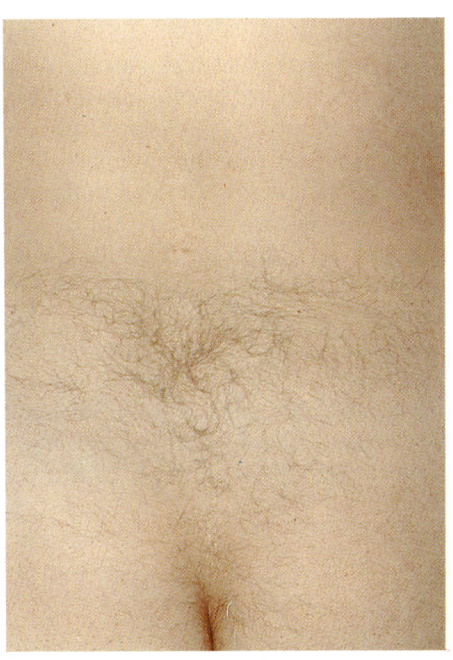

397

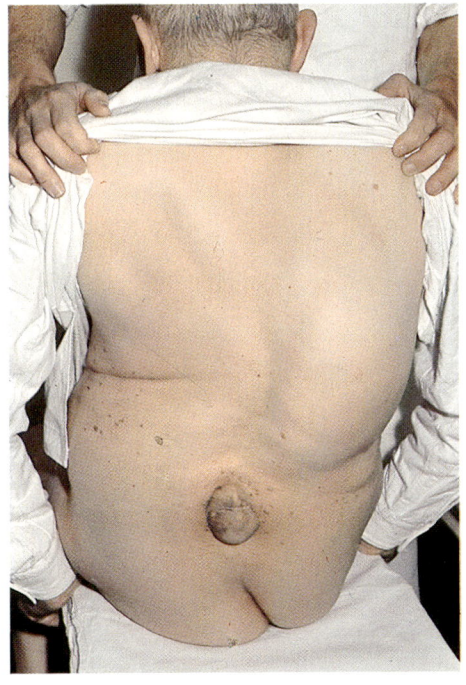

396

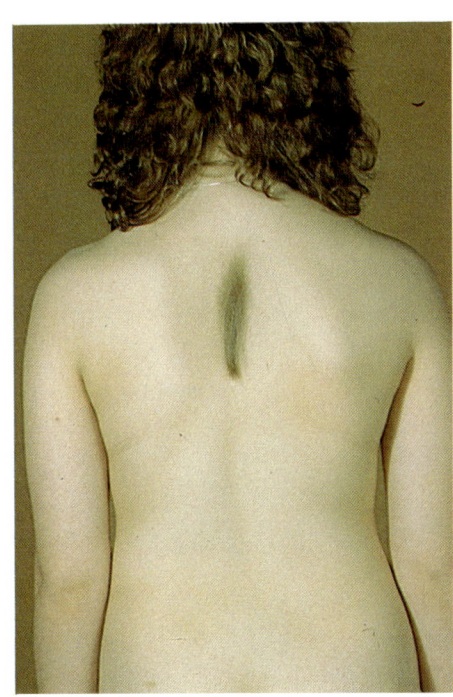

398

Skelettveränderungen, Haltungs- und Bewegungsanomalien

Von den übrigen Spaltbildungen der Wirbelsäule verursacht lediglich das ventrale Wirbelgleiten klinische Symptome. Die **Spondylolisthesis** beruht auf einer Spaltbildung oder Elongation der Interartikularportion, das sind die seitlichen Wirbelbogenpartien zwischen den nach oben und unten gerichteten Gelenkfortsätzen. Bei ausgeprägten Fällen ist die Stufe in der Reihe der Dornfortsätze nicht nur zu tasten, sondern auch zu sehen (**Abb. 399 u. 400**). Der Rumpf erscheint verkürzt, dadurch treten in charakteristischer Weise auch bei nicht besonders fettleibigen Patienten **Querfalten** auf. Die stark **vorspringenden paraspinalen Muskelwülste** und die Ventralverschiebung der Wirbelsäule oberhalb der Spalten **täuschen** eine verstärkte **Lendenlordose** vor. In Wirklichkeit sind dagegen die physiologischen Krümmungen sowohl in der Lendenwirbelsäule als auch in der Brustwirbelsäule im Sinne eines **Flachrückens** vermindert. Die röntgenologische Darstellung der Spondylolysis, der Spaltbildung der Interartikularportion oder ihrer Elongation erfolgt im schrägen Strahlengang. Bei einer Spondylolysis trägt die typische Lachapèlesche Hundefigur ein »Halsband«. Das Ausmaß des Gleitprozesses ist in der Seitenaufnahme am besten im Verhältnis der Wirbelkörperhinterkanten zu erkennen, da es ventral oft zu konsolenartigen Anlagerungen gekommen ist. Bei ausgeprägten Fällen erscheint in der a. p. Aufnahme das Bild des umgekehrten »Napoleonhutes«.

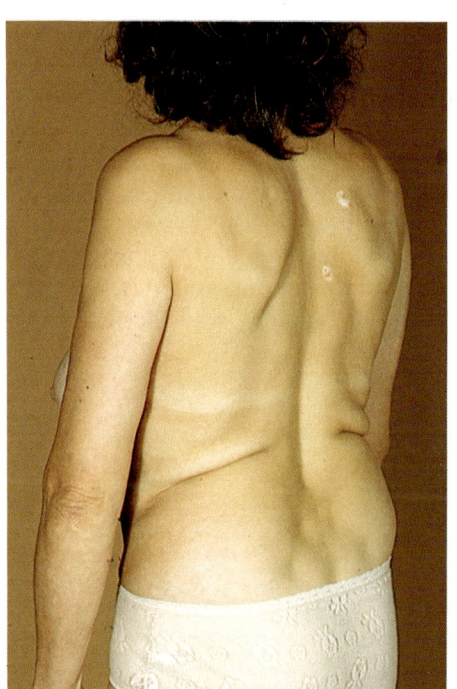

399

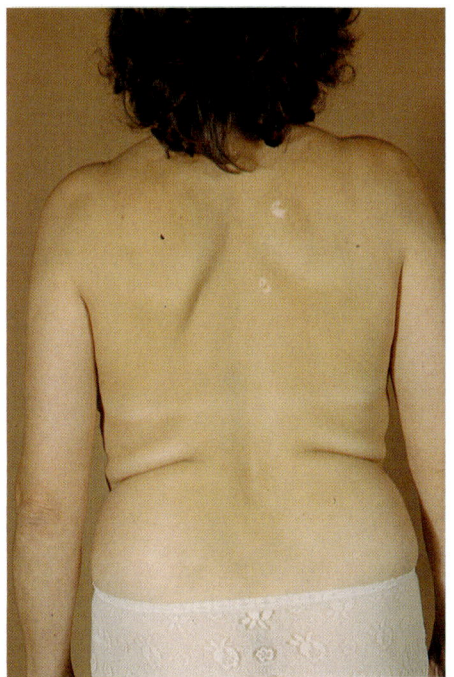

400

Skelettveränderungen, Haltungs- und Bewegungsanomalien

Beim **muskulären Schiefhals (Abb. 401 u. 402)** handelt es sich um eine echte **Mißbildung**, die primär die **Muskulatur einer Halsseite, vorwiegend den Sternokleidomastoideus,** betrifft. In den ersten postnatalen Monaten kann eine tumorähnliche Verdickung, das sog. **Kopfnickerhämatom (Abb. 403),** beobachtet werden. Später bleiben als hervorstechende Zeichen die Verkürzung und Verhärtung des Kopfnickermuskels mit sekundärer Verunstaltung der Schädel- und Gesichtsknochen und auch weiter entfernt liegender Wirbelsäulenabschnitte. Die Gesichtsskoliose zeigt sich an der verlorengegangenen Parallelität der Augen- und Mundlinien mit Verkleinerung des Dreiecks zwischen dem Ohrtragus sowie Mund- und Augenwinkel. Das Ausmaß der Schiefhaltung kann am Abstand Ohr-Schulterhöhe gemessen werden und zeigt sich meistens bei Betrachtung von hinten besonders eindrucksvoll.

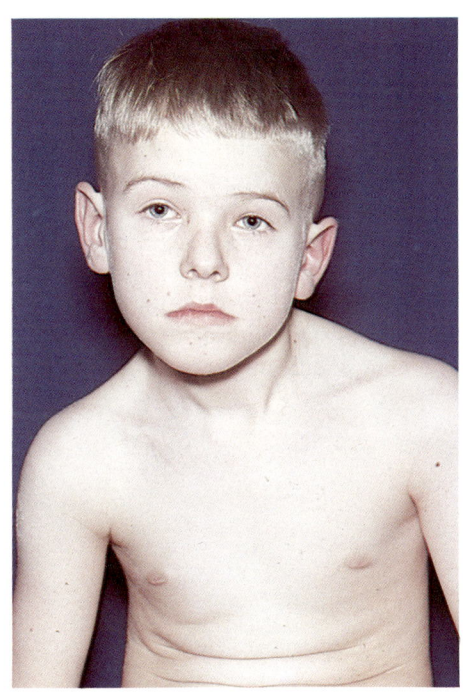

401

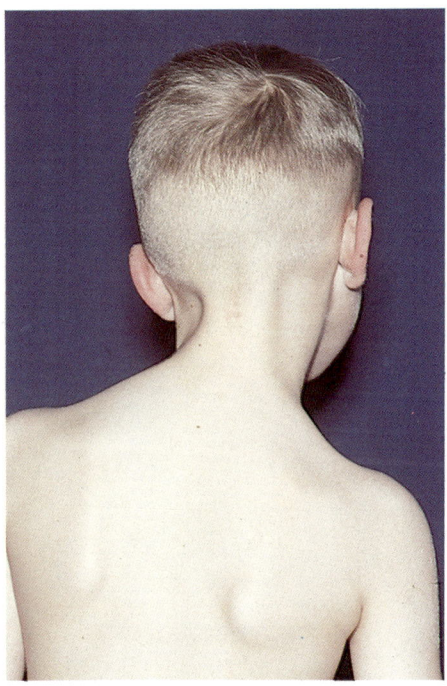

402

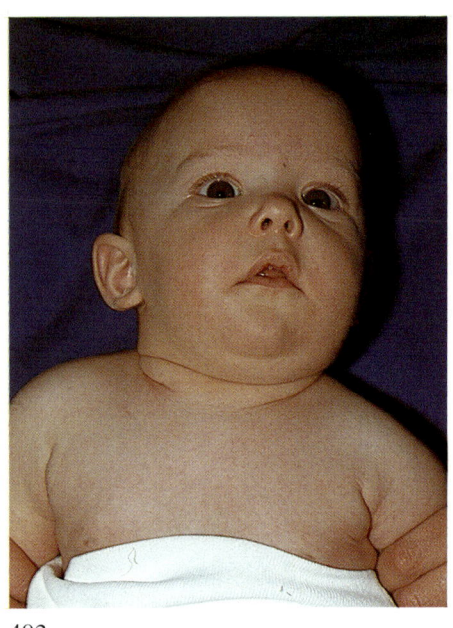

403

Skelettveränderungen, Haltungs- und Bewegungsanomalien

Der **ossäre Schiefhals** (**Abb. 404** u. **405**) dagegen stellt eine kongenitale Skoliose der Hals- und oberen Brustwirbelsäule dar, die durch Verschmelzung von Wirbelsegmenten, Spaltbildungen und Zwischenschaltung asymmetrischer Wirbelrudimente entsteht. Neben der Schiefhaltung kommt es so zur Verkürzung und Bewegungseinschränkung des Halses (**Kurzhals**).

In ausgeprägten Fällen (**Klippel-Feilsches Syndrom**) scheint der Hals zu fehlen, der Kopf sitzt zwischen den Schultern, die Haargrenze im Nacken steht tief, und eine deutliche Abgrenzung zwischen Kopf und Rumpf fehlt. Zusätzlich vorkommende fakultative Fehlbildungen sind Halsrippen, Aplasie des M. sternocleidomastoideus, Gaumenspalte, Syndaktylie, angeborener Schwachsinn, in 10–20% der Fälle angeborene Herzmißbildungen (meistens ein Ventrikelseptumdefekt) und Offenbleiben des Foramen ovale. Fast regelmäßig findet sich dabei ein Flügelfell des Halses (**Pterygium colli**, **Abb. 406**). Im dargestellten Fall lag als weitere Hemmungsmißbildung eine operativ beseitigte Kiemengangsfistel im Bereich der rechten Wange vor.

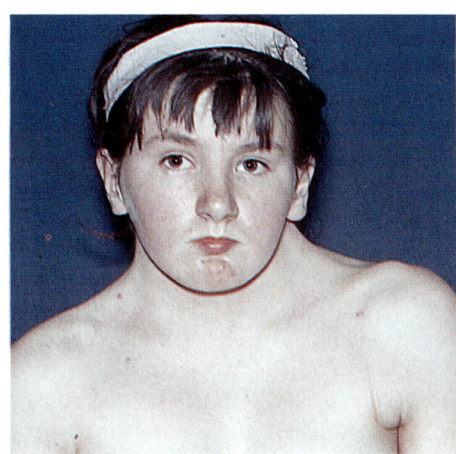
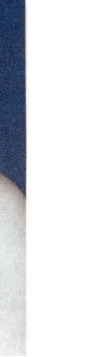

404

405

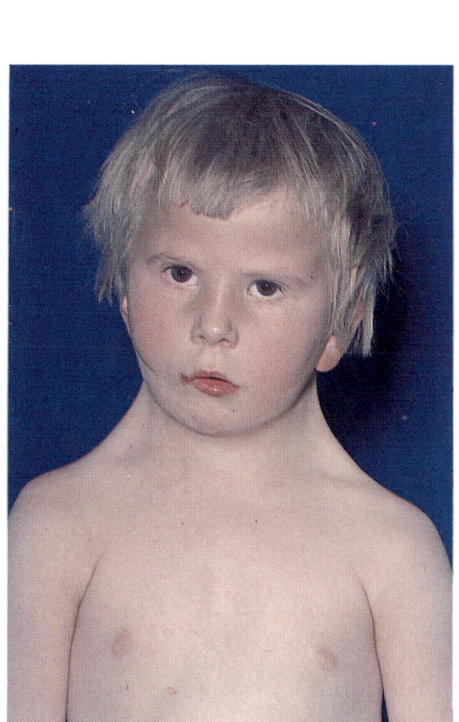

406

Skelettveränderungen, Haltungs- und Bewegungsanomalien

Die Mehrzahl der Deformierungen des Thorax ist sekundär bedingt durch seitliche Wirbelsäulenverbiegungen mit Torsion. An dieser Stelle sind dagegen einige der seltenen primären Veränderungen der Rippen und des Brustbeins dargestellt. Durch erhöhten und andauernden Druck gegen die noch verformbare Thoraxwand des Kindes entsteht bei angeborenen Herzfehlern der **Herzbuckel** (**Abb. 407**). Die topographische Beziehung und Einseitigkeit der Vorwölbung mit einer fühlbaren oder sogar sichtbaren Verbreiterung des Herzspitzenstoßes lassen die Diagnose leicht stellen.

Eine mehr in der Thoraxmitte gelegene Vorwölbung, meistens ein kielartiges Vorspringen des Brustbeins, wird **Hühner- oder Kielbrust** (**Abb. 408**) genannt. Sie ist oft mit weiteren Thoraxdeformierungen und Wirbelsäulenverbiegungen kombiniert, hier mit einem ausgeprägten Hutkrempenthorax.

Eine trichterförmige Einziehung des Brustbeins mit den benachbarten Rippen (**Abb. 409**) wird **Trichter- oder Schusterbrust** genannt. Meistens ist die untere Hälfte des Brustbeins befallen. Die Möglichkeiten einer Entstehung durch Narbenzug (Speiseröhrenätzung) oder häufigen Druck von außen (Schusterbrust), besonders bei rachitischer Knochenerweichung, sollen nicht geleugnet werden. Auffälliger aber sind die Beziehungen der Trichterbrust als Symptom des **Status dysrhaphicus**. Damit ist die Ursache vorwiegend in Keimfehlern zu suchen. In ausgeprägten Fällen sind mechanisch bedingte Kreislauf- und Atemstörungen zu erwarten. Die operative Behandlung im jugendlichen Alter stellt deshalb mehr als einen kosmetischen Eingriff dar. Beim weiblichen Geschlecht muß bei der Indikation zur Operation beachtet werden, daß durch die Entwicklung der Brustdrüsen die Verunstaltung geringer erscheinen kann.

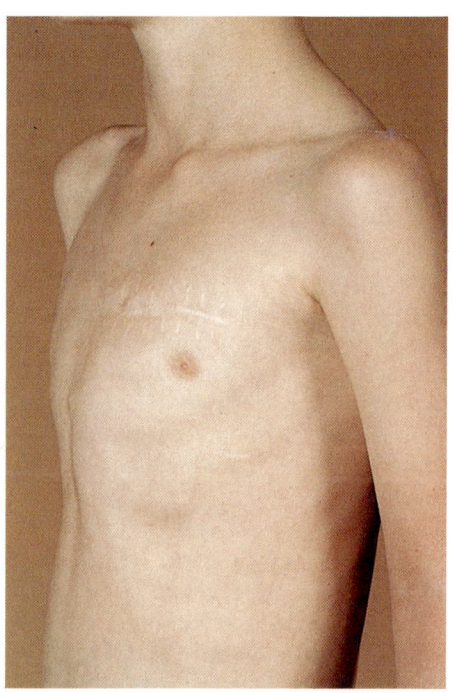

407

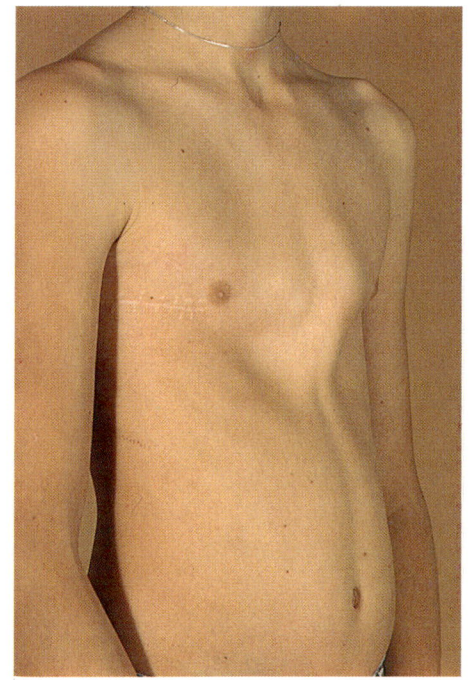

408

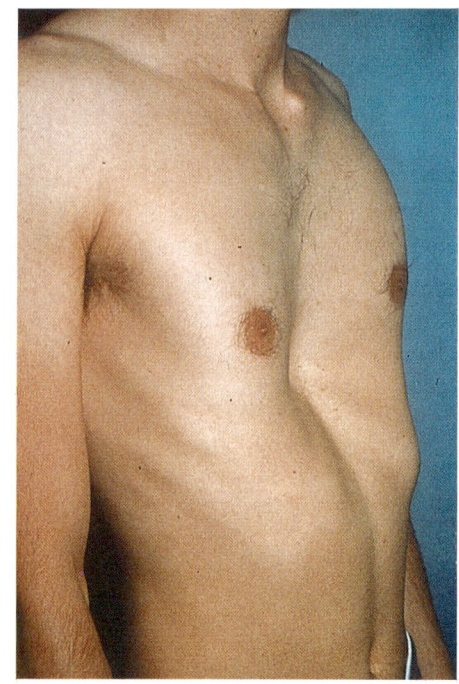

409

Skelettveränderungen, Haltungs- und Bewegungsanomalien

Hat das Achsenorgan bei seitlicher Betrachtung seine physiologischen Krümmungen verloren, sprechen wir von einem **Flachrücken** (**Abb. 410**). Kommt es nicht nur zu einer Abflachung der Lendenlordose, sondern tritt an ihre Stelle im dorsolumbalen Übergang eine Kyphose in Erscheinung, sprechen wir von einer **Sitzkyphose** (**Abb. 411**), die öfter Ursache statischer Insuffizienzbeschwerden ist als die Hyperlordose. Beim aufrechten Stand kann diese Fehlhaltung meistens noch durch Neigung des Beckens nach vorn kompensiert werden. Im Langsitz (**Abb. 411**) dagegen können auch geringere Grade einer Sitzkyphose dargestellt werden, da durch die Streckung in den Kniegelenken das Becken stark aufgerichtet wird.

Eine Verstärkung der Brustwirbelsäulenkyphose nennen wir **Rundrücken**; ist außerdem auch noch die Lendenlordose betont, sprechen wir von einem **hohlrunden Rücken** (**Abb. 412**). Der Einfluß von Erbfaktoren, aktiver Muskelkraft, passiver Widerstandsfähigkeit des Stützgewebes, Entwicklung des Geistes und seelischer Verfassung ist nicht zu verkennen. Solange die Haltung noch auszugleichen ist, kann sie nur als schlecht, aber noch nicht als krankhaft bezeichnet werden. Im Laufe der Zeit wird die Möglichkeit zur Korrektur immer geringer, der Rumpf erstarrt in der Fehlform. Vielfach kommt im Alter eine Belastungsinsuffizienz der Wirbelsäule durch Osteoporose mit Verformung der Wirbelkörper (Keilwirbel, Fischwirbel) neben der degenerativen Zermürbung der druckbelasteten ventralen Bandscheibenabschnitte als Ursache der Alterskyphose in Frage.

Eine bereits im jugendlichen Alter fixierte Dorsalkyphose deutet auf eine **Scheuermannsche Erkrankung** (Adoleszentenkyphose) hin. Sie bevorzugt das kaudale Drittel der Brustwirbelsäule (**Abb. 413**), kann sich aber auch bis in die Lendenwirbelsäule ausdehnen. In der Regel ist für die Scheuermannsche Erkrankung die verstärkte und nach kaudal verlagerte Kyphose typisch. Der Krümmungsscheitel liegt dabei unterhalb der Schulterblattspitzen.

Die **röntgenologischen Veränderungen** einer juvenilen Kyphose bestehen in der Unruhe der Deck- und Bodenplatten in der unteren Brustwirbelsäule und sog. Schmorlscher Knorpelknötchen besonders im ventralen Bereich nahe der Randapophysen mit Trapezoidform der Wirbelkörper. Sind die gleichen Wachstumsstörungen im Bereich der Lendenwirbelsäule nachzuweisen, handelt es sich um den sog. »lumbalen Scheuermann«.

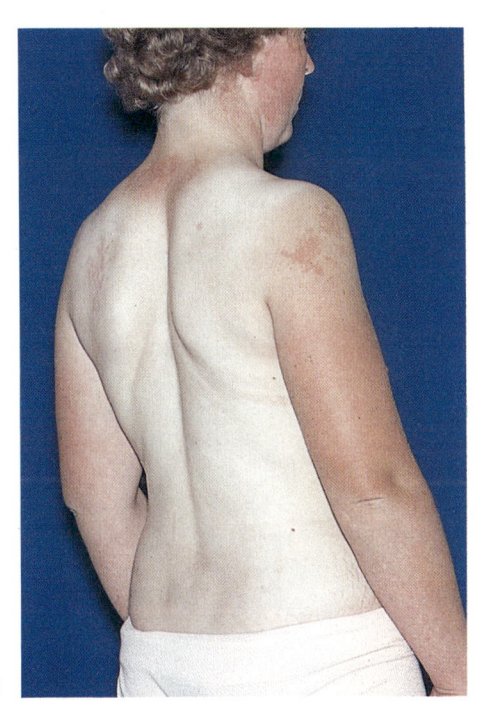

410

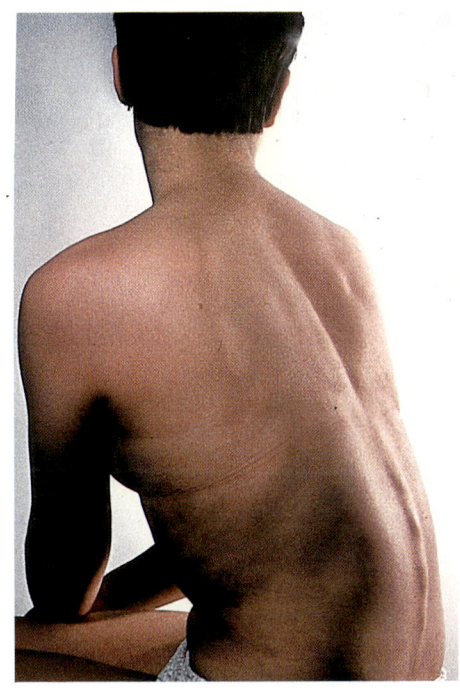

411

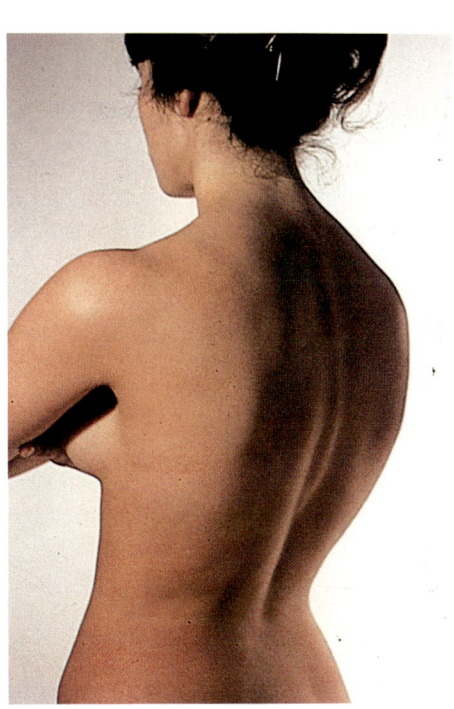

412

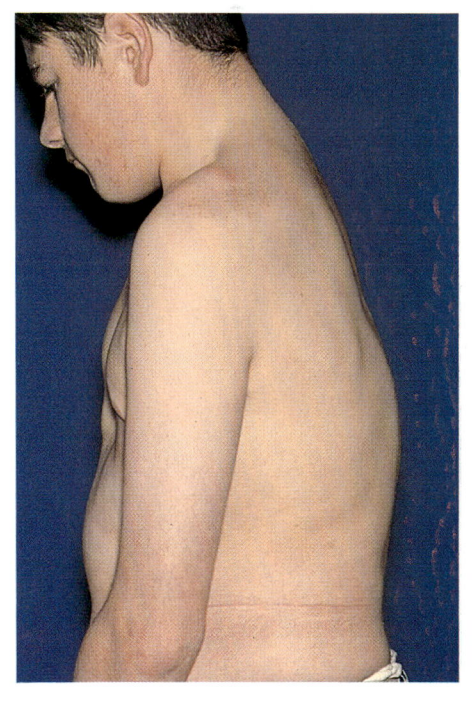

413

Skelettveränderungen, Haltungs- und Bewegungsanomalien

Der **Rundrücken** zeigt sich in seiner stärksten Ausprägung bei der **Bechterewschen Erkrankung**. Das Vollbild der **Spondylarthritis ankylopoetica** (**Abb. 414–416**) ist charakterisiert durch die totale Steifhaltung der Wirbelsäule, die Starre des Thorax und den Haltungsverfall. In typischen Fällen ist die Lendenlordose abgeflacht, die Kyphose der Brustwirbelsäule maximal verstärkt und der Kopf vorgestreckt. In dem Bestreben, den Gesichtskreis möglichst zu erhalten, wird meistens die Lordose der Halswirbelsäule verstärkt (**Abb. 414**).

Der entzündliche Prozeß mit nachfolgender Ankylosierung steigt in der Regel von kaudal nach kranial auf. Beim Versuch, sich aufrecht an eine Wand hinzustellen, bleibt in typischen Fällen mit Befall der Halswirbelsäule ein meßbarer Abstand zur Hinterhauptschuppe, das Zeichen nach Fléche. Beim Rumpfbeugen nach vorn mit gestreckten Kniegelenken wird die Beweglichkeit der Lendenwirbelsäule durch das **Schobersche Zeichen** gemessen. Eine Strecke von 10 cm in der Dornfortsatzlinie oberhalb L5 verlängert sich normalerweise auf 14,5 bis 15 cm, bei Bechterew-Kranken beträgt die Verlängerung, wenn sie überhaupt noch vorhanden ist, maximal 3 cm. Ein relativ frühes Zeichen für den ankylosierenden Prozeß ist die Verringerung der Atemexkursion. Sie beruht auf einer Beteiligung der Rippen-Wirbelgelenke. Die Wandstarre des Thorax zwingt zu verstärkter Abdominalatmung. Dadurch, und durch die ventrale Raumbeengung infolge verstärkter Kyphose kommt es in typischen Fällen zum Auftreten querer Bauchfalten und zum **kugelförmigen Vortreten des Abdomens**. Wir sprechen vom »Fußballphänomen« (**Abb. 416**).

Es ist fast ausschließlich das männliche Geschlecht davon betroffen (Androtropie, 90%).

Verständlich wird das klinische Erscheinungsbild, wenn man auch die **röntgenologischen Befunde** betrachtet: röntgenologisch besteht anfangs lediglich eine uncharakteristische Osteoporose der Wirbelkörper. Oft erst auf Spezialaufnahmen zeigen sich frühzeitig verwaschene Gelenkkonturen und Sklerosierungen im Bereich der Sakroiliakalgelenke; später kommt es zur völligen knöchernen Ankylosierung des Gelenkspaltes. In diesem Stadium werden häufig eine Iritis, eine Blutkörperchensenkungsbeschleunigung sowie eine leichte Anämie bei Erhöhung des Serumeisenspiegels gefunden. Zum klinischen Vollbild kommt es bei weiterer Ausdehnung des Ossifikationsprozesses auf die gesamte Wirbelsäule oder wenigstens größerer Abschnitte. Es finden sich dann ausgeprägte Bänderverkalkungen, nicht selten auch verkalkende Periostitiden im Bereich der Schambeinäste, Sitzbeinhöcker, des Beckenkammes und der Fersen. Im **Endstadium** schließlich läßt sich an der Wirbelsäule das Bild des **Bambusstabes** (**Abb. 417**) nachweisen, mit Ankylose der kleinen Wirbelgelenke, ausgedehnten Verknöcherungen der kleinen Wirbelbänder und des vorderen Längsbandes und bambusstabartiger Überbrückung der Zwischenwirbelscheiben.

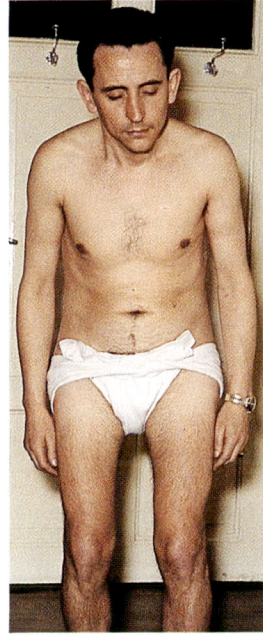
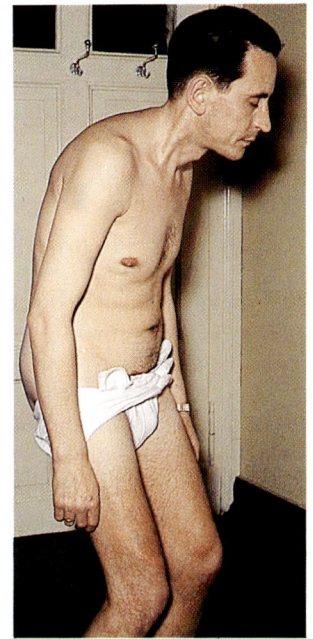

414

415

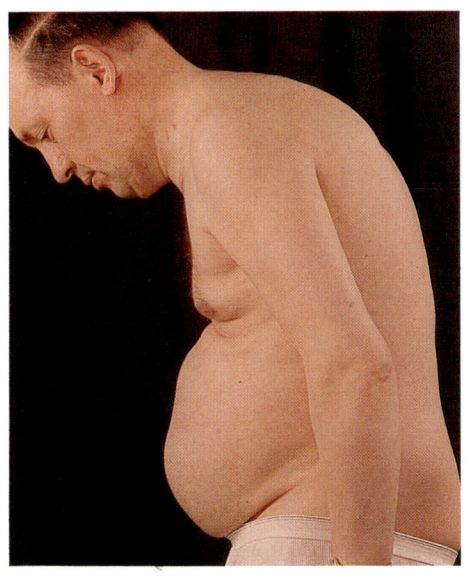

416

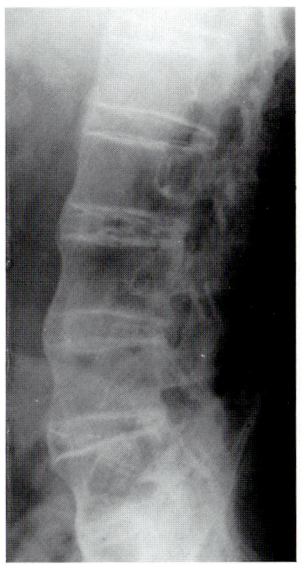

417

Skelettveränderungen, Haltungs- und Bewegungsanomalien

Im Gegensatz zur mehr oder weniger gebogenen Kyphose handelt es sich beim **Gibbus** um eine winkelige Deformierung der Wirbelsäule in der Pfeilebene. In charakteristischer Weise zeigt sich der Gibbus bei der **tuberkulösen Spondylitis** (**Abb. 418** u. **419**). Der Prozeß ist in der Regel auf ein oder wenige Wirbelsegmente beschränkt und führt bei größeren Zerstörungen zur Abknickung der Wirbelsäule. In den Anfangsstadien ist außer der schmerzreflektorischen Schonhaltung und der lokalisierbaren Klopf- und Stauchungsschmerzhaftigkeit lediglich das Vorstehen eines Dornfortsatzes zu erkennen. Im Lendenbereich wird die Rinne zwischen den paraspinalen Muskelwülsten seichter, und das Profil der Muskulatur selbst schwindet. Erst in der Röntgenaufnahme ist das Ausmaß der Zerstörung und die Ursache der Gibbusbildung zu erkennen.

Die **Differentialdiagnose** zwischen einem degenerativen und entzündlichen Bandscheibenprozeß kann schwierig sein. Mit Hilfe der Tomographie gelingt es, auch kleinere kariöse Herde zu entdecken.

Grundsätzlich kann jeder deformierende Prozeß, der sich in einem begrenzten Bereich der Wirbelsäule abspielt, einen Gibbus hervorrufen (Trauma, Tumor). Als Kardinalsymptom gehört der Gibbus neben dem Senkungsabszeß und Rückenmarkssymptomen zur klassischen Trias bei der **Spondylitis tuberculosa.** Welche grotesken Formen bei zu später Erkennung und mangelhafter Behandlung entstehen können, zeigen die **Abb. 418** und **419**.

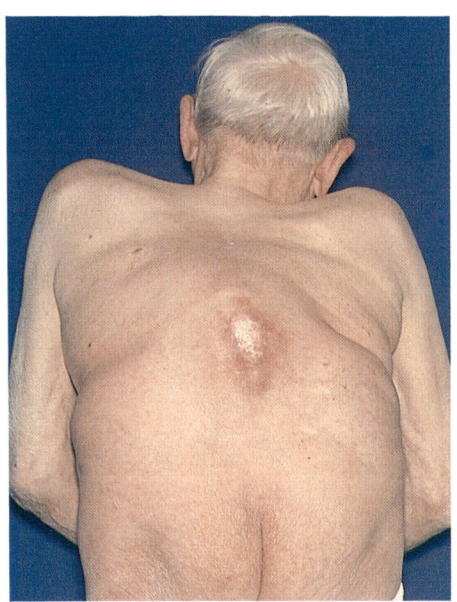

418

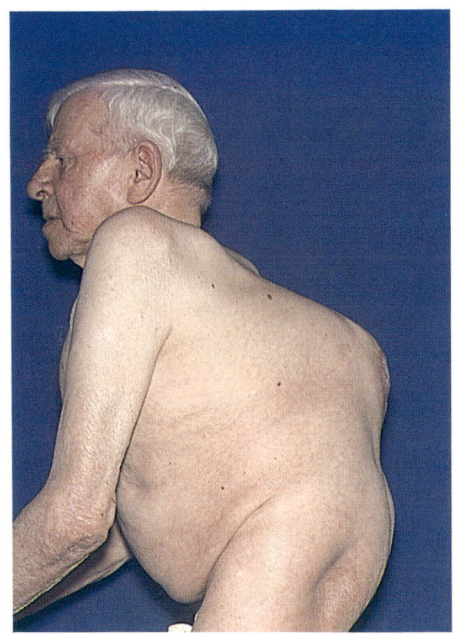

419

Skelettveränderungen, Haltungs- und Bewegungsanomalien

Unter einer **Skoliose** ist eine dauernde seitliche Verbiegung der Wirbelsäule zu verstehen. Insofern handelt es sich im strengen Sinne der Definition eigentlich nicht um Skoliosen, sondern um skoliotische Haltungen, wenn die Seitenverbiegung nur temporär besteht. Als typisches Beispiel dafür sind die »statische Skoliose« und die »Ischiasskoliose« zu nennen. Zur Diagnose einer **statisch bedingten skoliotischen Haltung** gehört die Feststellung eines **Beckenschiefstandes**. Dies gelingt am einfachsten durch seitliches Auflegen der Hände auf die Beckenkämme. Es werden so lange Brettchen unter den Fuß der kürzeren Seite gelegt, bis sich die aufgelegten Hände in der Horizontallinie befinden. Damit besteht die Möglichkeit, die funktionelle Verkürzung zu messen und Beckengeradstand zu erzielen. Bei noch beweglicher Wirbelsäule ver-

schwindet dann auch die Skoliose (**Abb. 420** u. **421**).

Die sog. **Ischiasskoliose** stellt eine schmerzreflektorische Zwangsschonhaltung dar, die in typischer Weise mit einer Steilhaltung der Lendenwirbelsäule, manchmal sogar mit einer Lumbalkyphose vergesellschaftet ist (**Abb. 422** u. **423**). Häufig wird die Zwangsabweichung beim Beugen des Rumpfes nach vorn deutlicher oder tritt dann überhaupt erst in Erscheinung. Eine leichte Vorneigehaltung wird gern eingenommen, die Hände stützen sich an den Oberschenkeln ab. Die Reklination ist fast regelmäßig nicht möglich. Leitsymptom sind stets der Schmerz und die damit im Zusammenhang stehende Bewegungsstarre mit dem Ziel, jede weitere Nervenwurzelreizung zu verhüten.

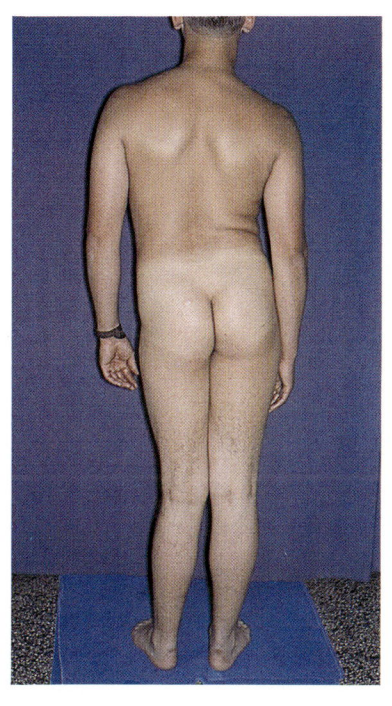

420

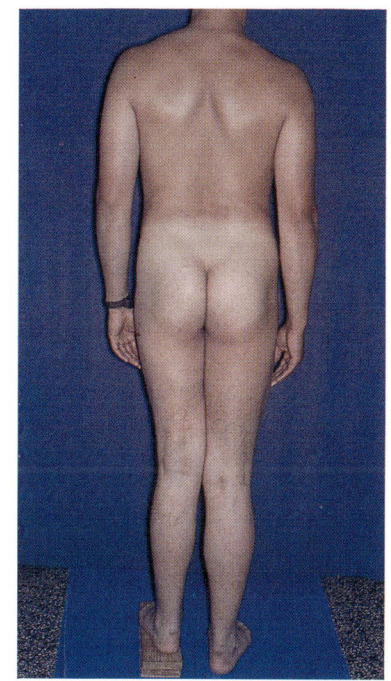

421

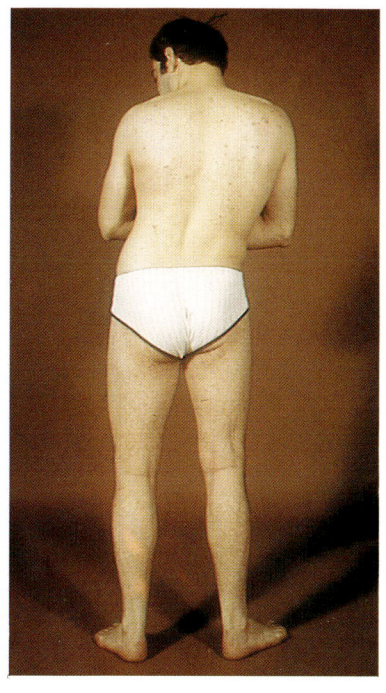

422

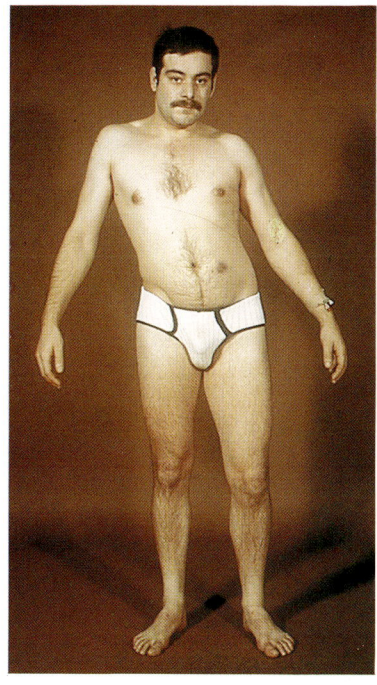

423

Skelettveränderungen, Haltungs- und Bewegungsanomalien

Die Ursachen dauernder seitlicher Wirbelsäulenverbiegungen sind mannigfaltig. Wenn ein Grundleiden nicht zu erkennen ist, sprechen wir von einer genuinen oder idiopathischen Skoliose. Gerade diese Form der Skoliose stellt uns vor zahlreiche, noch ungelöste Probleme. Nur durch frühzeitiges Erkennen und konsequente Behandlung kann der Schaden kleingehalten werden. Bei der zentralen Lage der Wirbelsäule bleiben häufig auch gröbere Seitenverbiegungen dem ungeübten Auge verborgen. Meistens ist das »**Herauskommen einer Hüfte**« (**Abb. 424**) Anlaß zu einer ärztlichen Konsultation. Wir finden dann eine verstärkte Einziehung der Taille, die durch den herabhängenden Arm zum »**betonten Taillendreieck**« vervollständigt wird (**Abb. 425**).

Jede Asymmetrie des Rumpfes ist gedanklich mit einer Skoliose zu assoziieren. Im Bereich des Thorax zeigt sich die Asymmetrie als **Rippenbuckel**. Er ist Folge der Wirbelsäulentorsion, die zwangsläufig mit jeder Seitenverbiegung einhergeht. Das Ausmaß der Verunstaltung ist besonders deutlich bei tangentialer Betrachtung des gebückten Patienten (**Abb. 426**).

Im Lumbalbereich tritt an Stelle des Rippenbuckels der **Lendenwulst**, hervorgerufen durch das ebenfalls torsionsbedingte Herausdrehen der Querfortsätze (**Abb. 427**). Der Rippenbuckel und der Lendenwulst finden sich auf der Konvexität der Skoliose, während die Dornfortsätze sich nach der Konkavseite drehen. Dadurch wird die Skoliose begradigt, sie erscheint klinisch stets geringer als röntgenologisch.

Der Ausdruck »Kyphoskoliose« wird sehr häufig zu Unrecht angewandt. Wir haben es im Gegenteil bei der Skoliose sehr häufig mit ausgesprochenem Flachrücken zu tun. Die vermeintliche Kyphose wird sich bei genauer Betrachtung meistens als Rippenbuckel erweisen (**Abb. 428** u. **429**).

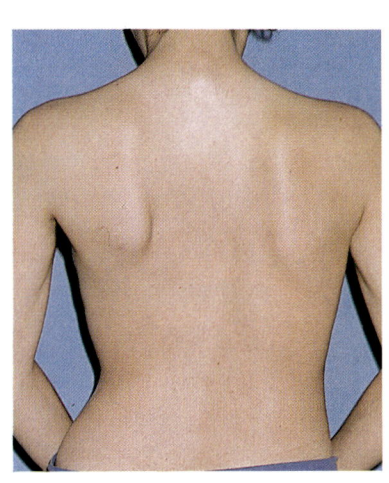

424

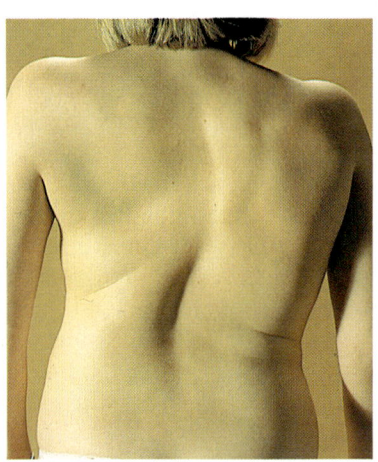

425

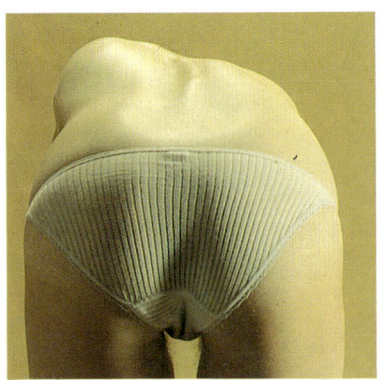

426

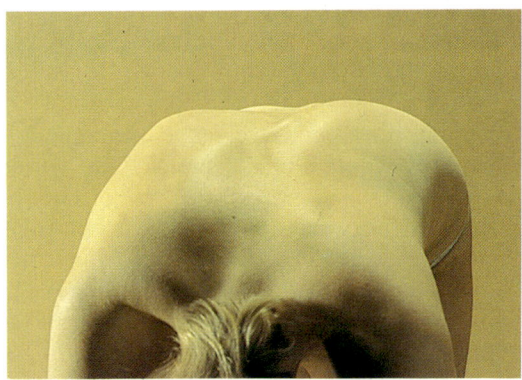

427

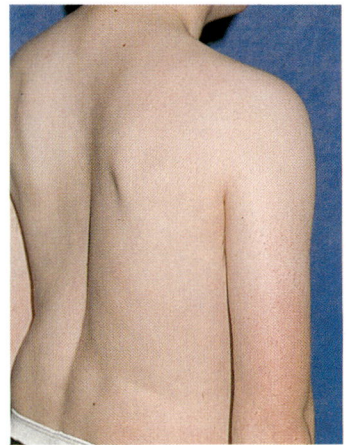

428

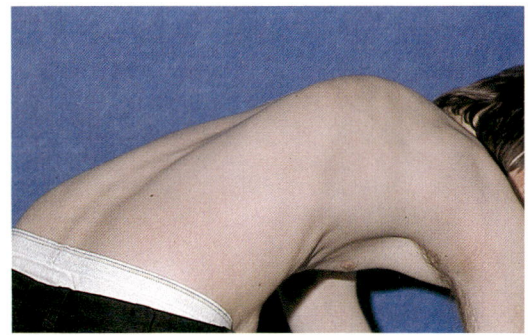

429

Skelettveränderungen, Haltungs- und Bewegungsanomalien

Entzündliche Prozesse im Hüftbereich (Koxitis, Osteomyelitis) bedingen eine auffällige **Zwangsschonhaltung des Beines (Abb. 430)**. Der Oberschenkel wird im Hüftgelenk in Beugung, Außenrotation und Abspreizstellung gehalten. Diese typische Zwangsschonhaltung erklärt sich aus den anatomischen Besonderheiten der Hüftgelenkskapsel. Ihre Fasern verlaufen um den Schenkelhals von außen nach innen und gleichzeitig schraubig nach vorn. Bei zunehmendem Innendruck durch Exsudat wird versucht, das Fassungsvermögen der Gelenkkapsel zu erweitern, die sogenannte Bänderschraube dreht sich auf und nimmt das Bein in die Entlastungshaltung.

Bei der in **Abb. 431** gezeigten **jugendlichen Hüftkopf-Epiphysenlösung** (Coxa vara epiphysarea sive Coxa vara adolescentium) handelt es sich um eine hormonelle Dysregulation in der Präpubertät mit relativer Vermehrung des Wachstumshormons und Verminderung der Geschlechtshormone. Gigantismus, **Dystrophia adiposogenitalis** und **eunuchoider Riesenwuchs** sind die extremsten Formen des klinischen Erscheinungsbildes. Zwar können auch Jugendliche mit unauffälligem Habitus erkranken, in aller Regel sind es aber relativ große Patienten mit **Stammfettsucht, Striaebildung** der Haut, mit **Unterentwicklung der sekundären und tertiären Geschlechtsmerkmale**. Das Schonungshinken kann

eventuell nur passager beobachtet werden, ist aber immer gefolgt von einer Behinderung der Innenrotation im Hüftgelenk. Der Schenkelhals und damit das ganze Bein ist in der Epiphysenfuge gegenüber dem Hüftkopf nach außen gedreht. Besonders deutlich läßt sich diese Funktionseinschränkung bei der Beugung im Hüftgelenk feststellen. Das Bein gerät dann zwangsweise in eine Außenrotationsposition (Drehmannsches Zeichen).

Bei der **Röntgenuntersuchung** ist der Vergleich mit der gesunden oder noch nicht so stark veränderten Seite unbedingt notwendig, um die Anfangsstadien nicht zu übersehen. Die Beckenübersichtsaufnahme zeigt als Wichtigstes eine Verbreiterung der Epiphysenfuge mit der Auflockerung ihrer Begrenzung zum Schenkelhals. Keineswegs in allen Fällen ist das Abrutschen des Hüftkopfes gegenüber dem Schenkelhals nach kaudal, zur sog. Coxa vara epiphysarea ausgeprägt. Gelegentlich kommt es sogar zu einer Verschiebung der Kopfepiphyse in Nackenlage, zur Coxa valga. Regelmäßig dagegen findet sich eine nach dorsal gerichtete Verschiebung oder Achsenabweichung zwischen Schenkelhals und Hüftkopf in der Röntgenaufnahme nach Lauenstein. Im a. p. Bild zeigt sich die Verschiebung des Hüftkopfes nach hinten meistens nur als eine Verkleinerung der Höhe der Hüftepiphyse.

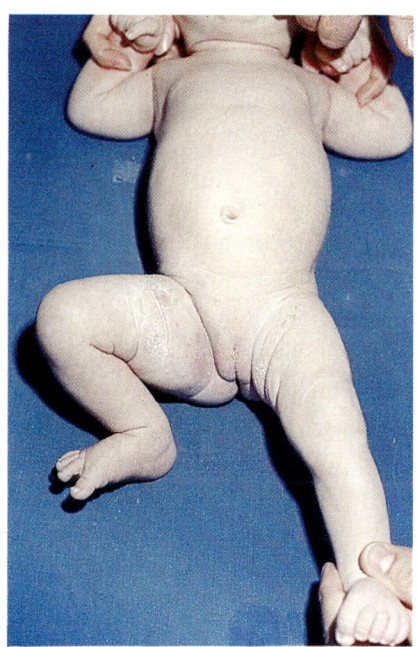

430

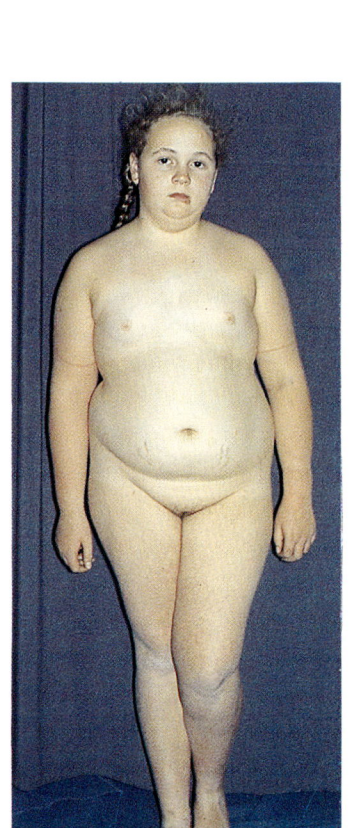

431

Skelettveränderungen, Haltungs- und Bewegungsanomalien

Die **Sprengelsche Deformität** (**Abb. 432–434**) stellt einen angeborenen Schulterblatthochstand dar, der mit weiteren Mißbildungen der Wirbelsäule kombiniert auftreten kann. Hervorstechendes Zeichen ist die **Bewegungseinschränkung des Schulterblattes**, die auf einer Verhakung des oberen inneren Schulterblattwinkels mit dem Thorax, aber auch auf bindegewebigen Strängen zwischen Schulterblatt und Wirbelsäule beruht. Durch mangelnde Bewegungen des Schulterblattes ist die Behinderung bei der Armhebung bedingt (**Abb. 433**). Nur durch **operative Maßnahmen** ist eine entscheidende Besserung zu erzielen (**Abb. 434**). Immer ist zumindest eine kosmetische Korrektur durch Teilresektion des Schulterblattes oberhalb der Spina scapulae und temporäre Fesselung des unteren Schulterblattwinkels an einen Dornfortsatz möglich.

Bei der **Neurofibromatosis v. Recklinghausen** sind Beziehungen zu mehreren Krankheitsbildern bekannt. Primäre oder sekundäre Störungen des Muskelgleichgewichtes, aber auch direkte Störungen der Wirbelsäulenentwicklung durch die Neurofibrome führen zur Skoliose. Im dargestellten Fall (**Abb. 435**) ist ein **großer neurofibromatöser Tumor** als zusätzliche **Ursache für die Verschiebung des Schulterblattes** verantwortlich zu machen.

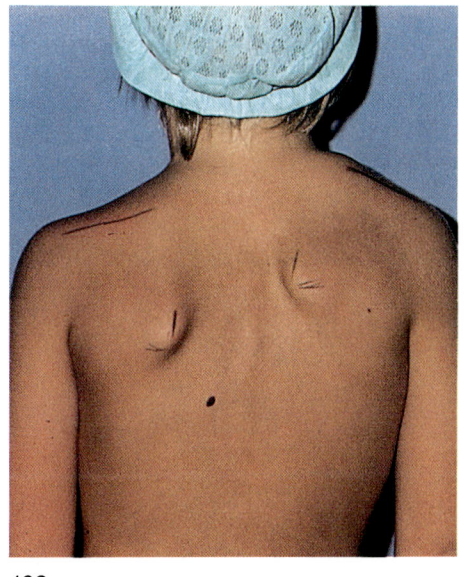

432

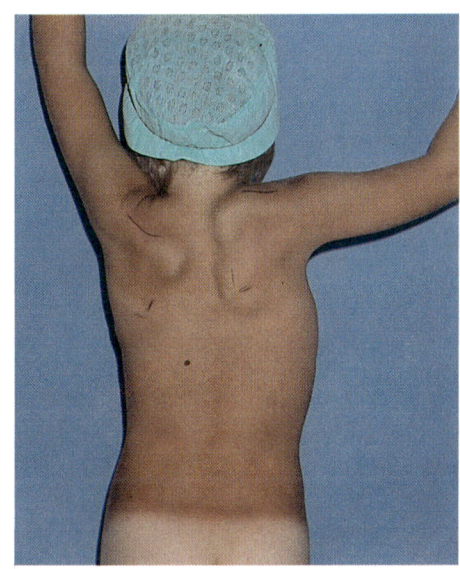

433

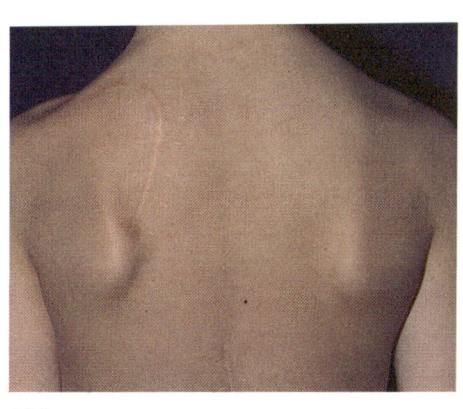

434

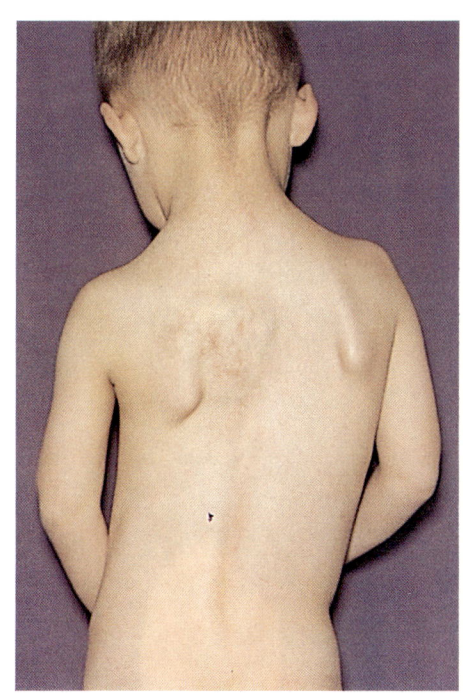

435

Skelettveränderungen, Haltungs- und Bewegungsanomalien

Dank umfassender Vorsorgemaßnahmen ist die **Rachitis** weitgehend verschwunden. Nur Einzelfälle treten noch gelegentlich auf. Es handelt sich dabei um mangelnde Vitamin-D-Behandlung oder die Vitamin-D-resistente Rachitis. **O-Form** der **unteren Extremitäten (Abb. 436)** und becherförmige Verbreiterung der Metaphysen im Röntgenbild sind als klassische Zeichen unübersehbar.

Beim **Crus varum congenitum**, auch angeborene Unterschenkelpseudarthrose genannt, handelt es sich dagegen um eine fast immer **einseitige**, anlagebedingte Störung im Übergang vom mittleren zum peripheren Unterschenkeldrittel **(Abb. 437 u. 438)**.

Die O-Verbiegung ist mit einer Antekurvation des Unterschenkels kombiniert. Bereits im Mutterleib kann eine Fraktur auftreten, sie entwickelt sich fast immer zu einer äußerst schwer zu beherrschenden Unterschenkelpseudarthrose. Während bei rachitischen O-Beinen auch gewaltsame Redressionen, Osteoklasien oder Osteotomien zur Anwendung kommen, stellt das angeborene O-Bein ein »noli me tangere« dar.

Im **Röntgenbild** sind verschiedene Ausprägungen und Formen der Pseudarthrose möglich, Sklerosierungen des Markraumes und Zysten sind neben einem Knochenschwund an den Frakturenden typische Hinweise auf die Knochendystrophie im relativ eng umschriebenen Gebiet.

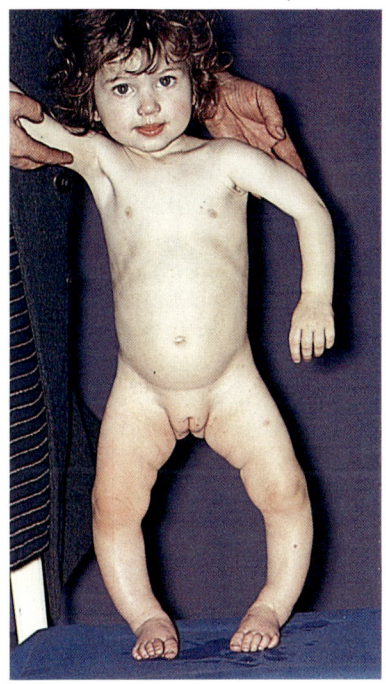

436

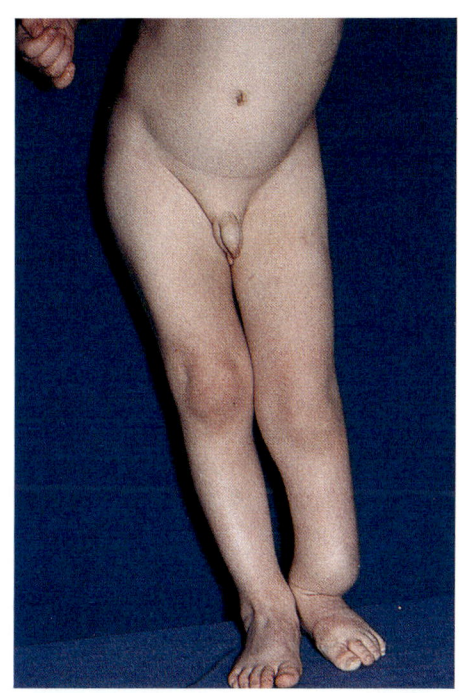

437

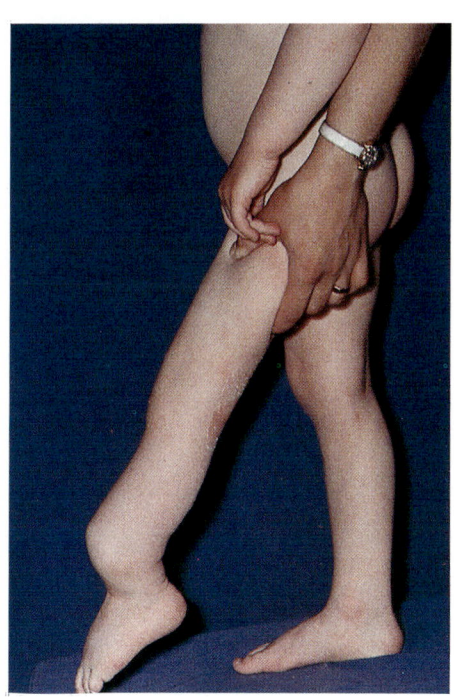

438

Zeichen neurologischer Störungen

Haltungsanomalien entstehen nicht selten auf dem Boden von degenerativen Nervenleiden, Myopathien oder isolierten Muskellähmungen. Die **Abb. 439** zeigt einen Patienten mit ausgedehnten Nacken-, Schultergürtel- und Oberarmatrophien, die – was das Bild natürlich nicht zeigen kann – schon wegen der begleitenden fibrillären Muskelzuckungen auf eine Systemerkrankung der motorischen Vorderhornzellen zurückzuführen sind. Das Fehlen von Sensibilitätsstörungen und die spastischen Zeichen an den Beinen kennzeichnen die Erkrankung als **amyotrophische Lateralsklerose** (hier: skapularatrophischer Typ). Erstmanifestation und Verlauf können äußerst verschieden sein: Spastische Lähmungen können sowohl erst später als auch schon als Vorboten auftreten; die Atrophien können sowohl an den Beinen (Peronealtyp) als auch an den kleinen Handmuskeln (brachialatrophischer Typ) (**Abb. 440**) beginnen und dann langsam aszendieren. Durch Übergreifen auf die motorischen Hirnnervenkerne kann es zusätzlich zu bulbärparalytischen Störungen kommen.

Unter den verschiedenen Verlaufsformen der **Dystrophia musculorum progressiva** (**Abb. 441**) ist die nur männliche Individuen betreffende, geschlechtsgebundene, rezessiv-vererbliche **Duchenne-Form** die häufigste. Neben der häufigeren maligneren Form des Kindes- und Jugendalters verläuft die ebenfalls zunächst die Beckengürtelmuskulatur befallende benignere Form (**Becker-Typ**) langsamer, wobei die Gehfähigkeit lange erhalten bleibt.

Der Befall der Gesäßmuskeln, der Hüftbeuger und Kniestrecker führt zu einer zunehmend schnelleren Ermüdbarkeit beim Gehen. Mitunter wird der Untergang von Muskelgewebe durch Zunahme des Fett- und Bindegewebes ausgeglichen, so daß – besonders ausgeprägt bei kindlichen Verlaufsformen der progressiven Muskeldystrophie – die Muskelmasse normal oder gar vermehrt (Pseudohypertrophie der Waden) erscheint. Durch die Schwäche der Rumpf- und Bauchmuskulatur kommt es zur **Hyperlordosierung der Wirbelsäule mit Hängebauchbildung** (**Abb. 441**); eine Beteiligung der Becken- und Oberschenkelmuskulatur ist am typischen »Watschelgang« kenntlich. Durch Übergreifen auf den Schultergürtelbereich kann es zu Störungen der Schulter- und Oberarmfunktion kommen, während Unterarme und Hände im allgemeinen verschont bleiben.

Als zweithäufigste erbliche Muskelerkrankung unterliegt die **dystrophische Myotonie** (Curschmann-Steinert) einem dominant-autosomalen Erbgang. Sie ist durch eine **Kombination von muskeldystrophischen und myotonen Symptomen** gekennzeichnet. Die myotone Reaktion besteht in einem abnormen Andauern der Muskelkontraktion. Die Dystrophie befällt vorzugsweise distale Muskeln an Unterschenkeln und Vorderarmen, in Spätstadien auch die Muskulatur des Schultergürtels (**Abb. 442**). Weitere Symptome der Erkrankung sind Innenohrschwerhörigkeit, Stirnglatze, Katarakt und endokrine Störungen (Hodenatrophie).

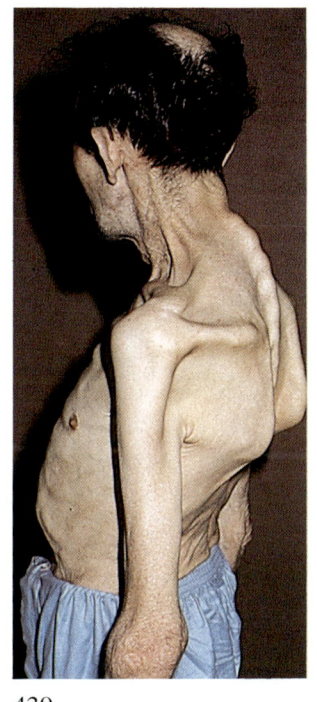

439

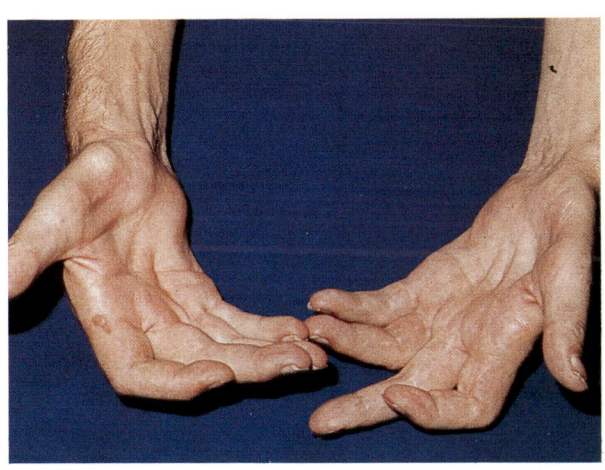

440

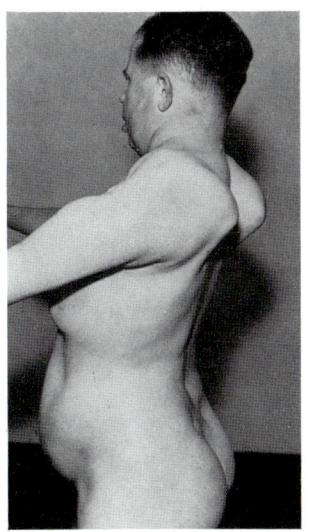

441

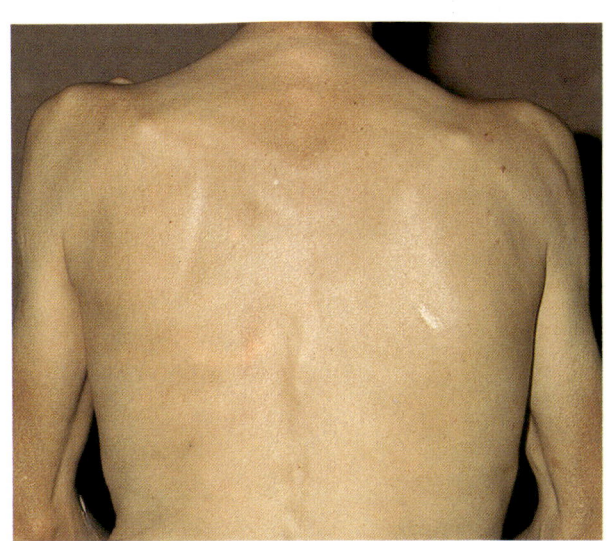

442

Zeichen neurologischer Störungen

Isolierte Muskellähmungen im **Schultergürtelbereich** können sehr verschiedene Ursachen haben. Die **Serratuslähmung** (**Abb. 443**) (Schwierigkeit, den Arm über die Waagerechte zu heben; **Scapula alata** bei Elevation im Schultergelenk) entsteht häufig traumatisch, z. B. nach einem Sturz, oder seltener – wie bei dem Patienten auf der **Abb. 443** – als **Mononeuritis** im Rahmen verschiedener Infektionskrankheiten. Weiterhin entstehen isolierte Muskellähmungen durch **Toxine** (Blei, Alkohol) oder auf allergischem Wege (»serogenetische Neuritis«). Prognostisch günstig sind Druckschädigungen, z. B. durch Schlaf, Narkose, im Rausch oder Koma, deren Herkunft durch genaue Erhebung der Vorgeschichte meist unschwer aufzudecken ist.

Für die Diagnose von **Myopathien** und **degenerativen Nervenleiden** sind neben den Haltungsanomalien die **muskulären Gliedmaßenausfälle** von wesentlicher Bedeutung. Ein langsam progredienter, von distal aufsteigender Muskelschwund, zunächst an den Beinen, später an den Armen, muß an eine **neurale Muskelatrophie** denken lassen (**Abb. 444**). Im fortgeschrittenen Stadium wie hier sind die distalen Gliedmaßenabschnitte hochgradig atrophisch (»Storchenbeine«) und entsprechend funktionsgestört. Da es sich um eine Erkrankung der peripheren Nerven handelt, finden wir alle Kriterien der schlaffen Lähmung (Lähmung, Muskelschwund, Reflexverlust und Störung der elektrischen Erregbarkeit), ferner auch, ebenfalls nach distal an Intensität zunehmend, Störungen der Oberflächen- und Tiefensensibilität. Der Ausfall des Berührungs- und des Lagegefühls bedeutet eine zusätzliche Gebrauchsstörung, da nunmehr zu der muskulären Parese noch eine ataktische Gangunsicherheit tritt, so daß der breitbeinig-stampfende Gang an den bei Tabes dorsalis erinnert.

Die im folgenden gezeigten **Lähmungen der drei Hauptnerven des Armes** zeichnen sich durch charakteristische Haltungs- und Bewegungsstörungen aus, deren Verwechslung untereinander eigentlich nicht möglich ist. Vom N. radialis werden die Handgelenks- und Fingerstrecker innerviert, eine **Radialislähmung** (**Abb. 445**) führt daher zur »Fallhandlähmung«. Der Faustschluß ist hier nur bei passiver Handextension möglich, da bei der Fallhandstellung die extrem entspannten Sehnen für eine ausreichende Beugung nicht mehr genügend verkürzt werden können.

Der N. medianus innerviert den Daumenballen und die Fingerbeuger, jedoch wird der M. flexor digitorum profundus teilweise, und zwar für die Beugung des 3.–5. Fingers, vom N. ulnaris mitinnerviert. Bei der **Medianuslähmung** (**Abb. 446**) findet man daher eine Daumenballenatrophie mit Oppositionsunfähigkeit des Daumens (»Affenhand«). Beim Versuch, die Faust zu machen, können lediglich die ulnaren Finger gebeugt werden. Es entsteht das charakteristische Bild der »Schwurhand«. Dies ist nicht mehr der Fall, wenn der N. medianus durch Schnittverletzung distal der Vorderarmmitte lädiert wird, wobei dann lediglich ein Ausfall der medianusversorgten Handmuskeln vorliegt. Letzteres ist besonders häufig der Fall bei dem als Daumenballenatrophie imponierenden Karpaltunnel-Syndrom (**Abb. 447**, S. 261).

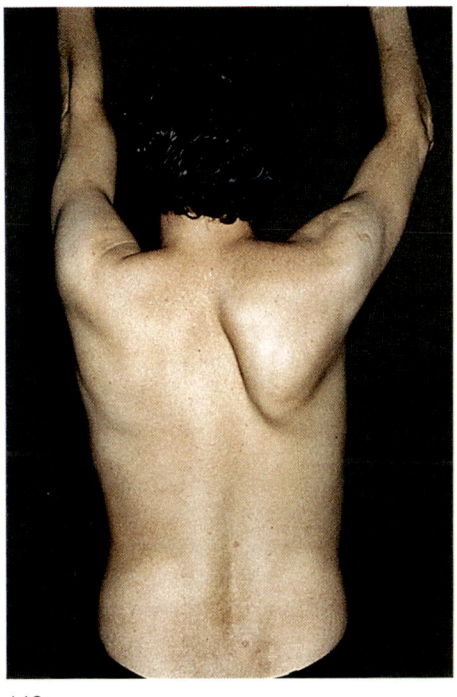

443

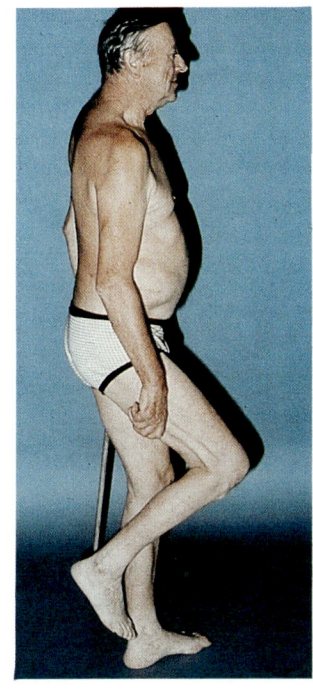

444

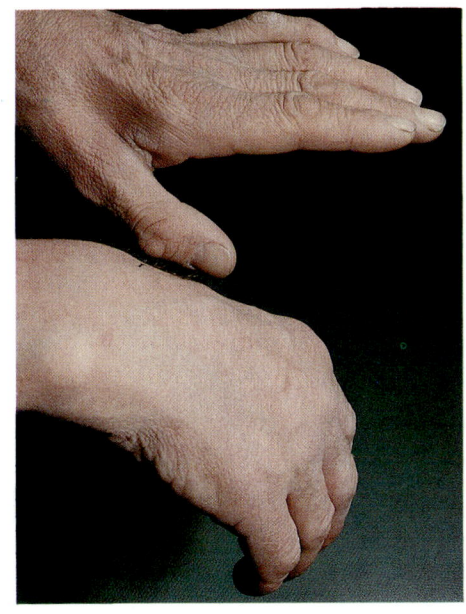

445

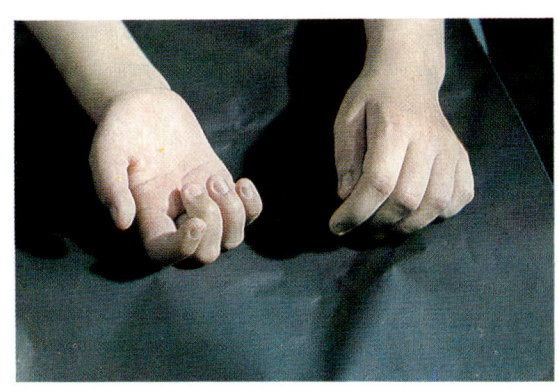

446

Zeichen neurologischer Störungen

Beim vorher erwähnten und mit einer **Daumenballenatrophie** einhergehenden **Karpaltunnel-Syndrom** (**Abb. 447**) handelt es sich um ein **Kompressionssyndrom des Medianusnerven** durch eine Hypertrophie des Ligamentum carpi transversum. Diese Hypertrophie kann im mittleren und höheren Alter spontan auftreten; sie wird mitunter aber auch durch Arbeiten unter dauernder Handextension gefördert (Büglerinnen).

Das Bild einer isolierten **Daumenballenatrophie** (**Abb. 447**) bereitet oft erhebliche Schwierigkeiten. Es kann sich um das Frühsymptom einer spinalen Erkrankung handeln (progressive spinale Muskelatrophie, Syringomyelie, amyotrophische Lateralsklerose u.a.), um eine Wurzelschädigung bei Osteochondrose (Schrägaufnahmen der Foramina intervertebralia!) oder um eine **Plexuskompression** bei Skalenussyndrom. Eine Hypästhesie im autonomen Medianus-Versorgungsgebiet zeigt an, daß es sich um eine periphere Nervenschädigung handelt. Degenerative Spinalatrophien weisen keine Sensibilitätsstörung auf.

Die **Syringomyelie** geht mit einer dissoziierten Empfindungsstörung einher, wobei der Ausfall des Schmerz- und Temperatursinns durch Stiftgliose im Rückenmark immer wieder zu schmerzlosen und schlecht heilenden Verbrennungen und Verletzungen führt (**Abb. 448** u. **449**). Die Symmetrie des Muskelschwundes läßt von vornherein an einen spinalen Prozeß denken, der bei Befall der kleinen Handmuskeln lokalisatorisch in das untere Halsmark zu verlegen ist.

Die **schwerwiegenden distalen Verstümmelungen**, die unsere **Abb. 448** zeigt, sowie die Zyanose und die **Nagelwachstumsstörungen** sprechen für ausgedehnte trophische Innervationsausfälle als Folge einer Beteiligung der spinalen Seitenhörner.

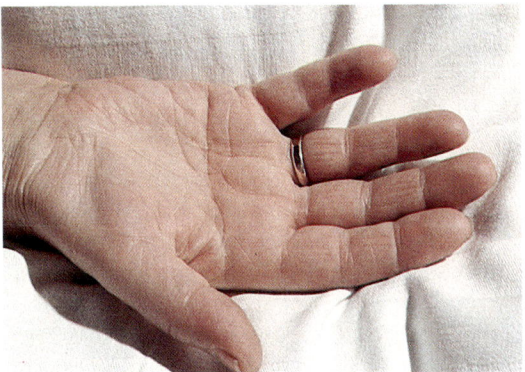

447

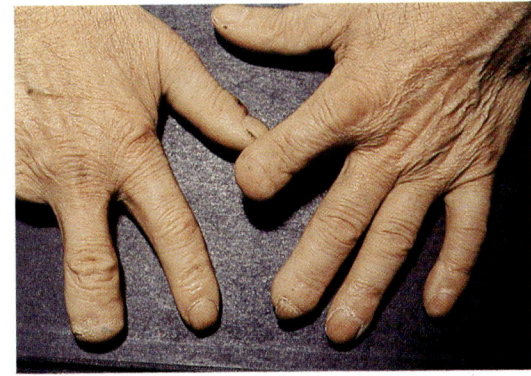

448

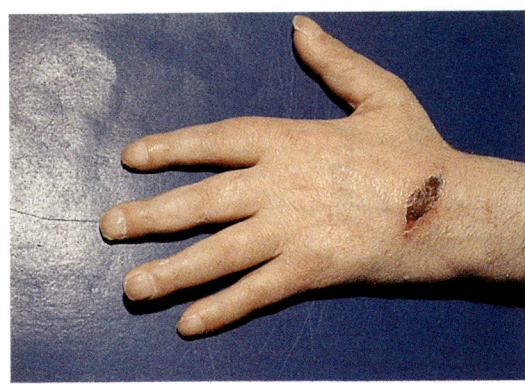

449

Zeichen neurologischer Störungen

Die **Ulnarislähmung** ist an der **Atrophie** der von diesem Nerven versorgten **Zwischenknochen-** (**Abb. 450**) und **Kleinfingerballenmuskulatur** kenntlich. Die Zwischenknochenmuskeln bewirken das Fingerspreizen, außerdem die Beugung im Grund- sowie die Streckung in den Mittel- und Endgelenken der Finger. Durch ihren Ausfall kommt es zur Spreiz- und Adduktionsschwäche der Finger, ferner zur »Krallenhandstellung« mit Streckhaltung in der Grund- und Beugehaltung in den Mittel- und Endgelenken der Finger. Bei hochsitzender Ulnarisschädigung sind auch die tiefen langen Beuger für die Finger 3–5 betroffen; im Gegensatz zur Medianus-(»Schwurhand«-)Lähmung können nunmehr der 3.–5. Finger nicht mehr zur Faust geschlossen werden. Die überwiegende Zahl der Ulnaris-Lähmungen ist traumatischer Genese oder sie entsteht durch Druckschädigung bzw. als Folge eines luxierbaren N. ulnaris aus dem Sulkus als sog. Ulnarisrinnen-Syndrom.

Oft ergeben sich besondere **differentialdiagnostische** Schwierigkeiten in der Abgrenzung zur **unteren Armplexuslähmung** (Dejerine-Klumpke) (**Abb. 451**). Hierbei sind alle kleinen Handmuskeln, manchmal auch die langen Fingerbeuger, seltener die Beuger des Handgelenkes betroffen. Die Überarmstrecker bleiben oft verschont.

Bei einer unteren Armplexuslähmung liegt manchmal zusätzlich ein **Ausfall des Halssympathikus** mit einem **Horner-Syndrom** (Ptosis, Miosis, Enophthalmus) vor, was auf eine proximale Schädigung der obersten Thorakalwurzel vor Abgang des R. communicans albus zum Sympathikusgrenzstrang schließen läßt (**Abb. 452**). Seltener entsteht es durch eine Läsion der zentralen Sympathikusbahn im Hirnstamm.

Ein Horner-Syndrom erfordert sehr oft umfangreiche **differentialdiagnostische Überlegungen**. Zu denken ist an Prozesse am Übergang vom Hals- zum Brustmark (Syringomyelie, Tumoren, multiple Sklerose u. a.), Grenzstrangläsionen (traumatische oder tumoröse Schädigung des unteren Plexus brachialis), Prozesse im Bereich der Pleurakuppel (Pancoast-Tumor, Schwarten), Wurzelkompression bei Osteochondrose, Prozesse im Bereich der A. carotis.

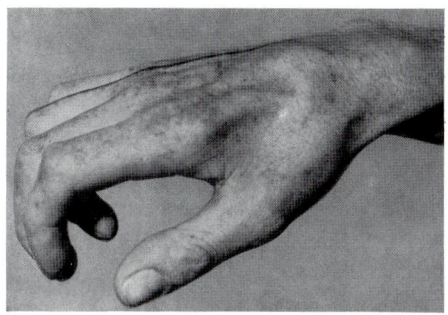

450

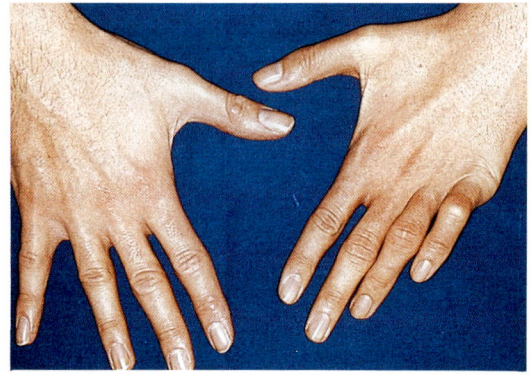

451

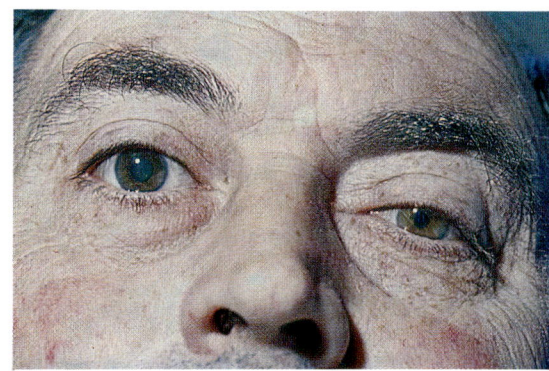

452

Zeichen neurologischer Störungen

Eine **Lidspaltendifferenz** besteht bei der **peripheren Fazialislähmung (Abb. 453 u. 454)** durch Befall fast immer aller drei Äste des Nerven: Die Stirn kann nicht gerunzelt (**Abb. 453**), das Auge nicht geschlossen (Lagophthalmus, **Abb. 454**), die Wangen-, Mundwinkel- und Kinnmuskulatur können nicht innerviert werden (**Abb. 453**). Die plötzlich auftretende idiopathische (»rheumatische«) Form (oft vergesellschaftet mit passageren Gesichtsschmerzen, Hyperakusis und Geschmacksstörungen auf den vorderen zwei Dritteln der entsprechenden Zungenhälfte) kommt am häufigsten vor.

Differentialdiagnostisch ist vor allem nach otogenen Prozessen (Cholesteatom usw.), Tumoren im Bereich des Hirnstammes oder Kleinhirnbrückenwinkels, entzündlichen Erkrankungen (Arachnitis, Zoster opticus, Polyneuritis), metastatischen Prozessen der Schädelbasis und Traumen in der Vorgeschichte (Felsenbein) zu fahnden.

Wegen der bilateral-symmetrischen Innervation der motorischen Hirnnervenkerne sind bei der **zentralen Fazialislähmung** Stirn- und Augenast meist nicht mitbetroffen; nicht selten ist sie aber (**Abb. 455**) mit anderen gleichseitigen motorischen Hirnnervenausfällen vergesellschaftet, insbesondere an Gaumensegel und Zunge. Die Zunge weicht dann nach der gelähmten Seite ab. Im vorliegenden Falle war die Ursache eine Apoplexie bei Hypertonie.

Differentialdiagnostisch kommen im Grunde alle zerebralen Erkrankungen mit Beteiligung der supranukleären Fazialisbahn zwischen vorderer Zentralwindung und Pons in Frage, also z. B. tumoröse, entzündliche, vaskuläre und metastatische Hirnerkrankungen.

Die **periphere Hypoglossuslähmung (Abb. 456 u. 287, S. 173)** bei Läsion des Hirnnervenkernes oder des Nerven selber unterscheidet sich von der zentralen durch die Atrophie und Fältelung der Zunge, bei nukleärer Läsion zusätzlich durch Muskelfibrillieren und -wogen. Neben Traumen kommen vor allem Hirnstammerkrankungen (z. B. Syringobulbie), entzündliche Prozesse der Hirnbasis, Mono- und Polyneuritiden sowie Tumoren der Schädelbasis und des Rachenraumes in Frage.

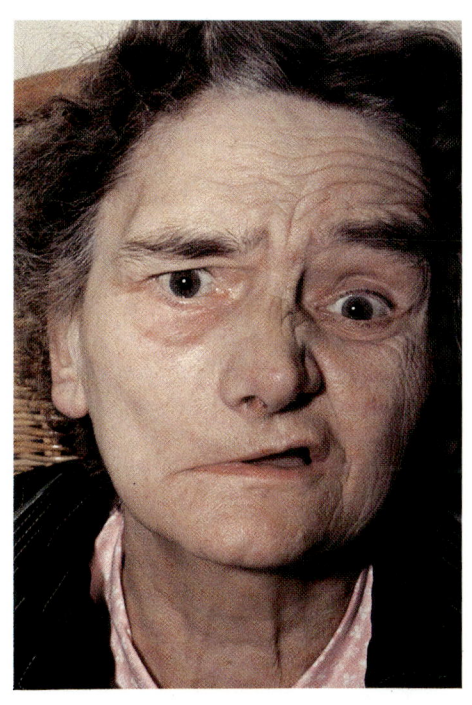

453

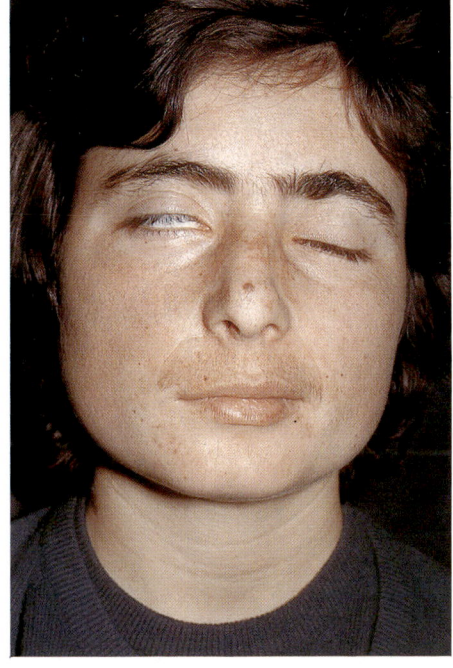

454

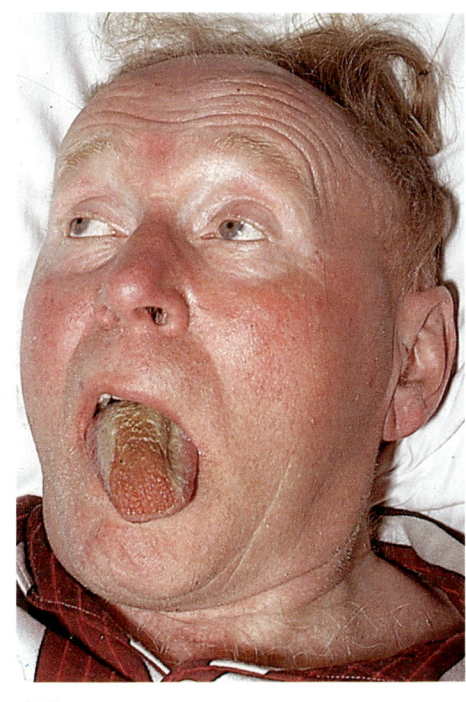

455

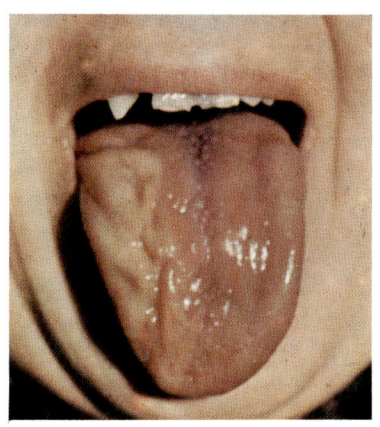

456

Zeichen neurologischer Störungen

Die Lähmungsform der **Abb. 457** und **458** stellt eine **Augenmuskellähmung** dar, die durch eine **Schädigung des N. oculomotorius** bedingt ist. Durch Lähmung des M. levator palpebrae sup. besteht eine **Ptosis des Oberlides bzw.** ein **Unvermögen, das Auge zu öffnen;** der **Augapfel** steht dabei in **Schielstellung nach temporal und unten**. Da zusätzlich auch der innere Anteil des N. oculomotorius betroffen ist, der den M. sphincter pupillae und M. ciliaris innerviert, sind **Mydriasis, absolute Pupillenstarre und Akkomodationslähmung** die Folge. Im Fall der **Abb. 457** und **458** ist die **komplette Okulomotoriusparese** durch ein an der Schädelbasis lokalisiertes Gefäßaneurysma entstanden.

Die häufigste Augenmuskellähmung ist die **Abduzenslähmung** (**Abb. 459**), wohl wegen des langen intrakraniellen Verlaufes des Nervenstammes. Sie führt zu einem Ausfall des M. rectus lateralis bzw. zum **Ausfall des Blickes zur Seite** mit entsprechenden horizontalen Doppelbildern. Ursachen können Frakturen, Tumoren oder Entzündungen im Bereich der Schädelbasis sein. Wie bei der Patientin auf **Abb. 459** treten isolierte Paresen der äußeren Augenmuskeln gelegentlich bei Diabetikern auf.

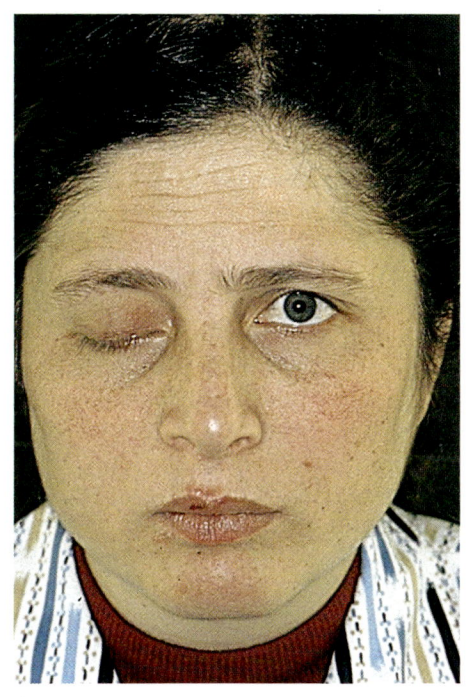

457

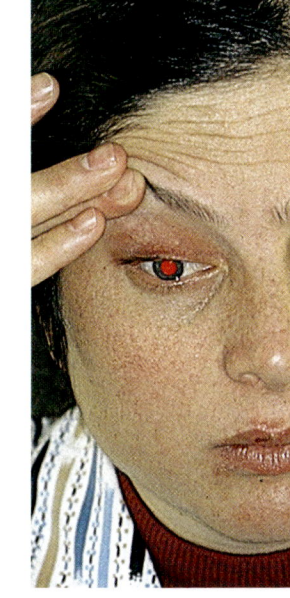

458

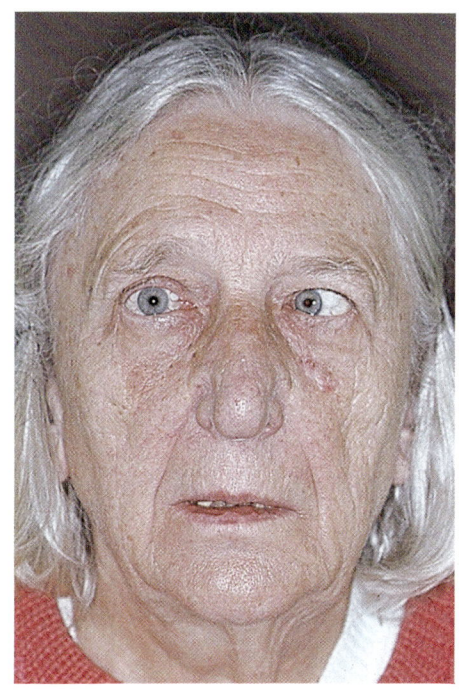

459

Zeichen neurologischer Störungen

Pathologische Veränderungen des Gesichtsausdrucks oder der **Mimik** sind für eine Reihe neurologischer Erkrankungen charakteristisch.

Bei der **progressiven Bulbärparalyse (Abb. 460)** kommt es durch Degeneration der motorischen Hirnnervenkerne – teils isoliert, teils in Verknüpfung mit peripheren Erscheinungen einer amyotrophischen Lateralsklerose – zur Lähmung von Kaumuskulatur, mimischer Muskulatur, Zunge sowie der von den Nn. glossopharyngeus und vagus versorgten Schlundmuskulatur. Frühsymptome sind Artikulations- und Schluckstörungen, Erschwerung des Kauens. Speichelfluß durch doppelseitige Fazialisparese und fortschreitende Erschlaffung der Mimik durch Atrophie der Kau- und mimischen Muskulatur treten hinzu. Auf der Abbildung sieht man neben der schlaff-ausdruckslosen **Facies myopathica** den für eine **doppelseitige Masseteratrophie** typisch **herabgesunkenen Unterkiefer mit eingesunkener Wangenhaut,** die **verbreiterte Mundspalte,** die **herabhängende Unterlippe** sowie die **weit aufgerissenen Augen** (Parese des M. orbicularis oculi).

Die **Abb. 461** zeigt einen Patienten mit **doppelseitiger Ptosis** und schlaff-hängender Mimik bei **Myasthenia gravis pseudoparalytica**. Die muskuläre Insuffizienz verstärkt sich durch Muskelarbeit und verringert sich in Ruhe, so daß die Ausfallserscheinungen morgens nach dem Aufstehen oder nach längerer Ruhe fast zurückgebildet sind. Im Frühstadium oder bei abortiven Fällen beschränken sich die muskulären Störungen häufig ausschließlich auf die Augenmuskulatur (passagere Doppelbilder), die mimische und Kaumuskultur (Ptosis, schlaffe Mimik, Kauerschwerung), sowie auf die Schlund- und Halsmuskeln (Schluckstörungen, Vorsinken des Kopfes). Beweisend für die Diagnose ist das prompte Verschwinden der muskulären Insuffizienz nach i.v. Gabe von 1 ml Tensilon für einige Minuten.

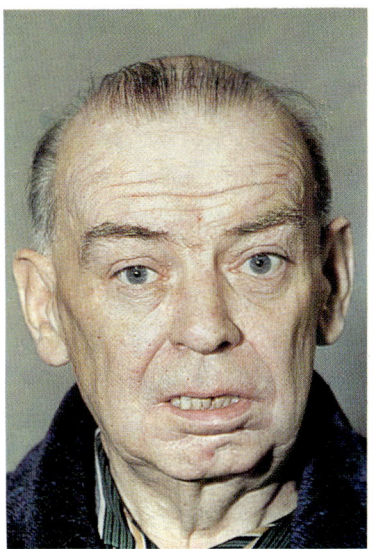

460

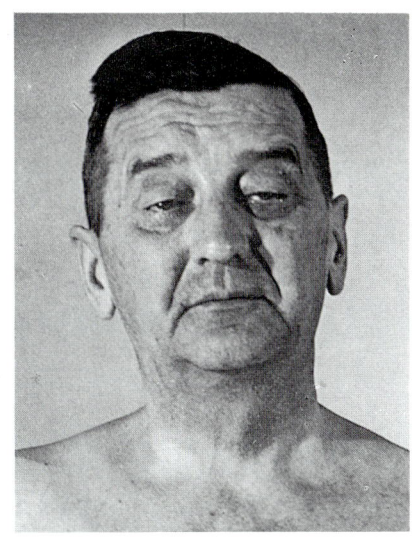

461

Zeichen neurologischer Störungen

Extrapyramidale Bewegungsstörungen begegnen uns am häufigsten in Form von Hypo- oder Akinesen, seltener als Hyperkinesen. Die **Abb. 462** zeigt eine Patientin mit **Paralysis agitans (Parkinsonsche Krankheit)**, bei der schon die **maskenhafte Starre des Gesichts,** das Fehlen mimischer Mit- und Begleitbewegungen (trotz grundsätzlich vorhandener Fähigkeit zur willkürlichen Innervation der Muskulatur) in Verbindung mit vegetativen Symptomen (Salbengesicht durch vermehrte Talgdrüsensekretion, Speichelfluß) diagnostisch richtungweisend sind.

Ebenfalls zu den extrapyramidalen Bewegungsstörungen gehören die **dystonen Syndrome.** Hierbei führen einzelne Muskeln oder Muskelgruppen unwillkürliche, tonische Kontraktionen unterschiedlicher Dauer durch. Bei der Patientin auf **Abb. 463** besteht ein **Torticollis spasticus,** gekennzeichnet durch willkürlich unbeeinflußbare tonische Kopftorsionen nach rechts, in deren Rahmen es inzwischen zu einer dauernden leichten **Zwangshaltung** gekommen ist. Als Folge der jahrelangen überschießenden Bewegungsimpulse sieht man eine deutliche **Hypertrophie des linken M. sternocleidomastoideus,** was bereits auf den ersten Blick eine Abgrenzung gegenüber einer spondylogenen Zwangshaltung, einer Adaptationshaltung bei Augenmuskellähmung oder einer psychogenen Störung erlaubt.

Bei der **Torsionsdystonie** (Dystonia musculorum deformans) finden sich langsam ablaufende, geschraubt wirkende Bewegungen von Kopf, Rumpfgürtel, aber auch athetoide Fingerbewegungen. Wie in **Abb. 464** wird die eingenommene Haltung oft lange beibehalten, selbst wenn sie noch so grotesk wirkt und unbequem ist. Die beteiligten Muskeln scheinen gegen einen Antagonistenwiderstand angehen zu müssen, die Patienten empfinden die unwillkürlichen Zwangsbewegungen als quälend.

Als Folge einer vorwiegend **pyramidalen Schädigung,** z. B. als Folge eines **apoplektischen Insults** im Bereich der inneren Kapsel einer Großhirnhemisphäre, entsteht u. a. eine motorische Hemiplegie. In späteren Stadien (**Abb. 465**) tritt die Spastik immer deutlicher hervor, wobei am Arm eine Beuge- und am Bein eine Streckspastizität überwiegt. Im Gangbild zirkumduziert der Patient das paretische Bein, der spastisch adduzierte sowie angewinkelte Arm mit eingeschlagenen Fingern schwingt nicht mit (**Wernicke-Mannscher Prädilektionstyp**).

Parkinsonsche Krankheit,
Torticollis spasticus,
Dystonia musculorum deformans,
Zustand nach apoplektischem Insult

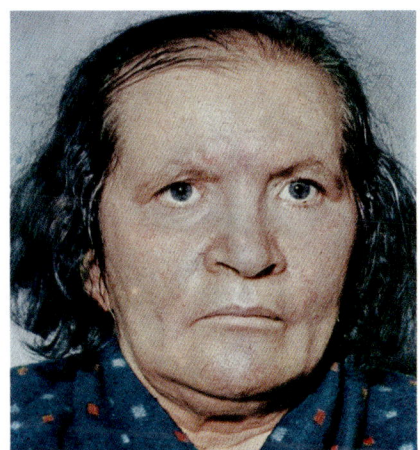

462

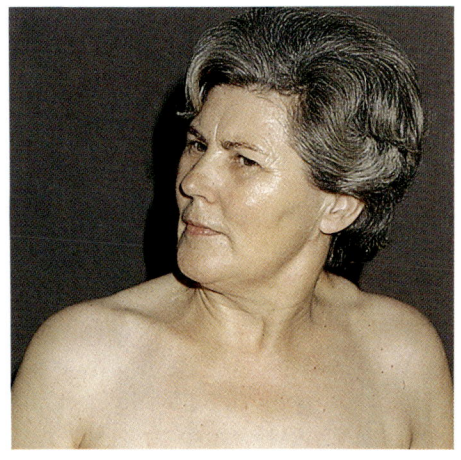

463

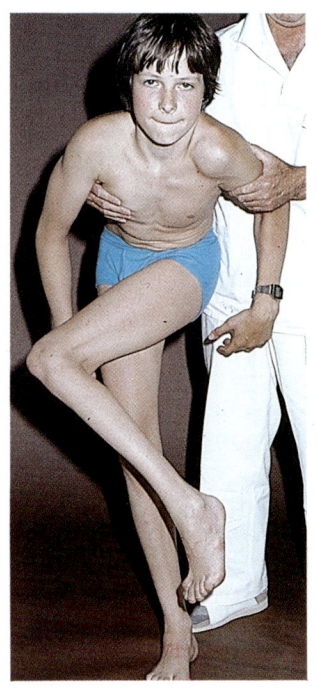

464

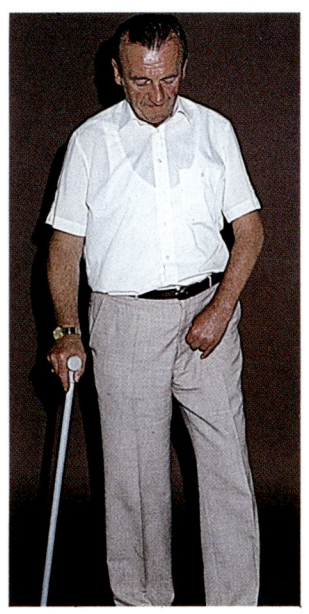

465

Gelenkveränderungen

Die folgenden Bildseiten zeigen blickdiagnostische Veränderungen bei der **chronischen** bzw. **rheumatoiden Polyarthritis**. Die Diagnose der **rheumatoiden Arthritis** ist klinisch zu stellen. Ein positiver Rheumafaktor-Nachweis kann – wie der röntgenologische Befund – die klinisch gestellte Verdachtsdiagnose lediglich untermauern. Im Frühstadium der Erkrankung wird der Nachweis des Rheumafaktors in der Mehrzahl erst nach einjährigem Bestehen der klinischen Erscheinungen positiv. In der Regel beginnt die Erkrankung schleichend, ohne Fieber, meist **symmetrisch** in den kleinen Gelenken, **bevorzugt** in den **proximalen Interphalangeal-**, den **Fingergrund-** und den **Handgelenken**. Die entsprechenden Gelenke der unteren Extremität sind häufig gleichfalls mitbetroffen. Die Kranken klagen über morgendliche Steifigkeit sowie Schmerzen in den betreffenden Gelenken. Klinisch fallen die Überwärmung und Schwellungen auf.

So zeigt die betroffene Hand der 30jährigen Frau auf **Abb. 466** (linke Bildhälfte) mit **chronischer Polyarthritis** (Stadium I nach STEINBROCKER et al.) und einer Krankheitsdauer von 8 Monaten – im Gegensatz zur normalen Vergleichshand der rechten Bildhälfte – **spindelförmige Schwellungen der Mittelgelenke des 2.–4. Fingers mit ödematöser Durchtränkung der Weichteile des 2. Fingers und des Radiokarpalgelenks** als Ausdruck der periartikulären Entzündung. Es fehlt der Nachweis von Endgelenksverdickungen und einer Muskelatrophie in diesem Stadium. Die spindelförmige Verdickung an den Fingergelenken und das Verschwinden der Gelenkkontur an den Hand- und Fingergrundgelenken finden sich auch auf der **Abb. 467**. Die Atrophie der Muskulatur ist in diesem weiter fortgeschrittenen Stadium II deutlich, sie ist stärker aus-

geprägt als die durch die Inaktivität infolge der Gelenkerkrankung hervorgerufene. Bei einem kleinen Teil der Betroffenen kann die Erkrankung auch akut sowie zuerst in den großen Gelenken, manchmal sogar mit Fieber, in Erscheinung treten.

Röntgenologisch fällt im Beginn der chronischen Polyarthritis, noch bevor das unverkennbare Vollbild der Schäden entwickelt ist, die uncharakteristische Knochenatrophie in den gelenknahen Skelettabschnitten auf. Auf Feinstfokusaufnahmen läßt sich schon zu dieser Zeit die Zartheit der Trabekel feststellen. Zystische Knochenaufhellungen finden sich im weiteren Verlauf sowohl in den Phalangen wie in den Handwurzelknochen. Man kann sie allerdings auch z. B. bei der Sudeckschen Knochenatrophie finden. Ferner wird meist eine Verschmälerung des Gelenkspaltes und oft eine Verbreiterung der knöchernen Gelenkenden, namentlich von den Fingergelenken gefunden. Zum fortgeschrittenen Krankheitsbild gehören Osteolysen, mit deren Fortentwicklung sich Subluxationen und schwere Deformitäten einstellen. Die knochenatrophischen Prozesse werden so ausgeprägt, daß die Knochenstruktur benachbarter Gelenkkörper kontinuierlich ineinander übergeht und so z. B. bei Verkleinerung der Handwurzelknochen zu einer inhomogenen »Masse« verschmelzen. Evolutive Knochenreaktionen mit Osteophytenbildung und Arthrosis gehören dann zum Bild.

Die **Abb. 468** zeigt die sog. **Schwanenhalsdeformität** der Langfinger bei einer 40jährigen Patientin mit Stadium II–III der chronischen Polyarthritis im Bereich des 2. Fingers rechts (Überstreckung im Mittel-, Beugung im Endgelenk); zusätzlich besteht eine Luxation im Mittelgelenk des 5. Fingers links.

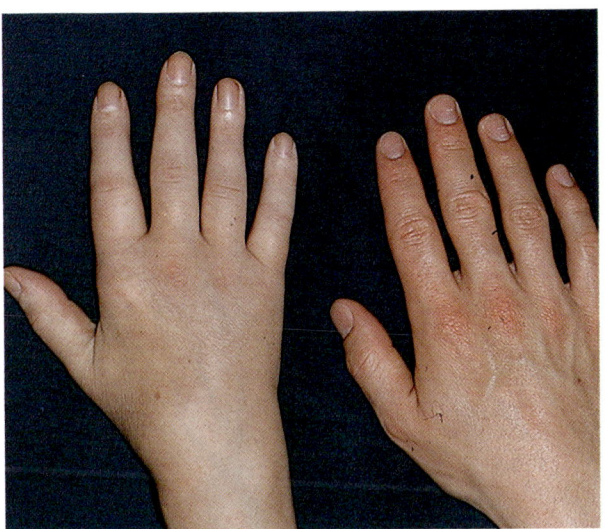

466

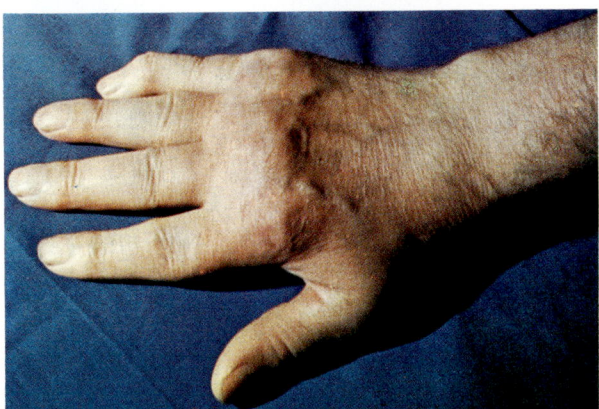

467

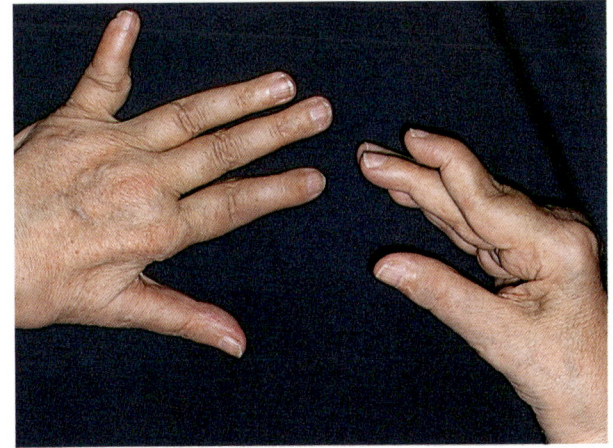

468

Gelenkveränderungen

Im **fortgeschrittenen Stadium** sehen wir dann leider häufig die auf **Abb. 469** und **470** gezeigten verkrüppelten Hände. Bei der 60jährigen Frau von **Abb. 469** mit einer Krankheitsdauer von 18 Jahren lassen sich Befunde erheben, die für das Stadium III–IV typisch sind: Verkürzung der Handwurzel (röntgenologisch beginnende Gelenkzerstörungen bis zur Synostosierung), knollige Kapselverdickkungen der Fingergrundgelenke, ulnare Deviation der Finger, hochgradige Muskelatrophie besonders der M. interossei, Subluxationen und Teilversteifungen mit z. T. aufgehobener aktiver Funktionsfähigkeit der Gelenke. Bei dem 79jährigen Patienten auf **Abb. 470** handelt es sich um das Endstadium IV mit Fibrose und knöcherner Ankylose.

Auf **Abb. 471** und **472** ist schließlich eine seltene Verlaufsform der chronischen Polyarthritis, nämlich eine **Arthritis (Arthrosis) mutilans**, wiedergegeben. Infolge Zerstörung und Resorption großer Anteile gelenknaher Knochenabschnitte sind die Finger insgesamt verkürzt. Dies ist auch an den **Querfalten** im Bereich der die Finger bedeckenden Haut erkennbar. Bei der Arthritis mutilans lassen sich die Finger fernrohrartig auf ihre ursprüngliche Länge herausziehen. Da sich die Fingerweichteile ziehharmonikaartig über dem verkürzten knöchernen Gerüst der Phalangen aneinanderschieben, sprechen wir von einer Operngueshand oder Teleskopfingern.

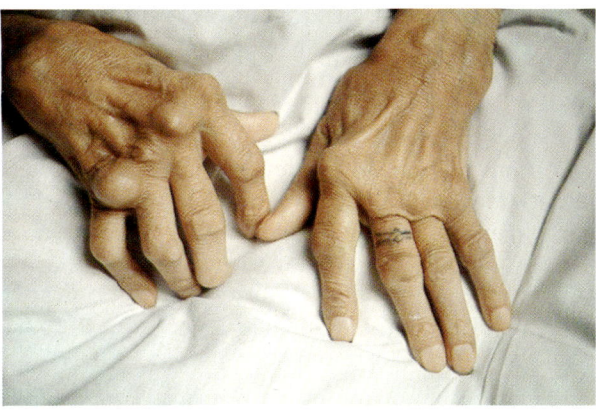

469

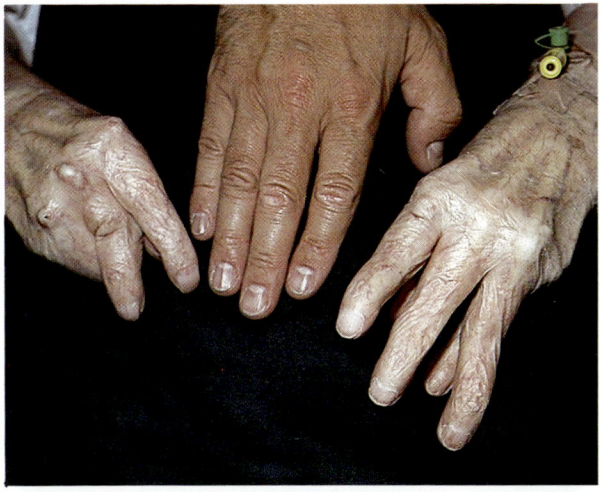

470

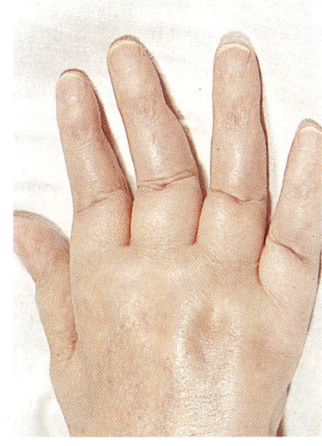

471

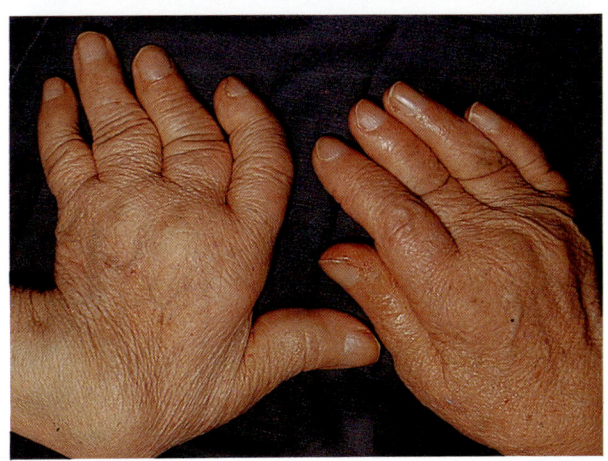

472

Gelenkveränderungen

Bei der **Psoriasis arthropathica (Abb. 473** u. **474)** handelt es sich offenbar um eine eigenständige Erkrankung und nicht um eine Koinzidenz von chronischer Polyarthritis und Psoriasis vulgaris (Schuppenflechte), die jede für sich in der Bevölkerung mit einer Häufigkeit von 1–2% vorkommen. Innerhalb eines Kollektivs von Patienten mit Psoriasis tritt die Kombination mit Arthropathie in bis zu 10% der Fälle auf. Im Gegensatz zur chronischen (rheumatoiden) Arthritis, die bei Frauen 3mal häufiger als bei Männern vorkommt, findet sich bei der **Psoriasis arthropathica** keine Geschlechtsbevorzugung. Auch ist der Gelenkbefall häufig asymmetrisch und betrifft eher die distalen Interphalangealgelenke an Händen und Füßen und öfters auch die Hüft- und Iliosakral- sowie Halsintervertebralgelenke. Remission und Wiederaufflackern der Gelenkerscheinungen gehen häufig mit denen der Haut parallel. Die serologischen Teste zum Nachweis von Rheumafaktoren (Waaler-Rose-Test, Latex-Fixationstest) sind fast immer negativ. Die psoriatischen **Hauterscheinungen** weisen, wenn gleichzeitig eine Arthropathie besteht, häufiger eine **exsudative** (pustuläre) **Note** auf (**Abb. 473**) oder imponieren als **psoriatische Erythrodermie**, bei der die Haut am ganzen Körper gerötet und unterschiedlich stark schuppig ist (**Abb. 474**). Die auf **Abb. 473** abgebildeten **Nagelveränderungen** (sog. Krümelnägel) sind mit der Psoriasisarthropathie sehr häufig, mit der Psoriasis vulgaris lediglich in 15% der Fälle vergesellschaftet (vgl. auch **Abb. 512**, S. 297).

Auf **Abb. 475** ist die **Psoriasis vulgaris** ohne gleichzeitige Arthropathie wiedergegeben, mit hyperkeratotischen Herden mit **silbrig glänzender Schuppenauflagerung** an den **Streckseiten der Extremitäten** als den Prädilektionsstellen, bei nur geringer Aktivität des Prozesses.

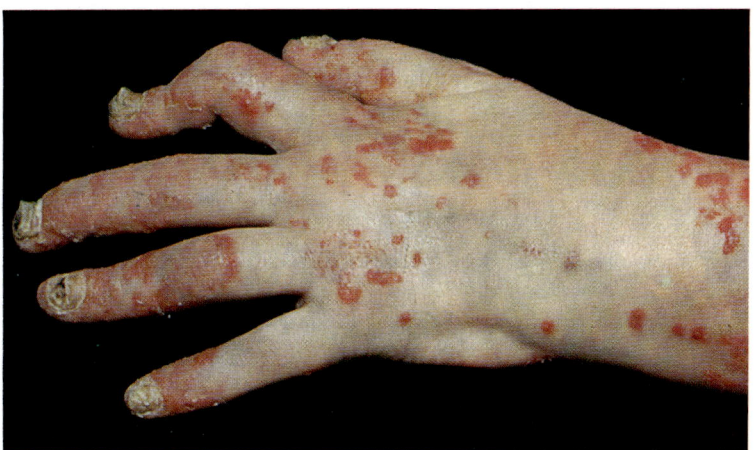

473

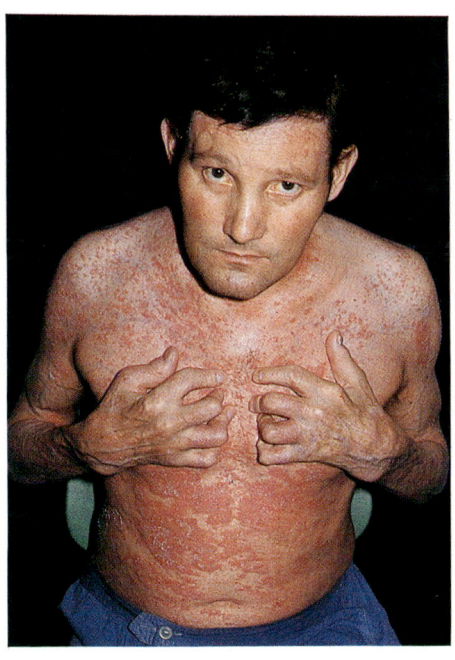

474

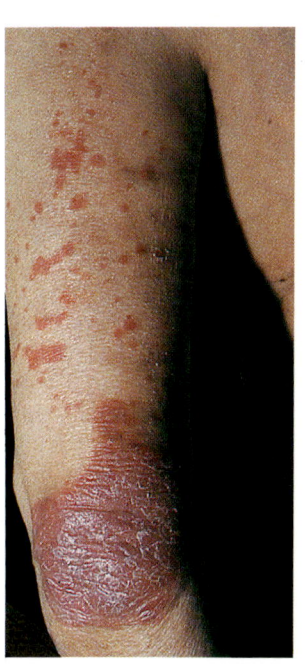

475

Gelenkveränderungen

Subkutane rheumatische Knoten (Abb. 476 u. 477) finden sich fast ausschließlich bei schweren Formen der **chronischen Polyarthritis**, häufig bei solchen mit systemischen Komplikationen. Sie treten in 20–25% der chronischen Rheumatiker auf. Ihr häufigster Sitz ist der **juxtaartikuläre Bereich der Ellenbogen** (Abb. 476).

Differentialdiagnostisch muß bei chronischer Polyarthritis eine Bursitis olecrani ausgeschlossen werden, eine umschriebene, bis hühnereigroße und auf der Streckseite **eines** Ellenbogengelenkes gelegene Schwellung mit gelber Verfärbung des Zentrums und roter Randzone; außerdem ist an einen **Gichtbefall der Ellenbogengelenke** (Abb. 478) zu denken. Von Rheumaknoten sind die auf **Abb. 478** abgebildeten Veränderungen aufgrund ihrer **weißlichen Verfärbung** und wegen ihrer **nichtjuxtaartikulären Lokalisation** zu unterscheiden. Juxtaartikuläre Knoten finden sich bei Lues, Frambösie und Akrodermatitis.

Rheumaknoten bereiten, wenn sie z. B. am Ellenbogen oder an den Sehneninsertionsstellen der Patella gelegen sind, dem Patienten keine besonderen Beschwerden. Anders, wenn sie am Fuß lokalisiert sind (**Abb. 477**). Durch die Gewichtsbelastung können hier sehr schmerzhafte Zustände auftreten. Kommt es zu Ulzerationen, ist die Gefahr der sekundären Infektion mit allen möglichen Folgen gegeben.

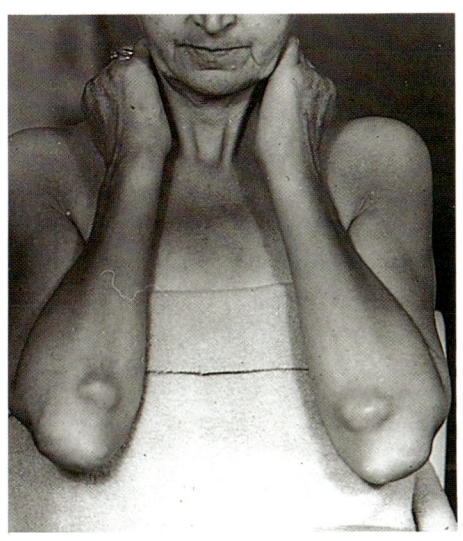

476

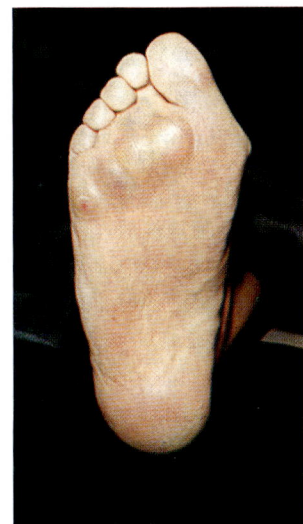

477

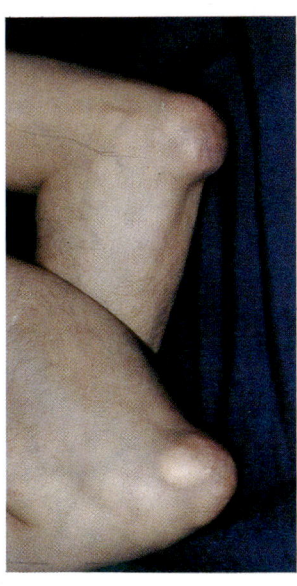

478

Gelenkveränderungen

Die **Abb. 479–482** zeigen weitere charakteristi-sche knotige Veränderungen, die bei der Untersuchung erkrankter Gelenke im Handbereich ins Auge fallen und differentialdiagnostisch gegenüber Rheumaknoten abgegrenzt werden müssen. **Abb. 479** zeigt **Rheumaknoten über** den **Grundgelenkstreckseiten** aller Finger beider Hände im Stadium IV einer **chronischen Polyarthritis**. Neben diesen knolligen Kapselverdickungen finden sich die verschiedenen Spielarten der Fingerdeformation wie ulnare Deviation der Finger, 90/90-Deformität des Daumens (Beugung im Grund-, Überstreckung im Endgelenk, jeweils um etwa 90°) und Atrophie der Mm. interossei. Die geringe Aktivität der Erkrankung wird durch die fehlende Synovitis gekennzeichnet (sog. ausgebrannte Phase der chronischen Polyarthritis mit niedriger BSG).

Zum Vergleich ist auf der **Abb. 480** ein **Gichtknoten** im Bereich der Basis des 3. Fingers abgebildet. **Gichttophi** fallen infolge der Harnsäureablagerung durch ihre **weißliche** subkutane **Verfärbung** auf (s. a. **Abb. 478**, S. 279 u. **Abb. 750–752**, S. 417). Der abgebildete Gichtophus mit seiner mehr artikulären Lokalisation gibt kaum Anlaß zur Verwechslung mit einem Rheumaknoten. Bei Zweifel sollte die Murexid-Probe (Gicht!) gemacht werden.

Eine »Gichthand« kann allerdings durch **Cholesterinablagerungen** in Sehnenscheiden und Gelenkkapseln **bei der essentiellen familiären xanthomatösen Hypercholesterinämie** vorgetäuscht werden (**Abb. 481**). Diese sog. »Lipidgicht« führt zu »rheumatischen« Schmerzen. Die **Differentialdiagnose** gegenüber der Arthritis urica und der chronischen Polyarthritis wird durch den Nachweis der Dominanz des erblichen Leidens, die Assoziation weiterer Xanthome und oft eines Arcus senilis, den erhöhten Cholesterinspiegel des Blutes und die fast immer fehlende Knochenbeteiligung ermöglicht (s. a. **Abb. 733**, S. 407).

Von zystischen Anschwellungen entlang den Sehnenscheiden der Finger bei der chronischen Polyarthritis – insbesondere an Handrücken und Handgelenk – sind die mehr **prallelastischen** und harten **Ganglien** oder **Überbeine**, die – einzeln oder multipel – vorzugsweise in der Nähe des Handgelenks zwischen den Strecksehnen (**Abb. 482**), aber auch an Fußrücken und in der Kniekehle vorkommen, relativ leicht abzugrenzen. Sie treten mit ihrer halbkugeligen Form bei gewissen Stellungen des Gelenkes, mit dem sie in Verbindung stehen können, besonders hervor und sind als zystische Degeneration der Gelenkkapsel oder der Sehnenscheide mit gallertartiger klarer Flüssigkeit gefüllt, die sich gelegentlich in das Gelenk »entleert«. Nur in seltenen Fällen verursachen Ganglien erhebliche Beschwerden.

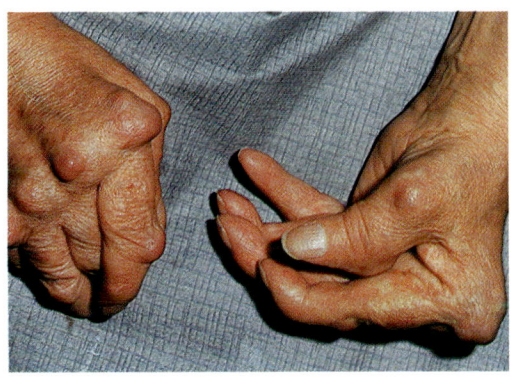

479

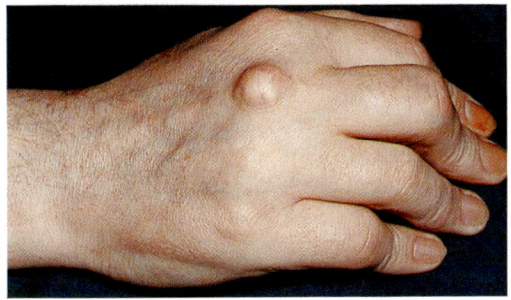

480

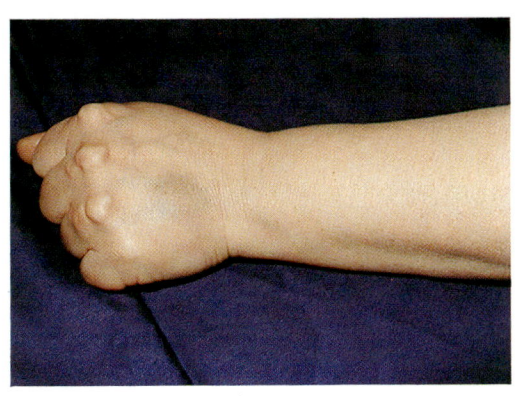

481

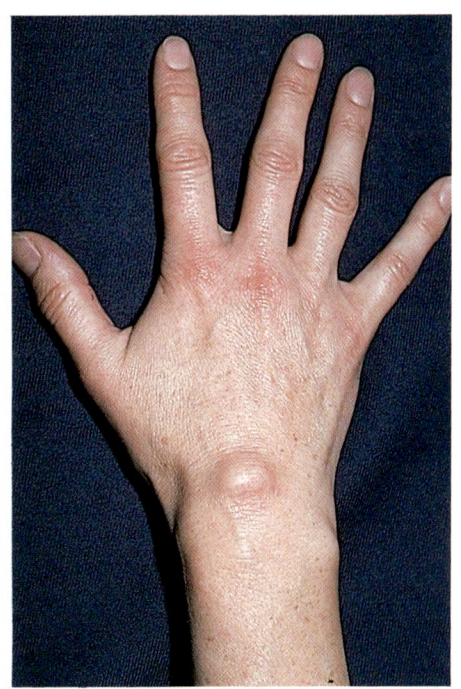

482

Gelenkveränderungen

Die folgenden Abbildungen zeigen knotige Veränderungen bei **Polyarthrose** (**Abb. 483–485**) und **akutem Gelenkrheumatismus** (**Abb. 486**). Die Polyarthrose der Hände befällt die End- (sog. Heberden-Arthrose), Mittel- (sog. Bouchard-Arthrose) und seltener die Grundgelenke der Finger. Degenerative Veränderungen der Gelenke weisen ab dem 55. Lebensjahr nahezu 100% der Menschen auf. Nur bei etwa 20% der Betroffenen kommt ihnen Krankheitswert zu. Die Patienten klagen über »Anlauf«- bzw. »Startschmerz«, auch Belastungs- und Ermüdungsschmerz, Formveränderungen, Knirschen und Knarren, schmerzhafte Bewegungseinschränkung und gelegentlich Ergußbildung in den betroffenen Gelenken. Die **Polyarthrose der Hände** betrifft vorwiegend Frauen, wobei eine erbliche Disposition vorhanden ist. Bei der selteneren Koinzidenz mit einer chronischen (rheumatoiden) Arthritis spricht man von einer »Pfropfarthritis«.

Die häufigste Fehldiagnose für die Polyarthrose ist die Gicht; die knotenartigen Veränderungen über den Fingergelenkstreckseiten (**Heberdensche Knoten, Abb. 483–485; Bouchardsche Knoten, Abb. 483**) sind allerdings bei genauer Prüfung und entsprechender Kenntnis gar nicht fehlzuinterpretieren. Die **Heberdenschen Knoten** sitzen symmetrisch im lateralen Bereich der Fingerendgelenke, sind nicht schmerzhaft, liegen subkutan, sind nicht verschieblich und stehen in Zusammenhang mit dem Gelenkapparat (Exostosen). Es fehlen Zeichen der entzündlichen Schwellung und Überwärmung sowie Allgemeinerscheinungen wie BSG-Beschleunigung, Anämie etc. Der Befall führt zur Achsenverschiebung des Fingergelenkes (**Abb. 483 u. Abb. 484**).

Bei den **Bouchardschen Knoten** handelt es sich um den Heberdenschen Knoten wesensgleiche Veränderungen. Die unterschiedliche Bezeichnung weist nur auf eine andere Lokalisation (nämlich auf die lateralen Bereiche der Fingermittelgelenke) hin. Die 63jährige Patientin auf **Abb. 483** zeigt sowohl den Befall der End- als auch der Mittelgelenke beider Hände im Sinne einer Heberden- und Bouchard-Arthrose.

Bei den auf **Abb. 486** gezeigten Veränderungen handelt es sich um im Rahmen eines rheumatischen Fiebers aufgetretene **Noduli rheumatici**. Auch sie treten nur bei einem kleineren Teil der an akutem rheumatischem Fieber Erkrankten auf (in 2 bis höchstens 10% der Fälle), und häufiger bei Kindern als bei Erwachsenen. Die **kutan-subkutan** liegenden, **hirsekorn- bis erbsengroßen Knötchen** schießen plötzlich auf und können schon nach Tagen, manchmal aber auch erst nach Wochen oder gar Monaten, wieder verschwinden. Beim akuten rheumatischen Fieber sind sie als ein prognostisch ungünstiges Zeichen, das praktisch immer auf eine stärkere Herzbeteiligung hinweist, zu werten. Bei Zweifel sollte der histologische Nachweis zentraler fibrinoider Nekrosen, sog. Aschoff-Knötchen, geführt werden, der charakteristisch für die Noduli rheumatici ist.

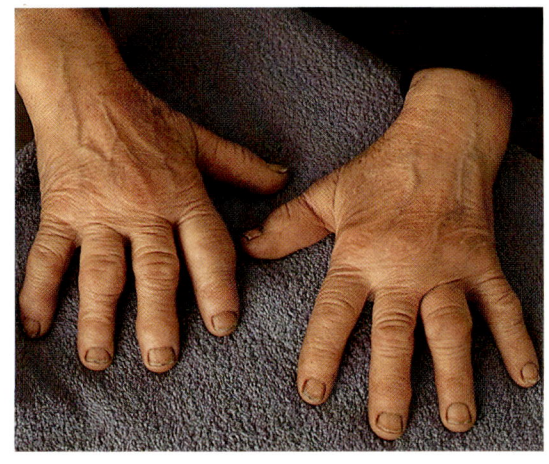

483

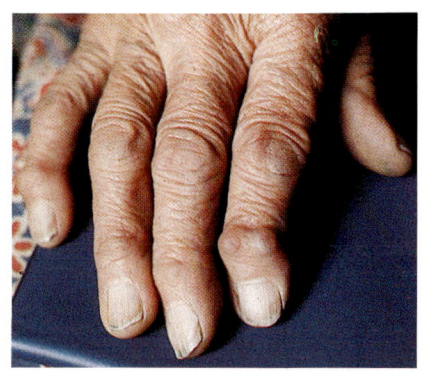

484

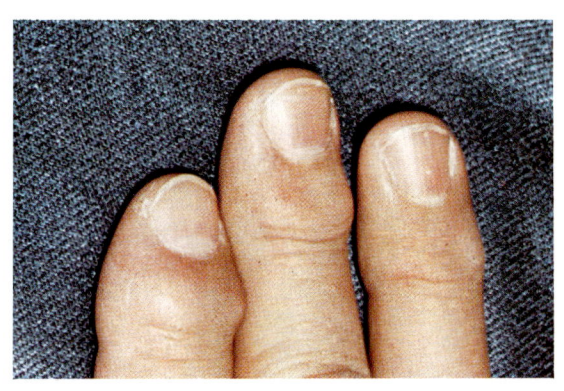

485

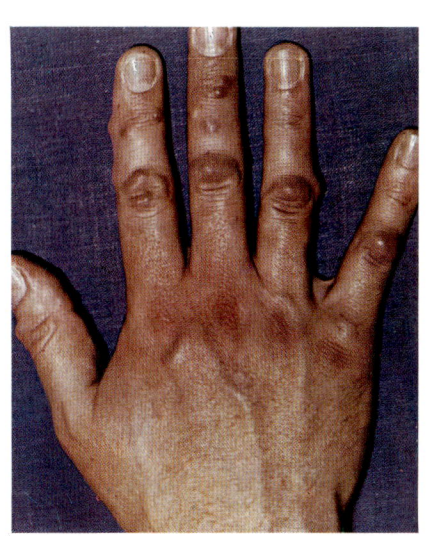

486

Gelenkveränderungen

Gelenkergüsse sind häufiges Symptom. Sie gehören ebenso zur Gelenktuberkulose, zur Gonorrhoe wie zum akuten rheumatischen Fieber, zur chronischen Polyarthritis und zu degenerativen Gelenkleiden. Einseitige oder isolierte Gelenkergüsse weisen zunächst auf Tuberkulose, Gonorrhoe oder schwerere Arthrosis deformans hin.

Die auf **Abb. 487** gezeigte einseitige **Kniegelenkverformung**, sichtbar an dem Verstrichensein der Gelenkformen durch den **Gelenkerguß**, gehört zur **Gelenktuberkulose**. Sie läuft relativ blande ab. Die Verdachtsdiagnose Gelenktuberkulose läßt sich häufig schon röntgenologisch erhärten und in der Regel durch die bakteriologische Untersuchung des Gelenkpunktates sichern.

Bei dem auf **Abb. 488** gezeigten **Schultergelenkerguß** handelt es sich um eine **Arthritis gonorrhoica**. Für sie sind die akute Entzündung sowie die schmerzhafte Affektion typisch. Die Verdachtsdiagnose wird hier durch den Keimnachweis im Gelenkpunktat sowie die venerologische Untersuchung bestätigt.

Die auf **Abb. 489** gezeigte Fußgelenkveränderung ist Folge einer **tabischen Arthropathie**. Die hierbei vorliegenden, in erster Linie degenerativen Veränderungen entwickeln sich infolge unphysiologischer statischer Belastung. Im Zusammenhang mit dem Grundleiden besteht gegenüber der tabischen Arthropathie keine diagnostische Schwierigkeit.

Beim **akuten rheumatischen Fieber** (**Abb. 490**) sind **mehrere Gelenke** gleichzeitig befallen. Die charakteristische Vorgeschichte, der Krankheitsverlauf mit rasch wechselndem Befall einzelner großer Gelenke sowie das jugendliche Alter des Patienten weisen schon mit großer Wahrscheinlichkeit auf die akute Polyarthritis hin. Der Nachweis eines stark erhöhten Antistreptolysintiters sichert die Diagnose.

Bei einer gleichzeitigen Erkrankung mehrerer großer Gelenke muß **differentialdiagnostisch** nicht nur an die akute Polyarthritis und Arthritis gonorrhoica, sondern auch an eine atypische, akut und zunächst in den großen Gelenken beginnende chronische Polyarthritis, an die Hämophilie, an Lupus erythematodes, Dermatomyositis, das Sjögren-Syndrom, das Reitersche Syndrom, die Lues sowie an eine metastatische eitrige Gelenkaffektion, die auch ohne Bestehen einer floriden Sepsis auftreten kann, gedacht werden. Weiterhin kommen flüchtige, meistens aber weniger ausgeprägte Rheumatoide im Rahmen verschiedener anderer Erkrankungen in Frage. Ist nur ein großes Gelenk befallen, so kann es sich ebenfalls um eine Arthritis gonorrhoica, eine Hämophilie oder eine metastatische eitrige Arthritis handeln. Es muß dann aber zusätzlich an die Tuberkulose und die Lues sowie an eine traumatische Ursache gedacht werden. Vor allem in bezug auf das Kniegelenk kommen weiterhin die Osteochondrosis dissecans, der freie Gelenkkörper sowie Reizzustände bzw. Überlastungsschäden bei ausgeprägter Arthrose in Betracht. Neben dem klinischen Bild werden hier vor allem das Röntgenbild sowie die Untersuchung des Gelenkpunktates nähere diagnostische Aufschlüsse geben.

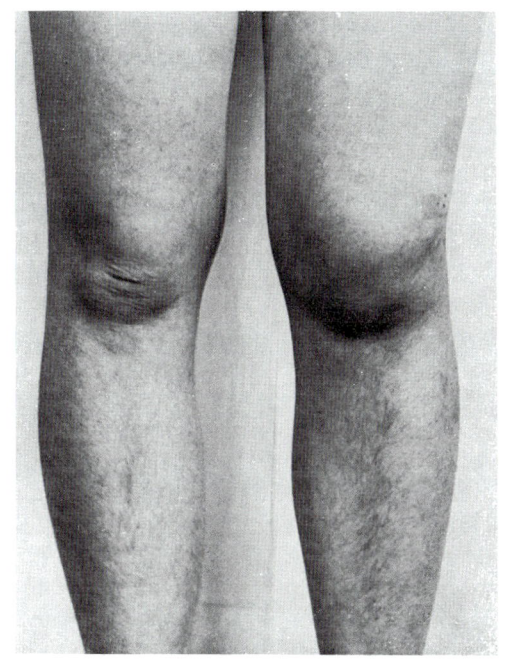

487

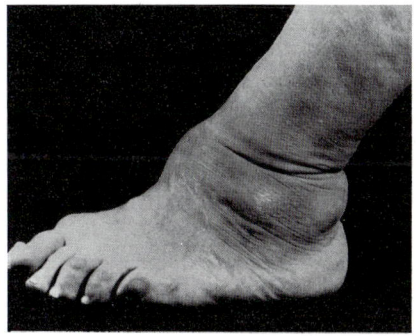

489

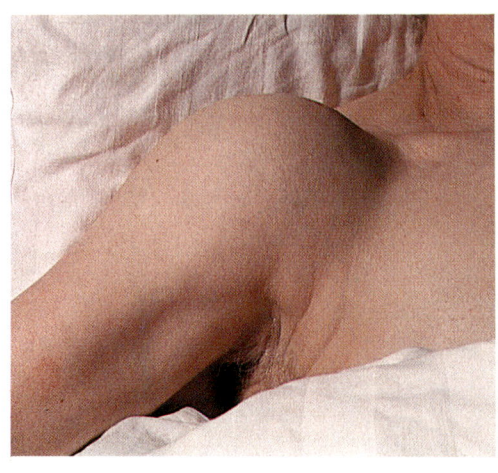

488

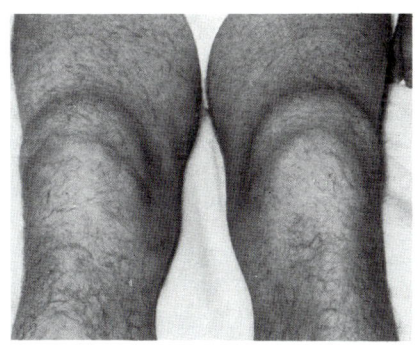

490

Mißbildungen und Stellungsanomalien der Hand

Die meisten **Mißbildungen und Stellungsanomalien der Hand** werden durch die Blickdiagnose erkannt. Die seltene **Madelungsche Deformität** (**Abb. 491**) zeigt eine bajonettförmige volare Abknickung des Handrückens gegenüber dem Unterarm mit dorsalem Hervortreten des Proc. styloideus ulnae. Die Radialabduktion kann bei diesem einfach-dominant erblichen und sehr oft doppelseitigen Leiden fast vollständig aufgehoben, die Handbewegungen können oft schmerzhaft sein, während die Ulnarabduktion uneingeschränkt bleibt. Die Erscheinungen verstärken sich erst während des Wachstums. Die Anomalie wird deshalb meist noch nicht gleich bei Geburt festgestellt. Sie betrifft in der Mehrzahl weibliche Individuen und beruht auf einer Chondrohypoplasie des Radius mit Wachstumsstörung. **Differentialdiagnostisch** ist an eine schlecht verheilte Radiusfraktur, chronische Arthritiden und die Knochenchondromatose (Olliersches Syndrom) zu denken.

Eine bereits im Schulalter relativ häufig zu beobachtende, erblich bedingte Mißbildung stellt die sog. **Klinodaktylie** dar. Diese mehr oder weniger ausgesprochene, meist nach der radialen Seite erfolgende Abknickung des Kleinfingers ist in der Mehrzahl der Fälle durch eine unregelmäßige, röntgenologisch zu bestätigende Mittelgliedverkürzung des Fingers (**Brachymesophalangie V**) bedingt. Der Erbgang ist in beiden Fällen einfach dominant. Bekannt ist diese **Brachymesophalangie** des Kleinfingers bei **Mongolismus**.

»Krumme« Kleinfinger (Klinodaktylie) können nicht selten – wie auf **Abb. 492** gezeigt – mit **Kamptodaktylie**, einer isolierten und angeborenen Fingerkontraktur, verbunden sein. Diese in der Regel aktiv und passiv nicht ausgleichbare Beugekontraktur, die nur durch einen operativen Eingriff beseitigt werden kann, beruht auf Sehnenscheidenveränderungen und offenbar dadurch bedingten Sehnenverkürzungen verschiedener Finger (und Zehen), die zu den charakteristischen Formveränderungen führen. Von dieser erblichen Fingerkontraktur ist die Dupuytrensche Kontraktur (s. **Abb. 73**, S. 43) insofern scharf abzutrennen, als letzteres Leiden meist erst in höherem Alter einsetzt sowie progredient ist und auf einer Verkürzung der Palmar- bzw. Plantaraponeurose beruht.

Weitere Mißbildungen und Stellungsanomalien stellen **Poly-** oder **Syndaktylie** dar, die ein- oder beidseitig an Händen (**Abb. 494 u. 495**) und Füßen (**Abb. 493, Hepta- und Syndaktylie**) bestehen können. Sie gehören u. a. zur Symptomatik des Laurence-Moon-Biedl-Bardet-Syndroms, einer erblichen dienzephaloretinalen Degeneration mit Fettsucht, Debilität, Dysgenitalismus, Retinopathie (Retinitis pigmentosa) und anderen Mißbildungen. **Abb. 494** und **495** zeigen den **röntgenologischen** (vor Operation) und **äußeren Aspekt der Hände** (nach Operation) bei einem solchen Fall mit **Hepta- und Syndaktylie**, wobei gleichzeitig die Symptomatik des **Brachydaktylie-Syndroms** vorhanden ist. Während die inkretorischen Funktionsänderungen dieses Syndroms sich ganz gleichartig wie beim Fröhlichschen Syndrom (Dystrophia adiposogenitalis, s. S. 422) verhalten, werden Kurz- und Mehrfingrigkeit beim letzteren nicht beschrieben.

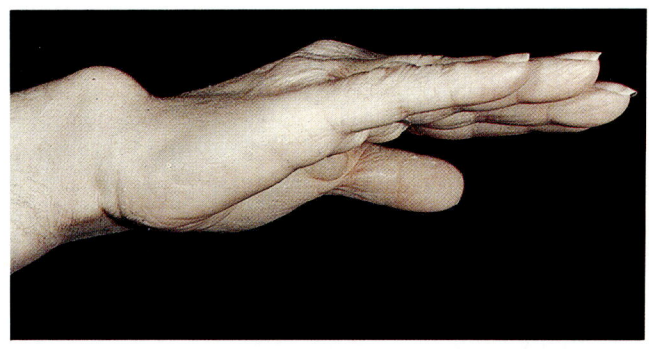

491

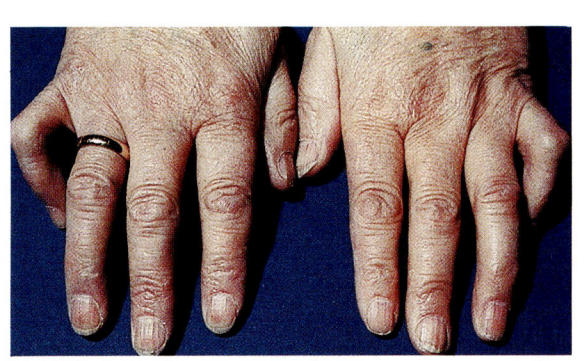

492

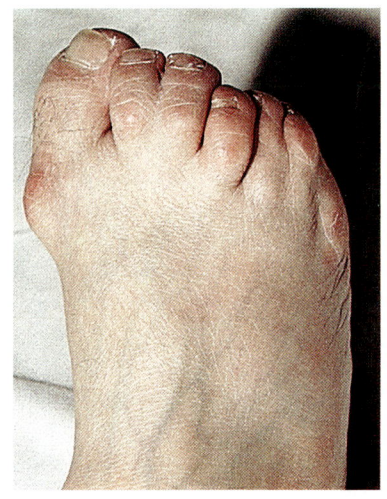

493

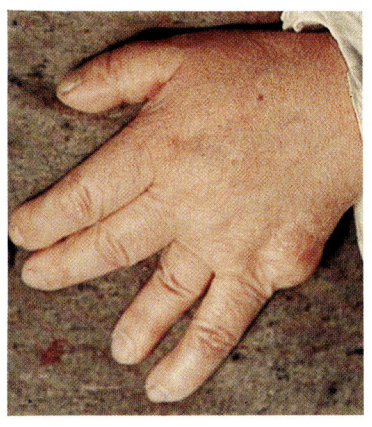

494

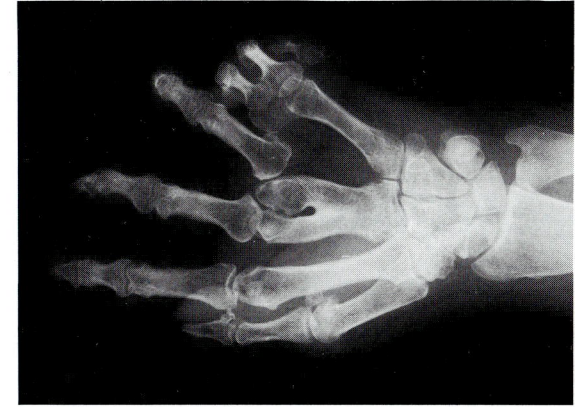

495

Veränderung der Hautanhänge

Abweichungen des Haarkleides

Im nachfolgenden Kapitel werden **Abweichungen des Haarkleides** abgehandelt, die in Gestalt angeborener oder erworbener Hypo- und Hypertrichosen, als Hirsutismus oder Virilismus vorkommen. Frühzeitig (allgemein am Ende des 1.–3. Lebensjahres) einsetzendem, **generalisiertem Haarverlust** begegnen wir z. B. beim Progerie-Syndrom vom Typ Hutchinson-Gilford mit Atrophie und Hypoplasie von Haut- und Unterhautschichten. Bei den verschiedenen Formen der ektodermalen Dysplasie sind Lanugo-, Achsel- und Schambehaarung spärlich, die lateralen Augenbrauen rarefiziert, so daß an einen Superzilienverlust bei Myxödem, Sheehan-Syndrom, Lues II, an eine Thalliumvergiftung oder ein endogenes Ekzem (Hertoghesches Zeichen, vgl. auch S. 374 u. 376) zu denken ist. Eine vorzeitige Stirnglatzenbildung besteht bei der erblichen Dystrophia myotonica (Curschmann-Batten-Steinert, vgl. S. 256).

Umschriebene angeborene **Hypotrichosen** sind z. B. als Alopecia congenita circumscripta oder Alopecia congenita axillaris bekannt und finden sich bei Frauen als primäre Haararmut der Axillen und des Genitales beim Turner-Syndrom (Gonadendysgenesie) und bei der testikulären Feminisierung (»hairless women«), bei Männern im Rahmen eines hypophysären oder testikulären Hypogonadismus (vgl. S. 382 f.).

Endokrine Hypotrichosen sind jedoch häufig erworben und generalisiert, z. B. der endogen bedingte Haarverlust, der während der Gravidität und periklimakterisch oder bei Hyper- und **Hypothyreosen** (**Abb. 496**, gleiche Patientin wie Abb. 679, S. 373), bei Panhypopituitarismus und bei Leberzirrhose auftritt.

Endogener Haarverlust kann in Zusammenhang mit fieberhaften Infektionskrankheiten [Typhus abdominalis, Erysipel, Grippe, Lues II (**Abb. 31**, S. 23) etc.], **Ernährungskrankheiten** und **Eisenmangel** stehen. Ein spärliches, dünnes und helleres Haar zeigt der auf **Abb. 497** abgebildete Negerjunge mit **Kwashiorkor** (vgl. denselben Patienten auch auf **Abb. 379**, S. 221).

Ursachen für ein **exogenes** diffuses **Defluvium** infolge Schädigung wachsender Haare stellen Röntgenstrahlen und örtliche Einwirkungen anderer Noxen sowie Medikamente (Zytostatika, Antikoagulantien) und Gifte (Arsen, Thallium) dar. **Abb. 498** gibt den Befund bei **axillärem Haarverlust** als Folge von **Röntgenbestrahlungen** bei M. Hodgkin wieder.

Zur **Differentialdiagnose des Haarausfalls** ist jeweils zu klären, ob im gegebenen Fall eine Narbenbildung vorliegt. Ohne Narbenbildung gehen z. B. die echte Glatzenbildung bei Männern, die Alopecia toxica, die Alopecia areata, die sekundär syphilitische Alopecia specifica und die Röntgenalopezie einher. Haarverlust mit Narbenbildung findet sich z. B. bei Verletzungen, Verätzungen, Verbrennungen und bei tertiärer Lues, bei Lupus vulgaris, Lupus erythematodes und tiefer Trichophytie. Die zirkumskripte Sklerodermie (»en coup de sabre«) stellt eine narbenähnliche primäre Hautatrophie mit Alopezie dar.

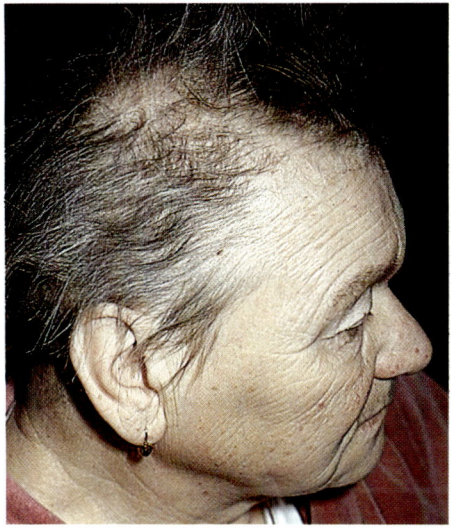

496

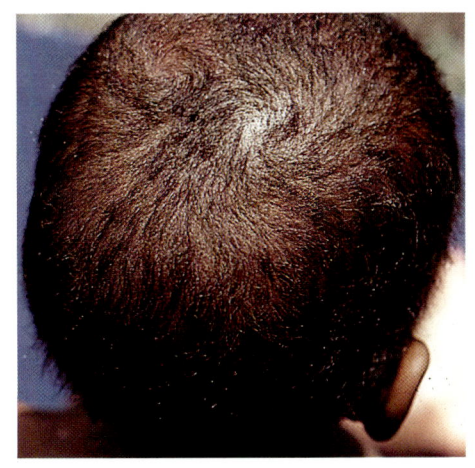

497

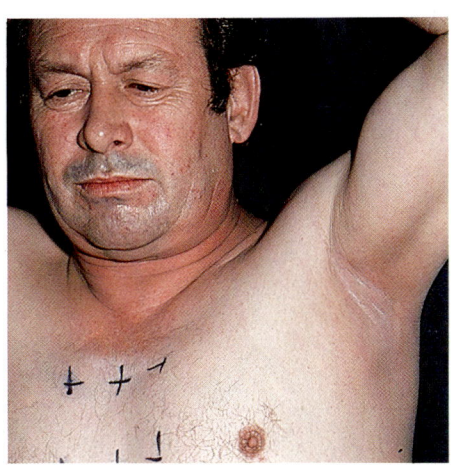

498

Veränderung der Hautanhänge

Abweichungen des Haarkleides

Unter den medikamentösen Ursachen für einen **exogenen diffusen Haarausfall** sind Arsen, bei dem die Alopezie meist im Rahmen einer schweren Arzneimitteldermatitis auftritt, und Thallium die bekanntesten Beispiele. Neuerdings spielen die Antikoagulantien und die Zytostatika eine bedeutende und weit größere Rolle. Dabei bestehen Unterschiede im Angriffspunkt der Noxe, was sich teilweise auch auf den zeitlichen Ablauf des Haarverlustes und der Wiederbehaarung auswirkt. **Abb. 499** zeigt Veränderungen bei **Thallium-Intoxikation, Abb. 500** bei **Zytostatika**-Behandlung einer akuten Leukose.

Thallium, das im Follikelepithel angereichert wird, führt zu einer Störung der Verhornung, während die antineoplastischen Präparate, entsprechend ihrer selektiven Wirkung auf mitotische Zellen, direkt die Wachstums-(Anagen-)Phase der Haarentwicklung hemmen, in welcher der Haarapparat als Mauserungsgewebe anzusprechen ist. Der Höhepunkt des Defluviums liegt jeweils etwa 2–3 Wochen nach Beginn der Applikation. 3–4 Monate nach Absetzen der Medikamente sind die Haare wieder nachgewachsen. – Die Antikoagulantien dagegen greifen in den Ablauf des Haarzyklus ein und führen die Haarfollikel in die physiologische Ruhe-(Telogen-)Phase über. Die Alopezie tritt in der Regel erst längere Zeit – etwa 9–10 Wochen – nach Beginn der Therapie auf. Die Reparation erfolgt meist etwas rascher. Die Angaben über die Häufigkeit des Haarausfalls nach Antikoagulantien schwanken zwischen 10 und 89%. Der Haarausfall scheint nach Heparin etwas häufiger als nach Cumarinderivaten und besonders häufig bei der Kombination beider Medikamente aufzutreten.

Das Defluvium ist in allen erwähnten Fällen reversibel. Es kann universell auftreten, also das gesamte Haarkleid betreffen, beschränkt sich aber häufig auf die Kopfhaut, wo wiederum die Randbehaarung den Noxen gegenüber resistenter ist als die Schläfen-Scheitel-Behaarung.

Differentialdiagnostisch sind umschriebene und langsam entstehende narbige (irreversible) Alopezien, z. B. bei Mykosen, zirkumskripter Sklerodermie, Lupus erythematodes, Kopfhautmetastasen und Röntgenbestrahlung, auszuschließen. Entscheidend ist für eine Klärung die Anamnese.

Ein **reversibler »idiopathischer«** Haarausfall ohne entzündliche oder narbige Haarbodenveränderungen liegt bei der auf **Abb. 501** abgebildeten **Alopecia areata** (Pelade) vor. Er tritt vornehmlich bei Kindern und Jugendlichen nicht selten plötzlich auf und manifestiert sich nicht nur gern in der **Okzipitalregion**, sondern kann auch Brauen, Wimpern, Barthaar, Achsel- und Schambehaarung betreffen. Die Alopecia areata kann sich zur totalen und universalen Form ausweiten. Rings um den **runden oder ovalen** haarfreien und **schuppenlosen Herd** lassen sich je nach Schubaktivität die Haare leicht herausziehen. Eine Syntropie mit Vitiligo, Hyperthyreose oder Polyposis intestinalis ist wiederholt beschrieben worden.

Ein **lokal-toxischer, reversibler Haarausfall** liegt bei der **kleinfleckig-areolären syphilitischen Alopezie des Sekundärstadiums** vor (Alopecia specifica, **Abb. 502**). Die multiplen kleinen, irregulär geformten, bald an Mottenfraß erinnernden kahlen Bezirke entsprechen den Erythemflecken der syphilitischen Roseola am behaarten Kopf. Diese Alopezieform beginnt akut und oftmals zuerst am Hinterkopf. Im Gegensatz zur Alopecia areata sitzen die Haare in der Umgebung der kahlen Flecken fest.

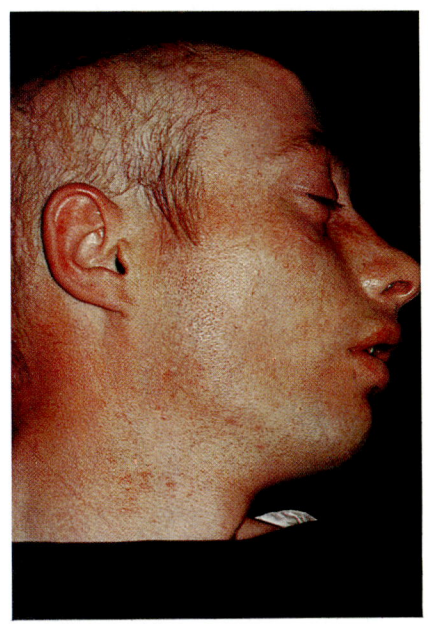

499

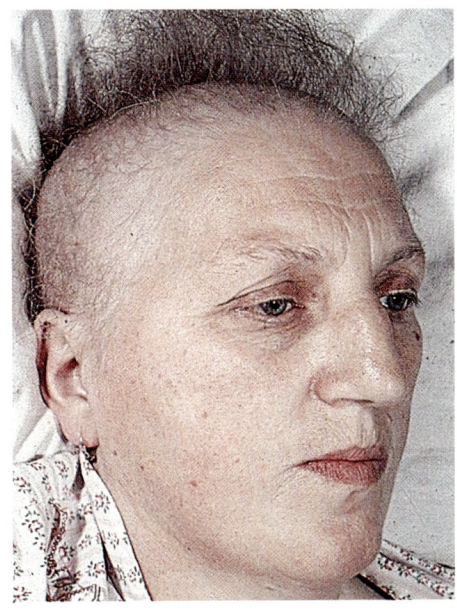

500

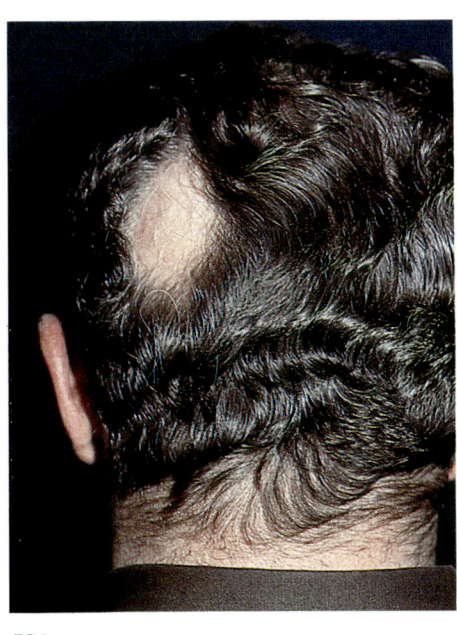

501

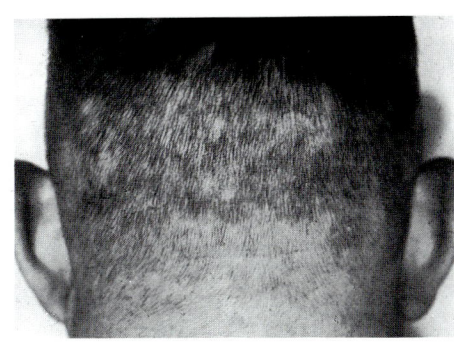

502

Veränderung
der Hautanhänge

Abweichungen des Haarkleides

Merkmale des **Hirsutismus** zeigen **Abb. 503–505**. Es handelt sich dabei um das Auftreten eines **männlichen Behaarungstyps bei Frauen**, ohne daß andere Zeichen vermehrter Androgenwirkung (z. B. tiefe Stimme, Klitorishypertrophie) erkennbar sind. Häufig besteht gleichzeitig eine Akne. Bei der Patientin auf **Abb. 503** bestehen ein angedeuteter männlicher Schambehaarungstyp sowie leichte Brustbehaarung.

In vielen Fällen von Hirsutismus sind auch bei sorgfältigen Untersuchungen keine weiteren klinischen und auch keine biochemischen Abweichungen festzustellen. Man spricht dann vom **idiopathischen Hirsutismus (Abb. 503)**. Da in erster Linie **schwarzhaarige Frauen betroffen** sind, dürften konstitutionelle Momente ursächlich mitwirken.

Differentialdiagnostisch müssen das Stein-Leventhal-Syndrom, ein androgener Ovarialtumor, das Morgagni-Morell-Stewart-Syndrom (die metabolische Kraniopathie: Hyperostosis frontalis interna, Hirsutismus und Fettsucht), das Cushing-Syndrom sowie ein leichtes adrenogenitales Syndrom erwogen werden. Der Hirsutismus kann – z. T. auch mit Virilisierungserscheinungen verknüpft – schließlich auch **Folge einer Testosteronbehandlung** (bei metastasierendem Ovarialkarzinom, **Abb. 504** bzw. metastasierendem Mammakarzinom, **Abb. 505**), seltener auch einer ACTH- oder Steroidmedikation sein. Häufiger wird er bei Steroidmedikation dann beobachtet, wenn innere Corticoidgaben und äußere Behandlung durch Corticoidcremes kombiniert werden. Die vermehrte Behaarung entwickelt sich dann in den gleichzeitig der äußerlichen Corticoidtherapie unterzogenen Bereichen.

Beim vollentwickelten adrenogenitalen Syndrom kommt es bei der Frau zu einer Vermännlichung der sekundären Geschlechtsmerkmale bei weitgehendem Zurücktreten oder Fehlen der sekundären weiblichen Geschlechtsmerkmale sowie zur Klitorishypertrophie. Diese Symptomatologie wird dann als **Virilismus** bezeichnet.

Vom Hirsutismus muß weiterhin die **Hypertrichose**, die vermehrte Körperbehaarung an sich, abgegrenzt werden. Der jeweils für das betreffende Geschlecht charakteristische Behaarungstyp bleibt hierbei unberührt. Der Hypertrichose liegen in erster Linie konstitutionelle Momente zugrunde. Andererseits ist sie ein Symptom der ungewöhnlichen Reaktion der Haarfollikel, wenn sie als Hypertrichosis sacralis bei Spina bifida occulta auftritt (vgl. **Abb. 397,** S. 231).

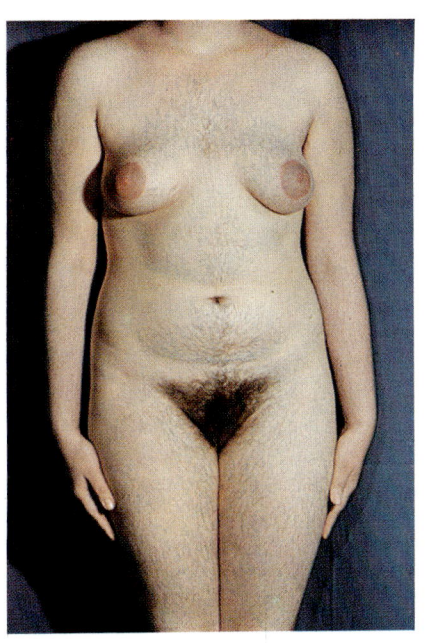

503

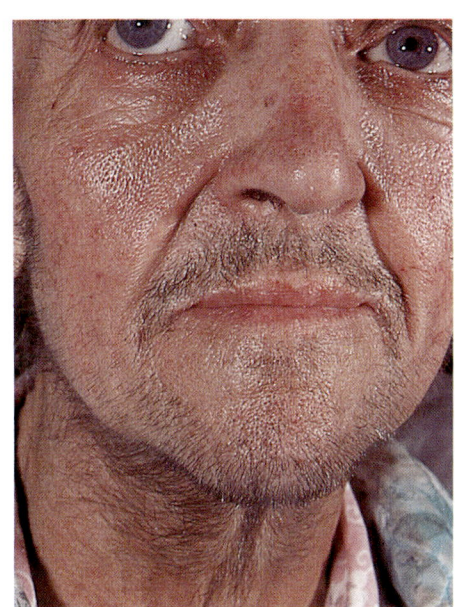

504

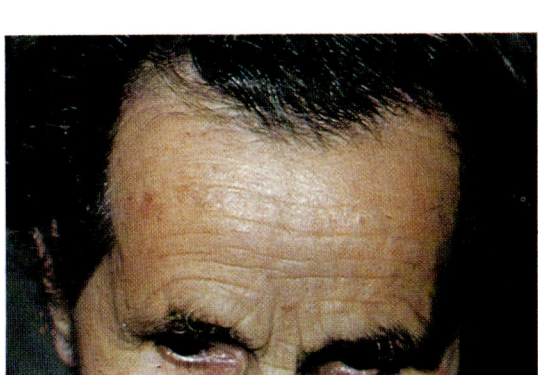

505

Veränderung der Hautanhänge

Veränderungen der Nägel

Häufig äußern sich lokal oder allgemein angreifende Schädigungsvorgänge nicht nur an den Haaren, sondern an allen keratinisierten Anhangsgebilden der Haut, so auch an den Nägeln.

Die **Fingernägel** der **Abb. 506** und **507** zeigen **Beausche Querfurchen**. Sie können unterschiedlich tief sein und gelegentlich zu einer völligen Spaltung der Nagelplatten führen. Dabei kann es zu einer vom Boden der Dellenbildung ausgehenden Schuppung oder Aufblätterung der Nagelsubstanz kommen (**Abb. 506**). Unter Berücksichtigung der Wachstumsgeschwindigkeit, die an den Fingernägeln etwa 3 mm pro Monat, an den Fußnägeln etwas weniger beträgt, läßt sich der Zeitpunkt der auslösenden Affektion gut bestimmen. Die Nägel können einzeln oder zu mehreren befallen sein, wobei sie dann den Beauschen Sulcus transversalis jeweils in gleicher Entfernung vom Nagelgrund aufweisen.

Der Finger auf **Abb. 506** gehört einer **Pemphigus-Kranken**. Es kann jedoch **auch jede** andere **schwere allgemeine Störung** die Nagelfurchenbildung hervorrufen. Störungen der Nahrungsaufnahme, sekundäre Ernährungsstörung, Störung des Kapillarsystems durch Infekte, toxische und gelegentlich auch psychische Einwirkungen scheinen die Entwicklung der Furchen zu induzieren. Auf den Zusammenhang einseitiger Beauscher Querfurchen mit Episoden der arteriellen Insuffizienz mit Ischämie eines Beines haben wir im Kapitel über Durchblutungsstörungen (S. 130) hingewiesen. Die Querfurchen sind nach fieberhaften Infektionskrankheiten, nach Vergiftungen, nach schweren gastrischen Störungen, Gichtanfällen, tetanischen Anfällen u. a. m. beobachtet worden. Bei der Patientin auf **Abb. 507** sind mehrere Querfurchen in der Folge starker kurzfristiger seelischer Belastungen entstanden.

Weiße Querbänder, wie sie **Abb. 508** zeigt, sind als **Äquivalente der Beauschen Furchen** und demgemäß nach den gleichen mannigfaltigen auslösenden Ursachen zu beobachten. Diese **umschriebenen Weißfärbungen** der **Nagelplatte**, die mehrere Milli-meter breit sind, transversal über die Nagelplatte führen und der Lunulatönung entsprechen, heißen im deutschen Sprachraum **Meessche Linien**. Sie sind besonders im **Zusammenhang mit Arsenintoxikationen** bekannt. Im **vorliegenden Fall** handelt es sich um Fingernägel 2 Monate nach **Thalliumintoxikation**.

Die auf **Abb. 509** abgebildeten **Leukonychie-Veränderungen**, im Volksmund »Glücksnägel« genannt, sind durch Lufteintritt in die Nagelplatte verursachte meist **belanglose** fleck- oder streifenförmige Weißfärbungen an einem oder mehreren Nägeln. Die gleichmäßige Periodizität der **striären** Ausbildung an allen Nägeln auf **Abb. 509** läßt hier eine in regelmäßigen, etwa 20–30tägigen Abständen wirksame Ursache annehmen, die in einer ausgeprägten Menstruationsstörung der Patientin zu erblicken ist. Meist jedoch sind innere Ursachen nicht nachweisbar und andere Momente, z. B. ungeeignete mechanische Nagelpflege, zu diskutieren.

Paarweise parallel zur Lunula **verlaufende weiße Streifen**, die auf das Nagelbett beschränkt sind, finden sich z. B. bei **chronischer Hypalbuminämie** im Rahmen hypoproteinämischer Mangelzustände oder – wie im abgebildeten Fall – **nephrotischem Syndrom** (**Abb. 510**).
Anämiker zeigen als Folge verminderter Nagelbettdurchblutung **insgesamt weiße, blasse Nägel** (s. **Abb. 10**, S. 9). Eine **vollständige Weißfärbung** der Nägel findet sich auch bei der dominant vererbbaren **Leukonychia totalis**, kombiniert mit Bildung eines minderwertigen Nagelkeratins. Der insgesamt porzellanweiße Aspekt der Nägel des Leberzirrhotikers ist auf S. 40 dokumentiert. Eine **partielle Weißfärbung** der Fingernägel wird bei etwa 20% der Patienten mit **chronischer Niereninsuffizienz** beobachtet (**Abb. 511**). Die Weißfärbung **betrifft dabei** den proximalen Anteil der Nagelplatte. Typisch ist der **braune Halbmond** im Bereich der distalen Nagelplattenhälfte (»Halb-und-halb-Nägel« oder, wie in dem abgebildeten Fall, »**Viertel- zu Dreiviertel-Verfärbung**«).

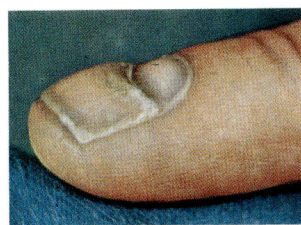

506

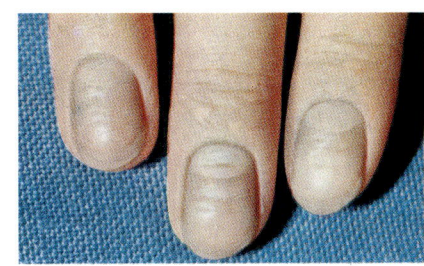

507

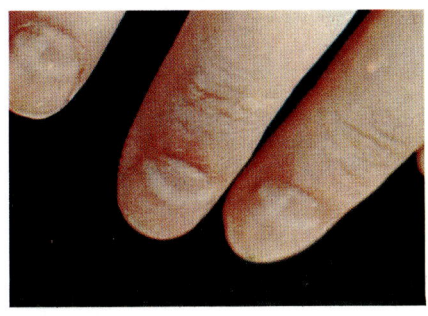

508

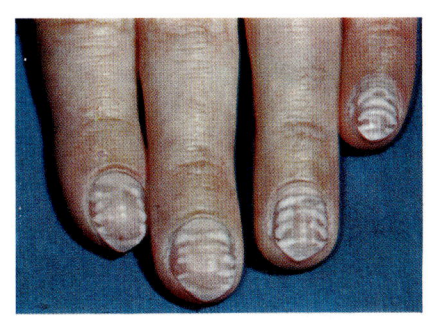

509

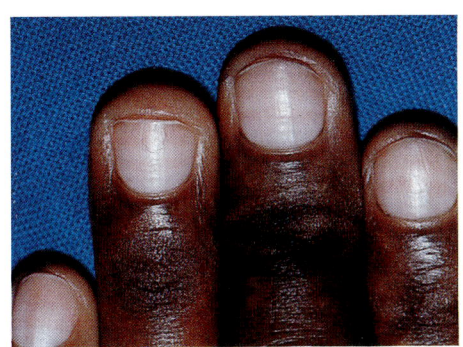

510

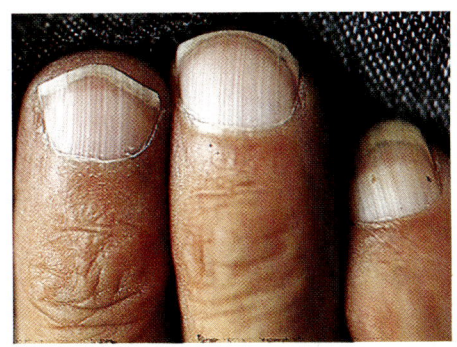

511

Veränderungen der Hautanhänge

Veränderungen der Nägel

Außer Farbveränderungen weisen auch Formveränderungen der Nägel auf zugrundeliegende Krankheitsprozesse hin. So sind die Beziehungen zwischen Uhrglasnägeln und Trommelschlegelfingern und -zehen und Leberzirrhose bzw. Herz- und Lungenkrankheiten bekannt (**Abb. 66** u. **67**, S. 41 u. **Abb. 86**, S. 53). Zyanotische Trommelschlegelfinger finden sich bei einigen angeborenen Herzvitien (**Abb. 96** u. **97**, S. 59). Platt- und Löffelnägel sind diagnostisch bedeutungsvoll für Eisenmangelanämie (**Abb. 16** u. **17**, S. 13). Zu beobachten sind subunguale Hämatome nach Traumatisierung und bei Hämophilie sowie subunguale Streifenblutungen vom Typ der Splitterblutungen bei subakuter bakterieller Endokarditis (**Abb. 202**, S. 121).

Strukturell intakte, jedoch hochpoliert glänzende Nägel sind das Erkennungszeichen des unter chronischem Pruritus leidenden chronischen Ekzematikers (**Abb. 178**, S. 107). Nagelzerstörung ist Symptom der Nagelpsoriasis und der Onychomykose. Die Beteiligung der Nägel beider Hände ist zwar kein konstanter Befund **bei Psoriasis** und wird bei etwa 10% der Psoriatiker beobachtet. Allerdings ist der Prozentsatz der Nagelbeteiligung bei der psoriatischen Arthropathie mit 20–40% wesentlich höher (s. a. S. 276). Im entsprechenden Kapitel haben wir die häufigste Erscheinungsform der Nagelbeteiligung bei der Psoriasis arthropathica, nämlich den völlig zerbröckelten Krümelnagel abgebildet. Auf **Abb. 512** sind wesentliche Spielarten der **Psoriasis vulgaris** des Nagelbetts zu sehen: die mehr **distal** lokalisierte **subunguale Hyperkeratose** mit Ablösung des distalen, gelblich verfärbten Nagelrandes; der mehr **proximal** gelegene, durch die Nagelplatte gelblich-bräunlich durchschimmernde Psoriasisherd, der sog. **Ölfleck** (Papula psoriatica subungualis oder subunguale Parakeratose); der Befall der Nagelmatrix in Gestalt sog. **Tüpfel** oder **Grübchen**, d. h. flache Einsenkungen von weniger als 1 mm Durchmesser, die in unterschiedlicher Zahl meist an mehreren Nägeln auftreten. Von der auf **Abb. 515** abgebildeten (bilateralen) **Nageldystrophie** bei **Epidermolysis bullosa dystrophica** Typ Cockayne-Touraine bzw. Typ Hallopeau-Siemens sind die Veränderungen eindeutig abgrenzbar.

Die **Onychomykose** schließlich (**Abb. 513** u. **514**), durch Fadenpilze oder Sproßpilze (oft Candida albicans) verursacht, weist gerade in ihrer **einseitigen Ausprägung** auf unilaterale periphere spastische oder organische Durchblutungsstörungen hin. Arterielle Verschlüsse oder chronisch venöse Insuffizienz, Halswirbelsäulenveränderungen und Halsrippen stellen prädisponierende Faktoren dar. Im abgebildeten Fall handelt es sich um eine **chronische** (rheumatoide) **Arthritis**. Die Inokulation von Candida innerhalb psoriatischer Nagelveränderungen ist häufig.

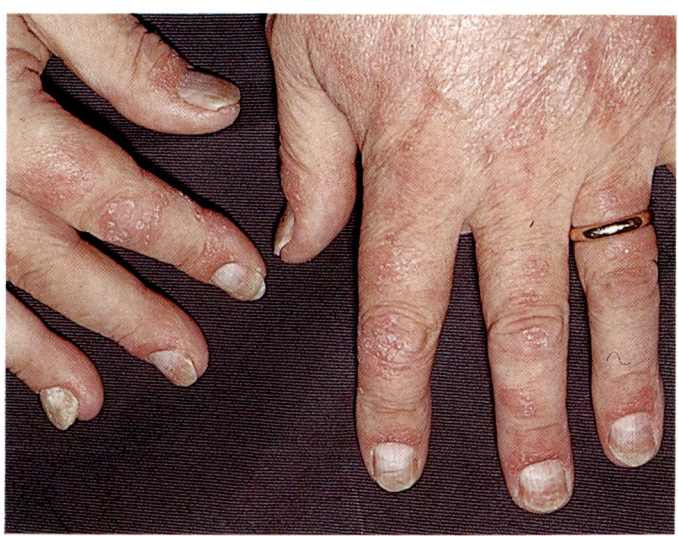

512

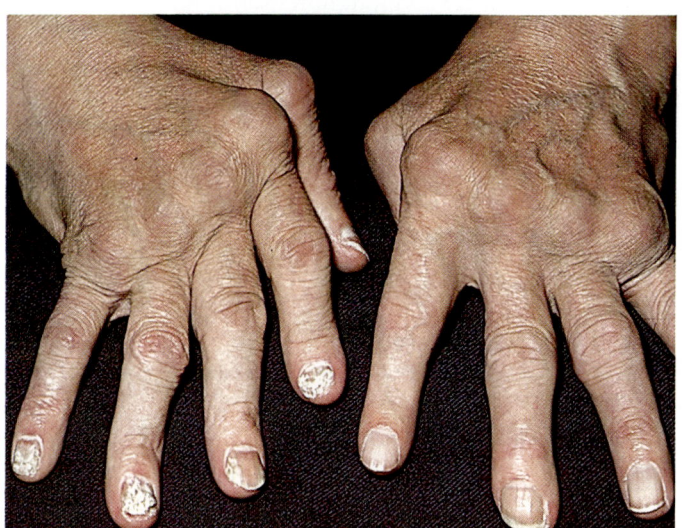

513

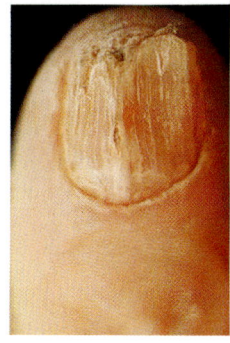

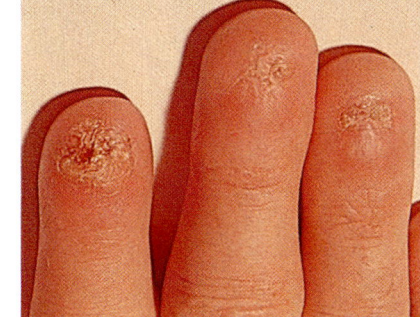

514   515

Veränderungen
der Mundschleimhaut
und der Zunge

Zusammengestellt sind hier und auf der nächsten Seite einige die Schleimhäute und Halbschleimhäute betreffende Affektionen von bläschenförmigem und erosivem Charakter.

Der **Herpes simplex (Abb. 516–518)**, je nach Lokalisation auch als Herpes labialis oder genitalis bezeichnet, war den älteren Ärzten als Hinweis auf Pneumonie besonders geläufig. Er hat als virusbedingte Zweitkrankheit noch immer einen gewissen Hinweiswert auf fieberhafte Infektionen, kommt aber – nicht selten lästig rezidivierend – bei allen möglichen anderen körperlichen Störungen (Menstruation, Gletscherbrand usw.) und ohne faßbare weitere Ursache vor. **Charakteristisch** ist die **gruppierte Anordnung** der in einer einzigen Eruption aufschießenden **Bläschen**, die dann zu Krustenbildungen eintrocknen, häufig kombiniert mit regionärer schmerzhafter Lymphknotenschwellung. Seltener als in Schleimhaut- und schleimhautnahen Lokalisationen ist die Eruption irgendwo mitten auf der Haut (**Abb. 518**), die erfahrungsgemäß meist verkannt wird und zu Fehldiagnosen (Mykose, Ekzem) führt.

Als Ausdruck einer Erstinfektion mit dem Herpes-Virus tritt bei Jugendlichen unter gleichen Bedingungen nicht selten die **Stomatitis aphthosa (Mundfäule, Abb. 519)** auf, bei der, abweichend von der Herpesregel, die Krankheitserscheinungen weniger gruppiert und mehr diffus und unter hochgradiger Entzündung ausgebildet sein können.

Von Stomatitis aphthosa abzugrenzen sind die **habituellen Aphthen (Abb. 520)**. Sie treten aus unbekannter Ursache, manchmal bei »Magenverstimmung«, auf und bestehen aus einzelnen, kleinen, sehr berührungsempfindlichen, manchmal rundlichen, manchmal schlitzförmigen, von einem entzündlich geröteten Saum umgebenen Geschwürchen. Sie können an der gesamten Mundschleimhaut vorkommen, sitzen aber besonders gern in den Umschlagfalten zwischen Lippen-Wangen-Schleimhaut und Zahnfleisch.

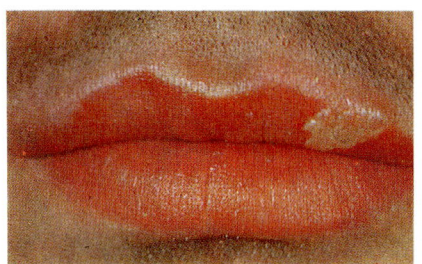

516

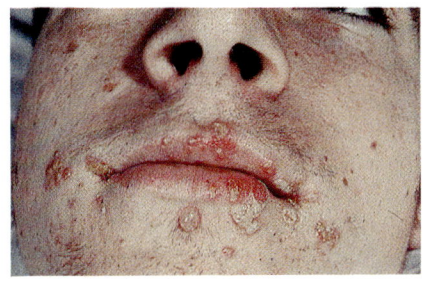

517

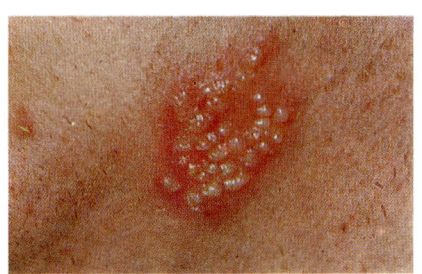

518

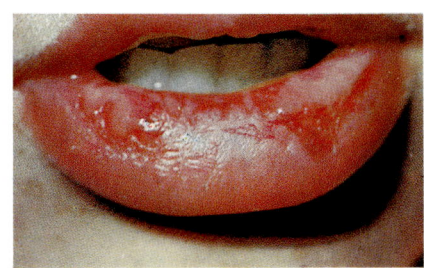

519

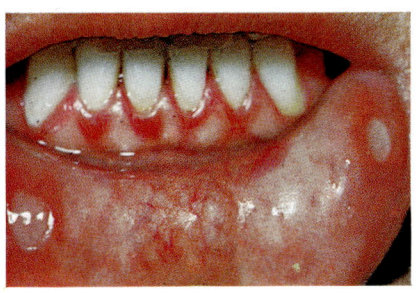

520

Veränderungen
der Mundschleimhaut
und der Zunge

Bullöse und erosive Schleimhautveränderungen, die neben dem Mund alle weiteren Körperöffnungen (auch die Schleimhäute der Konjunktiven) betreffen können, kommen als schubartiges Krankheitsgeschehen unterschiedlicher Schwere gelegentlich im Rahmen des **Erythema exsudativum multiforme (Abb. 521)** zur Beobachtung (vgl. auch S. 80). Dabei kann es sich um Zweiterkrankungen nach Infektionskrankheiten, um Arzneimittelexantheme und um »idiopathische« Erkrankungen handeln. Meist findet man zusätzlich die exsudativen, »multiformen« Erytheme oder deren Reste an der Haut, vornehmlich den Extremitätenstreckseiten, die auch ohne Schleimhautbefall erkrankt sein können. – Für die schweren Verlaufsformen mit starker Schleimhautbevorzugung und Augenbeteiligung sind zum Teil Sonderbezeichnungen, wie Fuchs-Typus, Ectodermosis erosiva pluriorificialis Fiesinger-Rendu bzw. Stevens-Johnson-Syndrom und Lyell-Syndrom im Gebrauch (von denen die erste historisch am besten begründet ist).

Abb. 522 zeigt das Bild des **Schleimhaut-Soors,** der zu Epithelabhebungen und **weißlichen Belägen** führt und eine häufige Begleitinfektion von nur fakultativ pathogenem Charakter darstellt, die besonders auf schwere, auszehrende Krankheitszustände hinweist, heutzutage in ihrer Entstehung auch durch antibiotische Therapie begünstigt sein kann.

Die **Faulecke** (Angulus infectiosus, Perlèche) **(Abb. 523)** ist eine häufige Rhagadenbildung der Mundwinkel, die Ausgangspunkt geringer Entzündungserscheinungen der Umgebung sein kann. Im Zusammenhang mit Blutarmut und ihren klinischen Symptomen wurde auf die Mundwinkelrhagaden als Hinweis auf Eisenmangelanämie schon aufmerksam gemacht (s. S. 12). Als isolierte Veränderung sind sie ätiologisch vieldeutig, manchmal ein Hinweis auf Vitamin- (vor allem B) Mangel (S. 14). Im übrigen können sie Ausdruck eines fehlerhaften Mundschlusses (bei Trägern zu flacher Zahnprothesen), einer bakteriellen oder mykotischen Infektion sein. Beim Vorliegen hartnäckiger Soor-Infektionen ist hier wie auch in anderen Lokalisationen an Diabetes mellitus zu denken.

Differentialdiagnose: rhagadiforme sekundärsyphilitische Mundwinkelpapeln. Die Papel, gekennzeichnet durch ein deutlicheres, derberes Infiltrat von bräunlichroter Farbe ist hier das Primäre, die Rhagade sekundär.

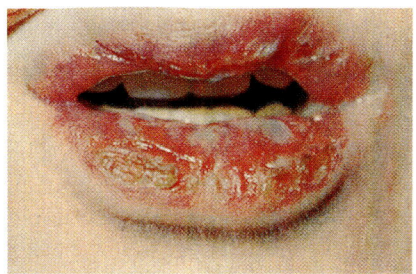

521

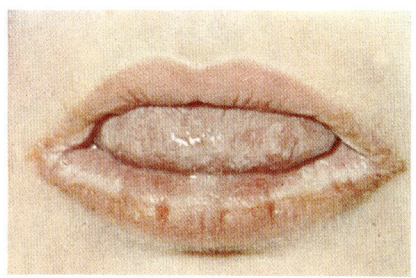

522

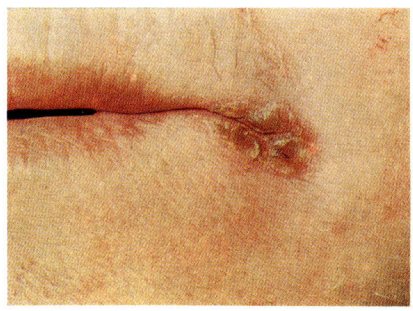

523

Veränderungen der Mundschleimhaut und der Zunge

Die folgenden Bilder betreffen **Zungenveränderungen: Abb. 524** und **525** zeigen die »**schwarze Haarzunge**« (Lingua nigra villosa) in unterschiedlicher Ausprägung. Ihr liegt eine harmlose Hypertrophie der verhornten Papilli filiformes zugrunde. Die Ätiologie ist unklar. Es scheint sich um ein polyätiologisches Symptom zu handeln. Die gelegentlich angenommene Beziehung zu Allgemeinerkrankungen (Ernährungsstörungen, Diabetes mellitus) ist, zumindest für die meisten Fälle, sicherlich nicht gegeben. Häufig wird man auch keinerlei sonstige begünstigende Ursachen, wie örtliche Entzündung, Vitaminmangel u. a., für den eigentümlichen, keine

Beschwerden verursachenden und beiläufig erhobenen Befund aufdecken können. Für manche Fälle besteht ein sicherer **Zusammenhang mit antibiotischer Behandlung**, besonders, wenn diese lokal auf die Mundhöhle eingewirkt hat (**Abb. 525**). Auch andere Rachen- und Munddesinfizienzien können offenbar gelegentlich den abnormen Zustand herbeiführen.

In **Abb. 526** ist der »Haarzunge« eine **Zungenverfärbung nach** Gebrauch einer konzentrierten **Kaliumpermanganatlösung** gegenübergestellt.

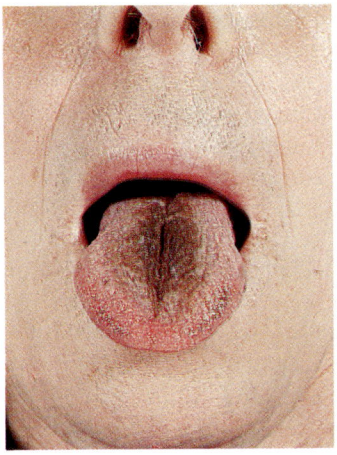

524

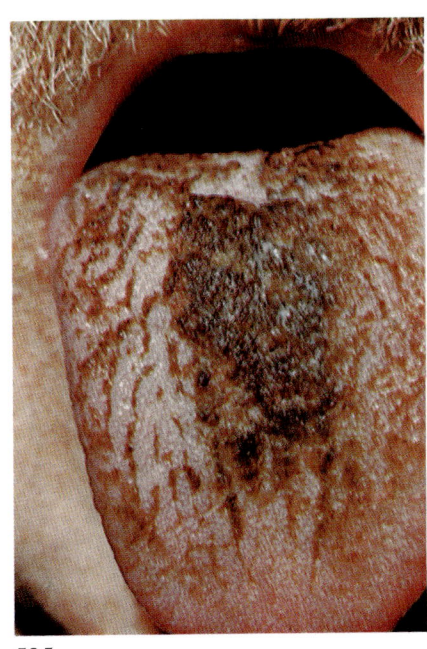

525

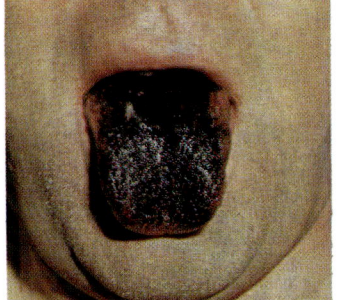

526

Veränderungen
der Mundschleimhaut
und der Zunge

Zungenanomalien sind sehr häufig. **Abb. 527** demonstriert die Furchenbildung der **Lingua plicata**. Zwei anlagebedingte Anomalien zugleich, die **Lingua plicata** und die Oberflächenveränderung der **Lingua geographica sive Exfoliatio areata linguae**, zeigt **Abb. 528**. Während auf diesem Bild die Lingua geographica nur einige areierte Herde vornehmlich der Zungenrandpartien entwickelt hat, zeigt **Abb. 529** den Befund in stärkerer Ausprägung. **Abb. 530** bietet ein weiteres Beispiel der Lingua plicata. Die Kombination von Lingua plicata und geographica entsprechend **Abb. 528** ist nicht selten. Beide Anomalien sind harmlos und bereiten dem Träger in der Regel keine Beschwerden. Sie werden daher oftmals nur beiläufig festgestellt. Manchmal führt Krebsangst die Patienten zum Arzt. Die Kenntnis der Affektionen ist von **differentialdiagnostischer** Bedeutung.

Die kleinen Herde der **Exfoliatio areata** lassen gelegentlich an einen Soor denken, großflächige »nackte« Bezirke geben nicht selten zur Fehldiagnose einer **Möller-Hunterschen Glossitis** Anlaß. Es handelt sich bei der Exfoliatio areata linguae um eine feingeweblich mit entzündlichen Veränderungen einhergehende Epithelablösung, der insbesondere das Epithel der Papilli filiformes anheimfällt, so daß hier, entgegen der sonstigen Regel, die fungiformen Papillen stärker hervorragen. Die Herde sind von einem schmalen weißlichen Randsaum begrenzt. Je stärker die übrige Zunge belegt ist, desto kontrastreicher heben sich die »nackten« rundlichen oder konfluierten girlandenförmig begrenzten Exfoliationsherde ab. Das Bild kann ständig wechseln. Auch die übrige Mundschleimhaut kann befallen sein. – Beschwerden werden am ehesten einmal durch jüngere Herde verursacht, die Zungenbrennen und Beschwerden beim Genuß mancher Speisen bewirken können. Doch sollte man sich bei Zungenbeschwerden nicht ohne weiteres mit der Feststellung einer Exfoliatio areata zufriedengeben, bevor nicht ernstere Ursachen sicher ausgeschlossen sind.

Die **Lingua plicata (Abb. 527, 528 u. 530)** muß vor allem von der luischen Glossitis interstitialis **differentialdiagnostisch** abgegrenzt werden (s. S. 306). Dabei sind die fehlende Induration und vor allem die Ebenmäßigkeit und Symmetrie der Faltenbildung der Lingua plicata diagnostisch entscheidend. Von einer oder gelegentlich mehreren Längsfurchen gehen hier oft noch astförmig oder fischgrätenartig weitere Furchen zur Seite hin, wobei insgesamt ein gleichförmiges Muster entsteht.

Abb. 531 zeigt die sog. **Glossitis mediana rhombica**, eine ebenfalls harmlose Zungenanomalie ohne Krankheitswert. Bei dieser ist die Zunge median vor dem Zungen-V in einem rhombischen oder ovalen Bezirk etwas stärker gerötet, von Zungenpapillen entblößt und glatt, meist etwas unternivelliert und derber. Die Anomalie wird pathogenetisch als fissurale Hemmungsmißbildung gedeutet.

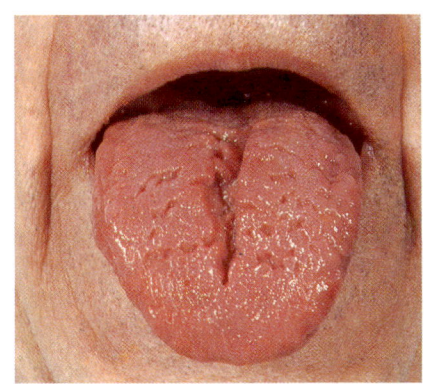

527

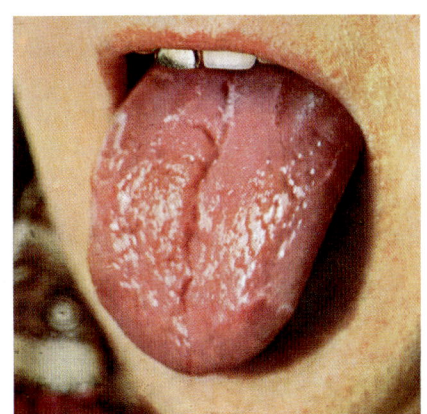

528

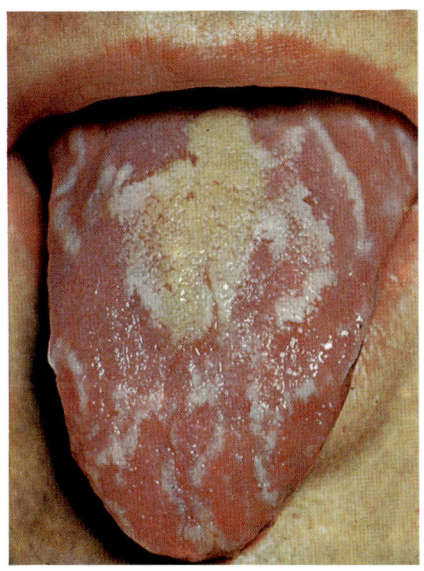

529

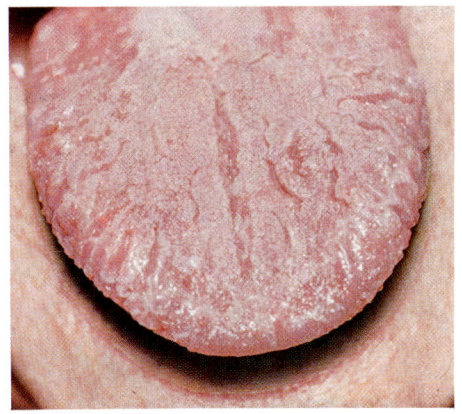

530

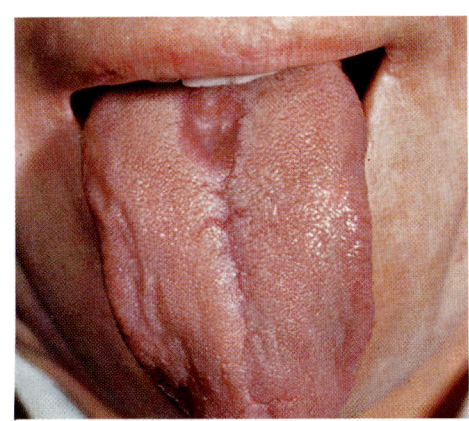

531

Veränderungen der Mundschleimhaut und der Zunge

Die sog. »Himbeerzunge« bei Scharlach haben wir im entsprechenden Kapitel abgehandelt (**Abb. 161**, S. 95). Während hier das Aussehen nicht nur von der intensiven Rötung, sondern in besonderem Maße von der außerordentlichen Schwellung der fungiformen Papillen bestimmt wird, liegen die Verhältnisse bei der als **Übergang zur »atrophischen Mangelzunge«** (z. B. bei Vitamin-B12-Mangel) **aufzufassenden Glossitis** der **Abb. 532** eher umgekehrt. Im Anfangsstadium geht diese mit einer marginalen oder auch apikalen entzündlichen Röte an der sonst normal aussehenden Zunge einher; im späteren Verlauf dehnt sich die Entzündung über die ganze Zunge aus. Die Zungenoberfläche nimmt das **Bild »rohen Fleisches«** an und die hervorstechenden **Papillae fungiformes** werden **scharlachrot**. Die Patienten klagen über mehr oder weniger starke »brennende« Schmerzen im Bereich der Zunge. Bei Verschlimmerung des Mangelzustandes folgen dieser frühen Phase der **primär entzündlichen Form der »Glossitis«** die späteren Phasen der »atrophischen Zunge« mit anfangs umschriebenen, später auf die ganze Zungenoberfläche übergreifenden atrophisch-glatten Veränderungen. Dieses letztere Zustandsbild, insbesondere das der Hunterschen Glossitis, wurde im Anämiekapitel besprochen und dort dokumentiert (**Abb. 19 u. 20**, S. 15).

Differentialdiagnostisch davon leicht zu unterscheiden ist die sog. »Leberzunge«, eine glatte, lackartig glänzende rote Zunge, wie wir sie unter anderen Typen bei der Leberzirrhose und anderen schweren Leberparenchymschäden sehen (s. **Abb. 74**, S. 43).

Abb. 533 zeigt eine typische Zungenschleimhautschädigung bei **Stomatitis aphthosa** mit ihren zahlreichen kleinen Defekten. Die übrige Mundschleimhaut ist mitbefallen und weist neben gleichartigen Aphthen diffuse Entzündungserscheinungen und vermehrte Salivation auf. Das Bild ist eine Ergänzung zu dem Lippenbefund S. 299, **Abb. 519** (s. dort).

Die rundlichen bis ovalen, scharf begrenzten flachen Erosionen überschreiten selten Linsengröße. Mit einem grau-weißgelblichen Belag versehen, weisen sie eine düsterrote, hyperämische Randzone auf. Sie können auch solitär in Erscheinung treten. Bei **Abb. 533** liegt eine primäre Herpes-simplex-Manifestation (Gingivostomatitis herpetica) vor, die besonders im Kindesalter und bei abwehrgeschwächten Erwachsenen vorkommt.

Differentialdiagnostisch muß bei Schüben mit mehr als 5 Aphthen mit Generalisation auch in der hinteren Mundhöhle, verbunden mit Foetor ex ore, regionaler Lymphknotenschwellung und rezidivierender Hypopyonirits, an einen in unseren Bereichen bei türkischen Gastarbeitern vorkommenden **M. Behçet** gedacht werden. Die HLA-Typisierung, insbesondere der Nachweis des Haplotyps HLA-B5, kann zur Klärung beitragen.

Die **Glossitis interstitialis** (**Abb. 534**) ist als parenchymatöse **tertiär-syphilitische** Organerkrankung durch eine **tastbare Konsistenzvermehrung** der Zunge gekennzeichnet. Diese Induration unterscheidet sie von der Lingua plicata (s. S. 304). Die **Furchenzeichnung**, die sich bei ihr infolge der unregelmäßig wulstigen entzündlichen Gewebsinduration und Vernarbung bildet, ist ungleichmäßig und ohne System. Die weiteren klinischen, anamnestischen und serologischen Daten ergänzen im Falle der tertiär-syphilitischen Erkrankung die diagnostischen Erhebungen. – Nicht selten entwickelt sich auf dem Boden der syphilitischen Glossitis interstitialis nach einer Latenzzeit von Jahren ein Zungenkarzinom!

Auch bei der Zunge der **Abb. 535** sind die **Konsistenzvermehrung** und das **unregelmäßigere Relief** der Zunge, die in diesem Falle mehr **höckerig** ist, das führende Symptom. Unregelmäßig geformte Substanzverluste vervollständigen das Bild. Die Zunge ist ausgesprochen hart. Es handelt sich um einen **Aktinomykose**-Herd. Die mikroskopische und kulturelle Untersuchung des aus den Ulzerationen zu gewinnenden Eiters, der bereits makroskopisch häufig Aktinomyzesdrusen erkennen läßt, sichert die klinische Verdachtsdiagnose. Die Zungenlokalisation ist bei der Aktinomykose jedoch nicht gerade häufig.

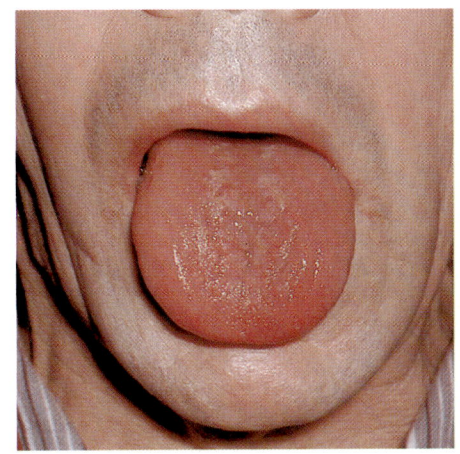

532

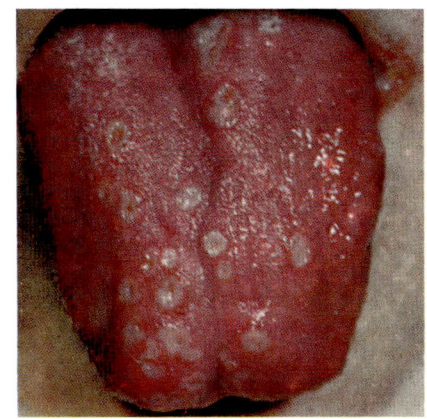

533

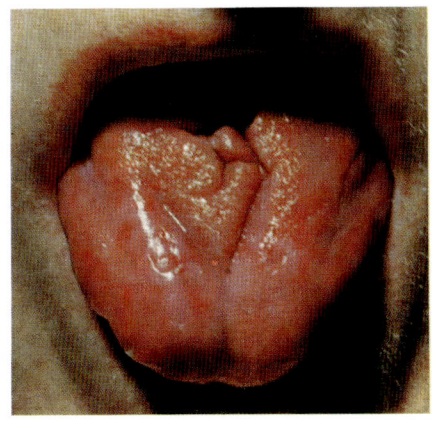

534

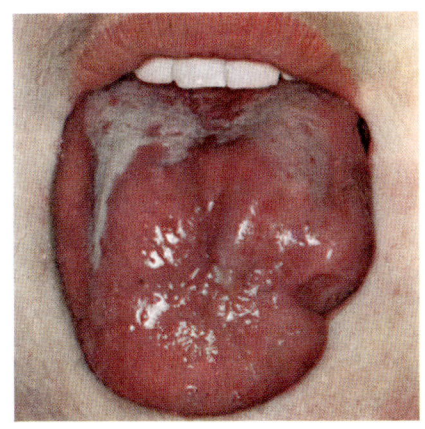

535

Veränderungen
der Mundschleimhaut
und der Zunge

Defektbildungen an der Zunge können verschiedene Ursachen haben. **Abb. 536** zeigt in Ergänzung zur syphilitischen interstitiellen Glossitis das **syphilitische Gumma der Zunge, Abb. 537** ein weiteres **Gumma an der Unterlippe** beim selben Patienten. Erfaßt ist der Zustand, in welchem die anfängliche Knotenbildung erweichend durchgebrochen ist und die gummiartig zäh-elastische Nekrose den glattrandig gestanzt erscheinenden Defekt noch ausfüllt.

Auf **Abb. 538** liegen **tuberkulöse Ulzerationen** vor. Diese Ulzerationen entwickeln sich aus rasch zerfallenden ursprünglich hirsekornartigen, konfluierenden Infiltraten flüchtigen Bestands: »**Tuberculosis miliaris ulcerosa mucosae et cutis**«. Das voll ausgeprägte Bild ist durch häufig multiple, schmerzhafte, weiche, unregelmäßig geformte Geschwüre mit gezackten, überhängenden Rändern gekennzeichnet. Die Herde weisen massenhaft Tuberkelbazillen auf. Sie können im gesamten Schleimhautbereich des Mundes und des Rachenraumes lokalisiert sein und auf die periorale Haut übergreifen. Dem Krankheitsbild liegt eine kanalikuläre Autosuperinfektion bei Resistenzschwäche und Anergie zugrunde, die im Fall der Mund-Rachen-Lokalisation von einer Phthise sich aszendierend (Kehlkopf-Mundhöhle-Umgebung) als Abseuchungstuberkulose ausbreitet. Analoge Erkrankungen sind auch an den analen und genitalen Orifizien bei Darm- bzw. Nierentuberkulose möglich.

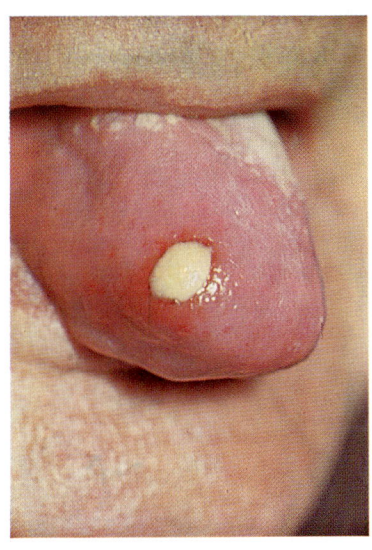

536

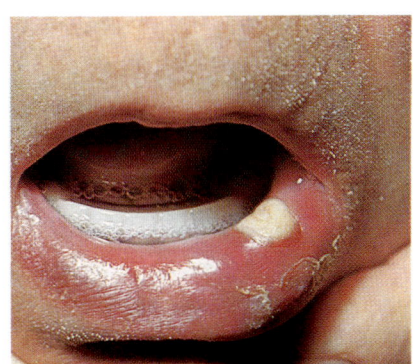

537

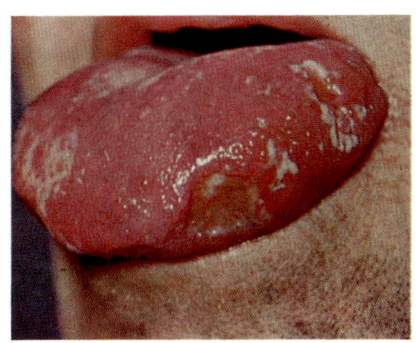

538

Veränderungen der Mundschleimhaut und der Zunge

Im Gegensatz zu den Zungenvergrößerungen auf **Abb. 534** und **535** der Seite 307, die durch chronisch-granulierende Entzündungen bedingt waren, ist die Vergrößerung auf **Abb. 539** und **540** durch eine stark **ödematöse Entzündung** bedingt. Ödematöse Schwellungszustände der Zunge sind an den **seitlichen Zahnimpressionen** kenntlich. Dieses Symptom zeigen insbesondere auch die Myxödemzunge und die Zunge beim Down-Syndrom, nicht jedoch die Zungenvergrößerungen bei Akromegalie und Amyloidose.

Hier handelt es sich um eine Zungenschwellung im Rahmen des **Melkersson-Rosenthal-Syndroms,** die bei dem Kranken mit Lippenschwellung kombiniert aufgetreten ist. Mundschleimhaut, Zahnfleisch (S. 320) und weitere Gesichtsanteile können von anfangs schubartigen, später persistierenden Schwellungen befallen werden. Je nach klinischem Bild und Lokalisation sind Quincke-Ödem und chronisch-rezidivierendes Erysipel die häufigsten Fehldiagnosen. Beim voll ausgeprägten Syndrom sind außerdem – gleichzeitig oder vikariierend – Hirnnervensymptome, meist Fazialisparesen, vorhanden. (Über Abweichungen der Zunge bei zentraler Fazialis- und peripherer Hypoglossuslähmung vgl. **Abb. 455**, S. 265 und **Abb. 456**, S. 265.)

In seltenen Fällen können auch bei der **Lipodystrophie** Zungenvergrößerungen beobachtet werden (**Abb. 541** u. **542**). Die Krankheit ist durch den eigentümlichen Kontrast Magersucht–Fettsucht am gleichen Individuum charakterisiert (vgl. S. 424). Ausgedehnte Haut- und Unterhautbezirke sind atrophisch, fettarm und abgemagert, während andere ebenso ausgedehnte Areale eine starke Hypertrophie des Fettgewebes aufweisen. In der Regel – die abgebildete Patientin bietet hier eine Ausnahme – ist die obere Körperhälfte mager, die untere, von den Hüften abwärts, fett.

Die hierbei beobachtete **große Zunge** ist **durch** die **Lipideinlagerung**, die bereits an der Zungenfarbe kenntlich ist, **eigentümlich elastisch** und läßt daher trotz enormer Größenzunahme die der ödematös geschwollenen Zunge eigentümlichen Zahnimpressionen vermissen.

Abb. 543 schließlich zeigt die Zunge einer Patientin mit **Rendu-Oslerscher Krankheit**. Es finden sich – bei sonst unauffälliger übriger Beschaffenheit – eine Anzahl von **Teleangiektasien**, die über die ganze Oberfläche der Zunge verteilt sind. Weitere Teleangiektasien sind im Bereich der Wange, Nase und Lippen lokalisiert (s. auch **Abb. 205–207**, S. 123).

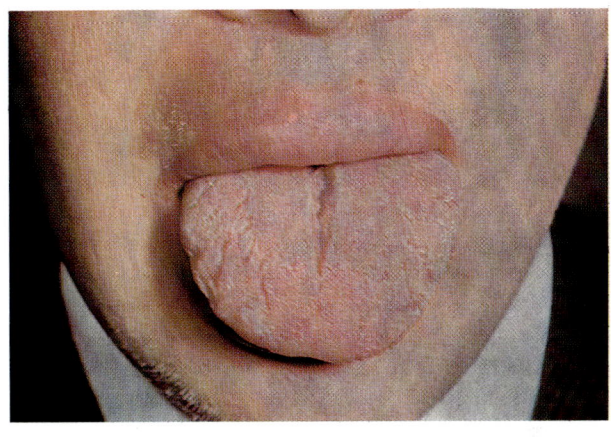

539

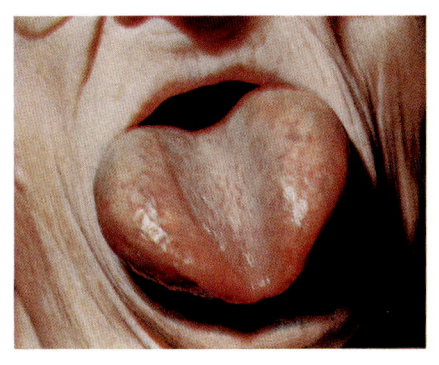

541

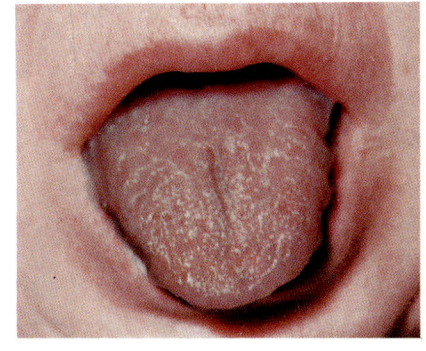

540

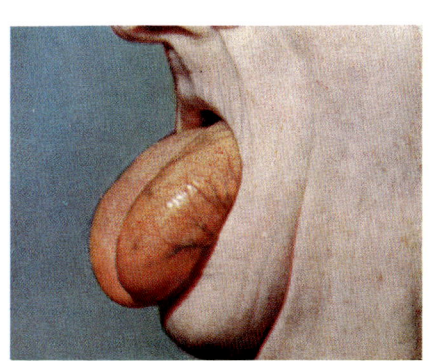

542

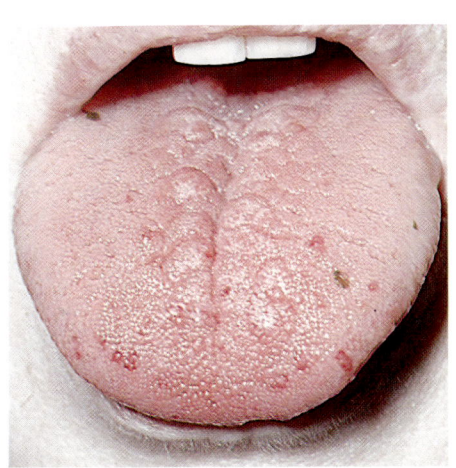

543

Veränderungen
der Mundschleimhaut
und der Zunge

Als weiteres diagnostisches Zungenzeichen ist die Trockenheit bei Sialopenie im Rahmen des **Sjögren-Syndroms** dargestellt (**Abb. 544** und **545**, Zungenober- und -unterseite). Die Zungenoberseite erscheint dabei oft eigentümlich gekörnt.

Die **Xerostomie** läßt die gesamte trockene Mundschleimhaut oft wie gefirnißt erscheinen. Manchmal findet sich ein klebrig-schleimig-weißlicher Belag, der eigentümlich festhaftende Fetzen bildet. Nicht selten sind als Komplikationen Rhagaden vorhanden. Die fehlende Speichelsekretion erschwert das Kauen, Schlucken und Sprechen. Die Zunge bleibt am Gaumen, bei der Untersuchung am Spatel oder sonstigem Instrument kleben.

Zum Sjögren-Syndrom gehört die **Keratoconjunctivitis sicca** bzw. **filamentosa**. Sie zeichnet sich durch stärkeren Juckreiz, Lichtscheu, Fremdkörper- und Trockenheitsgefühl aus. Es finden sich nur ein geringer Reizzustand und wenig Sekret von eigentümlich klebriger Beschaffenheit. Die verminderte Tränensekretion führt an der Hornhaut zu feinen, punktförmigen Epitheltrübungen und oberflächlichen Infiltraten. Das Epithel neigt dazu, in tropfenähnlicher Anordnung zu proliferieren (**Abb. 546**, Pfeil) und sich abzulösen; dabei wird es durch den Lidschlag zu feinen Fädchen zusammen-

gerollt, die nahe am unteren Hornhautrand haften bleiben oder sich in der unteren Übergangsfalte sammeln.

Die Trockenheit kann sich darüber hinaus auf weitere Schleimhautbereiche erstrecken, also z. B. Nase, Rachen, Kehlkopf, Vulva. Ferner kommen rezidivierende Speicheldrüsenschwellungen und vor allem polyarthritische Symptome im Rahmen des Sjögren-Syndroms vor. Meist dominiert jedoch die Xeropathie, während die zuletzt genannten Veränderungen fehlen.

Sialopenie kommt weiterhin symptomatisch bei zahlreichen anderen Störungen vor, unter denen Vergiftungen, Infektionskrankheiten, Kachexie, Urämie, Diabetes mellitus, aber auch lokale Insulte der Mundhöhle (Zustand nach Röntgenbestrahlung, Prothesenunverträglichkeit), zu erwähnen wären. Auch an Perniziosa, Sideropenie, Ariboflavinose ist zu denken. Die häufigere Kombination mit Dermatomyositis und Polyarthritis ist aus dem Gesamtbefund leicht zu klären. – Schließlich ist zu beachten, daß eine gewisse universelle Xeropathie mit gleichzeitiger Atrophie altersabhängig, unter Einschluß der Haut, bei Frauen auch des Urogenitaltrakts, auftreten kann.

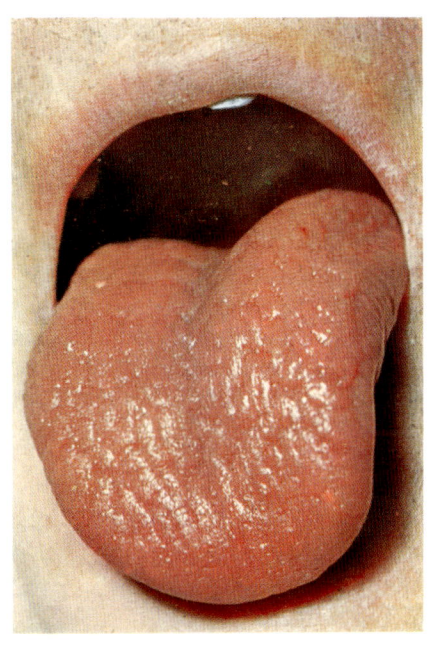

544

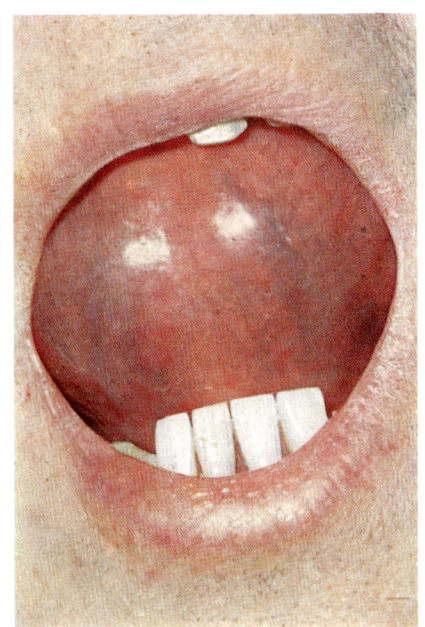

545

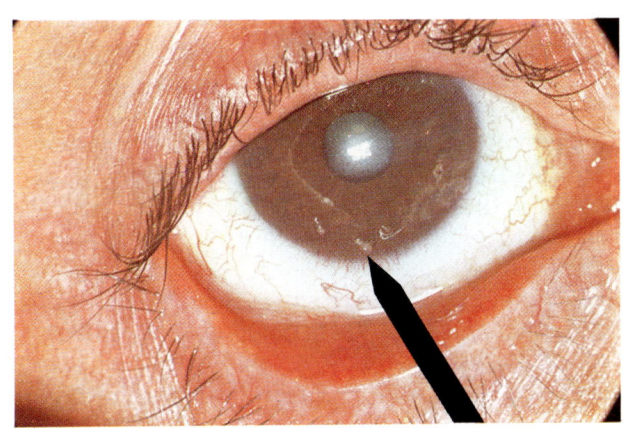

546

Veränderungen der Mundschleimhaut, des Zahnfleisches und der Zähne

Bei ca. 95 Prozent der Bevölkerung sind **entzündliche Veränderungen** des **Zahnfleisches** zu beobachten. Ihr Auftreten ist immer durch einen **Komplex ätiologischer Faktoren** bedingt, wobei den **lokalen Reizen** – weiche (**Plaque**, Materia alba) und harte Beläge (**Zahnstein**) –, infolge unzulänglicher Mundhygiene, sowie der individuell unterschiedlichen Antwort des Wirtes auf den Infekt (Resistenz, Immunstatus) die größte Bedeutung zukommt.

Am meisten findet man unter den **Gingivitiden** die unspezifische Form (**Simplex-Form**, Schmutzgingivitis) vertreten (**Abb. 547** u. **548** mit massivem **Zahnsteinansatz** bei Kaubeschwerden rechts), welche durch **Schwellung** (Pseudo-Taschen) und **Rötung des Zahnfleisches**, mit gelegentlicher Blutungsneigung, charakterisiert ist.

Darüber hinaus kann sich die häufig rezidivierende **Gingivitis ulcerosa** (akut nekrotisierende, ulzerierende Gingivitis, **Abb. 549**) entwickeln, deren akute Schübe mit mehr chronischen Intervallstadien abwechseln. Sie kann mit Unwohlsein und Fieber der meist jüngeren Patienten einhergehen. Die Papille zerfällt ulzerös, das Zahnfleisch ist bei geringster Berührung sehr schmerzhaft. In der Regel besteht ein Foetor ex ore.

Oft greift dieser Krankheitsprozeß auf den Zahnhalteapparat im Sinne einer **ulzerösen Parodontitis** über. Schwundvorgänge am interdentalen Knochenseptum, sog. »Kraterbildung«, sind das Ergebnis.

Hiervon sollte man die durch eine Herpessimplex-Virus-Infektion herbeigeführte Gingivostomatitis herpetica (aphthosa) abgrenzen. Besonders bei Kindern und jugendlichen Erwachsenen zwischen dem 20. und 25. Lebensjahr treten Fieber, schmerzhafte Schwellung der Lymphknoten, lokal eine akute schmerzhafte Gingivitis mit bläschenartigen, aphthösen und erosiven Veränderungen an der angewachsenen Gingiva (Gingiva propria), eventuell auch an anderen Mundschleimhäuten und den Lippen auf.

Bei desolaten Mundverhältnissen und Reduzierung der allgemeinen Widerstandskraft des Organismus können die entzündlichen Veränderungen der Gingiva auch die übrige Mundschleimhaut erfassen und damit zur **Stomatitis** führen.

Unter den **Allgemeinerkrankungen**, die eine Gingivitis auslösen oder verschlimmern können, sind besonders die Leukämien sowie der Diabetes mellitus zu nennen. Die Gingivitis tritt hier aber vor allem beim gleichzeitigen Vorliegen lokaler Reizfaktoren auf.

Chronische Gingivitiden und **Schleimhautverfärbungen** können auch durch **Intoxikationen** bedingt sein. Bläuliche bis blauschwarze Zahnfleischsaumverfärbungen werden dabei mit oder ohne vermehrte Salivation und Zeichen von Entzündung durch verschiedene **Schwermetalle**, hier durch **Blei** (**Abb. 550**) und **Wismut** – bei der Syphilistherapie (**Abb. 551**) –, ferner auch durch Antimon, Arsen, Cadmium und Quecksilber hervorgerufen. Blei- und Wismutsäume sehen meistens mehr schwarz, der Quecksilbersaum mehr bläulich, der Antimon- und Arsensaum mehr violett aus.

Bei der **chronischen Bleiintoxikation** bestehen neben der Zahnfleischveränderung oft krampfartige abdominale Beschwerden (Bleikoliken) sowie eine Schädigung motorischer Nerven, am häufigsten in Form der Streckschwäche der Hände bis zur kompletten Radialislähmung (Fallhand). Charakteristisch sind die basophile Tüpfelung der Erythrozyten, die vermehrte Koproporphyrin- und δ-Aminolaevulinsäure-Ausscheidung im Harn (bei gleichzeitig normal gemessenen Werten für Porphobilinogen) sowie die Erhöhung des Serumbleispiegels auf über 4,83 µmol/l.

Zur **Differentialdiagnose** sei hier noch auf Zahnfleischverfärbungen beim M. Addison und bei Argyrie verwiesen (s. S. 24).

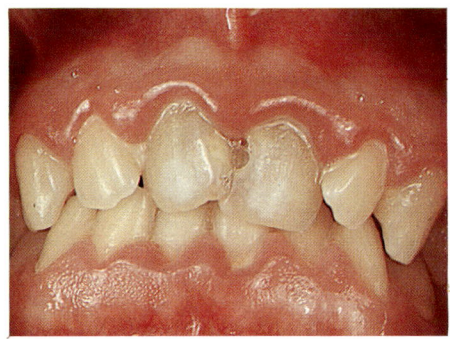

547

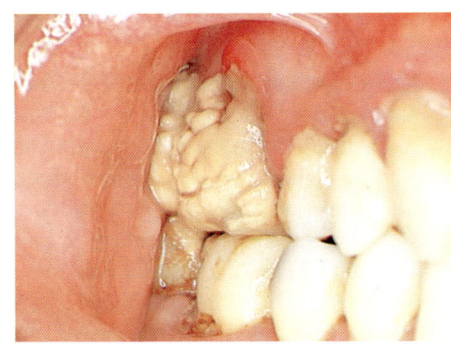

548

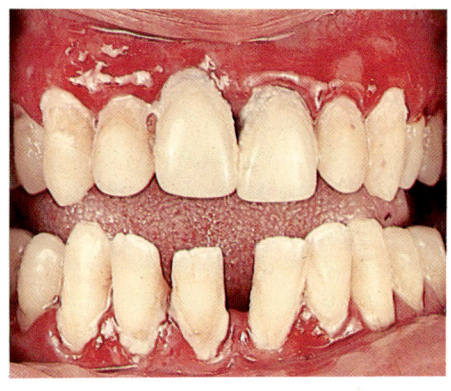

549

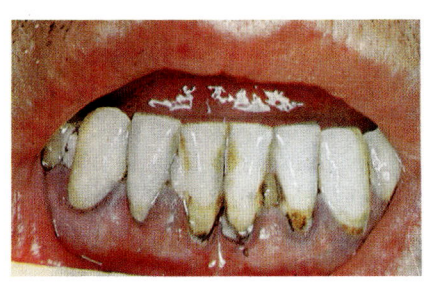

550

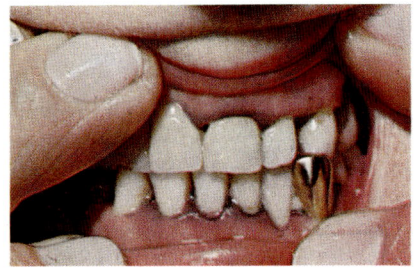

551

Veränderungen der Mundschleimhaut, des Zahnfleisches und der Zähne

Farbliche Veränderungen der Mundschleimhaut – insbesondere der **Gingiva** – können sehr unterschiedlich im klinischen Bild und in ihrer Ätiologie sein. Abgesehen von den **lokal bedingten** entzündlichen **Rötungen** in ihren verschiedenen Abstufungen zeigen sich **makuläre Exantheme bei Allgemeinerkrankungen** wie Masern (vgl. auch die Koplikschen Flecke, **Abb. 166,** S. 99), Röteln, Scharlach, Pfeifferschem Drüsenfieber, Syphilis und Fleckfieber (Zunge). Außerdem finden wir lokal entzündliche und auch durch andere Durchblutungs- und Stoffwechselstörungen bedingte livide Verfärbungen bis hin zur **zyanotischen Gingiva.** Dabei seien besonders die Störungen im Bereich der Endstrombahn bei den marginalen Parodontopathien und diejenigen bei Rückstauung im großen Kreislauf, z. B. **bei kardialen Vitien,** genannt (**Abb. 552**).

Eine **bläulich-violette Färbung** kann daneben auch durch autonome Prozesse des Gefäßsystems im Sinne eines **Hämangioms** entstehen (**Abb. 553**).

Pigmentierungen in der **Schleimhaut** sieht man insgesamt gesehen weniger häufig. Sie sind manchmal **rassisch bedingt** (**Abb. 554**), können aber auch u. a. bei der Hämochromatose auftreten und werden – durch Melanin hellbraun bis schwarz – bei der Acanthosis nigricans sowie beim Peutz-Jeghers-Klostermann-Touraine-Syndrom gesehen. Beim M. Addison findet man das Pigment in erster Linie an der Gaumenschleimhaut und im Bereich der Wangennaht.

Dagegen sind nicht selten **Farbstoffeinlagerungen durch exogene Einflüsse** zu beobachten; hier ist an traumatisch eingebrachte Fremdstoffe, z. B. durch Explosionskörper, zu denken wie auch an Materialien als Residuen aus dem zahnärztlichen Bereich (**Abb. 555**).

316

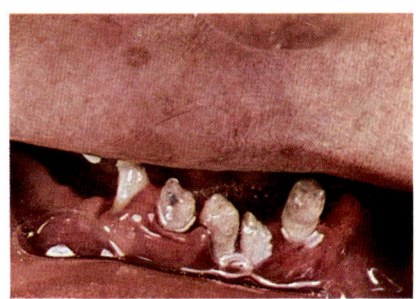

552

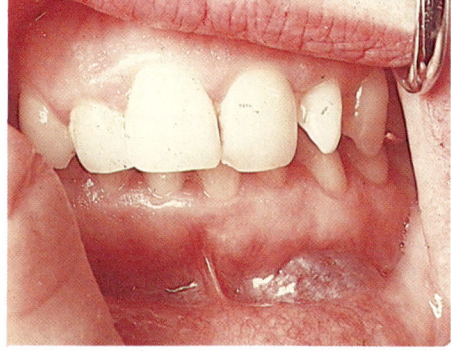

553

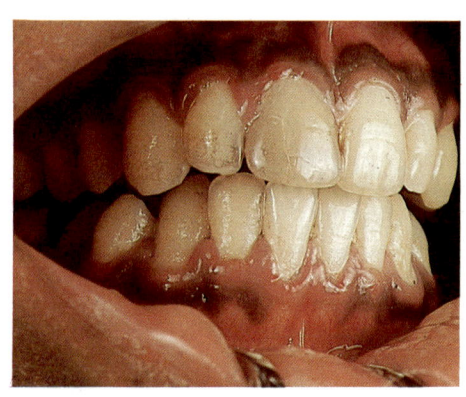

554

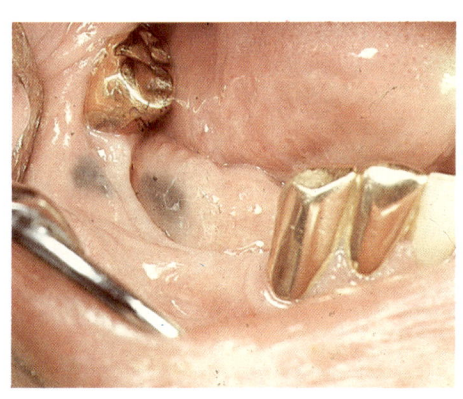

555

Veränderungen der Mundschleimhaut, des Zahnfleisches und der Zähne

Verdickungen des Zahnfleisches (Makrulie) haben eine sehr verschiedenartige Ätiologie und Genese. Lymphozytäre Proliferationen der Gingiva, welche eine »organgewordene Entzündung« im Sinne eines lymphoiden Organs (RÖSSLE) bedeuten, lassen das Zahnfleisch zu einem Erfolgsorgan für Störungen des Gesamtorganismus (SCHUERMANN) insoweit werden, als es an Blutkrankheiten, Ablagerungskrankheiten, Non-Hodgkin-Lymphomen, Hypovitaminosen usw. teilnimmt. Dabei spielen hormonelle Einflüsse während der **Pubertät** (**Abb. 556**), der Einnahme der »Pille«, der monatlichen Periode, der **Gravidität** (**Abb. 557**) sowie des **Klimateriums** eine besondere Rolle. Diese Umstellungen bzw. Dysregulationen des Hormonhaushaltes verursachen eigentlich keine Zahnfleischentzündung, können die Gingivitis simplex aber verstärken. Das Gleiche beobachtet man bei Schilddrüsendysfunktionen und Akromegalie.

Das Ausmaß der Wucherungen, die manchmal die Zähne vollständig verdecken können, ist von der jeweiligen Ursache nicht direkt abhängig. So finden wir Wucherungen unterschiedlicher Ausdehnung aufgrund spezifischer Infiltrate bei **Leukosen** und **Non-Hodgkin-Lymphomen** (**Abb. 558**). Auch Störungen des Zentralnervensystems, wie Idiotie, Epilepsie, Enzephalitis usw., lassen die Makrulie beobachten. In diesem Zusammenhang ist auch die Neurofibromatose v. Recklinghausen zu nennen.

Fibromatöse und papillomatöse Wucherungen des Zahnfleisches können als Symptom der recht seltenen Bourneville-Pringleschen Erkrankung auftreten, jener Korrelation von tuberöser Hirnsklerose mit dem sog. Adenoma sebaceum, dessen Hautstatus einschließlich der vorhandenen Koenen-Tumoren der Nagelfalze besonders pathognomonisch ist (vgl. **Abb. 319–321**, S. 189).

Durch die **Therapie** der Epilepsie, besonders **mit Hydantoinen**, sowie bei der Therapie mit **Immunsuppressiva** (Cyclosporin A) oder auch mit **Antihypertonika** (Nifedipine und Felodipine) werden nicht selten **Gingiva-Hyperplasien verstärkt oder ausgelöst** im Sinne einer **toxischen, chronischen Gingivitis**. Das Ausmaß der Wucherungen kann hierbei sehr beträchtlich sein (**Abb. 559**).

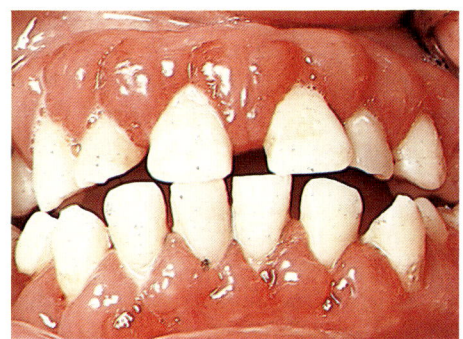

556

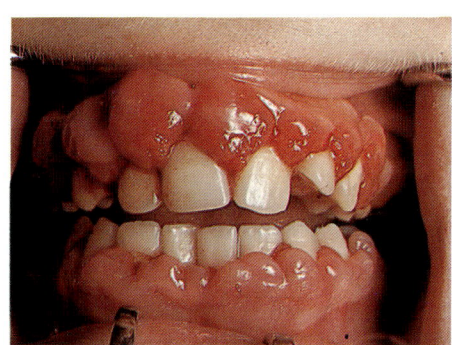

557

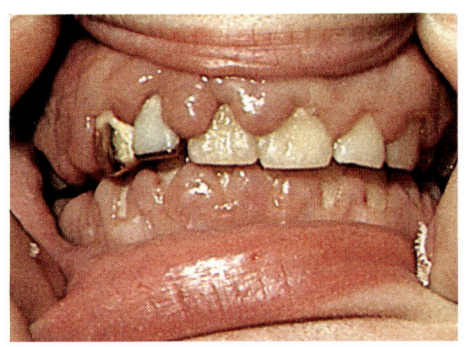

558

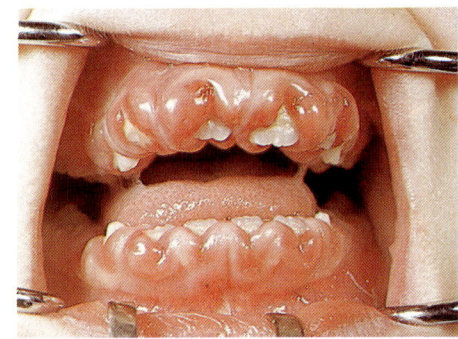

559

Veränderungen der Mundschleimhaut, des Zahnfleisches und der Zähne

Rezidivierende Gingivaschwellungen, besonders am Oberkiefer (**Abb. 560**), gehören neben der Cheilitis granulomatosa Miescher, weiteren Gesichtsschwellungen, der Lingua plicata und der rezidivierenden Fazialisparese häufig auch zum Melkersson-Rosenthal-Syndrom. Es kann oligo- und auch monosymptomatisch auftreten. Als Randsymptome werden beobachtet: Hyperakusis, Geschmacksstörungen, Tränenfluß, Migräne und Rhinitis vasomotorica (vgl. auch S. 310).

In die Gruppe der Makrulien wird man auch die meisten lappigen, fibromatösen **Schleimhautwucherungen**, die häufig **durch Dysfunktionen des Zahnersatzes (Abb. 561)** entstehen, einzubeziehen haben, auch wenn diese an der Grenze zum gutartigen Tumor (Epulis-Fibrom) liegen. Alle Hyperplasien der Gingiva entwickeln sich aber besonders beim gleichzeitigen Vorliegen lokaler Reizfaktoren am Zahnfleischrand.

Differentialdiagnostisch sind gegenüber den Gingivahyperplasien im Sinne der Makrulie diejenigen Proliferationen abzugrenzen, welche durch ihre weitgehende Autonomie in den Bereich der Tumoren gehören. Sie treten klinisch als **Epulis** – meistens gigantocellularis – (**Abb. 562**) oder als solitäre, gutartige zentrale Riesenzelltumoren der Kiefer in Erscheinung.

Rein epithelial entwickelte Gingivaproliferationen – sog. **Papillome** – zeigt die **Abb. 563**, und gelegentlich findet man bei Säuglingen harmlose **Durchbruchszysten** – hier der oberen beiden Milchschneidezähne (**Abb. 564**), häufig durch mechanisch verursachte Blutung bedingt bläulich schimmernd.

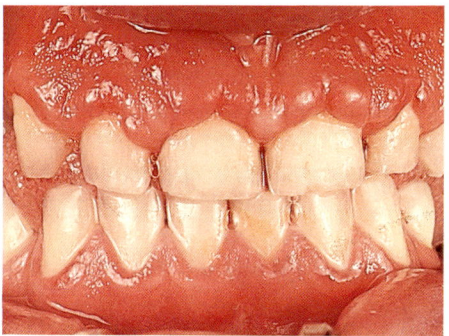

560

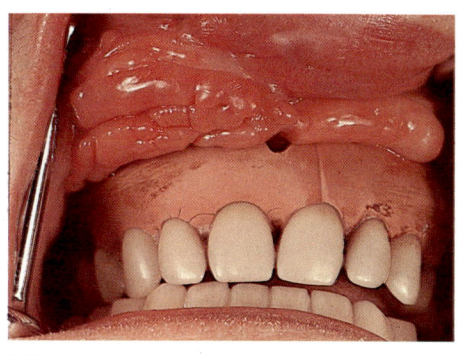

561

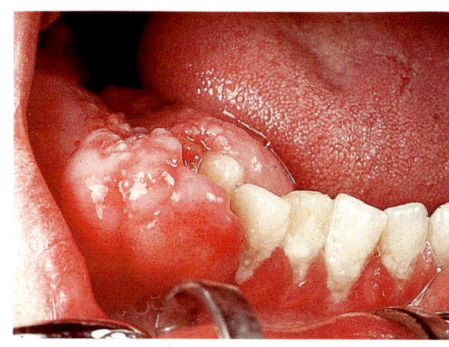

562

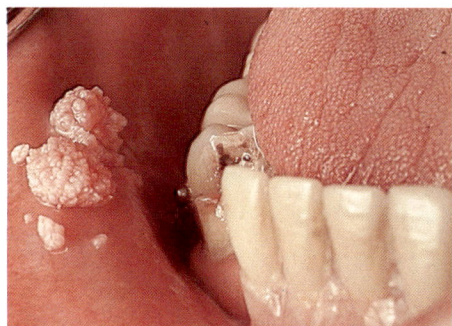

563

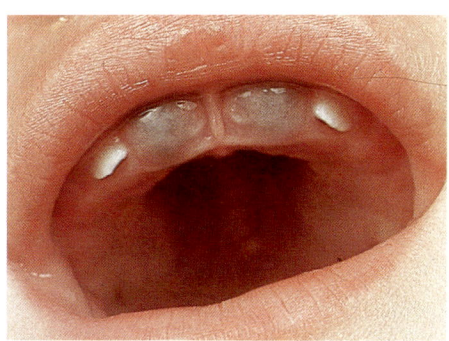

564

Veränderungen der Mundschleimhaut, des Zahnfleisches und der Zähne

Geschwülste des Gefäßsystems – besonders das **Haemangioma simplex (Abb. 565)** – können manchmal auch zu knollenartigen Vergrößerungen der Gingiva führen; die livide Farbe kennzeichnet dabei das Hämangiom hinreichend. Meistens sind die umgebenden Gewebe, vor allem der Halteapparat der Zähne und der Kiefer, mitbetroffen.

Unter den epithelialen Mundschleimhautprozessen nimmt die aus einer Hyperplasie oder einer Hyperkeratose entwickelte **Leukoplakie (Abb. 566)** eine besondere Stellung ein. Die durch verschiedenartige Reize – besonders **bakterieller** (Syphilis), chemischer (Tabak und Alkohol) und mechanischer Art –, aber auch idiopathisch entstehenden weißen, erhabenen, schmerzlosen Flecken sind in ihrer Bedeutung als Präkanzerosen stark überschätzt worden (ROTTER, SCHUERMANN). Man findet sie am häufigsten in der Wangenschleimhaut.

Schnee- und blendendweiße Stippchen und Plaques auf mehr oder weniger großer Fläche, in der Nachbarschaft geschwollener und meistens dunkelroter Schleimhaut findet man beim **Soor (Abb. 567)**. Die relativ häufige **Candida-albicans-Infektion** wird erst bei schlechter Reaktionslage manifest und zeigt sich oft zunächst als Schleimhauterythem. Das Haften und die Möglichkeit des Abschiebens der samtartig pelzigen Soorbeläge sind ein gewisser Gradmesser für die Schwere der Erkrankung.

Zum Soor können sich andere Schleimhauterkrankungen, wie z. B. **Leukoplakien** (und **Karzinome** – bei **Abb. 567** im **linken Oberkiefer**), hinzugesellen.

Bei **extremen mechanischen Irritationen** und unter dem Einfluß von Präparaten, welche – wie hier zur Abdrucknahme (**Abb. 568**) – wahrscheinlich verstärkt als Ionenaustauscher wirken, kann es bei entsprechender Disposition zu **Schleimhautreaktionen** kommen, die den Bildern einer **Verätzung** durch Laugen oder auch durch Säuren sehr **ähnlich** sind. Auch unterschiedliche **Metalle** können – sei es allergisch bedingt oder durch Lokalelementbildung – **Schleimhautreaktionen** hervorrufen (**Abb. 569**).

Dagegen zeigt die **Abb. 570** bei der Gingiva propria insbesondere des Oberkiefers ein idiopathisches **Pemphigoid** und die **Abb. 571** eine **Schleimhautnekrose** durch den gelegentlich ätzenden Einfluß einer Watterolle.

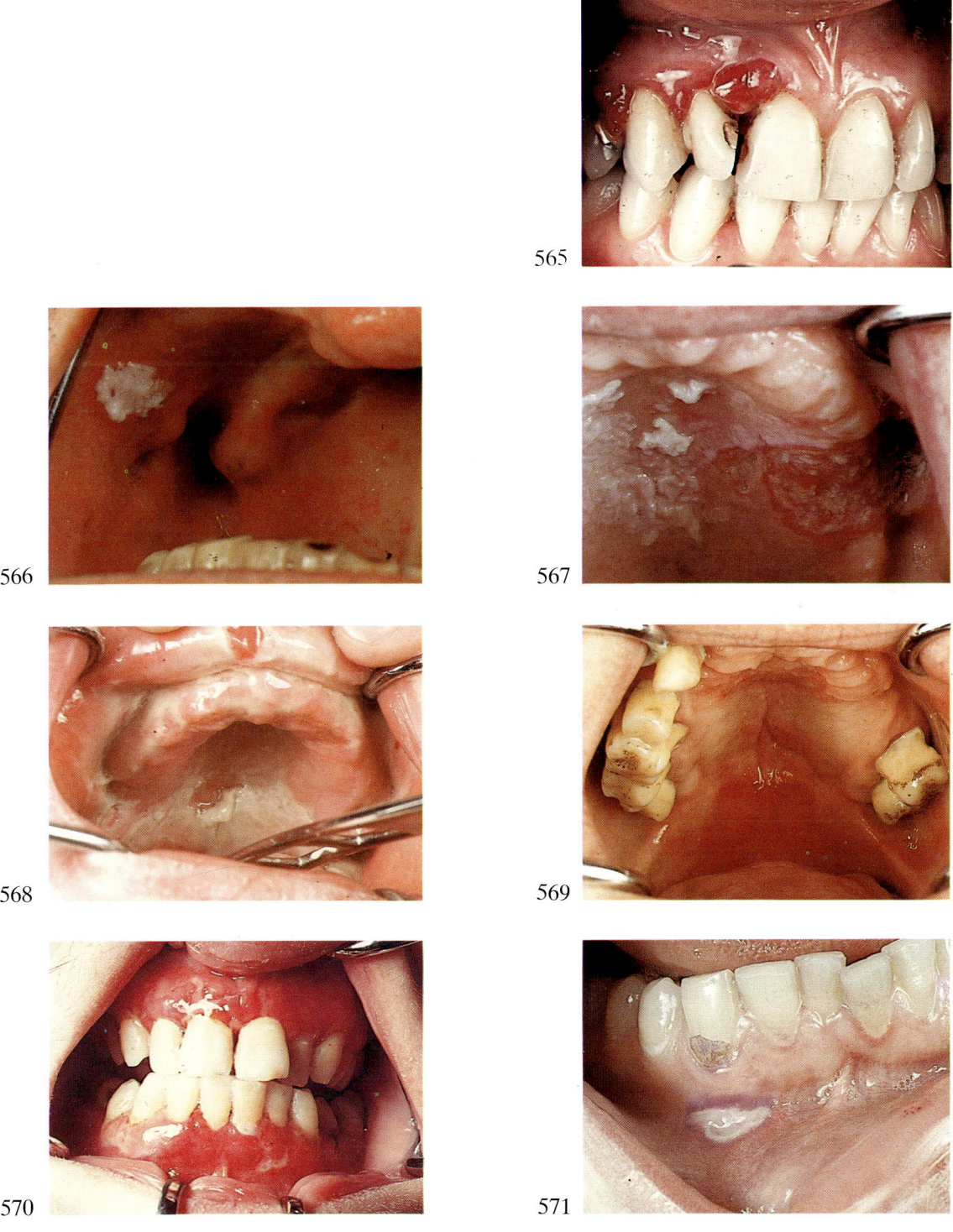

565

566

567

568

569

570

571

Veränderungen der Mundschleimhaut, des Zahnfleisches und der Zähne

Auch die **Hartgewebe** der **Zähne** können Veränderungen durch und bei Allgemeinerkrankungen aufweisen. Hierzu seien einige Syndrome genannt, zu denen Schmelzdysplasien gehören: Curtius-Syndrom, Steiner-Syndrom, Gregg-Syndrom, Lightwood-Albright-Syndrom, Martin-Albright-Syndrom, Morquio-Syndrom, Naegeli-Syndrom, Neumann-Syndrom, Okulo-dento-digitales Syndrom sowie das Tetaniesyndrom und die Rachitis (Leiber-Olbrich).

Bei den Hartgewebsveränderungen handelt es sich in der Masse um Formen der **Hypoplasie**. Hier unterscheidet man erbliche Schmelz- und Dentinhypoplasien von den erworbenen. Unter den erblichen Schmelzhypoplasien zeigt die eine Gruppe mit unvollständig dominantem, X-chromosomalen Erbgang bei den weiblichen Befallenen einen **gelben** und **rauhen Schmelz mit Längsrillen (Abb. 572)**, während bei den Männern eine Schmelzaplasie mit glatter und gelbbrauner Oberfläche des Zahnes besteht. In zwei weiteren Gruppen mit regelmäßig dominantem und unregelmäßig dominantem (rezessivem?) Erbgang ist der Schmelz primär vorhanden, aber mangelhaft mineralisiert, so daß es nach dem Durchbruch der Zähne relativ häufig sekundär zu Schmelzveränderungen kommt.

Auf der Grundlage einer erblich bedingten Schmelzhypoplasie – aber auch unabhängig davon – kann es bei langjährig häufigem Genuß säurehaltiger Erfrischungsgetränke (z. B. verschiedener Cola-Sorten) zu **breitflächigen Entkalkungen des Schmelzes** kommen, daher Achtung! (**Abb. 573**).

Demgegenüber findet man erbliche Dentinhypoplasien verschiedener Typen; der häufigste mit regelmäßig dominantem Erbgang zeigt **Zähne mit graublau-violetter Farbe** bei **hoher Transluzenz des Schmelzes (Abb. 574)**. Davon verschieden sind die Dentindysplasien mit möglichen Beziehungen zu den wurzellosen Zähnen und schließlich die Dentinstrukturschäden bei Osteogenesis imperfecta.

Neben diesen hereditären Strukturveränderungen sind **partielle Schmelzhypoplasien** abzugrenzen, welche generell an den Zonen gleicher Entwicklungsstufen des Schmelzes aller Zähne zu beobachten sind, und die durch **temporäre Mineralisationsstörungen** im Sinne von Hypokalzifikationen bei der Tetanie und bei der Rachitis auftreten. Die Verlaufshöhe der hypoplastischen Defekte an den Zahnkronen läßt nach unserer Kenntnis über die Verkalkungszeit der Zähne auf den Zeitraum der Erkrankung schließen (**Abb. 575** u. **576**). Oftmals sind gleichzeitig Kieferfehlbildungen zu beobachten. Unabhängig davon kann der **Schmelz** auch **mechanisch** atypisch **verändert** werden. Dabei handelt es sich vorwiegend um einen Abusus, bei dem **Abrasionen** bis tief ins Dentin und evtl. bis in die Pulpa vorkommen können. Derartige Veränderungen sind infolge psychischer Fehlleistungen durch abnormes Knirschen und Pressen der Zähne (**Abb. 577**) zu beobachten; verstärkte Abrasionen zeigen auch Steinbrucharbeiter (**Abb. 578**), und ferner gibt es **keilförmige Defekte** zum Teil durch **Zahnbürstenabusus** (**Abb. 579**).

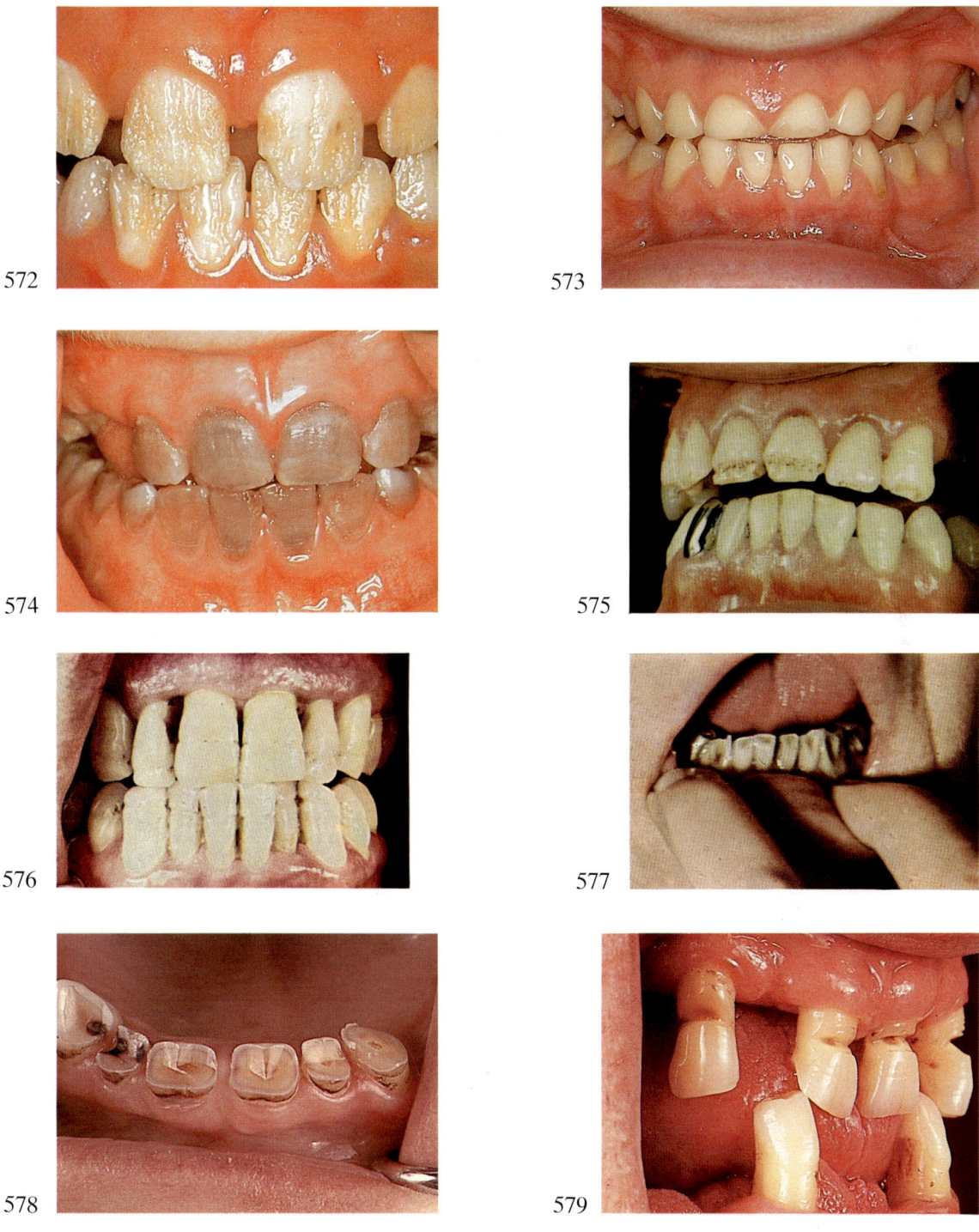

572

573

574

575

576

577

578

579

Veränderungen
der Mundschleimhaut,
des Zahnfleisches
und der Zähne

Auch durch den **Mißbrauch mit chemischen Substanzen** – z. B. **Zitronensäure** (**Abb. 580**, hier durch tägliches Lutschen von Zitronenscheiben zur vermeintlich notwendigen Deckung des Vitamin-C-Bedarfes) oder die verordnungswidrige Einnahme von Präparaten bei Magensäuremangel (**Abb. 581**) sowie berufliche Säureschäden (Akkumulatorenfabriken) – können Entmineralisierungen, vorwiegend an den Frontzähnen, hervorgerufen werden.

Schmelzschäden sind ferner möglich **nach Strahlentherapie** im Bereich des Gesichtsschädels, bedingt durch die oft stark verminderte Salivation und in Abhängigkeit von Strahlenqualität und -dosis; wie die **Abb. 582** zeigt, bröckelt und bricht der Schmelz lamellär aus und wird dadurch leichter durch Karies und deren Folgen zerstört.

Abschließend sollte noch auf eine entzündlich bedingte lokale Verkalkungsstörung hingewiesen werden, welche meistens an einem Schneidezahn oder Prämolaren zu erkennen ist (Turner-Zahn). **Opake, gelbbraune Flecken** oder gar **hypoplastische Zonen** sind hier die Folge einer chronischen apikalen Parodontitis eines Milchzahnes, dessen Wurzelspitze in unmittelbarer Nachbarschaft der in der Verkalkung begriffenen Krone des jeweiligen bleibenden Zahnes gestanden hat (**Abb. 583**).

Ferner sei hier eine Formveränderung der Zähne durch Allgemeinerkrankung (unbehandelte **Lues connata**) genannt, wie sie sich in der **Hutchinson-Trias** durch die **Tonnenform der Schneidezähne** und die **Knospenform der ersten Molaren** zeigt (**Abb. 584**).

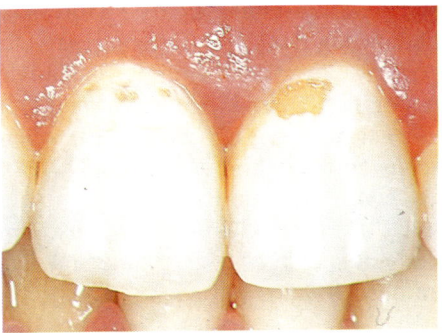

580

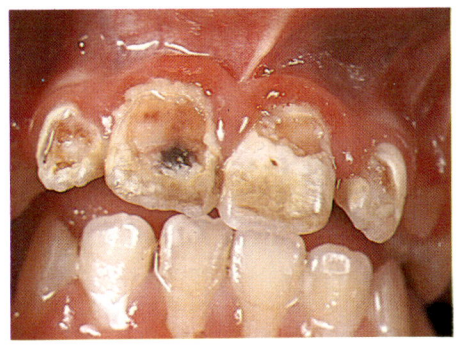

581

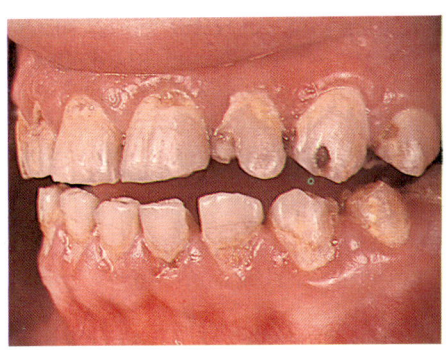

582

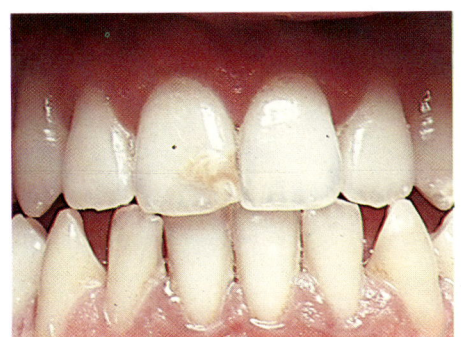

583

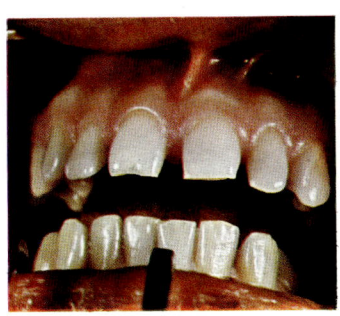

584

Veränderungen des Rachens und der Tonsillen

Die **akute Pharyngitis (Abb. 585)** zeigt häufig neben der fleckigen Trübung der Oberfläche eine Anschwellung der Lymphfollikel an der Rachenhinterwand in Form kleiner Lymphknötchen, in denen es zu sichtbaren stecknadelkopfgroßen eitrigen Einschmelzungen kommen kann. Dies ist besonders bei vikariierenden Entzündungen nach Tonsillektomie der Fall. **Differentialdiagnostisch** sind Entzündungen spezifischer Art (Masern, Röteln, Typhus) zu berücksichtigen.

Die **Abb. 586** und **587** zeigen unterschiedliche Grade der **akuten Tonsillitis** (Angina catarrhalis simplex, Angina lacunaris). Während die **katarrhalische Form (Abb. 586)** nur die Tonsillenoberfläche betrifft, nicht ansteckend ist und meist in wenigen Tagen abheilt, kommt es bei der Angina follicularis und lacunaris stets zu einer Mitbeteiligung der tieferen Teile des Mandelparenchyms, deren Ausdruck die stippchenförmigen oder **lakunären (Abb. 587) Beläge** im Bereich der Tonsillarkrypten sind. Nur die follikuläre und die lakunäre Form der Angina erlangen, besonders bei rezidivierendem Auftreten, für die Entstehung von **Folgeerkrankungen** (rheumatisches Fieber, Herz- und Nierenerkrankungen) im Sinne eines Streuherdes Bedeutung.

Durch Übergreifen der Entzündung auf die Tonsillen-Umgebung entsteht der Peritonsillarabszeß. Er ist eine Erkrankung des jüngeren und mittleren Lebensalters, bei Kindern ist er seltener, bei Säuglingen überhaupt nicht zu beobachten. Charakteristisch ist seine Entstehung im abklingenden Stadium der Angina, d. h. wenn Schluckschmerz und Fieber wieder geschwunden und die Beläge abgestoßen sind. In Abhängigkeit vom Sitz des Abszesses ist eine ödematöse Umgebungsreaktion zu beobachten (oberer Pol = Uvulaödem; unterer Pol = Kehlkopfödem; retrotonsillärer Sitz = Ödem des hinteren Gaumenbogens).

Eine Sonderform der akuten Tonsillitis stellt die **Monozytenangina** (Pfeiffersches Drüsenfieber) auf **Abb. 588** dar. In der Regel treten mit den sichtbaren Tonsillenveränderungen Lymphknotenschwellungen im Hals- und Nackenbereich auf. Die **Differentialdiagnose** gegenüber der Rachendiphtherie ergibt sich aus dem Abstrich. Der Inspektionsbefund erlaubt aufgrund der Farbe und Ausdehnung des Belages eine sichere Abgrenzung nicht.

Die **Abb. 589** gehört zum **Diphtheriebild.** An den anfangs nur geröteten und geschwollenen Gaumenmandeln bilden sich mit dem Fieberanstieg und starker Beeinträchtigung des Allgemeinbefindens **weißlich-gelbe, festhaftende,** u. U. auf den weichen Gaumen übergreifende **membranöse Beläge** aus. Typisch ist der süßliche Foetor ex ore. Die Diagnose ergibt sich aus dem Abstrich. Bevorzugt befallen werden Kinder zwischen dem 2. und 6. Lebensjahr.

Die **chronische Tonsillitis (Abb. 590)** gewinnt weniger als lokale Mandelerkrankung, sondern vielmehr in ihrer Eigenschaft als Ausgangspunkt sogenannter Herdinfektionen klinisches Interesse. Sie kann sich aus der rezidivierenden akuten Tonsillitis, aber auch ohne vorausgegangene Mandelerkrankung, entwickeln. Rötung der Mandeln und der Gaumenbögen, Verwachsungen mit der Umgebung (die Tonsille ist nur wenig oder gar nicht aus ihrem Bett herausluxierbar) und Exprimat in Form von Pfropfbrei oder dünnflüssigem Eiter sind die wichtigsten Merkmale.

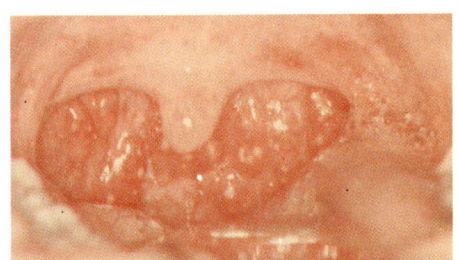

585

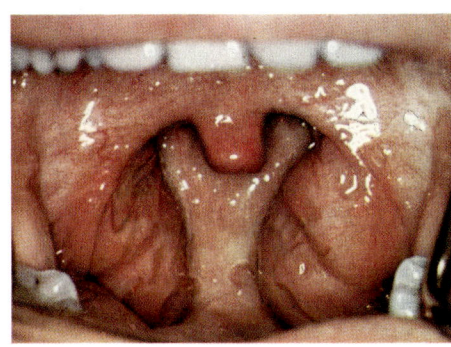

586

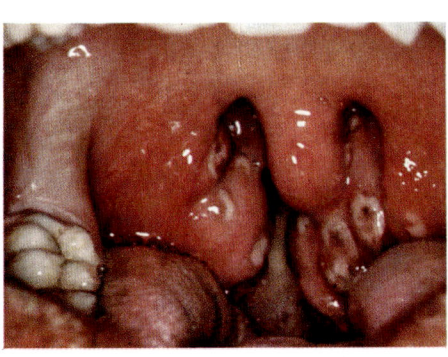

587

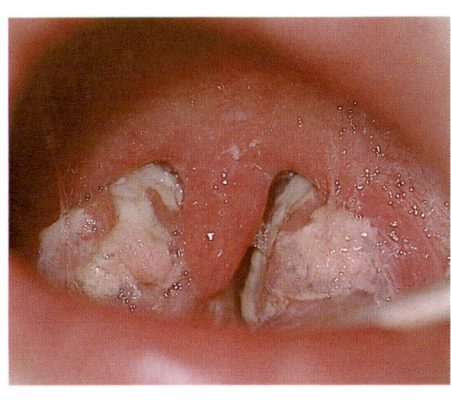

588

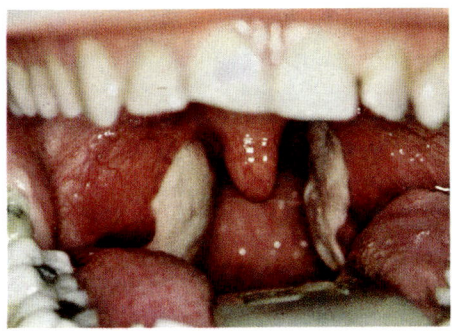

589

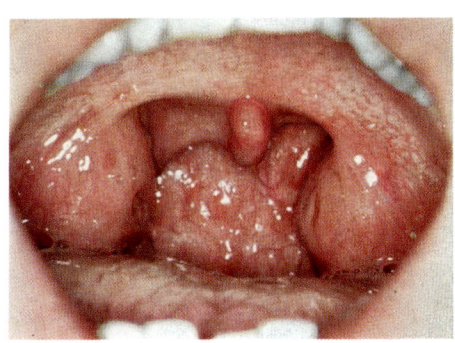

590

Veränderungen des Rachens und der Tonsillen

Bei der **Angina agranulocytotica (Abb. 591)** stellt die Mandelveränderung nur eine Lokalisation der Allgemeinerkrankung dar. Multiple, oberflächliche, ein- oder doppelseitige, im weiteren Verlauf zusammenfließende und tiefgreifende, nekrotisierende Ulzera des auffällig blassen Gaumenmandelgewebes sind charakteristisch. Die Diagnose ergibt sich meist eindeutig aus dem Blutbild (hochgradige Verminderung der Gesamtleukozytenzahl und nahezu völliges Verschwinden der Granulozyten).

Ulzerative Veränderungen der Tonsillenoberfläche (**Abb. 592**) vorwiegend einseitig, u. U. mit geringer Mandelvergrößerung der betroffenen Seite, finden sich regelmäßig auch bei **Angina Plaut-Vincenti. Differentialdiagnostisch** sind spezifische Entzündungen (Tbc, Lues I und III) auszuschließen. Die Diagnose läßt sich mit Hilfe bakteriologischer und serologischer Untersuchungen sichern.

Sog. **Atheromzysten (Abb. 593)** der Gaumenmandeln entstehen durch einen dünnwandigen Verschluß einer oder mehrerer Kryptenöffnungen. Sie sind vorwiegend im mittleren und höheren Lebensalter und nur ausnahmsweise einmal bei Kindern anzutreffen. Die **differentialdiagnostische** Abgrenzung gegenüber einem intratonsillären Abszeß oder einer Neubildung bereitet keine Schwierigkeit. Ein echter Krankheitswert (z. B. Fokus) kommt ihnen nicht zu.

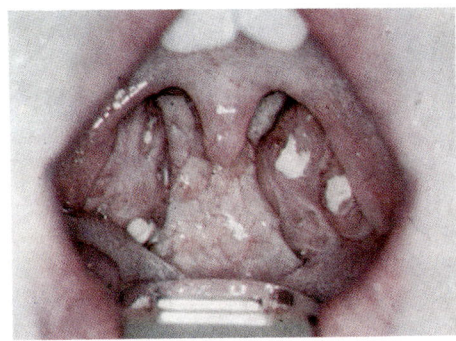

591

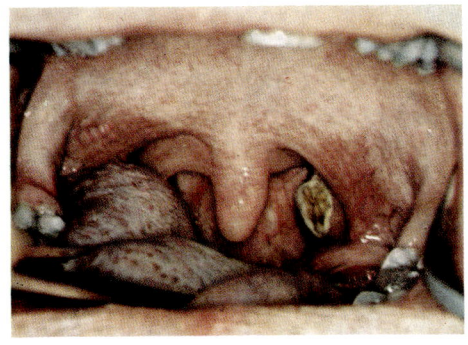

592

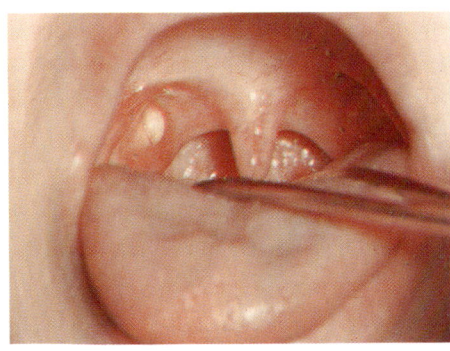

593

Veränderungen des Rachens und der Tonsillen

Abb. 594 zeigt die **doppelseitige Hyperplasie** der Gaumenmandeln als konstitutionelle Anomalie, die wohl einen geeigneten Boden für die Entwicklung chronischer Entzündungszustände bildet, aber nie irgendwelche entzündlichen Erscheinungen zu machen braucht. Sie ist vorzugsweise im **Kindesalter** zu beobachten und nur behandlungsbedürftig, wenn eine Atembehinderung (pharyngealer Stridor), mechanische Schluckstörung oder eine Sprachveränderung (kloßige oder verwaschene Sprache) vorliegt. Jenseits des Kindesalters muß **differentialdiagnostisch** eine Systemerkrankung (z.B. lymphatische Leukämie, Lymphosarkom = Non-Hodgkin-Lymphom) berücksichtigt werden.

Einseitige Hyperplasien der Tonsillen (**Abb. 595**) können gelegentlich als Folge wiederholter Entzündungszustände oder operativer Eingriffe im Kindesalter (Tonsillotomie) beobachtet werden. Gegenüber einer einseitigen entzündlichen Tonsillenvergrößerung, die stets eine deutliche Rötung und Schmerzhaftigkeit aufweist, hebt sich die einfache hyperplastische Mandel hinsichtlich ihrer Farbe nicht von der benachbarten Schleimhaut ab. **Differentialdiagnostisch** muß ein Tonsillentumor ausgeschlossen werden.

Den auf **Abb. 596** wiedergegebenen Veränderungen lag ein **Brill-Symmers-Syndrom** (malignes Non-Hodgkin-Lymphom) zugrunde: ein- oder doppelseitige Vergrößerung der Tonsille, auffällige oberflächliche Gefäßzeichnung, kein Farbunterschied gegenüber der benachbarten Schleimhaut. Die Diagnose wurde aufgrund des histologischen Befundes (großfolliküläres Lymphoblastom) gestellt. **Differentialdiagnose:** Alle Non-Hodgkin-Lymphome, chronische lymphatische Leukämie. Bei **Non-Hodgkin-Lymphomen** finden sich allerdings oft zusätzlich weitere Infiltrate im Mundbereich, wie das auf **Abb. 597** abgebildete brettharte **Infiltrat** im Bereich der **Mundbodenschleimhaut**.

Das **Tonsillenkarzinom** bleibt nur im Anfangsstadium auf den Bereich der Gaumenmandel beschränkt. Beim Auftreten subjektiver Beschwerden (Schluck- und Sprachbehinderung, Foetor ex ore, keine Schmerzen!) bestehen in der Regel bereits eine feste Verwachsung mit den Gaumenbögen infolge des infiltrativen Vordringens in die Umgebung, ein ulzerativer Zerfall des Tumorgewebes und meist schon eine Metastasierung in die Halslymphknoten (**Abb. 598, Epipharynx-Tumor**).

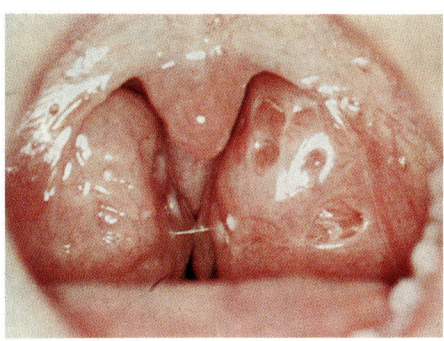

594

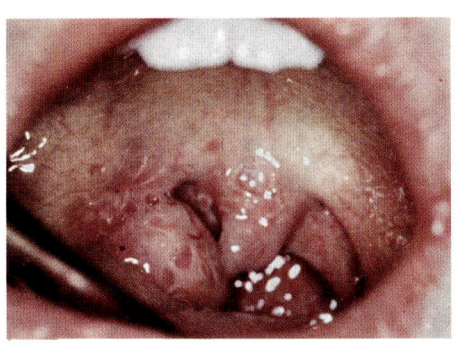

595

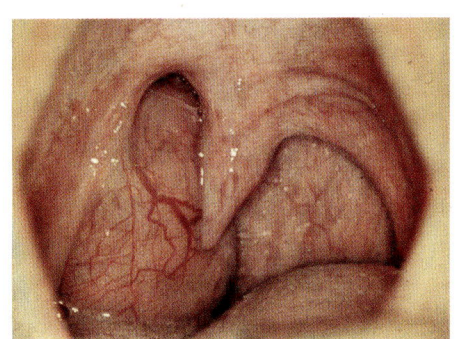

596

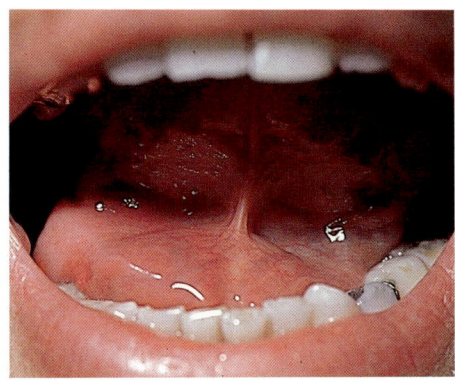

597

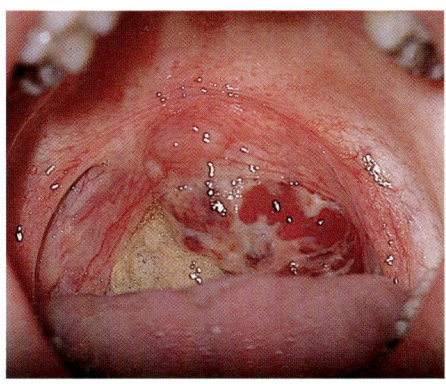

598

Veränderungen des Rachens und der Tonsillen

Die **Abb. 599** zeigt eine **einseitige durchgehende Lippen-Kiefer-Gaumenspalte**. Diese **seitlich** zwischen dem Zwischenkiefer und dem Alveolarfortsatz gelegene und **zum Nasenloch hinziehende Gesichtsspalte** stellt eine typische »**Hasenscharte**« dar, die mit und ohne Kiefer-Gaumenspalte vorwiegend rezessiv vererbt, aber auch durch exogene Schäden hervorgerufen werden soll. Sie ist neben der sog. angeborenen Hüftverrenkung die häufigste Mißbildung überhaupt. Demgegenüber wird die auf **Abb. 601** wiedergegebene **isolierte Gaumenspalte** dominant vererbt.

Auf etwa 1000 Geburten kann man mit einer Lippen-Kiefer-Gaumenspalte rechnen. In etwa 10% der Fälle ist sie mit irgendwelchen anderen Mißbildungen vergesellschaftet. Alle Schweregrade werden beobachtet: einseitig oder doppelseitig, durchgehend oder nur die Lippe, nur den Gaumen, oder Lippe, Kiefer und Gaumen zugleich betreffend. Die häufigste Form (etwa ein Drittel aller Spalten) ist die **einseitige durchgehende Lippen-Kiefer-Gaumenspalte** (**Abb. 599**). Ein knappes Sechstel entfällt auf die **bilateralen durchgehenden Spalten** (sog. »**Wolfsrachen**« oder Cheilognatopalatoschisis, **Abb. 600**, etwa ein Sechstel auf die **isolierten Lippenspalten**. Der »Wolfsrachen« stellt den schwersten Mißbildungsgrad dieser Art überhaupt dar und zeigt mit dem **geierschnabelförmig vorspringenden Zwischenkiefer** bei **Fehlen des Nasensteges und des Vestibulum oris** zwischen Prämaxilla und Philtrum ein charakteristisches Aussehen.

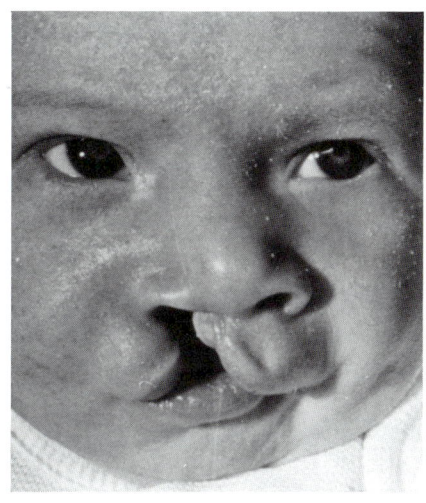

599

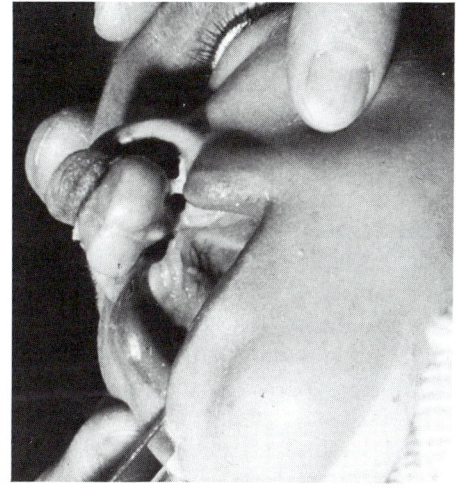

600

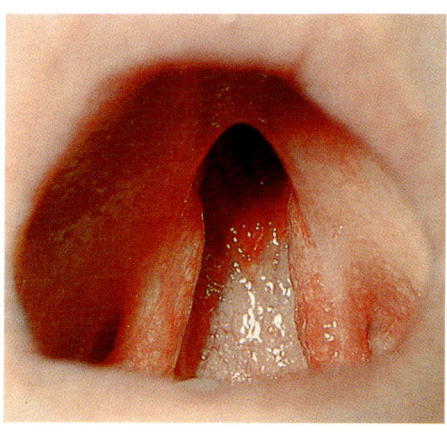

601

Augenveränderungen

Schwellungen und Tumoren im Bereich der Lider und Umgebung können diffus oder umschrieben, entzündlich oder nicht entzündlich, einseitig oder doppelseitig sein.

Diffuse, nichtentzündlich gerötete, beidseitige Schwellungen kommen besonders bei Allgemeinerkrankungen vor (Neurofibromatose, Melkersson-Rosenthal-Syndrom, Quincke-Ödem, Nephritis).

Diffuse, entzündliche Lidschwellung ist bei **allergischer Dermatitis** zu beobachten infolge von Überempfindlichkeit lokal angewandter Medikamente (Atropin, Oberflächenanästhetika) oder auch nach systemischer Gabe (**Abb. 602**). Mit meist massiven Lidschwellungen, zunächst noch mit geringer Bläschenbildung, geht auch der **Zoster ophthalmicus** einher (**Abb. 603**).

Zu umschriebenen Lidschwellungen besonders in der temporalen Hälfte des Oberlides führen **Entzündungen der Tränendrüse** (Dakryoadenitis); sie sind durch einen §-förmigen Verlauf des Oberlidrandes charakterisiert (**Abb. 604**). Die **Dacryoadenitis acuta** ist **einseitig** und wird meist durch Staphylokokken hervorgerufen. Sie tritt fast nur **bei Kindern** auf. Unter Abszedierung in den Bindehautsack pflegt sie nach 2 bis 3 Wochen abzuheilen. Die **chronische Dakryoadenitis** ist dagegen oftmals **keine** nur **auf das Auge beschränkte Erkrankung**. **Ätiologisch** kommen weniger von der Bindehaut aufsteigende Entzündungen in Betracht, als vielmehr Allgemeininfektionen (Tuberkulose, Lues) und nicht selten auch Non-Hodgkin-Lymphome.

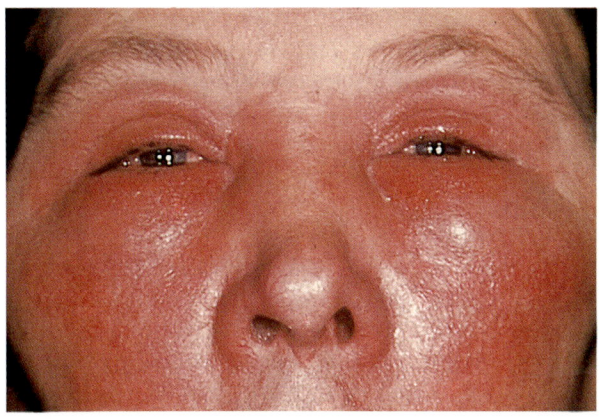

602

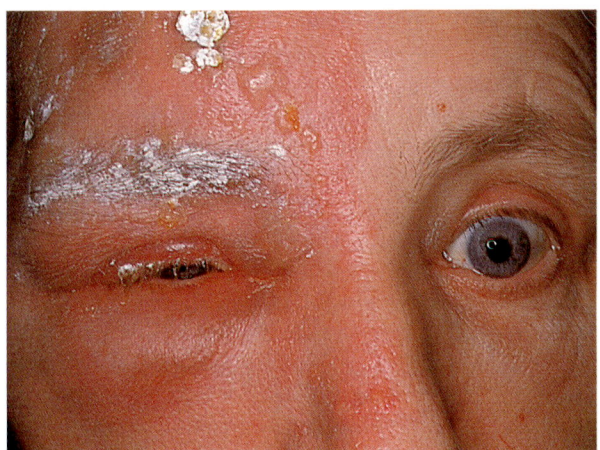

603

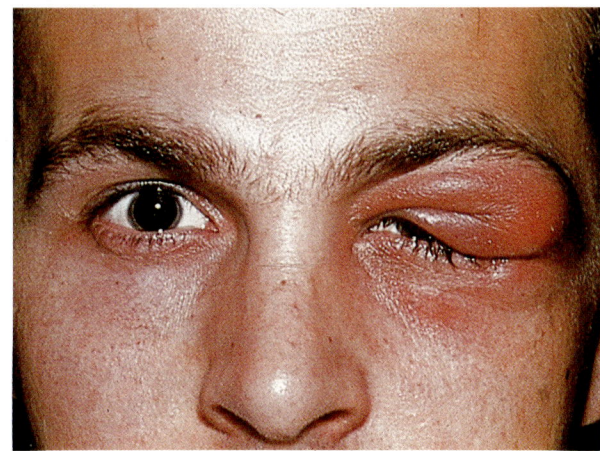

604

Augenveränderungen

Gleichzeitige, meist nicht sehr ausgeprägte **Schwellungen beider Tränendrüsen,** der **Parotiden, Sublingual- und Submaxillardrüsen** bilden das **Mikuliczsche Syndrom (Abb. 605).** Es kann bei sehr verschiedenen Krankheiten auftreten: Non-Hodgkin-Lymphomen, Boeckscher Sarkoidose, Lues, Mumps.

Entzündungen des Tränensackes (Dakryozystitis) sind durch **Schwellung in der Tränensackgegend** (unterhalb des Ligamentum palpebrae mediale) **charakterisiert (Abb. 606)** und **differentialdiagnostisch** gegen **Chalazien (Abb. 609),** Dermoide und Mukozelen abzugrenzen. Unter oft starken Schmerzen bilden sich meist plötzlich Schwellung und Rötung in der Tränensackgegend, die **phlegmonös** Lider und Wange einbeziehen können. In einer Reihe von Fällen kommt es zur Ausbildung von **Abszessen,** die nur selten in die Nase oder Siebbeinzellen, sondern **meistens nach außen fistulieren.**

Das **Hordeolum (Abb. 607)** ist eine **akut-eitrige Entzündung der Zeissschen Talgdrüsen.** Sie ist sehr schmerzhaft und kann mit einem massiven Lidödem und Schwellung der präaurikulären Lymphknoten einhergehen. Die Erreger sind in der Regel Staphylokokken. Sind **mehrere Drüsen** gleichzeitig **betroffen,** spricht man von einer **Hordeolosis (Abb. 608).**

Beim **Chalazion (Abb. 609)** handelt es sich um eine meist **schmerzlose Entzündung der Meibomschen Drüsen** durch Sekretstauung. Vom klinischen Bild her ist eine Verwechslung mit einem Adenokarzinom möglich. In den meisten Fällen besteht eine äußerlich reizfreie, umschriebene Lidschwellung, seltener findet sich ein entzündliches Bild.

Unter den **Lidtumoren** finden sich Dermoidzysten (prallelastisch, meist am temporalen oberen Orbitalrand bei Kleinkindern), Atherome (weich, reizfrei, meist in der Augenbrauengegend), Hämangiome (Sturge-Weber-Syndrom, vgl. auch S. 126), Xanthelasmen (**Abb. 731,** S. 405) und häufig, besonders bei älteren Patienten, **Basaliome (Abb. 610).**

Basaliome sind langsam wachsende Tumoren, die nicht metastasieren, aber zerstörend in die Tiefe wachsen können. Charakteristisch ist ein **wallartig aufgeworfener Rand mit Teleangiektasien,** daher besteht Blutungsneigung. Das **Zentrum** ist oft **eingesunken.**

Seltener sind spinozelluläre Karzinome mit infiltrativ-destruierendem Wachstum und lymphogener Metastasierung, die vom Basaliom mit Sicherheit nur durch histologische Untersuchung unterschieden werden können. Selten sind die ebenfalls metastasierenden Adenokarzinome.

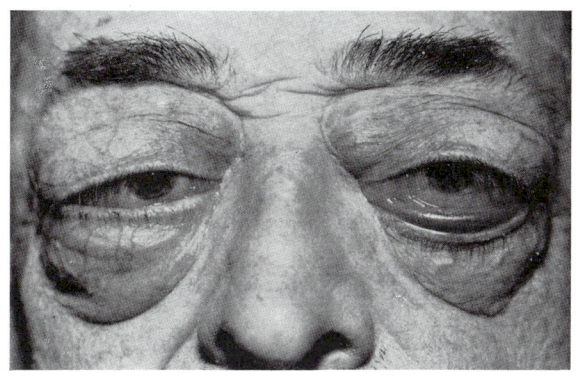

605

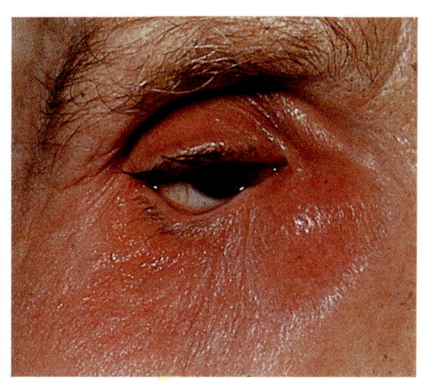

606

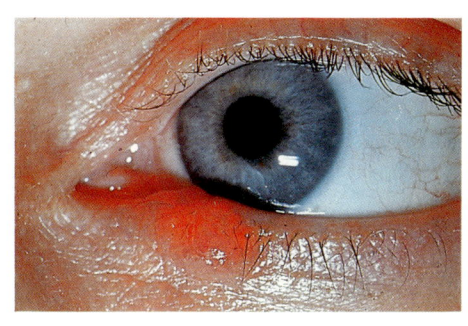

607

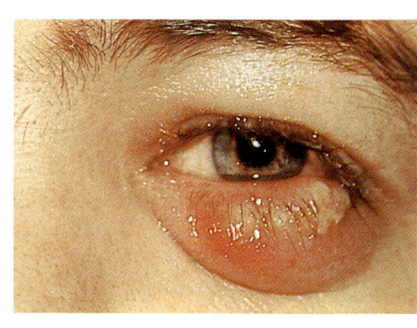

608

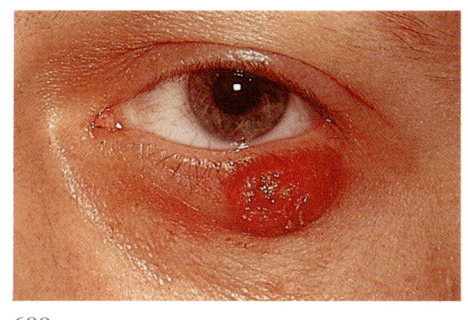

609

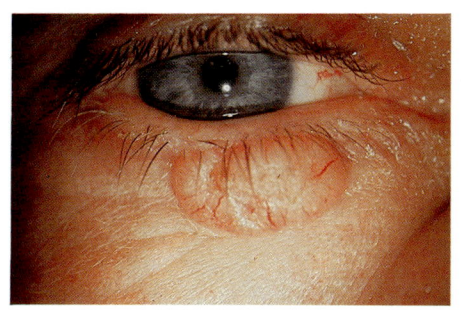

610

Augenveränderungen

Wichtigste Differenzierung bei **Rötungen des Augapfels** ist die Unterscheidung zwischen den verschiedenen Injektionszuständen.

Bei der **konjunktivalen Injektion** ist die **Rötung in den Übergangsfalten** besonders ausgeprägt; im Bereich der Conjunctiva bulbi sind die einzelnen **Gefäße sehr kräftig gezeichnet (Abb. 611).** Ursache sind Entzündungen der Bindehaut oder der oberflächlichen Hornhautschichten durch exogene Faktoren (Bakterien, Viren, Fremdkörper, Strahlen, Verätzungen etc.). Auch **allergisch-hyperergische Geschehen** können eine Bindehautentzündung hervorrufen. Diese Formen gehen oft mit einer **Schwellung (Chemosis)** einher (**Abb. 612**). Schließlich können Bindehautentzündungen Teilsymptom einer Allgemeinerkrankung sein [Masern, Windpocken, Stevens-Johnson-Syndrom (vgl. **Abb. 135,** S. 81), Reiter-Syndrom].

Ist die **Rötung diffus bläulich-rot, ohne sichtbare Gefäße,** und **um den Hornhautrand** besonders ausgeprägt, dann handelt es sich um eine **ziliare Injektion (Abb. 613).** Sie ist Zeichen von Erkrankungen der tieferen Gewebsschichten (Keratitis; Skleritis; Iridozyklitis). Auch beim Glaukomanfall im Anfangsstadium ist eine ziliare Injektion zu beobachten.

Jede länger bestehende Erkrankung mit ziliarer Injektion greift auch auf die Bindehaut über und führt dann zum Bild einer **gemischten Injektion. Abb. 614** zeigt einen solchen Reizzustand bei Herpes-simplex-Keratitis **(Keratitis dendritica)**; die Hornhauteffloreszenzen sind durch Fluorescein sichtbar gemacht. Auch **Abb. 615** zeigt eine **gemischte Injektion bei Skleritis mit Buckelbildung.** Entzündungen der Sklera, die nicht so häufig wie die der Uvea vorkommen, sind durch sehr starke, livide Rötung charakterisiert.

Bei **homogener, lackroter Verfärbung** handelt es sich um eine **subkonjunktivale Blutung (Hyposphagma).** Sie kann durch Traumen, Blutdruckerhöhung im Kopfbereich (Husten, Niesen, Pressen, Erbrechen) oder bei arterieller Hypertonie, Gefäßsklerose oder hämorrhagischer Diathese entstehen (**Abb. 616**).

Blutungen in die Augenvorderkammer werden als **Hyphäma** bezeichnet. Ein **Hyphäma** kann als Traumafolge, als Folge einer hämorrhagischen Iritis oder eines Zoster ophthalmicus auftreten und bei Rubeosis iridis beobachtet werden. Als schwere Komplikation kann sich ein Sekundärglaukom einstellen. Aus unbekannter Ursache gerinnt das Blut im Kammerwasser nicht, daher setzt sich ein Hyphäma je nach Körperhaltung des Patienten mit **Spiegelbildung** ab (**Abb. 617**).

Verfärbungen der bei Jugendlichen bläulich-weißen, bei Erwachsenen porzellanweißen **Episklera und Sklera** sind nicht häufig. Die häufigste Pigmentanomalie ist die **Melanosis bulbi**, eine harmlose, stationäre oder auch fortschreitende, schiefergraue oder auch braun bis schwarze Verfärbung durch meist landkartenähnlich angeordnete Chromatophoren (**Abb. 618**). Als Entstehungsursachen kommen im wesentlichen Erbfaktoren in Betracht. Gelbfärbung (vgl. **Abb. 56–58,** S. 37) ist das Zeichen eines Ikterus.

Bronzefarben ist die Sklera bei M. Addison. Grau-braune Flecken können Ablagerungen von Homogentisinsäure sein, häufig ein Frühsymptom bei Alkaptonurie (Ochronose). Blaue Skleren gehören zur Osteogenesis imperfecta (vgl. **Abb. 647,** S. 355).

Rötungen und Verfärbungen des
Augapfels: Conjunctivitis acuta, allergica,
Chemosis, Iridozyklitis, Keratitis
dendritica, Hyposphagma, Hyphäma,
Melanosis bulbi

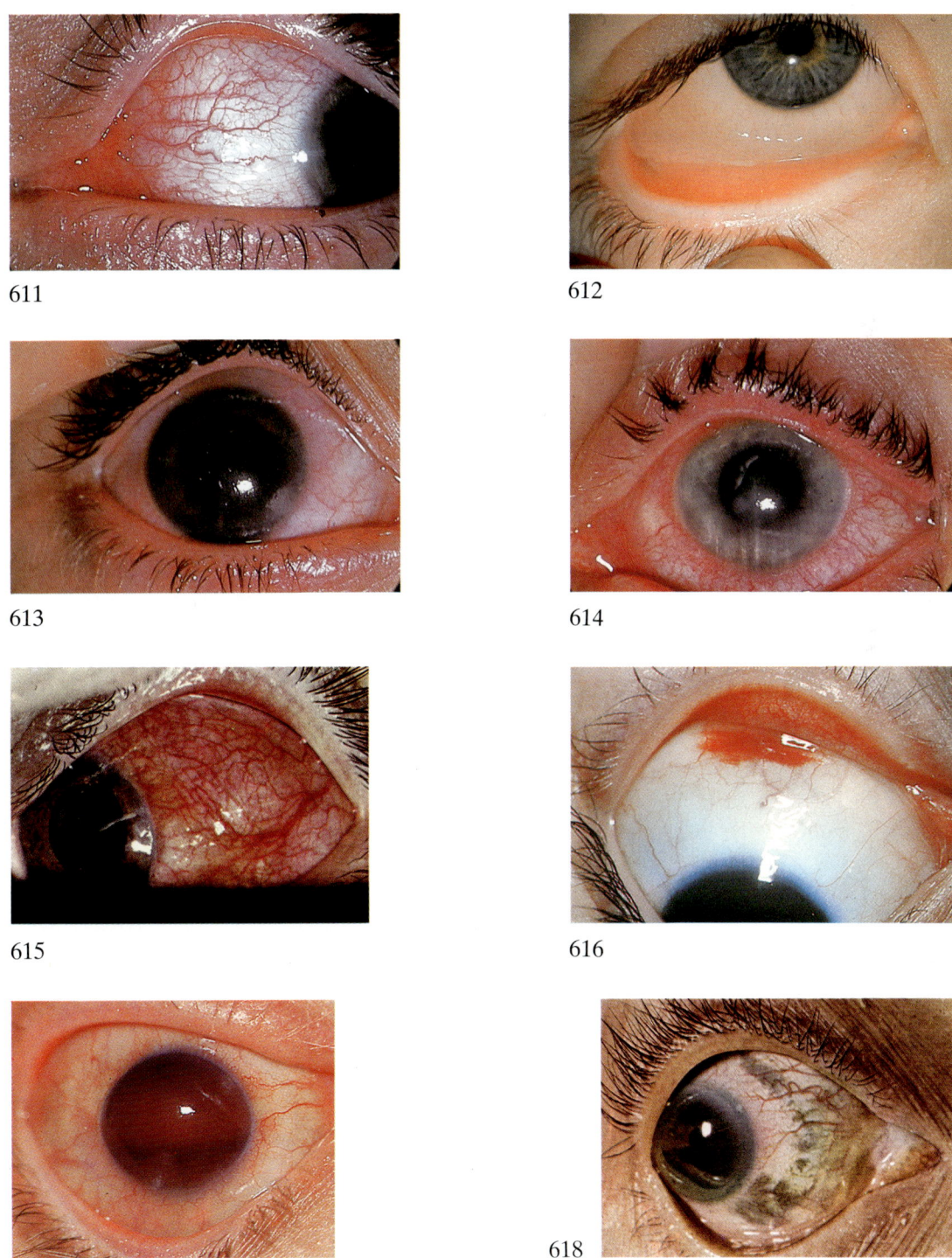

611

612

613

614

615

616

617

618

341

Augenveränderungen

Beim **Pterygium** oder Flügelfell (**Abb. 619**) handelt es sich um **gefäßführendes, proliferatives Bindegewebe**, das im Lidspaltenbereich vom Limbus aus keilförmig in Richtung auf das Hornhautzentrum wächst. Ursache sind äußere Reize (heißes Klima, trockene, staubige Umgebung).

Als **Pinguekula** (**Abb. 620**) wird eine andere häufige, primäre Degeneration bezeichnet. Es ist ein **gelblicher, leicht prominenter Fleck im Bereich der Lidspalte**, der im Gegensatz zum malignen Epitheliom eine **glatte Oberfläche** besitzt. Es handelt sich um eine hypoplastisch hyaline Umwandlung des Bindegewebes. Ursachen sind exogene Reizfaktoren (Wind, Staub, Licht) und hohes Lebensalter.

Unter den **Geschwülsten der Bindehaut** sind am häufigsten Papillome, meist gutartige, den Hautpapillen ähnliche Geschwülste aus der Gruppe der Epitheliome. **Unregelmäßige Gewebsproliferationen im Lidspaltenbereich** mit **rauher Oberfläche** und einem **hyperämischen Hof** sind stets verdächtig auf ein **malignes Epitheliom, meist Plattenepithelkarzinom**. **Abb. 621** zeigt ein solches Karzinom in einem fortgeschrittenen Stadium mit starkem Reizzustand des ganzen Augapfels und entzündlicher Infiltration der Hornhaut.

Dermoide (**Abb. 622**) sind angeborene, meist im Lidspaltenbereich nahe der Korneoskleralgrenze liegende derbe, **rötlich-gelbe Geschwülste mit glatter Oberfläche ohne hyperämischen Saum**.

Der **Naevus pigmentosus** (Nävus-Zellnävus, **Abb. 623**) zeigt keine Entzündungszeichen, ist nicht immer prominent und meist im Lidspaltenbereich lokalisiert. Er ist mehr oder minder **dunkelbraun** und **von feinsten Zysten durchsetzt**.

Das **maligne Melanom** (**Abb. 624**) tritt meist bei Patienten über 45 Jahre auf. Es läßt sich klinisch nicht immer zweifelsfrei gegen einen Nävus abgrenzen, aus dem es sich entwickeln kann. Das **maligne Melanom** ist stets mehr oder minder **prominent**, meist **schwarz-braun** und oft **von einer hyperämischen Zone umgeben**. Übergreifen auf die Hornhaut oder Abklatschmetastasen an der Lidrückseite können vorkommen.

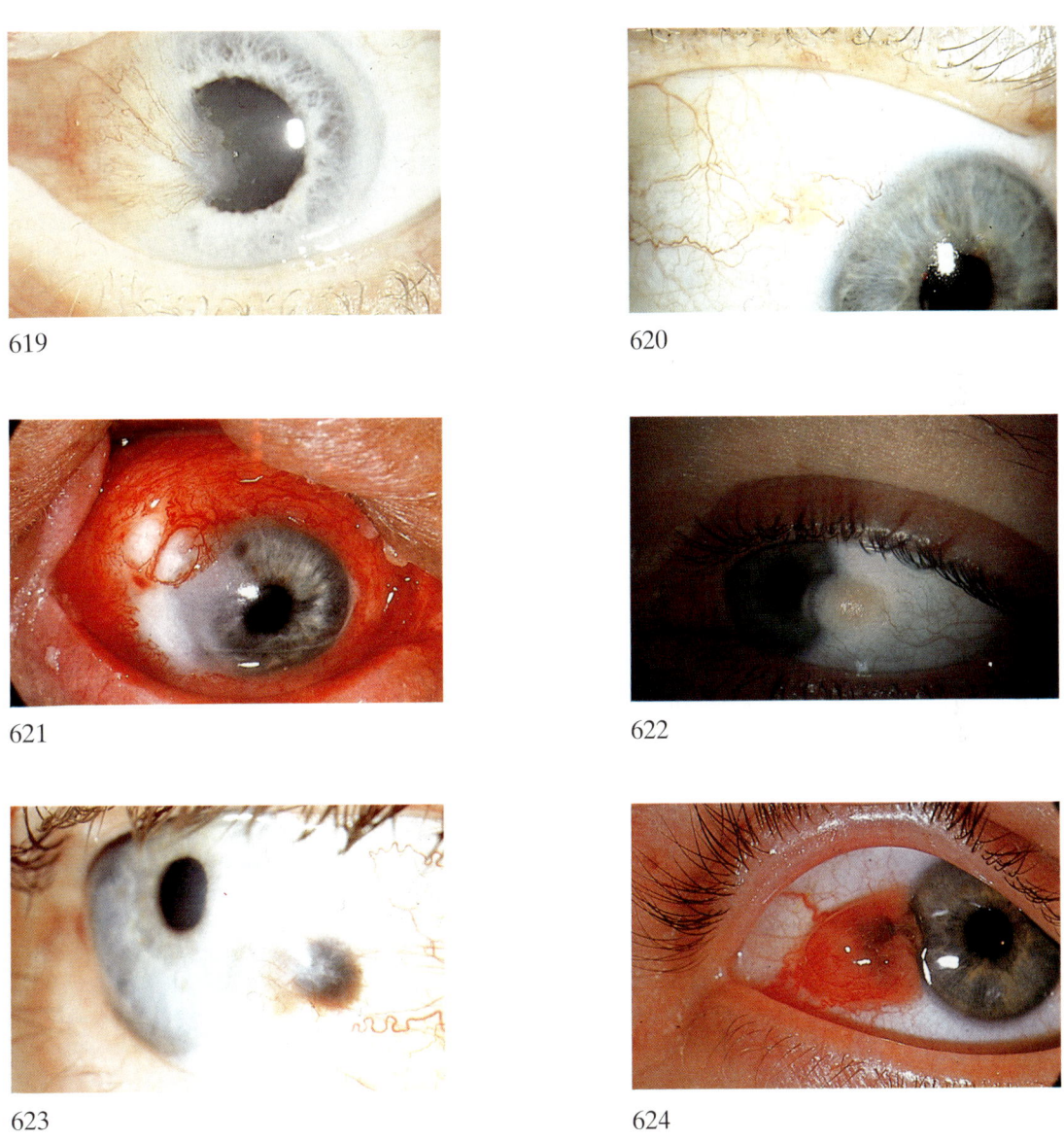

619

620

621

622

623

624

343

Augenveränderungen

Bei **Hornhauttrübungen** kann es sich um Einlagerungen, Ödeme oder Narben handeln.

Beim **Arcus senilis (Abb. 625)** liegen meist intrazelluläre Einlagerungen von Neutralfetten, Phospholipoiden und Steroiden vor. Sie sind nahe **am Limbus corneae** lokalisiert und von diesem durch eine schmale klare Zone getrennt. Treffender ist daher die Bezeichnung **Arcus lipoides**. Im Senium ist er meist nur Ausdruck einer schlechten Stoffwechselsituation in der Kornea durch degenerative Veränderungen im Randschlingennetz. Bei jüngeren Menschen können dagegen gleichzeitig lipoidchemische Veränderungen im Serum vorliegen, oft eine Hyperlipoproteinämie vom Typ II. Der Arcus lipoides ist in diesen Fällen also Zeichen einer allgemeinen Stoffwechselstörung (vgl. S. 406).

Abb. 626 zeigt einen **unvollständigen Arcus lipoides** bei einem 16jährigen Patienten mit schwerem **Diabetes mellitus**.

Eine **braunschwarze**, unmittelbar am Limbus corneae beginnende, allmählich zum Zentrum verlaufende, bis 2 mm breite **Pigmentansammlung**, der **Kayser-Fleischersche Ring (Abb. 627)**, hat große diagnostische Bedeutung. Es handelt sich um Einlagerungen organischer Kupferverbindungen, die bei der **Wilsonschen Krankheit** schon dann beobachtet werden können, wenn die übrigen Symptome der Erkrankung noch nicht ausgeprägt sind.

Hornhauttrübungen durch Ödeme sind unter Umständen nur zart, lassen meist noch die Iris erkennen und sind unscharf begrenzt, wenn sie nicht die ganze Hornhaut betreffen. Ursache kann eine senile Endo-Epitheldegeneration sein; das Auge zeigt dann keine entzündliche Rötung. Bei entzündlichen Infiltrationen (Keratitis) besteht immer eine gemischte Injektion. Auch der (meist einseitige) **Glaukomanfall** geht mit einer ödematösen Hornhauttrübung und einem gemischten Reizzustand einher, d. h. einer Hyperämie des oberflächlichen konjunktivalen und des tieferen ziliaren Gefäßnetzes. Die **Hornhaut** ist nicht spiegelglatt, sondern **durch** das **Epithelödem hauchig getrübt**. Die **Pupille** ist meist über **mittelweit (Abb. 628)**. Der **Augapfel** ist palpatorisch **hart**. Die Sehschärfe ist herabgesetzt, es besteht Nebelsehen. Um Lichtquellen werden Regenbogenfarben wahrgenommen. Neuralgiforme Schmerzen oder extrem heftige Schmerzen durch Reizung der Ziliarnerven mit Übelkeit und Erbrechen gehören zum Krankheitsbild.

Keratitiden zeigen ein unterschiedliches klinisches Bild in Abhängigkeit von der auslösenden Ursache. Es können exogene Faktoren sein (Bakterien, Viren, Pilze), trophische Störungen oder eine immunspezifische Genese mit diffuser, entzündlicher Infiltration. Ein besonders schweres Krankheitsbild ist das **Ulcus serpens** (Hypopyonkeratitis) **(Abb. 629)**. Meist finden sich im **Lidspaltenbereich ein kräftiges graues Infiltrat** und eine **Eiteransammlung (Hypopyon) am Boden der Vorderkammer**.

Hornhautnarben sind stets scharf begrenzt und zeigen eine mehr oder minder dichte Struktur; immer ist der Augapfel reizfrei. **Abb. 630** zeigt eine **Hornhautnarbe** mit **Gefäßeinsprossung**, **Abb. 631** eine **Hornhautnarbe** mit **sekundärer Lipid- und Kalkablagerung**.

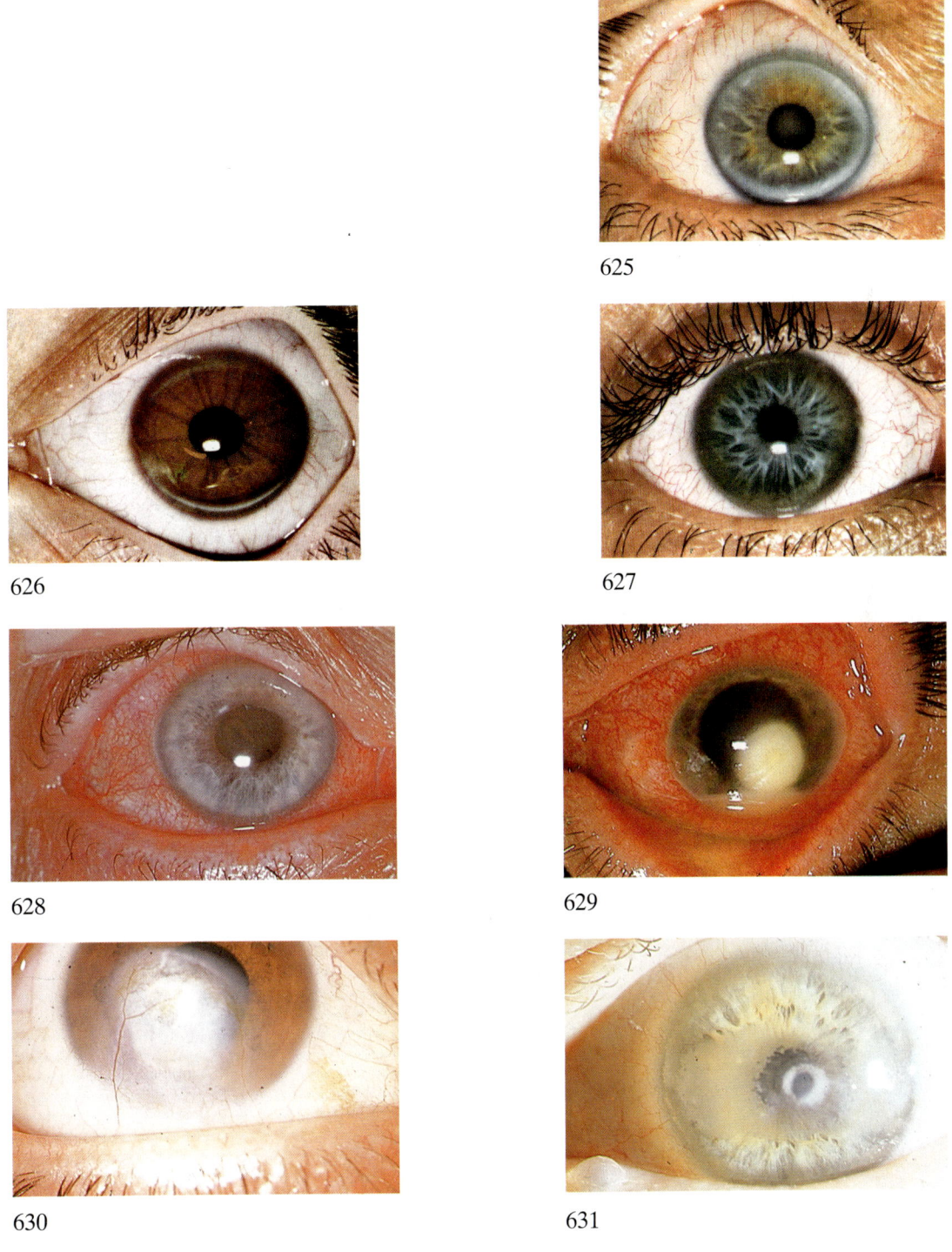

625

626

627

628

629

630

631

Augenveränderungen

Die **Pupille** erscheint normalerweise schwarz. Durch optische Hindernisse oder pathologische Lichtreflexion kann sich auch eine **Färbung im Pupillenbereich** darstellen. Grau-weiß oder gelblich-grün kann die Pupille aufleuchten bei Veränderungen im Glaskörper oder an der Netzhaut (retrolentale Fibroplasie, Glaskörperabszeß, Netzhautablösung, Gliom).

Bekannt ist die graue Pupille, bedingt durch Linsentrübungen (»grauer Star«, **Katarakt; Abb. 632**). Durch traumatische Linsenkapseleröffnung kommt es zum Eindringen von Kammerwasser zwischen die Linsenfasern und damit zum Katarakt. Grauer Star tritt aber auch ohne Kapselriß im Anschluß an Prellungen sofort oder nach Jahren auf. Die nichttraumatische frühzeitige **Starbildung (Abb. 632)** kann ein Hinweis auf Diabetes mellitus sein. Sie kann aber auch als Ausdruck trophischer Störung ein wichtiges, **differentialdiagnostisch** verwertbares Symptom für die Tetanie, insbesondere die parathyreoprive Form, sein, bei der darüber hinaus auch Veränderungen anderer ektodermaler Gebilde (s. S. 324) beobachtet werden. Kataraktbildung findet sich u. a. außerdem bei Röteln-Embryopathie, Galaktosurie, Tryptophanmangel, Myotonia dystrophica, Ullrich-Turner-Syndrom, Mongolismus (Down-Syndrom) und bei Gletscherbrand.

Die **Abb. 633** zeigt als blickdiagnostisch auffällige Veränderungen der Pupillenform typische **nach nasal-unten gerichtete (totale) Iris-Kolobome**, die wie alle nachfolgend genannten Spaltmißbildungen des Auges auf einer familiär-hereditären Labilität in der Anlage der Papilla n. optici primitiva beruhen. Spaltmißbildungen des Auges, die durch eine Störung im Verschluß der nach unten gerichteten vitalen Augenspalte entstehen, werden unter dem Begriff des **Uvea-Kolobom-Syndroms** zusammengefaßt. Es handelt sich um mannigfaltige Mißbildungen wie Iris-Kolobom, Kolobom der Linse, Aderhaut-Kolobom, Kolobom der Sehnerven, verschiedenartige Brechungsfehler und Mikrophthalmus. Es bestehen dabei gleichzeitig meist noch eine Oligophrenie, aber auch zusätzliche Mißbildungen wie Gesichtsspalten, ausgedehnte Nävusbildung, angeborene Herzmißbildungen und Mikrozephalie. Partielle (dreiecksförmige) oder totale besonders nach oben gerichtete Kolobome sind operative Regenbogenhautausschnitte (periphere oder totale Iridektomie) als Zustand nach akutem Glaukomanfall oder Kataraktoperation. Bei Augapfelprellungen kann es zu Irisabrissen kommen (**posttraumatische Iridodialyse**), die einem Kolobom ähnlich sehen (**Abb. 634**, Abriß der Iriswurzel mit Bildung einer zweiten peripheren Pupille bei 1 Uhr).

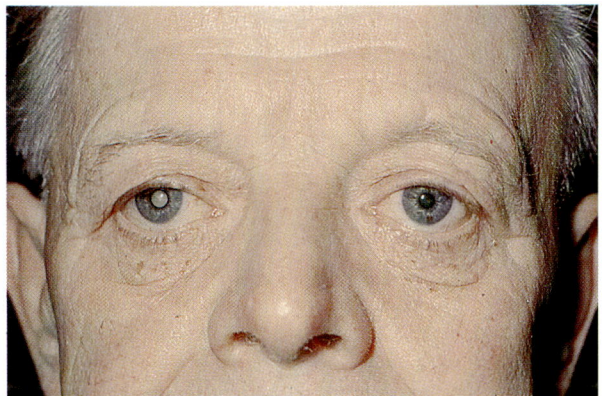

632

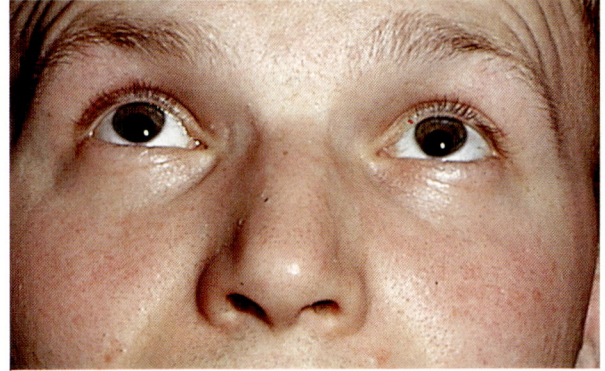

633

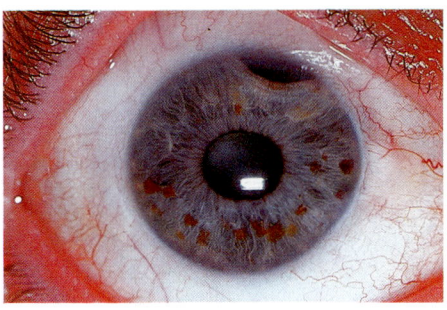

634

Augenveränderungen

Die **unterschiedliche Pupillenweite** beider Augen **(Anisokorie)** kann entweder paretisch (Mydriasis durch Sphinkterlähmung bzw. Miosis durch Lähmung des Musculus dilatator pupillae) oder spastisch (Miosis durch Sphinkterreizung bzw. Mydriasis durch Dilatatorreizung) bedingt sein.

Die **Mydriasis paralytica** wird durch eine Lähmung des N. oculomotorius hervorgerufen. Besteht sie **an beiden Augen**, so ist sie meistens Ausdruck einer Intoxikation (Botulismus, CO-Vergiftung). Die **Mydriasis spastica** ist durch eine Reizung des N. sympathicus bedingt. Sie kann bei Lungen-, Pleura- und Abdominalerkrankungen auftreten. Bei Schädeltraumen kann einseitige Mydriasis Hinweis auf ein gleichseitiges **subdurales Hämatom** sein.

Eine **Anisokorie,** bei der die **weitere Pupille lichtstarr** ist und bei Konvergenzstellung nur tonisch reagiert (verlangsamte Verengung und stark verzögerte Wiedererweiterung), bildet zusammen mit dem Fehlen des Patellar- und Achillessehnenreflexes das **Adie-Syndrom (Abb. 635).**

Die **Miosis paralytica** ist Ausdruck einer Lähmung des N. sympathicus. Als Ursachen kommen Läsionen des Grenzstranges im Halsgebiet (z. B. Struma, Aneurysmen, Tumoren), medulläre (Encephalomyelitis disseminata) und zerebrale Affektionen (Tumoren) in Betracht. Außer der Lähmung des Musculus dilatator pupillae sind oft auch der glatte Lidheber (Müllerscher Muskel) und der M. orbitalis betroffen, so daß in diesen Fällen der Hornersche Symptomenkomplex (Miosis, Ptosis, Enophthalmus, vgl. **Abb. 452**, S. 263) resultiert. Dabei bestehen in der Regel im Bereich der gleichseitigen Gesichtshälfte außerdem vasomotorische Störungen und verminderte Schweißsekretion.

Die **Miosis spastica** findet sich bei zerebralen Reizzuständen des Parasympathikus (Encephalitis lethargica, Meningitis).

Miosis mit **ungleichmäßiger Rundung der Pupille** und **aufgehobener direkter** und **indirekter Lichtreaktion** (Argyll-Robertsonsches Phänomen) ist pathognomonisch für **Metalues (Abb. 636).**

Kleeblattförmige Pupillen sind durch Verwachsungen der Iris mit der Linsenvorderfläche bedingt. Dies sind **Residuen abgelaufener Iridozyklitiden (Abb. 637).**

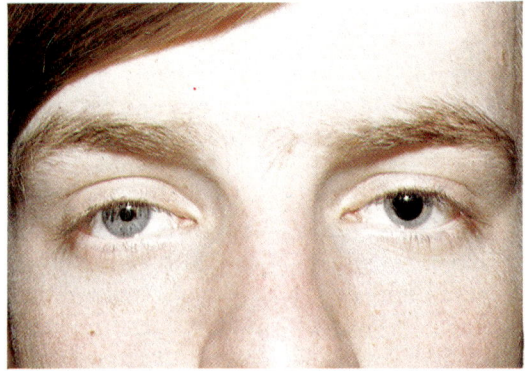

635

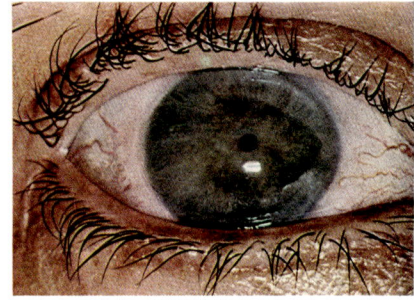

636

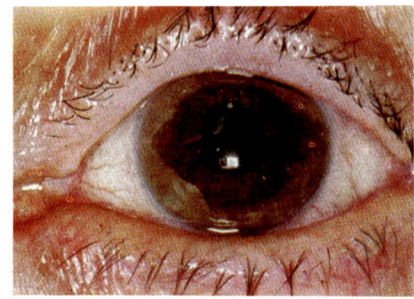

637

Augenveränderungen

Die **Uvea** wird topographisch in die 3 verschiedenen Abschnitte: **Regenbogenhaut (Iris), Ziliarkörper** und **Aderhaut** (Chorioidea) eingeteilt; funktionell besteht allerdings eine enge Verknüpfung, so daß Entzündungsprozesse nicht lokalisiert bleiben und die Nachbarabschnitte einbeziehen.

Die **Farbe der Regenbogenhaut** beruht auf Dichte und Pigmentgehalt des Gewebes, die erheblich variieren können. Die »blauen Augen« der Neugeborenen erklären sich dadurch, daß die Pigmentbildung erst gegen Ende des 2. Lebensjahres abgeschlossen ist. **Farbdifferenzen an ein und derselben Iris** sind nicht selten. Es kommen kleinflächige Pigmentbezirke vor (solitäre Nävi, zahlreiche Pigmentflecken als getigerte Iris) und sektoren- oder streifenförmige Farbdifferenzen (**Iris bicolor**, eine benigne kongenitale Anomalie, **Abb. 638**). Bei der **Heterochromie** ist die Farbe der Regenbogenhaut auf beiden Augen verschieden. Bei der Heterochromia simplex liegt oft eine Schädigung des N. sympathicus vor. Hier ist auf der betreffenden Seite das Stroma heller. Kombinationen mit dem Hornerschen Symptomenkomplex können vorkommen. Es gibt aber auch eine einfache erbliche Heterochromie und eine Heterochromie bei Status dysrhaphicus. **Abb. 639** und **640** zeigen die beiden **Augen desselben Patienten mit angeborener Heterochromie**. Eine Heterochromia complicata wird nach Regenbogenhautentzündungen beobachtet.

Entzündungen der Uvea (Iridozyklitis, Chorioiditis) und Sklera (Episkleritis, Skleritis, **Abb. 615**, S. 341) kommen nicht nur isoliert vor. Oft sind sie Symptome einer Allgemeinerkrankung. Bei Tuberkulose und besonders bei Fokalintoxikationen, Rheumatismus und Bechterewscher Krankheit werden sie beobachtet. Sie können das Hauptmerkmal der Grunderkrankung sein und noch fortbestehen, wenn die Grunderkrankung abgeklungen ist. Eine **Iritis** geht nicht immer mit starker Rötung des Auges einher. Stets besteht jedoch ein vermehrter Eiweiß- und Zellgehalt des Kammerwassers, was zur Bildung von **Beschlägen auf der Hornhautrückfläche (Abb. 641)** oder zu einem **Exsudatsaum am Pupillenrand** mit **ungleichmäßig** gerundeter Pupille **(Abb. 642)** führen kann.

Bei der **Rubeosis iridis (Abb. 643)** handelt es sich um **Hyperämie und Neubildung von Irisgefäßen**, die besonders bei Diabetes mellitus und bei Thrombosen der Netzhautvenen beobachtet werden. Da sich die Gefäßveränderungen auch im Kammerwinkel finden, kommt es in der Mehrzahl der Fälle zu einem Sekundärglaukom.

Irisknötchen können bei sehr verschiedenen Krankheiten beobachtet werden, bei tuberkulöser Iritis, bei M. Boeck, bei Lues und auch **bei Neurofibromatose v. Recklinghausen.** Bei sonst nur geringgradigen Veränderungen am äußeren Integument (Café-au-lait-Flecke, Fibrome!) können **multiple**, meist **gelbliche Irisknötchen** von **warzenähnlicher Prominenz** beobachtet werden, die die Diagnose einer Neurofibromatose sichern **(Abb. 644)**.

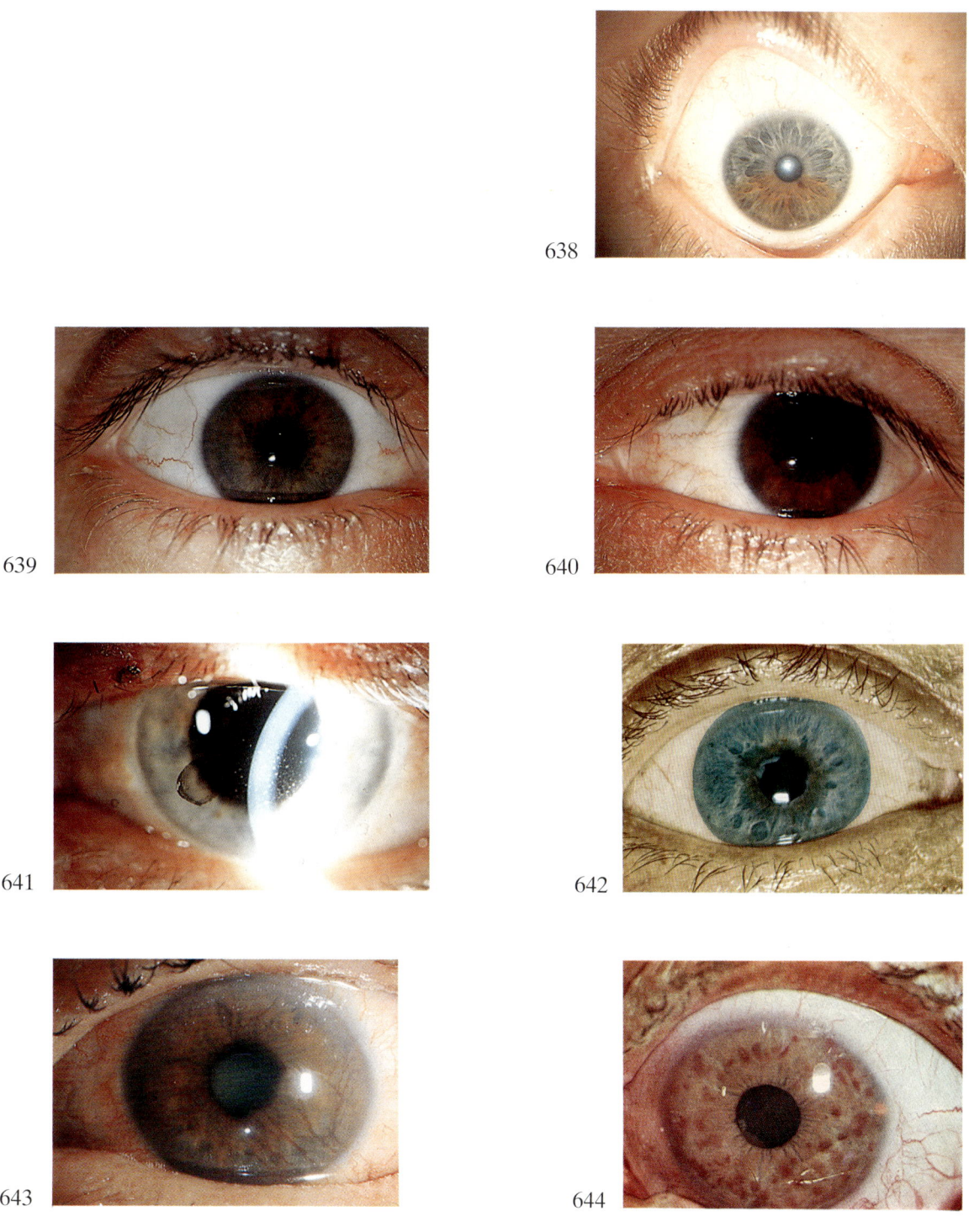

638

639

640

641

642

643

644

Augenveränderungen

Ein- oder doppelseitige **Stellungsanomalien des Augapfels** können sehr verschiedene **Ursachen** haben:

1. Dyskranien (M. Crouzon, M. v. Pfaundler-Hurler);

2. Orbitalprozesse wie Hämatome oder Tumoren (Dermoide, Mukozelen, Mischtumoren der Tränen- und Speicheldrüse (vgl. **Abb. 351**, S. 205), von der Aderhaut durchgebrochene maligne Melanome, Retinoblastome, Chlorome (vgl. **Abb. 11**, S. 11) oder Metastasen, besonders solche von Hypernephromen, Mamma- oder Uteruskarzinomen);

3. entzündliche Prozesse (Orbitalphlegmone, vgl. **Abb. 163**, S. 97);

4. endokrine Störungen (endokrine Ophthalmopathie (vgl. S. 360 f.) und

5. Traumen, auch ohne äußerlich sichtbare Verletzungen mit Einbruch des Orbitalbodens.

Auf **Abb. 645** ist eine solche sog. **Blow-out-Fraktur** zu erkennen **mit Verlagerung des linken Augapfels nach unten und in die Tiefe** der Augenhöhle.

Abb. 646 zeigt ein **Sinus-cavernosus-Syndrom**. Bei Mittelohr- und Felsenbeinprozessen, Orbitalphlegmone oder Gesichtsfurunkel kann es zu einer Thrombose des Sinus cavernosus kommen. Unter Kopfschmerzen und Benommenheit bildet sich ein charakteristisches Syndrom aus: Exophthalmus, einseitig oder doppelseitig mit Stauungshyperämie und Ödem der Lider und der Bindehaut mit Augenmuskelstörungen und Aufhebung der Hornhautsensibilität.

Einschränkungen der Beweglichkeit des Augapfels können durch Stellungsanomalien oder durch Störungen der äußeren Augenmuskulatur bedingt sein. Es ist zu unterscheiden zwischen Lähmungsschielen, Begleitschielen oder Blicklähmungen.

Blicklähmungen sind Störungen konjugierter Bewegungen beider Augen, die auf supranukleären Läsionen beruhen. **Lähmungsschielen** entsteht durch Ausfall eines oder mehrerer Augenmuskeln. Die Ursache kann neurogen, traumatisch oder entzündlich sein. Der Schielwinkel ist wechselnd, es bestehen Doppelbilder.

Beim **Begleitschielen** handelt es sich um eine anlagebedingte Stellungsanomalie, bei der der Schielwinkel in allen Blickrichtungen unverändert bleibt. Die Ursachen sind komplex, meist bestehen Brechungsfehler und zentrale Fusionsschwäche. Mit Brillenvorsatz kann sich der Schielwinkel verkleinern oder Parallelstand erreicht werden.

Verlagerungen, Stellungs- (und
Bewegungs-)anomalien des Augapfels:
Blow-out-Fraktur, Sinus-cavernosus-
Syndrom

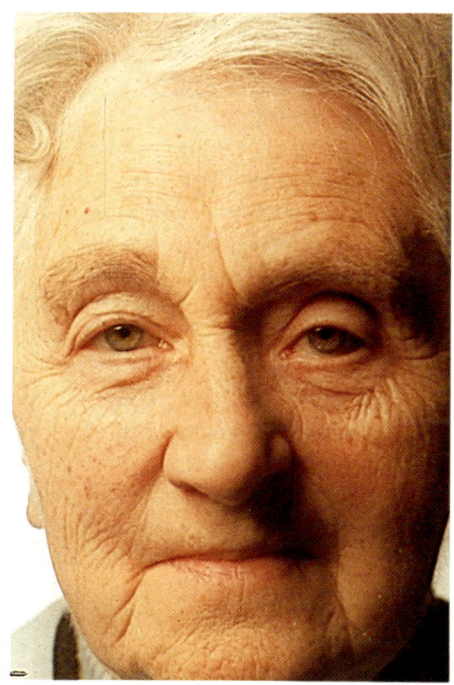

645

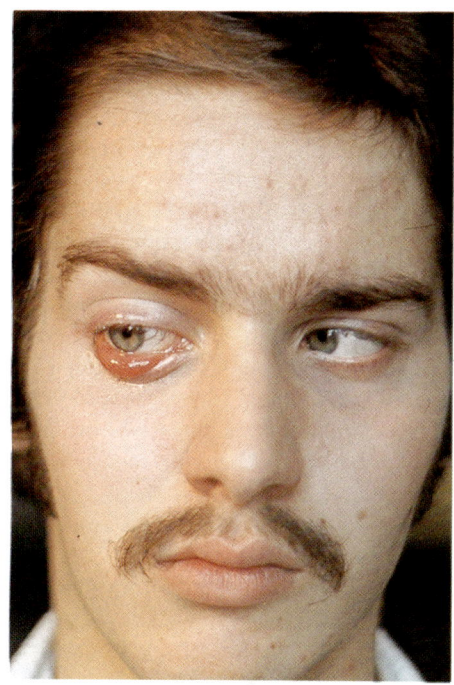

646

Veränderungen bei Knochenerkrankungen

Hinweise auf Knochenkrankheiten bieten oft weniger die erst im Vollbild der jeweiligen Krankheit hervortretenden Skelett-Symptome als merkwürdige Veränderungen an den Augen und an den sichtbaren Blutgefäßen des Kopfes.

Abb. 647 läßt auffallend **hellblaue Skleren** erkennen, wie man sie **physiologischerweise** nur **beim Säugling** zu sehen gewohnt ist. **Beim Erwachsenen** begegnet man dem Leitsymptom der **Blauen Skleren** als nicht immer obligatem Symptom vor allem **bei** der **Osteogenesis imperfecta** (van der Hoevesches Syndrom, Lobsteinsches Syndrom, Vroliksches Syndrom), seltener beim **Marfan-Syndrom** und gelegentlich bei der **Ostitis deformans Paget**. Die Kombination von Knochenbrüchigkeit und blauen Skleren wurde zuerst von AXMANN im Jahre 1831 beschrieben. Später beobachtete VAN DER HOEVE den Symptomenkomplex kombiniert mit Schwerhörigkeit. Die blaue »Farbe« der Skleren beruht hier nicht so sehr auf einer Verdünnung der Lederhaut und Durchscheinen von Chorioidea und Uvea, sondern vielmehr auf besonderen Lichtbrechungsverhältnissen (pathologische Herabsetzung ihrer Opazität) infolge Veränderung der Kollagen-Struktur.

Die Kranke auf **Abb. 648** mit **Osteogenesis imperfecta tarda** zeigt als Folge schlecht verheilter Frakturen bei abnormer Knochenbrüchigkeit, die aus geringfügigen Anlässen erst mit dem Laufenlernen im Kindesalter auftraten, **Verkrüppelung** und **Verbiegung der Knochen**, die sich bei Hypostose und alten (multiplen) Infraktionen und Frakturen auch **röntgenologisch** nachweisen lassen (**Abb. 649**).

Die Frakturen treten erst nach der Geburt auf und betreffen oftmals weniger die distalen Gliedmaßenabschnitte, so daß (relativ) **überragende Unterlängen gegenüber verkürzten Oberlängen der Extremitäten** resultieren. Die Kompakta der überschlanken Röhrenknochen ist bei gehemmtem Dickenwachstum im Diaphysenbereich und normalem Längenwachstum – wie röntgenologisch nachweisbar – verdünnt. Die auf den **Abb. 648** und **649** sichtbaren Deformierungen sind erst im späten Alter dazugekommen. Es finden sich neben der säbelförmigen Unterschenkelverbiegung eine schwere Kyphose und ein Kartenherzbecken.

Aufgrund von Familienuntersuchungen sind das **Lobsteinsche Syndrom** und das **Vroliksche Syndrom** wahrscheinlich als identisch anzusehen. Beide Krankheitsbilder koexistieren familiär. Je nach Ausdehnung der Mutation ein und desselben Genkomplexes kommt es entweder zu einer früh manifest werdenden schwereren Form (**Vroliksches Syndrom**) oder später auftretenden, benigneren Form (**Lobsteinsches Syndrom**). LOBSTEIN beschrieb in seiner Erstbeobachtung noch keine blauen Skleren, nur die abnorme Knochenbrüchigkeit. Die erbliche Kombination der Trias der Blauen Skleren, Osteogenesis imperfecta tarda (LOBSTEIN) und Schwerhörigkeit wird als van der Hoevesches Syndrom bezeichnet. Mit Abschluß des Wachstums kommt es meist zu einem Nachlassen der Knochenbrüchigkeit.

Die Vererbung ist in praktisch allen Fällen autosomal-dominant. Die Störung wird auf eine mangelhafte periostale Knochenbildung im Bereich sämtlicher langer Röhrenknochen infolge fehlender Aktivität der Osteoblasten zurückgeführt. Die Kalzifikationsvorgänge laufen offenbar normal ab.

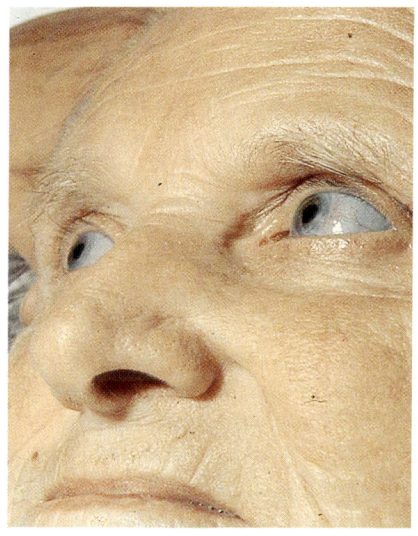

647

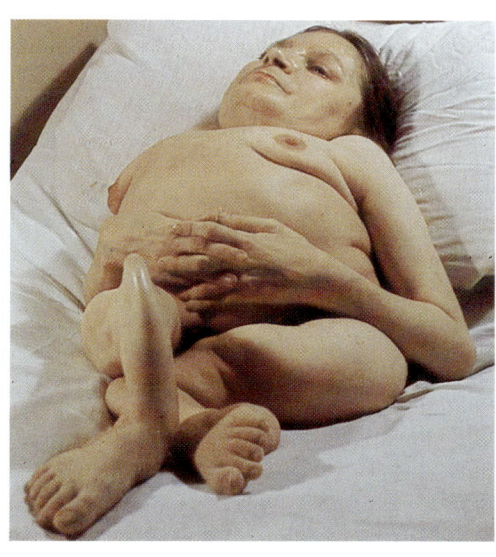

648

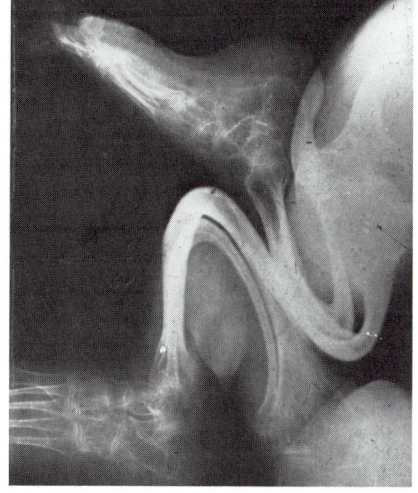

649

Veränderungen bei Knochenerkrankungen

Die **Ostitis deformans Paget** zeigt charakteristische blickdiagnostisch imponierende Veränderungen. Die **Körperhaltung** erinnert an die eines Affen in Gehbewegung mit **Beugung des Oberkörpers, schlaff herabhängenden Armen, Verbreiterung und Verdickung des Beckens** und **gekrümmten** und **ausladenden Oberschenkeln (Abb. 650)**. Die der Prostatahypertrophie ähnlichen Beschwerden sind mechanisch bedingt, nämlich durch Druck des durch die Knochenwucherung vergrößerten Os sacrum. Die **erweiterten Temoralarterien** der Patienten (**Abb. 651**) sind in einem tiefen Knochensulkus gelegen und unterscheiden sich nach ihrer Lage von den sklerotischen Gefäßen alter Menschen, die dem Knochen aufliegen.

Die **röntgenologisch** faßbaren Form- und Strukturveränderungen an den einzelnen Knochen sind unterschiedlich, aber typisch. Es finden sich Periostose und Hyperostose mit sklerotischer Atrophie der Spongiosa, Aufblätterung der Knochenrinde und Verbiegung der Röhrenknochen (sog. **Säbelscheidentibia**, vgl. **Abb. 650**).

Die **Ostitis deformans Paget** ist eine chronisch verlaufende progrediente Osteodystrophie einzelner oder mehrerer Knochen. Nicht selten besteht ein uncharakteristisches rheumatoides Vorstadium. Die alkalische Serumphosphatase ist erhöht. Die Krankheit wird hauptsächlich im Alter zwischen 60 und 70 Jahren diagnostiziert. Es erkranken Männer doppelt so häufig wie Frauen (**Abb. 652**). Familiäres Vorkommen, insbesondere bei Geschwistern, ist beschrieben. In etwa 10%, vor allem bei Männern, kommt es zur Entwicklung von **Knochensarkomen**. Die sarkomatöse Entartung (**Abb. 653**) ist eine Späterscheinung.

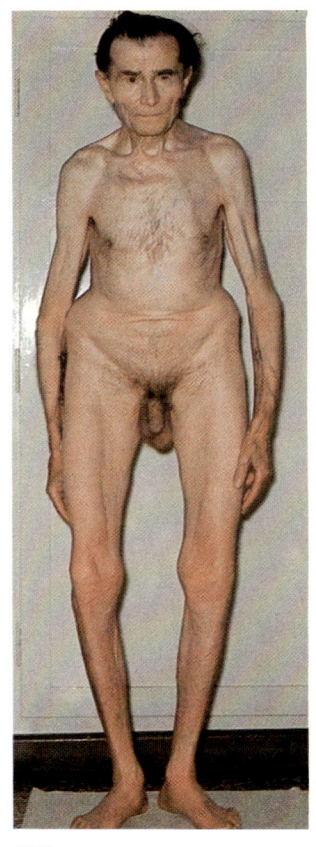

650

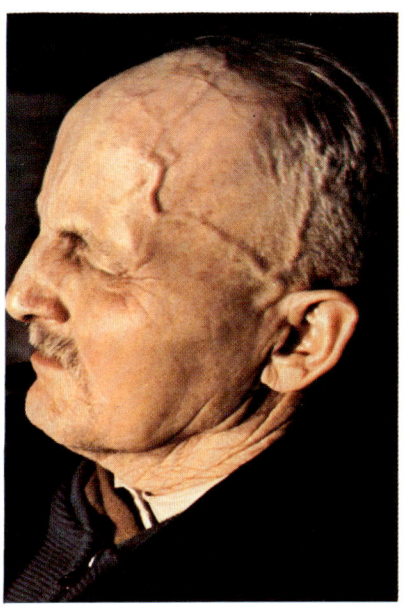

651

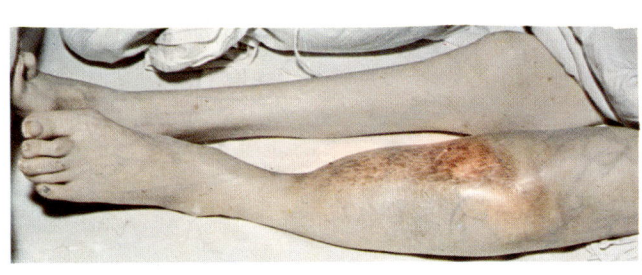

653

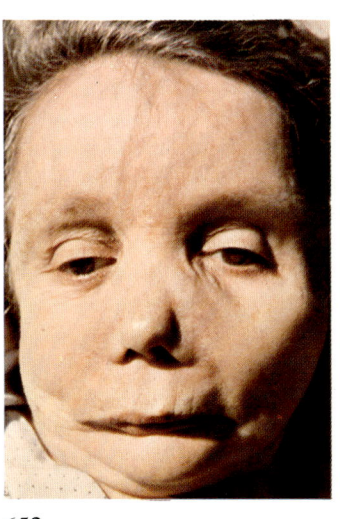

652

Veränderungen bei Knochenerkrankungen

Bei Befall des Schädelskelettes kommt es bei **Ostitis deformans Paget** als Substrat für die auf **Abb. 651** und **652** (vgl. S. 357) abgebildete Zunahme des Schädelumfanges und Ausbildung einer **Facies leontina** im Zusammenhang mit den übrigen Knochenveränderungen (polyostische Form) zu den in **Abb. 654** und **655** wiedergegebenen **röntgenologischen Veränderungen**. Diese Veränderungen entsprechen denen im Bereich der Tibia beschriebenen und können bei Diagnosestellung diskreter (**Abb. 654**) oder ausgeprägt (**Abb. 655**) sein.

In anderen Fällen wird unabhängig von einer Schädeldachvergrößerung monotopisch eine **Zunahme des Kieferwachstums** beobachtet, wie sie auf den **Abb. 656** (mit **sekundärer Osteomyelitis**) und **Abb. 657** für den Unterkiefer und auf der **Abb. 652**, S. 357 für den Oberkiefer gezeigt ist. Bei Zunahme des Wachstums der Schädelbasis wird die **Gaumenplatte** zunehmend **in die Mundhöhle vorgewölbt**, wodurch die Kau-, Sprech-, Hör- (Ummauerung des Akustikuskanals) und Sehfunktion (Einengung des Foramen opticum) behindert ist.

Kiefer- und Zahnveränderungen (**Abb. 658**) beim **M. Uehlinger** – Hyperostosis generalisata mit Pachydermie – sind vom M. Paget abzugrenzen.

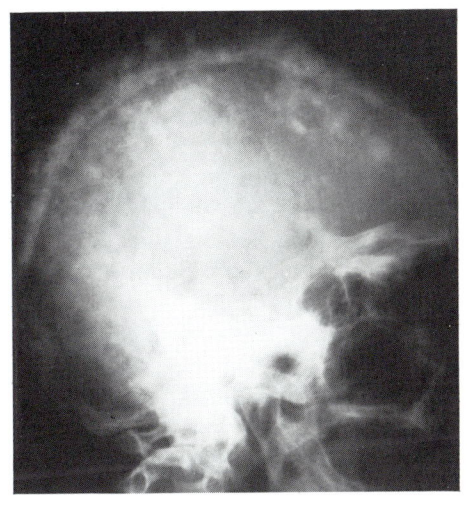

654

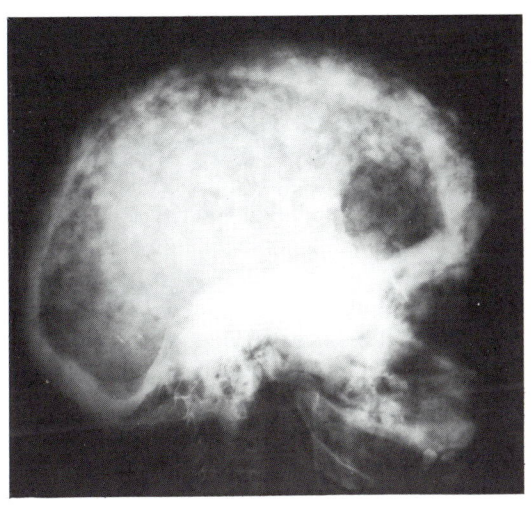

655

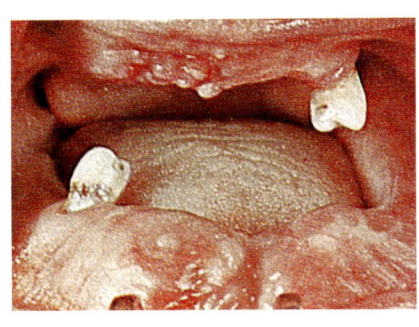

657

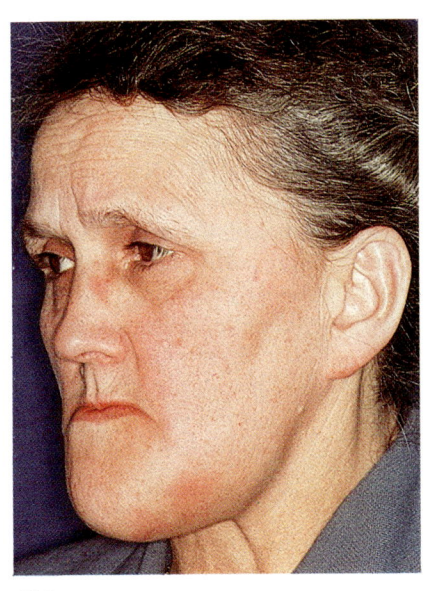

656

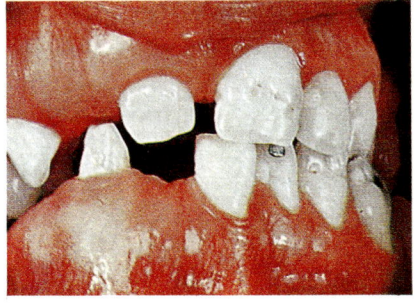

658

Veränderungen bei Erkrankungen der endokrinen Drüsen

Die **Hyperthyreose** ist neben dem Diabetes mellitus die häufigste endokrine Erkrankung des Erwachsenen mit einer Gynäkotropie von etwa 5:1. Im Kindesalter ist sie selten. Innerhalb der Schilddrüsenerkrankungen rangiert sie in ihrer Häufigkeit allerdings hinter der blanden (euthyreoten) Struma. Unter dem Begriff der Hyperthyreose werden alle Syndrome zusammengefaßt, die mit einem peripheren Überangebot an Schilddrüsenhormonen einhergehen. Die Überproduktion von Schilddrüsenhormonen hat polyätiologische und polypathogenetische Ursachen.

Die genetisch determinierte **Hyperthyreose vom Typ des M. Basedow** manifestiert sich klinisch **mit und ohne** (diffuse) **Struma** und **mit und ohne endokrine Ophthalmopathie**. Sie entwickelt sich meist schleichend und kann – vor allem in höherem Lebensalter – monosymptomatisch verlaufen oder (selten) abrupt mit ausgeprägter Symptomatik auftreten.

Leitsymptome sind motorisch-psychische Unruhe, feinschlägiger Tremor, Tachykardie, Hyperhidrose bei zarter, samtartiger und warmer Haut, Wärmeintoleranz und leicht erhöhte Körpertemperatur, Heißhunger trotz reichlicher Nahrungszufuhr, Abmagerung, Durchfälle und Schlaflosigkeit. Die Tachykardie, die auch paroxysmal auftritt, kann höchste Grade erreichen und geht in schweren Fällen fast immer mit Arrhythmia perpetua oder Vorhofflimmern einher und führt zu Myokardinsuffizienz. Chronische Myopathien mit Müdigkeit und Muskelschwäche, die sich bis zur Parese steigern und schon früh mit Atrophien der Muskulatur einhergehen kann, gehören ebenso zum Bild wie verschiedenartige trophische Störungen, so z. B. Brüchigwerden der Nägel und Dünnerwerden der häufig etwas unordentlich erscheinenden **fettigen Haare** mit **Haarausfall** (**Abb. 659** mit Stadium I der endokrinen Ophthalmopathie nach WERNER, vgl. S. 364). Funktionsausfälle anderer endokriner Drüsen (Gonaden, Hypophyse) bedingen z. B. Dysmenorrhö und Impotenz.

Das **Vollbild** des **M. Basedow mit Struma**, Tachykardie **und Exophthalmus** findet sich lediglich in etwa 30% der Fälle von Hyperthyreose. Die schwerste Verlaufsform stellt die **thyreotoxische Krise** dar (vgl. **Abb. 667**, S. 367). Die Fälle **ohne Struma** und **ohne endokrine Ophthalmopathie** werden dagegen leicht verkannt und die betreffenden Symptome im Frühstadium als vegetative Dystonie fehlgedeutet. Typische **blickdiagnostische Basedow-Merkmale** sind auf den **Abb. 659** und **660** sowie besonders eindrucksvoll auf **Abb. 667**, S. 367 wiedergegeben. Die im Ausdruck des Erschrockenseins erstarrte Mimik mit »Glanzauge«, die Struma, die dünne Haut und die ebenfalls dünnen, schütteren Haare lassen prima vista an den **M. Basedow** denken. Das Glanzauge (vgl. auch **Abb. 667** u. **668**, S. 367) resultiert dabei aus vermehrter Tränensekretion (als Zeichen der Sympathikusreizung) infolge des relativ weiten Offenstehens der Lider mit **Oberlidretraktion**; das Weiß der Sklera wird bei Blick geradeaus über dem oberen Hornhautrand infolge Spasmus des M. levator palpebrae spontan sichtbar (**Dalrymplesches Zeichen, Abb. 659** u. **660**, Schweregrad I der endokrinen Ophthalmopathie, sowie **Abb. 667**, S. 367). Der Nachweis anderer Lid- und Augensymptome, nämlich des **v. Graefeschen Zeichens** (Zurückbleiben des Augenoberlides beim Blick nach unten, **Abb. 660**) und des Stellwagschen Zeichens (seltener Lidschlag) haben demgegenüber nur noch ergänzende diagnostische Bedeutung.

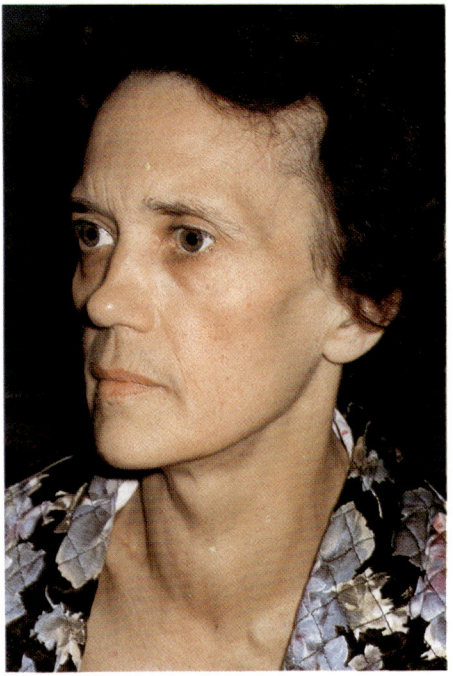

659

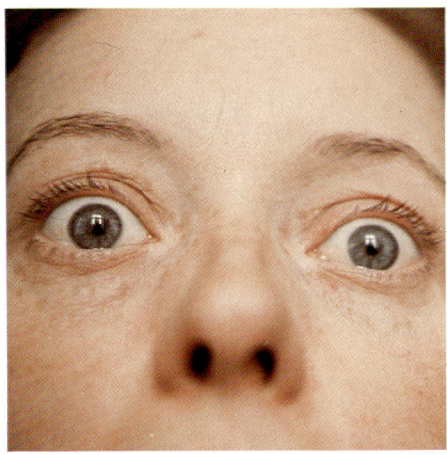

660

Veränderungen
bei Erkrankungen
der endokrinen Drüsen

Die vorher beschriebenen Augen- und Lidsymptome sind für die Basedow-Hyperthyreose charakteristisch, aber nicht absolut spezifisch. Endokrine Augenveränderungen können auch ohne hyperthyreote Stoffwechsellage vorkommen. Die euthyreote Verlaufsform der **endokrinen Ophthalmopathie** kann in eine hyperthyreote Form übergehen; umgekehrt können nach Remission einer Hyperthyreose endokrine Augensymptome persistieren. Die klinische Beurteilung und Diagnostik der **endokrinen Ophthalmopathie** ist oft schwierig, da z.B. bei Exophthalmus eine Abgrenzung gegen andere raumfordernde oder entzündliche Prozesse zu erfolgen hat und weil zwischen Schweregrad und aktueller Schilddrüsenfunktion kein direkter Zusammenhang besteht. Die augenärztliche Untersuchung, gegebenenfalls unter Einschluß der Orbita-Computertomographie, ist daher von wesentlicher Bedeutung.

Anamnestisch klagen die Patienten bei beginnender endokriner Ophthalmopathie über Stirn- und Schläfenkopfschmerz, Lidödeme, Druck- und Fremdkörpergefühl im Bereich der Augen, Lichtscheu, Tränenträufeln, verschwommenes Sehen und später Doppelbilder (Augenmuskelparesen). Diese Symptome sind morgens stärker ausgeprägt als abends. Im **weiteren Stadium** folgen die Retraktionsstellung des Oberlides (Dalrymplesches Zeichen), die Konvergenzschwäche (Moebiussches Zeichen) und schließlich die **Protrusio bulbi** (»Glotzauge«).

Ursache dieser **Protusio bulbi** ist die Ablagerung von Mukopolysacchariden in die Augenanhangsgebilde mit konsekutiver Wassereinlagerung und muzinösem Ödem. In der akuten Phase findet sich darüber hinaus bioptisch eine zelluläre Infiltration mit Lymphozyten, Plasmazellen und Fibroblasten. Für das chronische Stadium ist eine retro- und peribulbäre Fibrose charakteristisch. Die Volumenzunahme des retrobulbären Gewebes wird darüber hinaus verstärkt durch Gefäßstauungen. Der **Exophthalmus** kann unter Umständen ein **extremes** Ausmaß annehmen (**Abb. 661** u. **662**, Schweregrad III–IV der endokrinen Ophthalmopathie). In diesem Stadium können sich bereits Sehstörungen einstellen. Wenn die Symptomatik fortschreitet und wenn nicht rechtzeitig therapeutisch eingegriffen wird (vorsichtige Röntgenbestrahlung des retrobulbären Gewebes, Glucocorticoidstoß, gegebenenfalls Tarsorrhaphie) besteht die Gefahr der Entwicklung eines »**malignen**« **Exophthalmus** sowie der Erblindung (mechanisch bedingte Läsion des N. opticus). Bei dem auf **Abb. 663** gezeigten Patienten bestehen alle Zeichen des »**malignen**« **Exophthalmus** (Schweregrad VI der endokrinen Ophthalmopathie) mit Augenmuskelparesen, den durch den mangelhaften Lidschluß bedingten Komplikationen wie **schwere Konjunktivitis, Chemosis**, Keratitis e lagophthalmo und Hornhautulzerationen sowie Sehverlust.

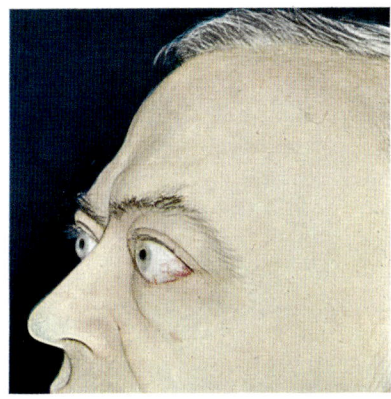

661

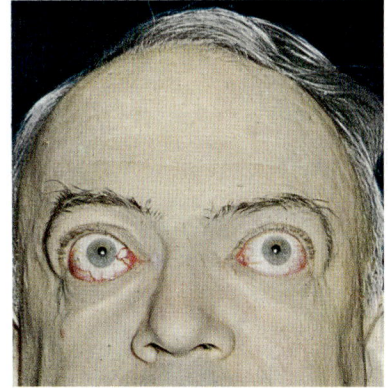

662

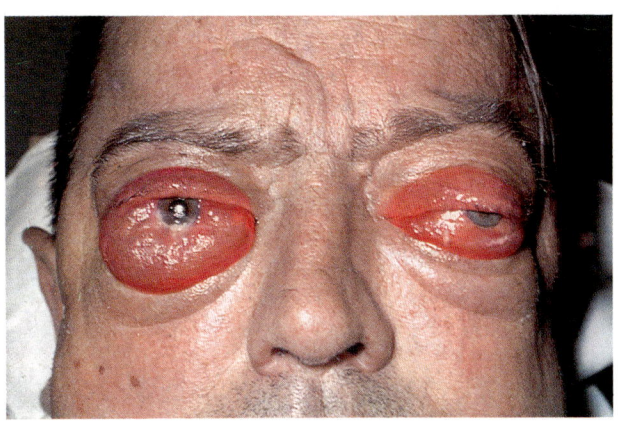

663

Veränderungen bei Erkrankungen der endokrinen Drüsen

Die **Kardinalsymptome** der **endokrinen Ophthalmopathie** sind – zusammengefaßt – **Lidödeme**, ein- oder doppelseitiger **Exophthalmus** und Augenmuskelparesen. Zuweilen bestehen eine diffuse Schwellung der Schläfen- und Gesichtshaut sowie eine Tränendrüsenschwellung. Die vorausgehend abgehandelten Augenzeichen können einzeln oder kombiniert auftreten. Nach WERNER (1969) lassen sich die folgenden **6 Schweregrade** der endokrinen Ophthalmopathie unterscheiden:

Schweregrad I (nichtinfiltrative Lidsymptomatik) mit dem Dalrympleschen Zeichen – wobei zu beachten ist, daß die Hornhaut normalerweise 1 bis 3 mm vom Augenlid bedeckt wird –, dem v. Graefeschen, Stellwagschen und/oder Rosenbachschen Zeichen (Lidzittern bei geschlossenen Lidern).

Schweregrad II (infiltrative Lidsymptomatik) mit Lidschwellung und Ödem der Bindehaut und Episklera (Chemosis), verstärkter Tränensekretion und Photophobie durch verminderten Lidschluß und unzureichende Befeuchtung der Hornhaut (Konjunktivitis und/oder Keratitis e lagophthalmo).

Schweregrad III mit **Protrusio bulbi** mit und ohne Lidschwellung mit obligat axialer Bulbusverlagerung (pathologische Werte bei der Exophthalmusmessung nach HERTEL, **Abb. 664**, Schweregrad III–IV).

Schweregrad IV mit Augenmuskelparesen mit überwiegender Einschränkung der Hebung des Bulbus oculi und mehr oder weniger ausgeprägter Hemmung der Abduktion.

Schweregrad V mit den oben angegebenen Hornhautaffektionen.

Schweregrad VI mit Visusminderung bis zum Sehverlust durch Kompression des N. opticus mit kapillären Durchblutungsstörungen und inkompletter Zentralvenenthrombose.

Pathognomonische Bedeutung für die endokrine Ophthalmopathie besitzen nicht die einzelnen Symptome, sondern die Kombination mehrerer solcher Zeichen.

Eigentümlich ist das gelegentliche Vorkommen eines in der Ausprägung allerdings besonderen und ganz typischen **Myxödems** bei Patienten mit endokriner Ophthalmopathie, nämlich des **Myxoedema circumscriptum praetibiale (Abb. 665** u. **666; Abb. 665** dieselbe Patientin wie **Abb. 664**). Die Lokalisationsangabe in dieser Bezeichnung ist treffend und für die Diagnose beweisend. Wie der Exophthalmus ist die dermatologische Veränderung nicht von der Schilddrüsenüberfunktion selbst, sondern von der dieser übergeordneten hypophysären Störung abhängig; sie verschwindet also nicht bei operativer oder medikamentöser Schilddrüsenausschaltung, sondern wird oft sogar erst dann manifest. Morphologisch weist das Myxödem die gleichen Veränderungen der interzellulären Anreicherung von Mukoproteinen wie die Ophthalmopathie auf. Es betrifft auch überwiegend Fälle mit sehr ausgeprägtem Exophthalmus und wird möglicherweise vom gleichen exophthalmotropen Prinzip des Hypophysenvorderlappens induziert. Die Übersichts- und Detailaufnahme (**Abb. 666**) geben die **teigige Anschwellung** und durch eingezogene Haarfollikel **apfelsinenschalenähnlich** erscheinende (symmetrische) **Reliefveränderung der betroffenen Hautareale von wachsartiger, gelbroter oder bräunlicher Färbung** wieder. Gelegentlich zeigen die Herde verstärkten Haarwuchs, selten auch mehr knotige statt platten- oder kissenförmiger Hautinfiltration.

Gesellt sich zu den Hauterscheinungen und der endokrinen Ophthalmopathie noch eine Akropachie mit Trommelschlegelfingern und -zehen und Uhrglasnägeln, so wird der Symptomenkomplex auch als E.M.O.-Syndrom (Exophthalmus, Myxödem, Osteopathie) oder Diamond-Syndrom bezeichnet.

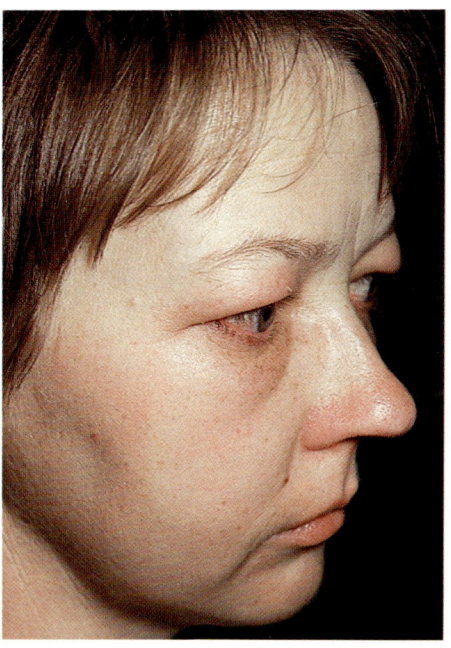

664

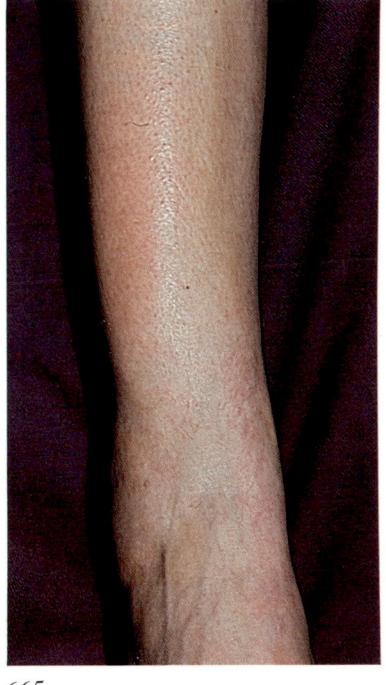

665

666

Veränderungen bei Erkrankungen der endokrinen Drüsen

Die **Hyperthyreose vom Typ des M. Basedow** wird als Immunkrankheit angesehen, bei der pathologische Immunglobuline eine autonome Hormonproduktion des in den Regelkreis des Hypophysen-Schilddrüsensystems integrierten Schilddrüsengewebes provozieren. Die Überfunktion der Schilddrüse kann jedoch – etwa bei Jodmangel oder auch ohne bekannte Ursache – durch hormonal überaktive Follikel-Anteile bedingt sein, die autonom wachsend keiner Regulation der Hormonsekretion durch die Hypophyse unterliegen. Man unterscheidet ein »autonomes« oder szintigraphisch »heißes« **Adenom** (Follikelanteile in einem nach Tast- oder Szintigraphiebefund umschriebenen Bezirk) von einer »toxischen« Struma, wenn zahlreiche »heiße« Adenome vorhanden sind.

Eine Vergrößerung der Schilddrüse – **Struma** – wird außer bei Basedow-Hyperthyreose und der weiter unten zu besprechenden Struma basedowificata gerade **beim autonomen Adenom** beobachtet: Bei etwa 10% aller Zustände mit Schilddrüsenüberfunktion bestehen – im Gegensatz zur diffusen Struma beim M. Basedow – einzelne umschriebene Adenomknoten. Klinisch verläuft das autonome Adenom im allgemeinen milder als die (diffuse) Basedow-Hyperthyreose. Ein großer Prozentsatz der Patienten mit autonomem Adenom klagt trotz durchwegs normalen Funktionsparametern (etwa 10% zeigen eine isolierte Mehrsekretion von T_3)

über hyperthyreosetypische Beschwerden besonders von seiten des Herzens. Da eine Autonomie der Schilddrüse besteht, findet sich auch keine Kopplung mit TSH, den Auto-Antikörpern LATS (Long Acting Thyroid Stimulator) und TSI (Thyreoidea Stimulierendes Immunglobulin) sowie dem Exophthalmus-Producing Factor EPF, so daß weder eine endokrine Ophthalmopathie noch ein zirkumskriptes prätibiales Myxödem oder eine Akropachie beim autonomen Adenom auftreten.

Gelegentlich entsteht ein sog. »Jod-Basedow« in Jodmangelstrumen bei autonomer Schilddrüsenfunktion durch jodhaltige Medikamente oder Kontrastmittel **(Struma basedowificata)**, der in einer **thyreotoxischen Krise (Abb. 667)** letal enden kann.

Weitere Hyperthyreoseformen kommen bei gesteigerter Hormonfreisetzung als Folge von Gewebsdestruktion passager bei Entzündungen (akute Thyreoiditis, subakute D-Quervain-Thyreoiditis, chronische autoimmune Thyreoiditis Hashimoto) und **Malignomen der Schilddrüse** (vgl. S. 370) sowie bei Überdosierung mit Schilddrüsenhormonpräparaten als sog. Hyperthyreosis factitia vor. Einen thyreogenen Hypermetabolismus können Hypophysentumoren mit gesteigerter TSH-Sekretion erzeugen **(Abb. 668, Akromegalie** mit Zeichen der Hyperthyreose).

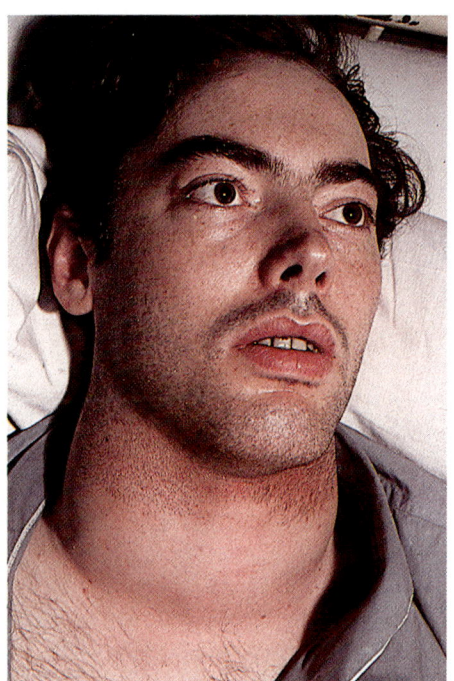

667

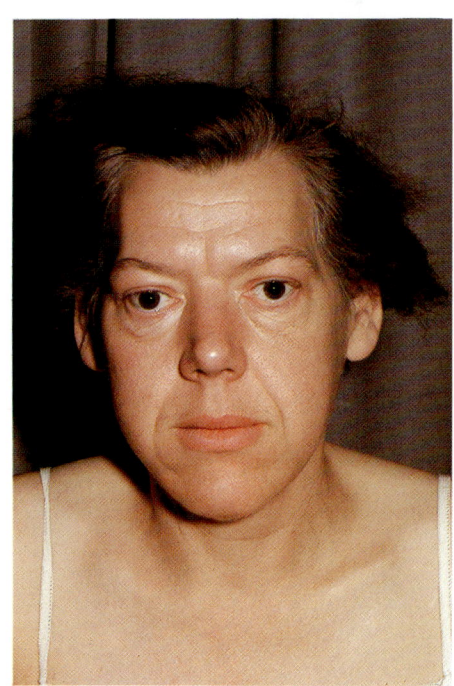

668

Veränderungen
bei Erkrankungen
der endokrinen Drüsen

Die endokrine Ophthalmopathie kann in seltenen Fällen zu einseitigem Exophthalmus führen. Umgekehrt entspricht die bei hochgradiger Myopie und bei den Dyszephalie-Syndromen (z. B. François-Syndrom) in Erscheinung tretende Augensymptomatik einem bilateralen Pseudoexophthalmus. Ein echter, **beidseitiger** (nicht endokriner) **Exophthalmus** findet sich als konstitutionelle Form bei Stenozephalie-Syndromen (z. B. dem Enslin-Syndrom) und als **konstitutionelle (normometabolische) Anomalie (Abb. 669)**.

Bei **unilateraler Protrusio bulbi** muß **differentialdiagnostisch** zunächst an nichtendokrine, den betreffenden Augapfel nach vorn drängende Prozesse gedacht werden (vgl. auch S. 96): orbitale und periorbitale Tumoren (z. B. Dermoide bzw. fortgeleitete Karzinome der Nasennebenhöhle), intrakranielle Tumoren (z. B. sub- und supratentorielle Tumoren) und Metastasen (z. B. von Bronchial-, Prostata- und Magenkarzinomen; vgl. **Abb. 366**, S. 213). Dem auf **Abb. 670** gezeigten **einseitigen Exophthalmus** lag ein supratentorieller Tumor, ein **Keilbeinmeningeom,** zugrunde. Außerdem sind als Ursache eines einseitigen Exophthalmus anzuführen: Leukosen, z. B. das Chlorom (vgl. **Abb. 11**, S. 11), Non-Hodgkin-Lymphome mit und ohne Mikulicz-Syndrom, Phakomatosen, Knochenerkrankungen und entzündliche Krankheiten.

Insbesondere akute Ereignisse wie die **Orbitalphlegmone (Abb. 671** u. **672** – vor und nach entwässernder Therapie – sowie **Abb. 163** u. **164**, S. 97), Thrombophlebitis, Sinus-cavernosus-Thrombose (vgl. **Abb. 646**, S. 353) und okuläre Myositis, aber auch chronische Prozesse wie Aktinomykose, Osteomyelitis, Lues, Tuberkulose und M. Boeck sowie Parasiten (Echinokokken, Zystizerken) können einen, meist einseitigen Exophthalmus hervorrufen.

Zu denken ist bei **unilateralem Exophthalmus** auch an Gefäßprozesse, z. B. die Varikosis der Orbitalvene und das Exophthalmus-pulsans-Syndrom bei arteriosklerotischem Aneurysma der A. carotis interna, gefäßreichen Orbitaltumoren, Auswirkungen von Schädelbasisfrakturen und arteriovenösen Fisteln im Bereich des Sinus cavernosus. Das Exophthalmus-pulsans-Syndrom kann sich sowohl als ausgeprägte ein- wie doppelseitige Protrusio mit merkbarem Pulsieren des Augapfels präsentieren.

Bei etwa 8 bis 26% aller Fälle von Exophthalmus ist die intraorbitale Raumforderung unilateral. In über 50% dieser einseitigen Fälle handelt es sich um eine endokrine Ophthalmopathie. Bei den bilateralen Fällen kommt die endokrine Ophthalmopathie zu 90% ätiologisch in Betracht. Die Diagnose einer endokrinen Ophthalmopathie wird deshalb durch Ausschluß der oben genannten Prozesse gestellt. Bei vorhandener einseitiger Protrusio bulbi fällt auf, daß bei der endokrinen Ophthalmopathie die Bulbusverlagerung immer axial erfolgt.

Einseitiger Exophthalmus mit Erweiterung der Lidspalte, Steigerung des intraokularen Druckes und Mydriasis durch Sympathikusreizung, z. B. infolge lokaler Wirkung von Sympathikomimetika (z. B. Kokain) ist ein Charakteristikum des Du-Petit-Syndroms, dessen Symptomatik zuweilen auch im Rahmen eines weiteren, durch Reizung des Halssympathikus bedingten Syndroms, des sog. Quadranten-Syndroms, auftritt. Das Gegenstück dazu ist der Hornersche-Symptomenkomplex infolge Lähmung des Halssympathikus (vgl. S. 262).

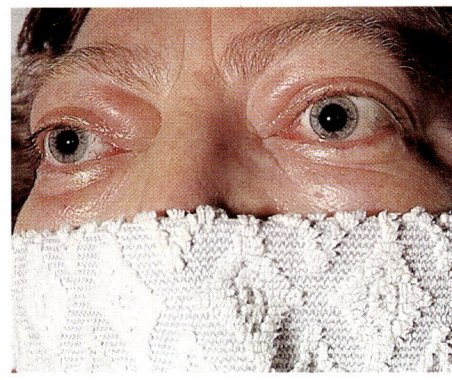

669

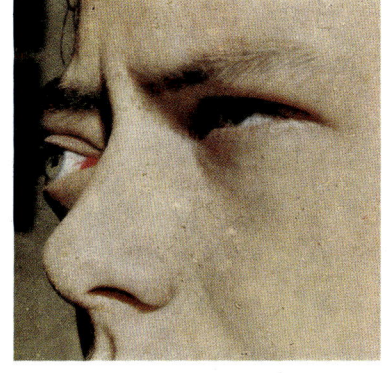

670

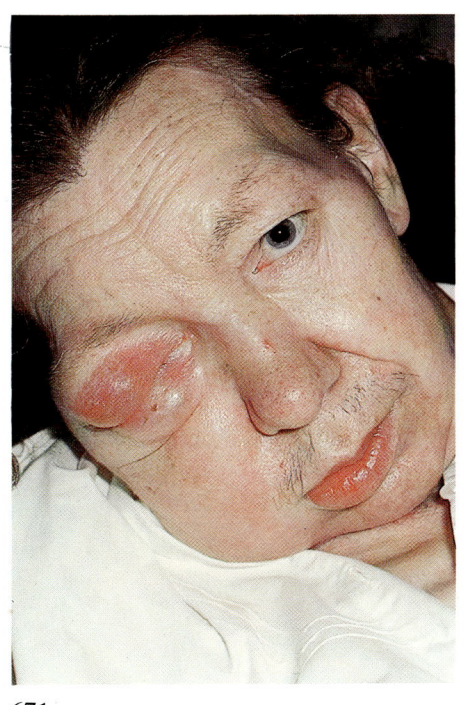

671

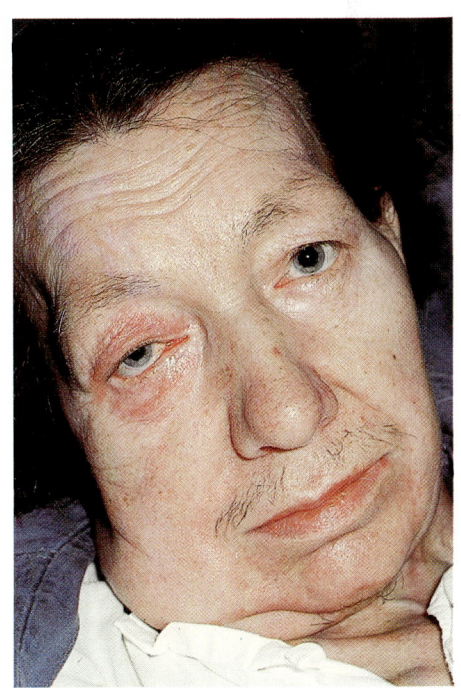

672

Veränderungen bei Erkrankungen der endokrinen Drüsen

Im Gegensatz zur hyperthyreoten Struma ist die **euthyreote (blande) Struma** beim weiblichen Geschlecht häufiger anzutreffen. Die Diagnose einer **juvenilen, euthyreoten Struma** wird im Zusammenhang mit der Pubertät sowie durch das Fehlen aller auf eine Hyperthyreose hinweisenden Symptome erleichtert. Derartigen jugendlichen Strumen begegnen wir relativ häufig; in der Mehrzahl erreichen sie allerdings nicht das auf **Abb. 673** und **674** anhand älterer Patientinnen gezeigte Ausmaß. Dem **Kropf** begegnet man besonders häufig in Jodmangelgebieten endemisch familiär. Palpatorisch sind diese Strumen oft recht hart, manchmal knotig, häufig asymmetrisch ausgebildet. Sie führen nicht selten zu Kompressionserscheinungen, insbesondere dann, wenn sie teilweise oder vorwiegend retrosternal liegen. Eine besonders ausgeprägte obere **Einflußstauung** infolge **retrosternaler Struma** wird auf **Abb. 675** gezeigt. Daß es sich bei einem, gegebenenfalls sogar eine Einflußstauung hervorrufenden, retrosternalen Tumor um eine Struma handelt, kann vermutet werden, wenn sich das Gebilde vor dem Durchleuchtungsschirm beim Schluckakt mithebt. Sichern läßt sich die Diagnose einer retrosternalen Struma durch die im Anschluß an die Radiojodgabe durchzuführende Szintigraphie.

Differentialdiagnostisch sollte bei jeder Struma nicht nur an die Hyperthyreose und den gewöhnlichen Kropf gedacht werden. Einer Schilddrüsenvergrößerung begegnen wir auch manchmal im Zusammenhang mit der Hypothyreose, beim Kretinismus sowie als Folge der Behandlung mit Thyreostatika. Weiterhin muß an die verschiedenen Formen von **Schilddrüsentumoren (Abb. 676)** und Schilddrüsenentzündungen gedacht werden. Hier seien die metastatische eitrige Thyreoiditis, die häufig zu lokalen Einschmelzungen führt, sowie die beim M. Bang genannt. Ebenfalls recht selten sind die sehr schmerzhafte subakute Riesenzellthyreoiditis de Quervain, die chronische »eisenharte« Riedelsche Struma sowie die fast nur bei Frauen im 4. und 5. Lebensjahrzehnt auftretende Hashimoto-Struma.

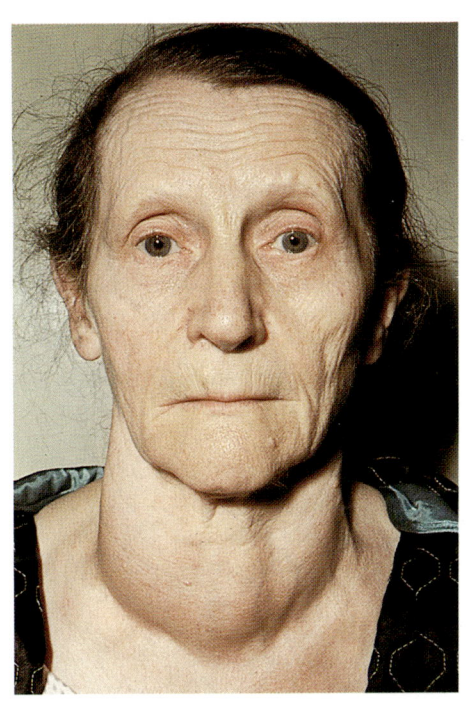

673

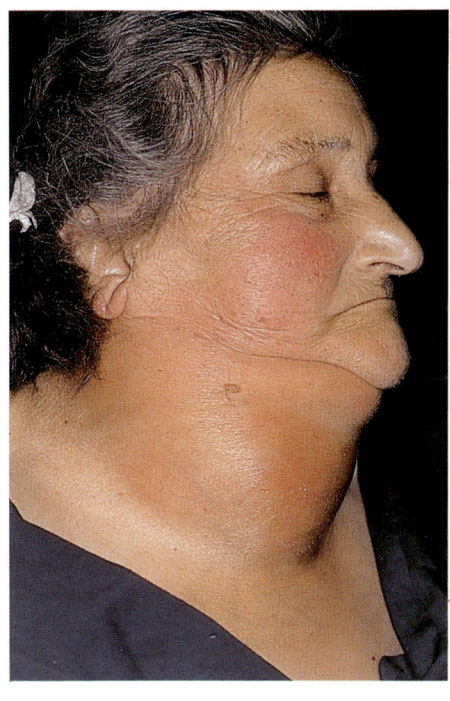

674

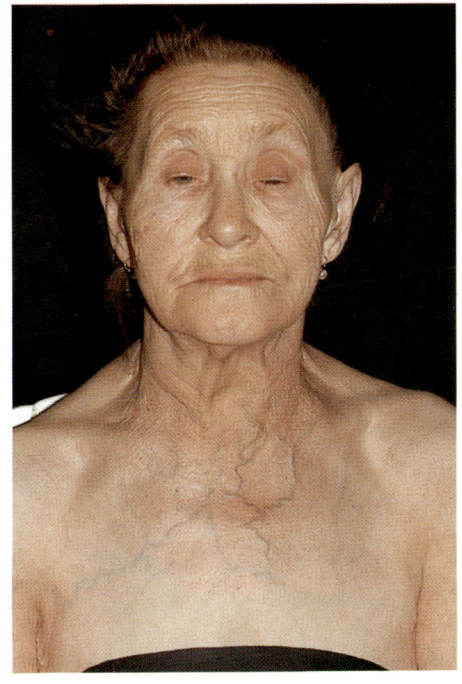

675

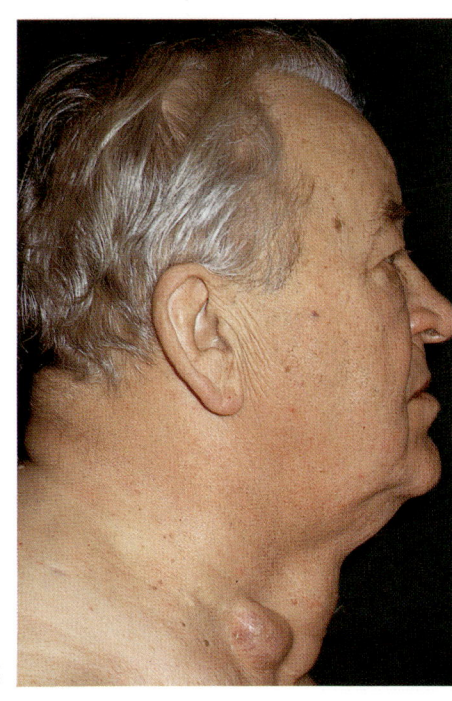

676

Veränderungen bei Erkrankungen der endokrinen Drüsen

Unter den endokrinen Erkrankungen führt die **Hypothyreose** zu besonders eindrucksvollen klinischen Veränderungen. Das Fehlen generalisierter myxödematöser Hautveränderungen schließt allerdings eine Hypothyreose nicht aus, da diese Veränderungen nur bei weniger als 5% der Hypothyreosen in Erscheinung treten. Trotzdem finden sich in jedem Lebensalter gewisse Beschwerden und Befunde, die für eine Hypothyreose zu werten sind.

Die **angeborenen primären Hypothyreosen** umfassen zu etwa 75% embryonale Störungen der Schilddrüsenentwicklung (Ektopie, Hypo- und Aplasie) und zu 25% kongenitale Defekte der Hormonsynthese (Jodfehlverwertung) und exogen während der Fötalzeit durch Jodmangel oder antithyreoidale Medikation der Mutter ausgelöste Formen. Die erstere Gruppe wird als **Kretinismus** bezeichnet. Der (endemische) Kretinismus beeinträchtigt insbesondere Wachstum und Zentralnervensystem. Was Intellekt und psychisches Verhalten anbetrifft, kommen alle Stufen zwischen geistiger Beschränktheit und Vollidiotie vor. Der Minderwuchs ist bei diesen Patienten das hervorstechendste Symptom. Der Gesichtsschädel ist klein und breit; der Ansatz der struppigen Haare tief in die Stirn gelagert. Mit den vorspringenden Backenknochen und dem Myxödem der Haut gewinnt das Gesicht ein nicht sehr angenehmes Aussehen, um so mehr als die Stirn oft affenartig nach hinten flieht und die Sprache unartikuliert und unverständlich ist.

Erworbene Hypothyreosen kommen auch im Kindesalter vor und sind ab dem 2. Lebensjahr dokumentiert. Die **primär-thyreogene Hypothyreose** (»**Myxödem**«) (**Abb. 677–679**) des Erwachsenen, die auf den folgenden Seiten abgehandelt werden soll, hat ihre Ursachen in degenerativ-entzündlichen oder immunologischen Prozessen, die zu einer Reduktion des funktionstüchtigen Schilddrüsengewebes führen, oder tritt im Gefolge einer Radiojod-Therapie (wegen Hyperthyreose oder euthyreoter Struma), einer Schilddrüsenoperation, einer externen Röntgenbestrahlung der Halsregion z. B. bei malignem Lymphom oder antithyreoidaler Medikation auf. Bei klinisch ausgeprägtem Aspekt (**Abb. 678** u. **679** und **Abb. 680** u. **682**, S. 375) ist eine manchmal auf den ersten Blick naheliegende Verwechslung mit akuter oder chronischer Nephritis (vgl. **Abb. 381** u. **382**, S. 223), perniziöser Anämie (**Abb. 18** u. **20**, S. 15), Panhypopituitarismus (**Abb. 684** u. **685**, S. 377 u. **Abb. 704**, S. 387) oder M. Addison (**Abb. 35**, S. 25) kaum mehr möglich.

Die Symptomatologie des »Myxödems« ist vielfältig: Psychische Veränderungen im Sinne der Abgestumpftheit, des Nachlassens der Intelligenz und Initiative; verstärkte Kälteempfindlichkeit und Untertemperatur – ein Symptom, das sich schon im Frühstadium der sich stets langsam entwickelnden Erkrankung einstellt –; **trockene** und (besonders über den Ellenbogen und Knien) rauhe Haut, die **im Bereich der Augenlider** (**Abb. 678**), der **Lippen** (**Abb. 677**), des Gesichtes, der Hände, Unterschenkel und Gelenke **teigige Schwellungen** zeigt. Dieses typische Myxödem hinterläßt auf Druck keine Dellen. Alle Schwellungen sind im Liegen und besonders morgens beim Aufwachen am ausgeprägtesten. Im übrigen ist die **Haut blaß**, manchmal mit **gelblichem Unterton** (**Abb. 678** u. **679**).

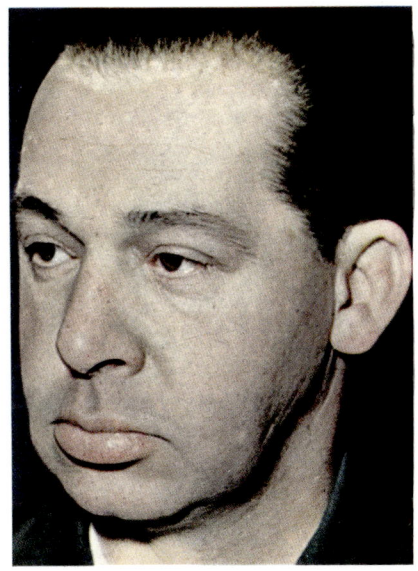

677

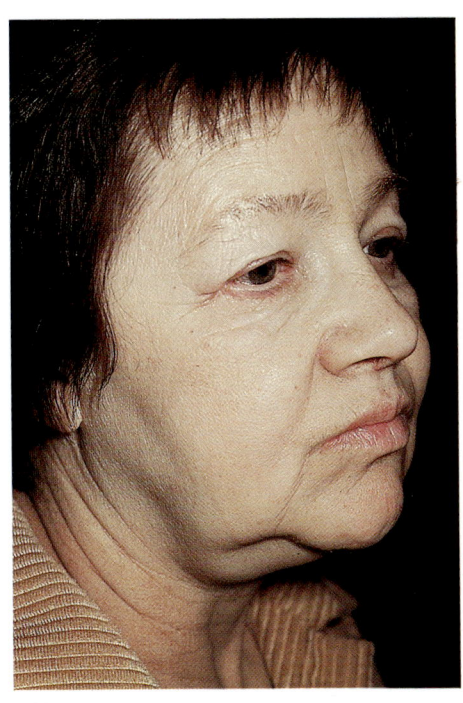

678

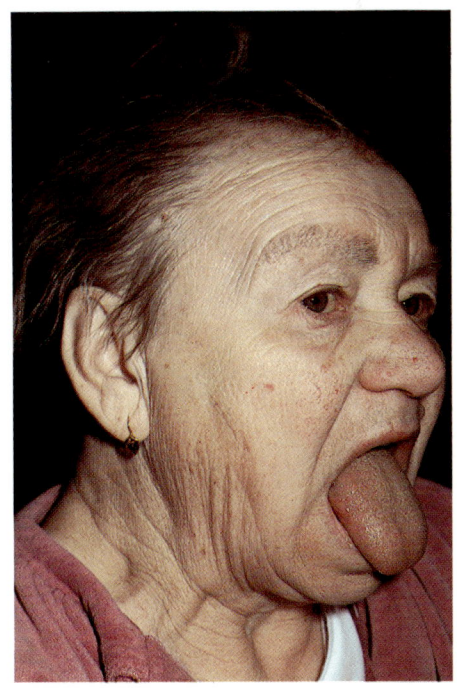

679

Veränderungen
bei Erkrankungen
der endokrinen Drüsen

Bei der **primär-thyreogenen Hypothyreose** besteht **Haarausfall** (vgl. besonders **Abb. 679**, S. 373), insbesondere auch **im Bereich des lateralen Drittels der Augenbrauen**. Die **Rarefizierung der lateralen Augenbrauen** (**Abb. 677–679**, S. 373) muß **differentialdiagnostisch** gegen den Superzilienverlust bei Sheehan-Syndrom bzw. Panhypopituitarismus (**Abb. 687**, S. 377 u. **Abb. 704**, S. 387), florider Lues II, Thalliumintoxikation (**Abb. 500**, S. 291) oder einer Trichotillomanie und gegen das Hertoghesche Zeichen bei endogenem Ekzem abgegrenzt werden. Weiterhin finden sich eine allgemeine Schwellung der Mundschleimhaut sowie eine **Zungenvergrößerung** (**Abb. 3**, S. 5 u. **Abb. 679**, S. 373), unter Umständen mit Zahnimpressionen am lateralen Zungenrand. Infolge der Schwellungen von Mundschleimhaut und Zunge ist – wie beim Kretinismus – die Sprache erschwert. Da auch häufig der Kehlkopf mit von den myxödembedingten Veränderungen betroffen ist, wird die Stimme oft tief und rauh. Diese Veränderungen bilden sich nach Therapie (Schilddrüsenhormone) bald zurück.

Abb. 680 und **681** sowie **Abb. 682** und **683** zeigen Patientinnen mit **Myxödem vor bzw. nach** einer solchen **Therapie:** Der »verschlafene« Gesichtsausdruck ist nach mehrwöchiger Therapie unter gleichzeitiger Abnahme der myxödematösen Schwellungen im Bereich der Augen einer lebhafteren und strafferen Mimik gewichen.

Typisch für das Myxödem sind Herzveränderungen im Sinne des großen, schlaffen Myxödemherzens und die allgemeine Niedervoltage im EKG (wenn diese auch relativ selten beobachtet werden) sowie die Grundumsatzerniedrigung, die Hypercholesterinämie, das Absinken des proteingebundenen Jods und des T_4-Spiegels im Serum und die verstärkte auf Kompensation gerichtete TSH-Produktion der Hypophyse. Bei oligosymptomatischen Manifestationsformen einer Hypothyreose erlaubt der TRH-Test eine definitive Diagnose, insbesondere, wenn der Thyroxin-Spiegel im Blut sich initial noch im Normbereich fand.

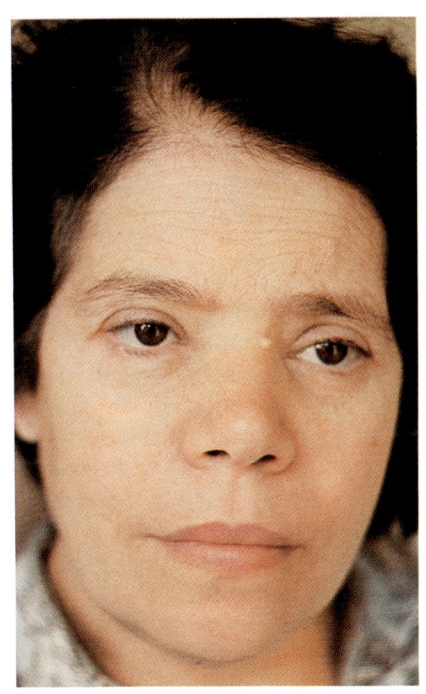

680

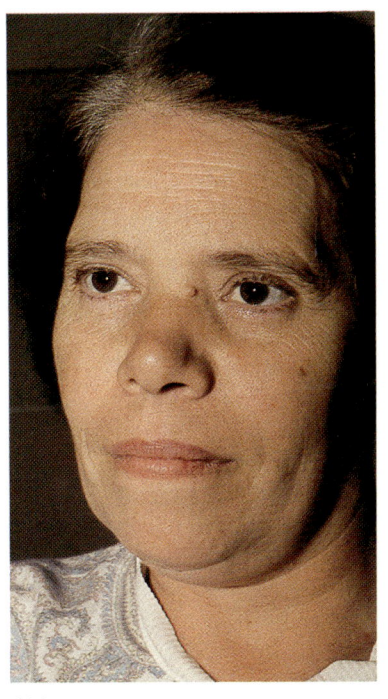

681

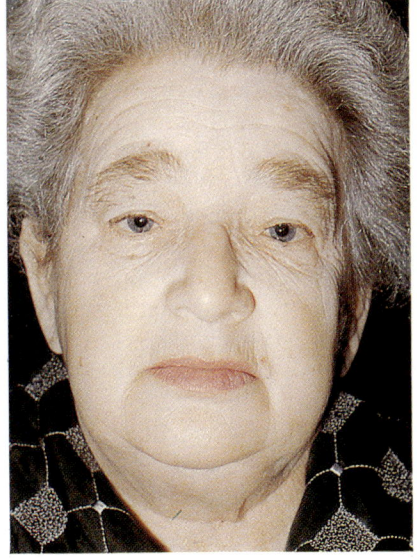

682

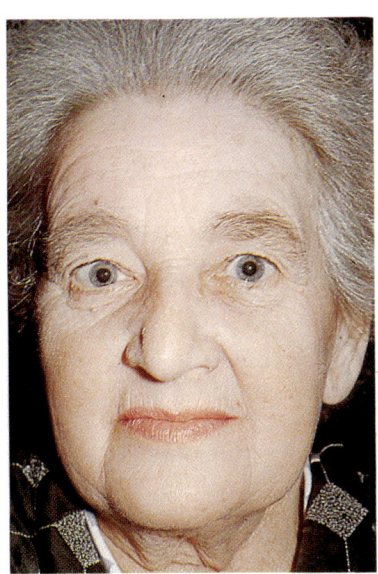

683

Veränderungen bei Erkrankungen der endokrinen Drüsen

Außer an die primäre (thyreogene) Hypothyreose ist an die seltenere **sekundäre Hypothyreose** zu denken, die sich bei Panhypopituitarismus infolge einer postpartualen Hypophysenvorderlappen-Nekrose (M. Sheehan) oder bei Zerstörung der Hypophyse durch zystische, thrombotische, tumoröse, entzündlich-nekrotisierende und vernarbende Prozesse (Simmonds-Reye-Sheehan-Syndrom) sowie bei hypothalamischem TRH-Mangel einstellt. Bei hypophysärer Insuffizienz läßt sich – im Gegensatz zur primären Hypothyreose oder zum hypothalamischen TRH-Mangel – der im Blut erniedrigte TSH-Spiegel durch TRH-Gabe nicht steigern.

Bei der auf **Abb. 684** u. **685** gezeigten Patientin mit **Sheehan-Syndrom** war dem **kachektischen Zustandsbild** ein während der Entbindung mit Schock und Kollaps einhergehender Blutverlust vorausgegangen. Als erstes charakteristisches, bei ausgedehnten Nekrosen der Hypophyse regelmäßig vorhandenes Symptom bestand eine Agalaktie. Später blieben nach einer Phase des sich nur überaus langsamen Erholens – trotz nur gering ausgeprägter Anämie – Schwäche, Müdigkeit, Apathie, gesteigerte Kälteempfindlichkeit und Neigung zu Schwindel- und Ohnmachtsanfällen zurück. Die bei der Entbindung abrasierten Schamhaare wuchsen nicht mehr nach. Das **Kopfhaar** wurde **schütter, glanzlos** und **brüchig**, und die Achselhaare fielen aus. Zur sonst bei Panhypopituitarismus charakteristischen **Reduktion der lateralen Augenbrauenhaare** (wie bei den auf **Abb. 686** und **687** sowie **Abb. 704**, S. 387 abgebildeten Patienten mit **Panhypopituitarismus unbekannter Ätiologie** gut zu sehen) kam es erst im späteren Verlauf. Die **Haut** fühlte sich **kühl** an und ist **zart, dünn** und **blaß** (**durchsichtiges alabasterartiges Aussehen**). Bei der übrigen Inspektion zeigte sich als Ursache des Mangels an MSH eine auffallende **Pigmentarmut** auch der Mamillen, Warzenhöfe und Vulva. Die Patienten erscheinen bei **ausdruckslosem Gesicht** mit **leidender Nuance** und **schlaffen Gesichtszügen** frühzeitig gealtert. Hochgradige Adynamie und sich später gelegentlich einstellende progrediente sekundäre Adrenalatrophie mit Neigung zum spontanen hypoglykämischen Schock bis zur lebensbedrohlichen Krise bei einem Teil der Patienten geben Veranlassung, in solchen Fällen von einem »depigmentierten M. Addison« zu sprechen

Zum ausgeprägten klinischen Bild des Panhypopituitarismus kommt es, wenn über 90% des Hypophysenvorderlappens zugrundegegangen sind. Erste Erscheinungen lassen sich klinisch frühestens nach dem Ausfall von 60–75% des Hypophysenparenchyms dokumentieren. Die Symptome entsprechen dabei dem Grad der Zerstörung und der differenten Beteiligung der einzelnen Drüsenzelltypen, rangierend zwischen partiellem und komplettem Ausfall eines oder mehrerer Hormone und der globalen Insuffizienz. Aufgrund der stets erhaltenen Basalinkretion der hypophysenabhängigen Drüsen führt die vollständige Ausschaltung der Hypophyse per se nicht zum Tode. Die Beobachtung, daß häufig die gonadotrope und nachfolgend die thyreotrope vor der adrenokortikotropen Funktion reduziert ist, stellt keine Gesetzmäßigkeit dar. Die von SIMMONDS in seiner Erstbeschreibung herausgestellte und auf begleitenden hypothalamischen Ausfällen beruhende Kachexie ist nicht obligat. Bei Überwiegen einer sekundären Hypothyreose kann das Körpergewicht allerdings leicht erhöht sein; es kommt dann auch zur Ausprägung typischer myxödematöser Veränderungen.

Differentialdiagnostisch ist an folgende Erkrankungen und Syndrome zu denken: M. Addison, Anorexia nervosa, chronische Nephritis, Perniziöse Anämie, primäre Hypothyreose, Escamilla-Lisser-Syndrom (atypische Hypothyreose mit sog. inneren Myxödem), Houssay-Syndrom (akute Hypophyseninsuffizienz mit plötzlich einsetzender Alteration der Insulinempfindlichkeit bei Diabetes mellitus), Falta-Syndrom, Simonssche Lipodystrophie und primärer Hypogonadismus.

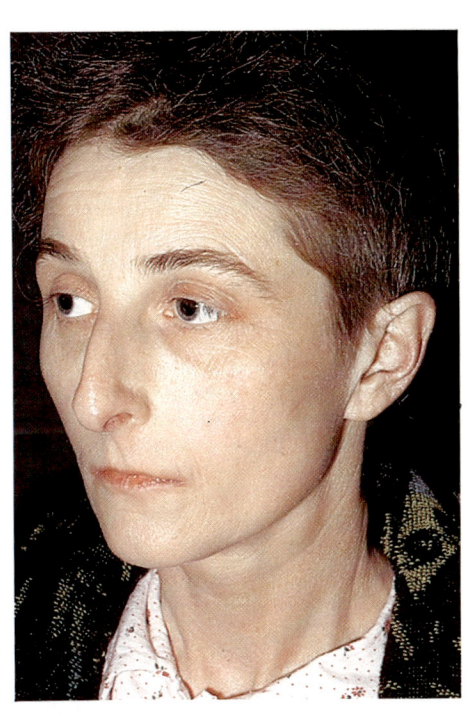

684

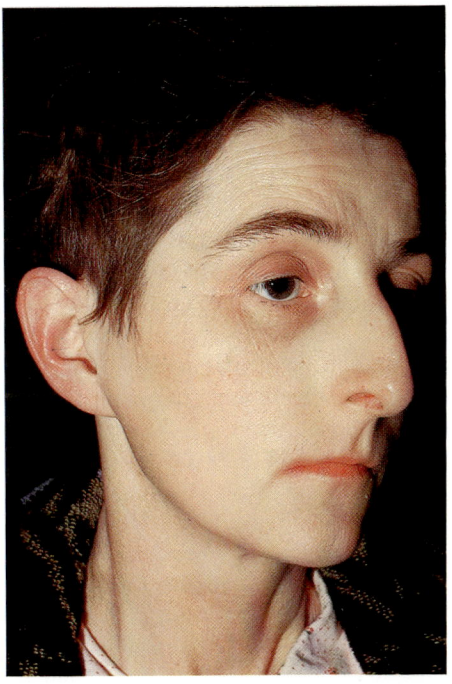

685

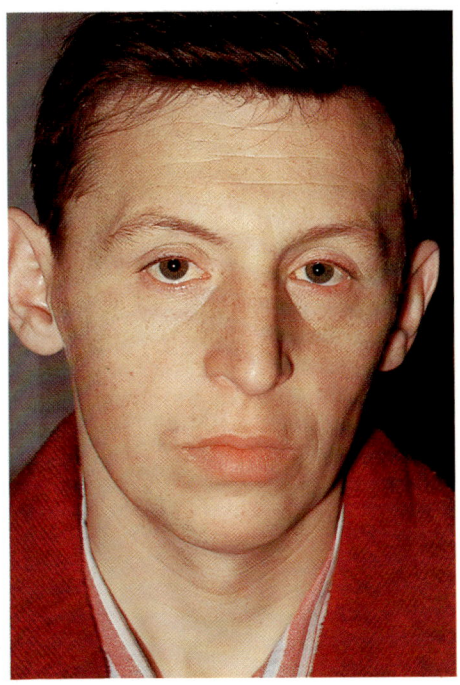

686

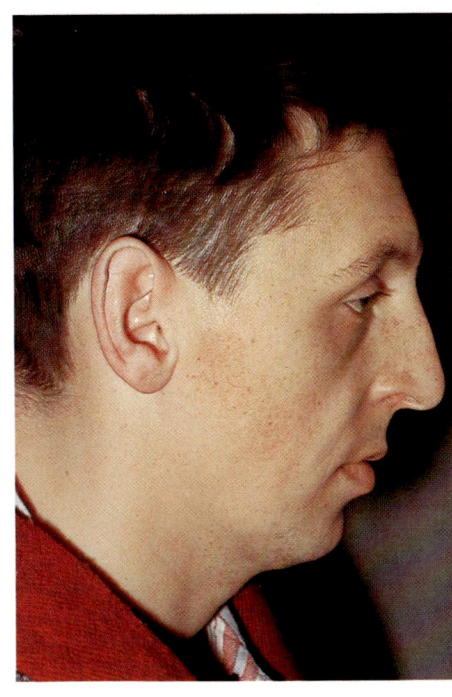

687

Veränderungen bei Erkrankungen der endokrinen Drüsen

Der **Akromegalie** liegt eine vermehrte Bildung von Wachstumshormon (STH = somatotropes Hormon) zugrunde. Diese relativ seltene Krankheit betrifft Männer und Frauen gleichermaßen und wird meist erst zwischen dem 40. und 50. Lebensjahr manifest.

Charakteristisch sind die **groben Gesichtsformen**, wie sie **Abb. 688–691** zeigen. An diesen Merkmalen kann der Kenner auf Anhieb die Diagnose stellen. Der Kopf- und Gesichtsschädel erscheinen grob, die Jochbeine treten stärker hervor. Die Prominenz der Supraorbitalwülste wird durch die zumeist buschigen Augenbrauen unterstrichen. Das **Unterkieferwachstum** führt zu **Prognathie**. Demzufolge stehen die Zähne fächerförmig auseinander und ist Überbiß die Folge. Aber nicht nur die knöchernen Anteile des Schädels verdicken sich, auch die knorpeligen Anteile, wie Nase und Ohren, werden klobig. Die Nasolabialfalten sind meist tief eingeschnitten. Über den Stirnhöhlen, die sehr groß sind, wird das Gewebe besonders verdickt, so daß **Stirnhöcker** entstehen. Die **Lippen** sind **wulstig**, die **Zunge** ist ungewöhnlich **groß und plump**. Im Falle des Patienten von **Abb. 690** besteht ein **Zustand nach Kraniotomie** zur Entfernung des Hypophysentumors. Die **Stirnhaut ist dick und furchig.** Querfalten und **tief eingeschnittene »Denkerfalten« im Bereich der Nasenwurzel** treten regelmäßig hervor.

So läßt die Inspektion des Schädels und des Gesichtes meist auf den ersten Blick die Diagnose der Akromegalie zu. Darüber hinaus kann die rauhe, tiefe und männliche Stimme (als Folge der Vergrößerung des Kehlkopfes) insbesondere bei Frauen ein weiteres nicht zu überhörendes Leitsymptom sein.

Die **Haut**beschaffenheit und die charakteristische **Zungenvergrößerung (Abb. 690) erinnern an eine Hypothyreose.** Zeichen einer Hyperthyreose kommen nur selten vor (vgl. **Abb. 668**, S. 367). Die vermehrte Bildung von STH bewirkt eine Vergrößerung der inneren Organe (**Splanchnomegalie**) mit Ektasie des Magen-Darm-Kanals und Wachstum von Herz, Leber, Milz, Nieren etc.

Im weniger fortgeschrittenen Stadium ist – zumal wenn die übrigen für die Akromegalie typischen Symptome, wie Kopfschmerz, sexuelle Störungen und schließlich Einschränkung des Sehvermögens, noch nicht vorliegen – eine Verwechslung mit dem konstitutionellen Akromegaloid möglich. Neben den technischen Untersuchungen, wie Röntgenaufnahme der Schädelbasis, Computertomographie, Bestimmung des anorganischen Phosphates im Serum sowie ophthalmologische Untersuchung, können das Zurückgreifen auf vor Jahren aufgenommene Photographien des Kranken sowie die Inspektion von Familienangehörigen wegweisend sein. Die Sicherung der Diagnose und die Aktivitätsbeurteilung gelingen durch die radioimmunologische STH-Bestimmung.

Nach Schluß der Epiphysenfugen führt die gesteigerte Fähigkeit des Akromegaliekranken, Knochen neu zu bilden, zu appositionellem Wachstum des Fasergewebes, vor allem im Bereich der Akren. **Hände** und Füße wachsen und erscheinen schließlich **klobig und plump (Abb. 691** im Vergleich zu einer gesunden Hand). Nicht selten werden die Patienten erst dadurch auf ihre Erkrankung aufmerksam, daß sie sich im Verlauf von Monaten bis wenigen Jahren mehrfach neue Schuhe größerer Nummern anschaffen müssen.

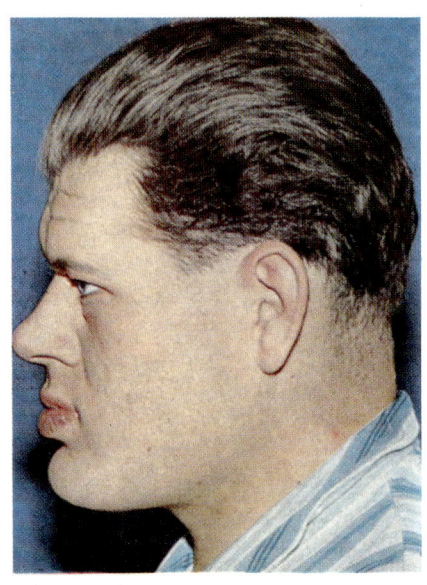

688

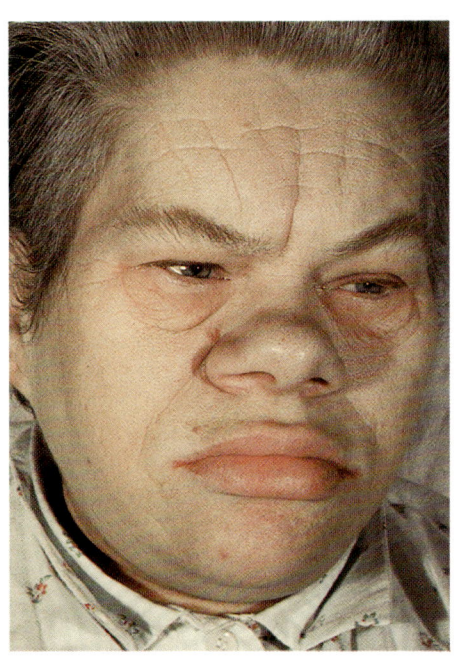

689

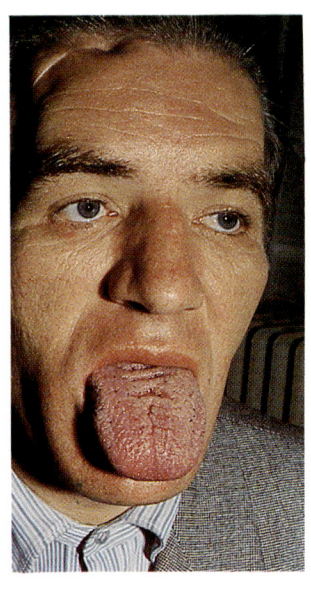

690

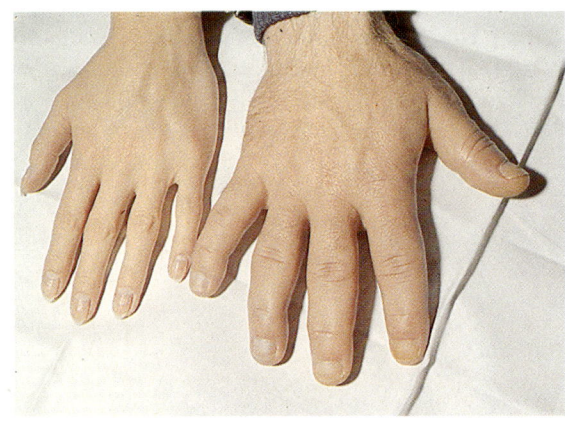

691

Veränderungen bei Erkrankungen der endokrinen Drüsen

Beim Vorliegen basophiler Hypophysenadenome mit pathologisch gesteigerter ACTH-Sekretion kommt es zu den typischen, nachfolgend wiedergegebenen Symptomen eines **M. Cushing**. Ursache können eine Störung der Hypothalamusfunktion mit übermäßiger Produktion von CRF (Corticotropin Releasing Factor) oder autochthon entstandene ACTH-bildende Tumoren des Hypophysenvorderlappens sein. Ein endogener **Hyperkortisolismus** kann außerdem durch extrahypophysäre, maligne Tumoren hervorgerufen werden, die durch ACTH oder ACTH-ähnliche Peptide eine Nebennierenrinden-Hyperplasie auslösen (sog. ektopes ACTH-Syndrom bei Bronchialkarzinomen, Thymomen, Pankreastumoren, Phäochromozytomen etc.), außerdem durch eine primär adrenal gesteigerte Cortisolsekretion bei Nebennierenrindenadenom oder -karzinom. Liegt ein solcher Fall vor oder ist die Ursache der Störung unbekannt, so wird von **Cushing-Syndrom** (z. B. adrenales Cushing-Syndrom) gesprochen. Echte Nebennierenrindenkarzinome bzw. -adenome sind dabei ungemein selten. Klinisch ist die Unterscheidung zwischen M. Cushing und Cushing-Syndrom meist nicht möglich. Cushingoiden Veränderungen begegnen wir recht häufig als Ausdruck des **iatrogenen Cushing-Syndroms infolge** länger anhaltender **Steroidtherapie (Abb. 693)**, in weniger ausgeprägter Form gelegentlich auch unter der INH-Behandlung, hier insbesondere bei Patienten mit tuberkulöser Meningitis.

Der **Gesichtsausdruck** der Kranken ist charakteristisch. Das runde **Vollmondgesicht mit** den **roten Backen** »strahlt Gesundheit und Wohlsein aus«. Die Wangen sind ödematös aufgetrieben; manchmal erstreckt sich die Gesichtsrötung diffus über das ganze Gesicht. Im allgemeinen treten blutgefüllte Äderchen stärker hervor. Auch eine Akne kann sich entwickeln. Bei der Patientin auf **Abb. 692** handelt es sich um einen echten **M. Cushing**, bei **Abb. 693–695** um ein **Cushing-Syndrom**. Dem **Cushing-Syndrom** lag ein **NNR-Tumor** zugrunde.

Der Habitus der Erkrankten ist oft typisch. Der **runde Kopf** mit **plumpem Hals** sitzt gedrungen dem **massiven Rumpf** auf. Die **Extremitäten** erscheinen relativ **schlank** im krassen Gegensatz dazu. Die **Striae rubrae distensae (Abb. 693–695)** sind dunkelviolette, den Spannungslinien der Haut parallel laufende, einen zarten Sulkus bildende Streifen, die bis zu 20 cm lang und 3 cm breit werden können. Sie sind für das Cushing-Syndrom nicht pathognomonisch, sondern treten auch während der Schwangerschaft auf und können sich darüber hinaus bei jeder sich rasch entwickelnden Fettsucht einstellen. Striae distensae können sich während der Pubertät, auch bei schlanken Jugendlichen, entwickeln. Ihre Prädilektonsstelle ist dann die Glutäalregion.

Der auf **Abb. 692** gezeigte **Fettnacken** ist für den M. Cushing bzw. das Cushing-Syndrom charakteristisch. Wegen seines deutlichen Hervortretens wird er auch als »Büffelnacken« bezeichnet. Gelegentlich kommt es im Bereich der darüberliegenden Haut zu einer feinen, lanugoähnlichen Behaarung.

Das Nachlassen von Libido und Potenz, gegebenenfalls auch Regelstörungen, sowie der Nachweis von Bluthochdruck, Osteoporose (insbesondere der Wirbelsäule), Polyglobulie und Eosinopenie, einer diabetischen Stoffwechsellage sowie des erhöhten Cortisolgehaltes im Blut (Tagesprofil!) sichern die Diagnose.

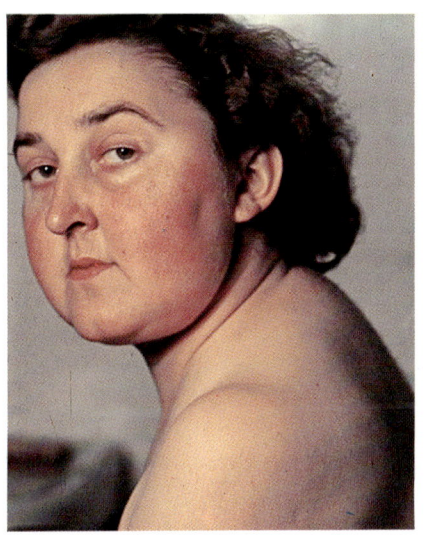

692

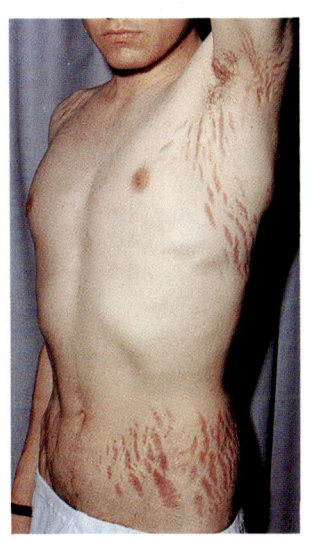

693

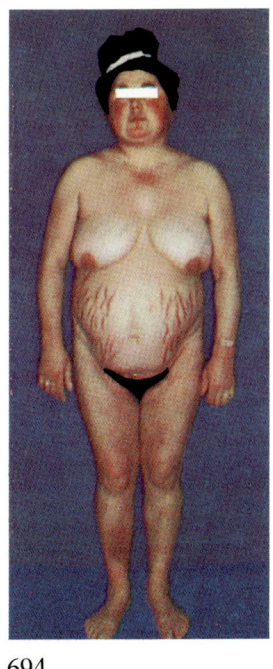

694

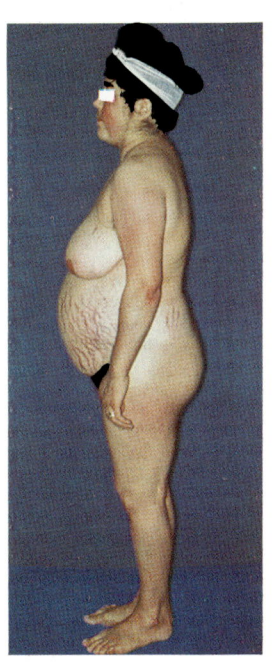

695

Hypogonadismus

Das Auftreten eines **weiblichen Behaarungstyps** wird beim **männlichen Hypogonadismus** gesehen (**Abb. 696–698** und folgende **Abb.**). Dabei ist ein feminines Aussehen mit **dünner, trockener, blasser, unpigmentierter** und **im Alter sehr faltenreicher Haut** charakteristisch, wie der 65jährige Patient mit **kongenitaler Anorchie** auf **Abb. 696** zeigt. **Zugleich** fällt immer wieder die **besonders feine und volle Kopfbehaarung** auf. Der Hypogonadismus wird daher durch die Blickdiagnose festgestellt und durch die Bestimmung von FSH (follikelstimulierendes Hypophysen-Hormon) erhärtet. Der abgebildete Patient zeigt zusätzlich ein auffallendes **Verstreichen der Regio labialis mandibularis**, so daß die normalerweise hier zu erwartende Kinnlippenfurche (Sulcus mentolabialis) besonders bei seitlicher Betrachtung aufgehoben ist. Dieses Zeichen (F. W. TISCHENDORF) findet sich bei Störung der Sexualfunktion (Impotentia coeundi), insbesondere des von MATUSSEK als Impotentia concupiscentiae bezeichneten Libidomangels.

Unter Hypogonadismus versteht man das Versagen der Gonadenfunktion (Hoden oder Ovarien). Ungenügende oder völlig fehlende Produktion der Sexualhormone (Testosteron, Östrogene) hat je nach dem Zeitpunkt der Erkrankung charakteristische klinische Symptome zur Folge.

Bei **Erkrankungsbeginn vor der Pubertät** bleibt die normale Pubertätsentwicklung (Stimmbruch, Genitalwachstum, Entwicklung der Sekundärbehaarung, puberaler Wachstumsschub bei Knaben; Mammaentwicklung, Entwicklung der Achsel- und Schambehaarung, Wachstum von Uterus, Vagina, Labia minora plus majora, zyklische Blutungen bei Mädchen) aus. Später entwickeln sich dann typische **früheunuchoide Symptome** (**Abb. 702** u. **703**, S. 387).

Der **Erkrankungsbeginn nach der Pubertät** (also nach abgeschlossener sexueller Entwicklung) hat bei genügend langer Krankheitsdauer die Entwicklung **späteunuchoider Symptome** zur Folge (**Abb. 699**, S. 385 u. **Abb. 761**, S. 423): Die Körperproportionen bleiben normal, nur die Sekundärbehaarung bildet sich weitgehend zurück und das vorher normale Genitale zeigt mäßige atrophische Veränderungen.

Bei primärem Hypogonadismus ist die Gonade selbst erkrankt, bei sekundärem Hypogonadismus ist die Störung der Gonadenfunktion das Resultat einer andersartigen Erkrankung (z.B. der Hypophyse; s. **Abb. 701–704**, S. 387; **Abb. 710** u. **711**, S. 393).

Als Beispiele für den **primären Hypogonadismus** zeigen die **Abb. 697** u. **698** sowie **Abb. 699** u. **700**, S. 385 u. **Abb. 761**, S. 423 neben der seltenen Form der **kongenitalen Anorchie** die 4 häufigsten klinischen Bilder, unter denen das **echte chromatinpositive Klinefelter-Syndrom** im Erwachsenenalter in Erscheinung tritt. Nur 2 Patienten suchten wegen Kinderlosigkeit die Sprechstunde auf (**Abb. 697** u. **Abb. 699**, S. 385), bei den 3 anderen (**Abb. 698**, **Abb. 700**, S. 385 u. **Abb. 761**, S. 423) wurde die Diagnose zufällig gestellt.

Auf **Abb. 697** handelt es sich um einen 32jährigen Mann, der seit 2 Jahren in kinderloser Ehe lebt. Der einzige auffällige pathologische Befund ist eine bilaterale Hodenhypoplasie. **Abb. 698** zeigt einen 19jährigen Mann mit bilateraler Gynäkomastie bei sonst normalem männlichem Aspekt. Im Skrotum finden sich nur zwei bohnengroße Hoden.

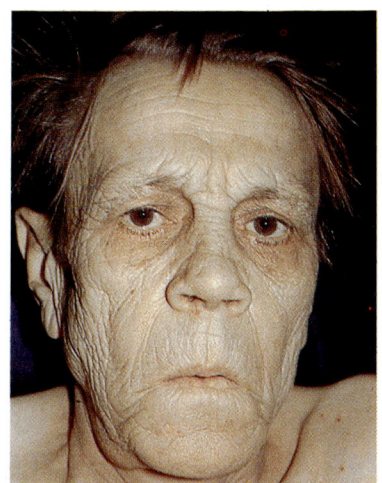

696

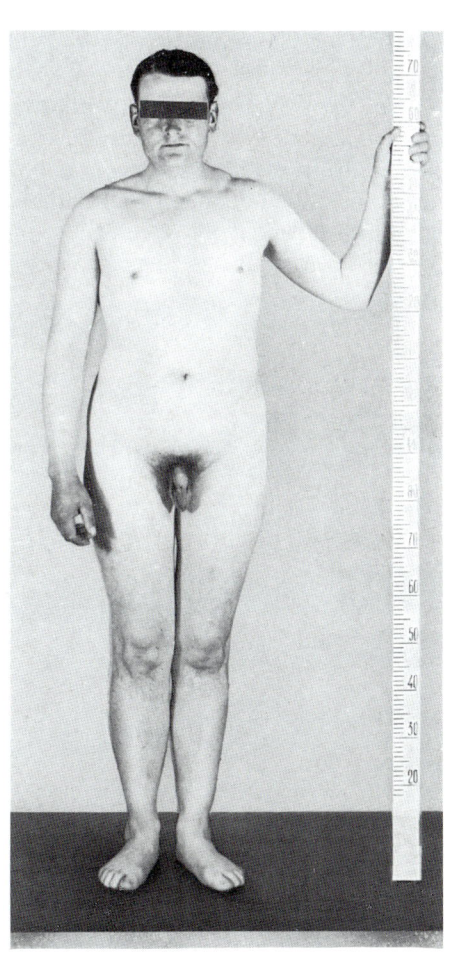

697

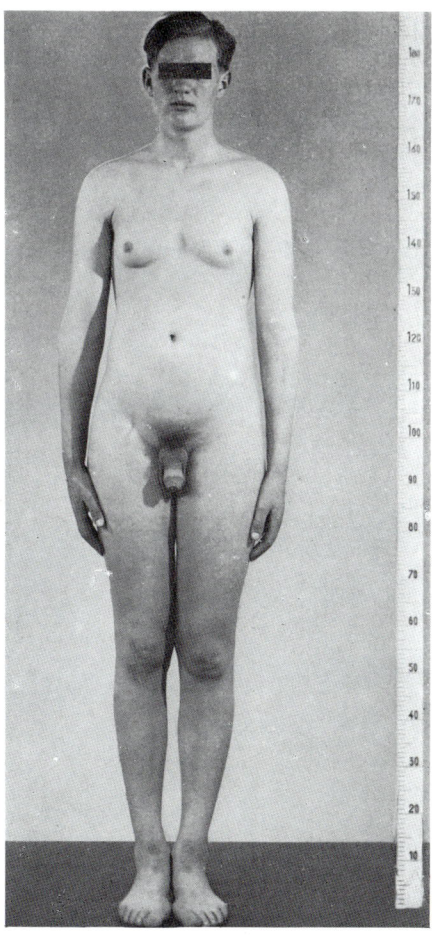

698

Hypogonadismus

Beim echten **chromatinpositiven Klinefelter-Syndrom** ist die Variabilität der klinischen Erscheinungen groß: es gibt alle Übergänge vom normalen männlichen Typ (s. **Abb. 697** u. **698**, S. 383) **bis zum früh-** (**Abb. 700**) resp. **späteunuchoiden Erscheinungsbild** (**Abb. 699** u. **Abb. 761**, S. 423). Die **bilaterale Gynäkomastie** ist **häufig**, stellt aber kein obligates Symptom dar. Die einzigen verläßlichen und konstanten Symptome sind die bilaterale Hodenhypoplasie (histologisch schwere Tubulussklerose und Leydig-Zell-Hyperplasie), die Aspermie und der positive Chromatinbefund in Blut- und Mundschleimhautzellen. Durch letzteren ist es möglich, die Diagnose des echten Klinefelter-Syndroms schon bei Neugeborenen und auch in der Vorpubertätsperiode zu stellen. Sehr häufig verbirgt sich das echte Klinefelter-Syndrom unter klinischen Begriffen, wie retardierte Pubertät, sog. Dystrophia adiposogenitalis (vgl. auch **Abb. 760**, S. 423); es findet sich sogar beim Kryptorchismus. Ein weiteres und erst in letzter Zeit bekanntgewordenes, jedoch nicht obligates Symptom ist die intellektuelle Minderbegabung der Patienten.

Die **Abb. 699** zeigt einen 38jährigen Mann mit typischen **späteunuchoiden** Zügen: Fettansatz am Rumpf, den Hüften, den Nates, spärliche Bart-, Achsel- und Schambehaarung. Genitale unauffällig bis auf zwei sehr kleine Testikel.

Auf **Abb. 700** handelt es sich um einen 52jährigen Mann mit typischen **früheunuchoiden** Zügen: Überlänge der Extremitäten, sexueller Infantilismus (kleiner Penis, kleines Skrotum und kleine Hoden).

Das echte Klinefelter-Syndrom ist außerordentlich häufig: Im Erwachsenenalter rechnet man mit einer Häufigkeit von 0,1–0,2%. Bei Insassen psychiatrischer Anstalten steigt die Häufigkeit auf 1%.

Der positive Chromatinbefund kommt durch die Anwesenheit überzähliger X-Chromosomen zustande. Patienten mit Klinefelter-Syndrom besitzen ein oder mehrere überzählige X-Chromosomen und somit anstelle der normalen Zahl von 46 Chromosomen 47 Chromosomen oder mehr. Der häufigste Typ hat 47 Chromosomen, davon sind 3 Geschlechtschromosomen, und zwar 2 X- und 1 Y-Chromosom (XXY). Von diesem Typ gibt es aber zahlreiche Abweichungen mit weiteren überzähligen X-, aber auch Y-Chromosomen sowie Fälle mit Mosaikstruktur. Je größer die Zahl der X-Chromosomen, um so ausgeprägter der Schwachsinn.

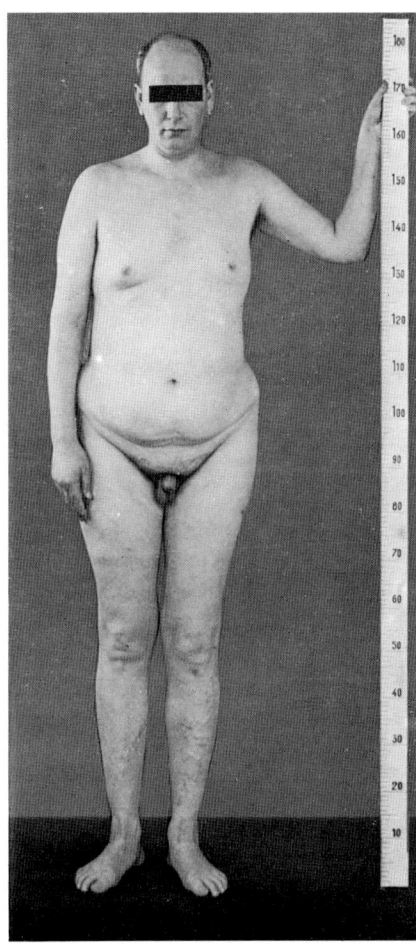

699

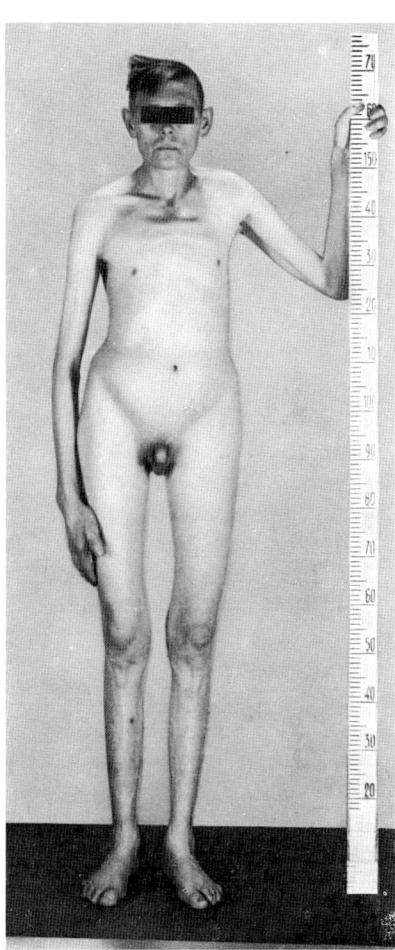

700

Hypogonadismus

Abb. 701–704 zeigen vier typische Beispiele von **sekundärem Hypogonadismus**. In allen Fällen ist dieser die Folge einer unzureichenden hypophysären Gonadotropinbildung. Die histologische Untersuchung der Gonaden zeigt in solchen Fällen schwerste Reifungshemmung eines sonst normalen Keimdrüsengewebes. Im Harn läßt sich kein gonadotropes Hormon nachweisen. Bei den Kranken der **Abb. 701** und **702** war der Sellabefund normal, die Ursache der unzureichenden Produktion von gonadotropem Hormon ließ sich nicht ermitteln (sog. **idiopathischer Eunuchoidismus**). Beim Fall der **Abb. 703** handelt es sich um ein **Kraniopharyngeom**, das im Alter von 8 Jahren operativ entfernt wurde. Offenbar hatte der Tumor das Hypophysenvorderlappengewebe völlig zerstört. Daher hatte die Patientin neben der Gonadeninsuffizienz, die zum Eunuchoidismus geführt hatte, auch noch Ausfälle von seiten der Nebennierenrinde und der Schilddrüse (nahezu vollständige Hypophysenvorderlappeninsuffizienz).

Auf **Abb. 701** handelt es sich um einen 21jährigen Mann ohne Pubertätszeichen: hohe Stimme, fehlende Sekundärbehaarung, infantiler Penis, kleine Hoden (histologisch schwere Reifungshemmung).

Die **Abb. 702** zeigt einen 36jährigen Mann mit typischen früheunuchoiden Erscheinungen: sehr jugendliches Aussehen, Bart-, Achsel- und Schambehaarung fehlen, infantiles Genitale (Hoden entwicklungsfähig im Stadium der Vorpubertät), Überlänge der Extremitäten, breite Hüften.

Auf **Abb. 703** ist eine 28jährige Frau mit eunuchoidem Hochwuchs, sexuellem Infantilismus und primärer Amenorrhö wiedergegeben.

Auf **Abb. 704** handelt es sich um einen Patienten mit **Panhypopituitarismus** (vgl. S. 376) mit **zarter, dünner** und **blasser** Haut (sog. alabasterartiges Aussehen), **ausdruckslosem Gesicht, Reduktion der lateralen Augenbrauenhaare** und **schütterem Kopfhaar.**

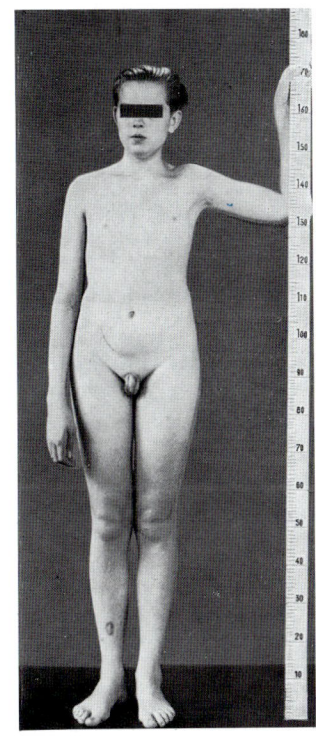

701

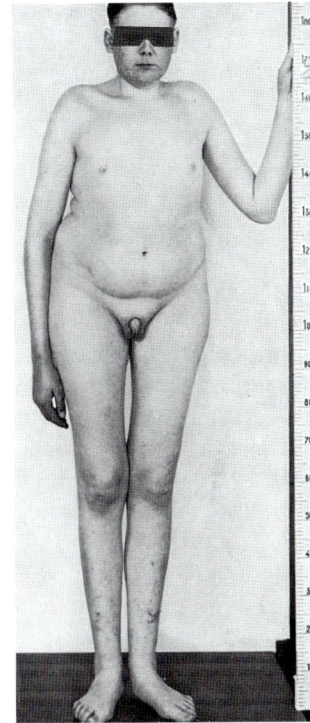

702

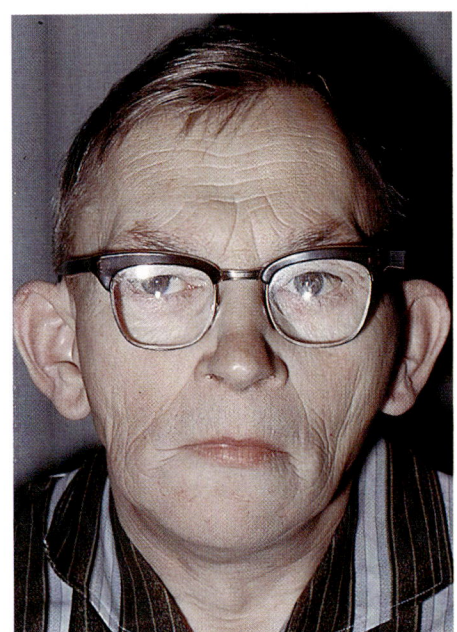

703

704

Kleinwuchs

Auf den **Abb. 705** und **706** sowie **Abb. 707** und **708**, S. 391 sind vier wichtige Formen des **Klein**bzw. **Zwergwuchses** – der thyreogene (= hypothyreote) Kleinwuchs, der Kleinwuchs bei Gonadendysgenesie (sog. Turner-Syndrom), der primordiale Kleinwuchs und der hypophysäre Kleinwuchs – wiedergegeben.

Die **Abb. 705** zeigt eine 17jährige, sexuell normal entwickelte, debile Patientin mit **primär-hypothyreotem Kleinwuchs**. Sie war im Kindesalter durch schlechtes körperliches Gedeihen, Schwachsinn und durch eine Retardation des Längenwachstums sowie eine Schilddrüsenvergrößerung aufgefallen. Die klinische Untersuchung ergab eine multinoduläre Jodfehlverwertungsstruma, eine Grundumsatzsenkung, Hypercholesterinämie und eine erhebliche Retardation der Skelettreifung.

Die Kombination von sexuellem Infantilismus mit Kleinwuchs und primärer Amenorrhö (ohne wesentliche Retardation der Skelettreifung) ist für die **Gonadendysgenesie** (Turner-Syndrom) charakteristisch. Die **Abb. 706** zeigt eine derartige, 21 Jahre alte debile und kleinwüchsige Patientin

(Größe 132 cm, Gewicht 31,7 kg) mit primärer Amenorrhö, sexuellem Infantilismus und tiefem Nackenhaaransatz. Die Symptome sind häufig mit einer Reihe von Mißbildungen, wie Pterygium colli (vgl. **Abb. 406**, S. 237), schildförmigem Thorax, Isthmusstenose der Aorta, Cutis laxa, multiplen Naevi und Lymphödem der Haut kombiniert.

In mehr als 50% der Fälle ist der Chromatinbefund in den Blut- und Mundschleimhautzellen negativ. Es handelt sich um eine Chromosomenanomalie, denn die Patienten haben anstatt 46 nur 45 Chromosomen mit der Geschlechtschromosomenkonstitution X0. Es fehlt also ein X-Chromosom. Anstelle der Ovarien sieht man weiße Stränge, in denen nur Reste von Ovarialgewebe nachweisbar sind.

Differentialdiagnostisch ist von der Gonadendysgenesie der hypophysäre Kleinwuchs abzugrenzen, da sich dieser Kleinwuchs ebenfalls mit sexuellem Infantilismus kombinieren kann. In diesen Fällen findet man allerdings häufig Sellaveränderungen, und die Skelettreifung ist gegenüber dem chronologischen Alter erheblich verzögert. Der Chromatinbefund bei weiblichen Individuen ist immer positiv.

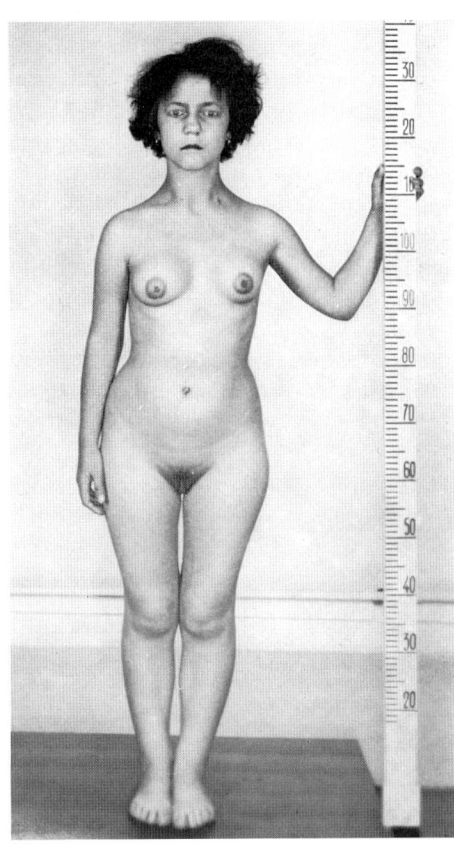

705

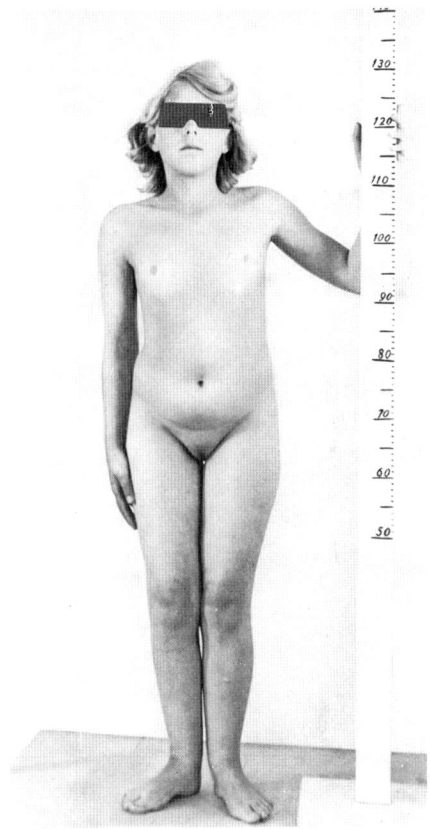

706

Kleinwuchs

Die **Abb. 707** zeigt einen Fall von **hypophysärem Kleinwuchs** ohne sexuellen Infantilismus (seltenes Vorkommnis). Es handelt sich um eine 26jährige, etwas adipöse, kleinwüchsige Patientin (130 cm Körpergröße). Mit 10 Jahren trat bei ihr ein Wachstumsstillstand auf, mit 12 Jahren wurden zum erstenmal Sellaveränderungen festgestellt. Die Pubertätsentwicklung verlief aber normal, Menarche mit 15 Jahren, von da ab regelmäßige Menstruationen, mit 26 Jahren akute Hirndruckerscheinung infolge Verlegung der Liquorpassage durch den Hypophysentumor im Bereich des Foramen Monroi mit Entwicklung eines Hydrocephalus internus. Umgehungsoperation nach THORKILDSEN.

Auf **Abb. 708** ist ein **primordialer Kleinwuchs** wiedergegeben. Die 19jährige, intelligente Patientin ist nur 130 cm groß und stammt aus gesunder Familie. Mangelhaftes Längenwachstum wurde bereits im 1. Lebensjahr festgestellt. Wegen des Kleinwuchses wurde sie erst mit 9 Jahren eingeschult. Menarche mit 14 Jahren, regelmäßige Menstruation, normale Entwicklung der Sekundärmerkmale. Es finden sich keine hormonalen Ausfallserscheinungen, keine Retardation der Skelettentwicklung, die Sella ist normal, der Chromatinbefund positiv. Die Diagnose des primordialen Kleinwuchses ist also meist eine Ausschlußdiagnose.

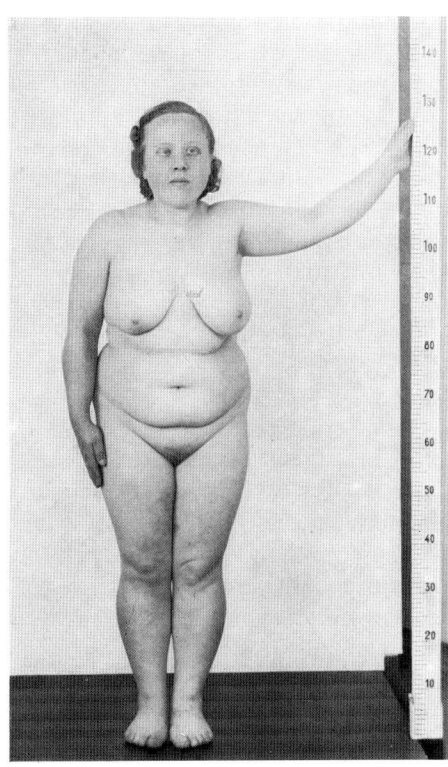

707

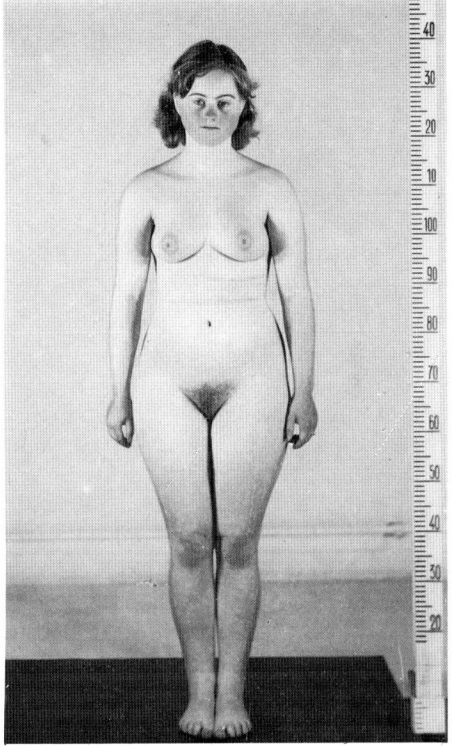

708

Kleinwuchs

Die **Abb. 709** und **710** zeigen Repräsentanten der beiden **Hauptgruppen des hypophysären Kleinwuchses**:
1. die **Tumorform (Abb. 709)** und
2. die sog. **idiopathische Form (Abb. 710)**.

Bei der Tumorform ist die Ursache der Wachstumsstörung eine Neubildung der Hypophysenregion (meist Kraniopharyngeom), die Ursachen der idiopathischen Form sind bis heute unbekannt. Meist erkranken nur Knaben. Nach Bierich ist ein großer Teil der Fälle geburtstraumatisch zu erklären.

Bei dem 15 Jahre alten Knaben der **Abb. 709** betrug die Größe 135 cm, das Gewicht 28,4 kg. Die Geburt und frühkindliche Entwicklung waren normal. Vom 5. Lebensjahr ab Wachstumsstillstand. Oft Kopfschmerzen. Es fand sich eine ausgedehnte Selladestruktion; die Diagnose **Kraniopharyngeom** wurde operativ und autoptisch gesichert (er starb an den Folgen der Hypophysenoperation).

Auf **Abb. 710** handelt es sich um einen 44jährigen Mann von 157 cm Größe und 56 kg Körpergewicht. Mit 9 Jahren war er wegen Kleinwuchses und grazilen Körperbaus aufgefallen. Keine Pubertät. Bei ihm besteht die Kombination von Wachstumsstörung mit sexuellem Infantilismus. Die Sella war ohne pathologischen Befund, offene Epiphysenfugen, Osteoporose der Wirbelsäule. Im Harn kein gonadotropes Hormon nachweisbar (Beispiel der **idiopathischen Form des hypophysären Kleinwuchses** mit sexuellem Infantilismus).

Der **Kleinwuchs** ist ferner ein obligates Symptom des **Cushing-Syndroms im Kindesalter**, an dem der Patient in **Abb. 711** leidet. Er ist 14 Jahre alt, 145 cm groß und wiegt 49,7 kg. Mit 13 Jahren plötzlich Gewichtszunahme, Entwicklung eines **Vollmondgesichtes**, eines **Büffelnackens** und einer **Stammfettsucht**. Wachstumsstillstand. Die Cortisolausscheidung im Harn war erhöht, eine Nebennierenrindenhyperplasie als Ursache der Krankheit wurde operativ gesichert. Nach einseitiger Adrenalektomie entwickelte sich ein Hypophysenadenom (vermutlich chromophob) mit Sehstörungen, das röntgenbestrahlt wurde. Danach kam es zu kompletter Remission des Cushing-Syndroms.

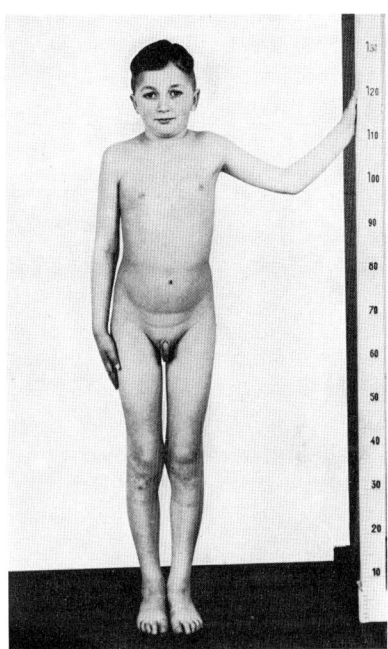

709

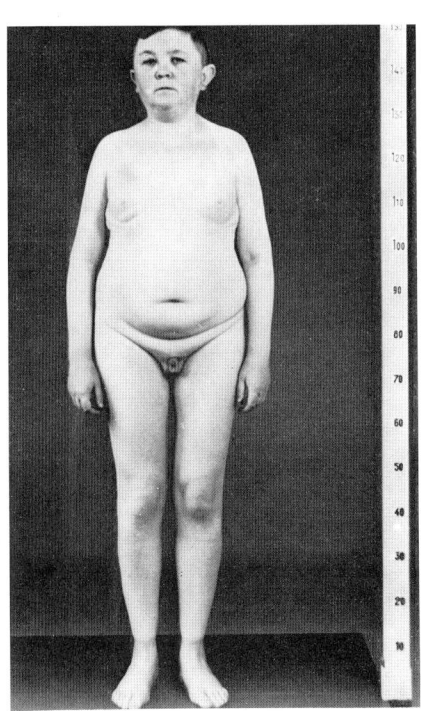

710

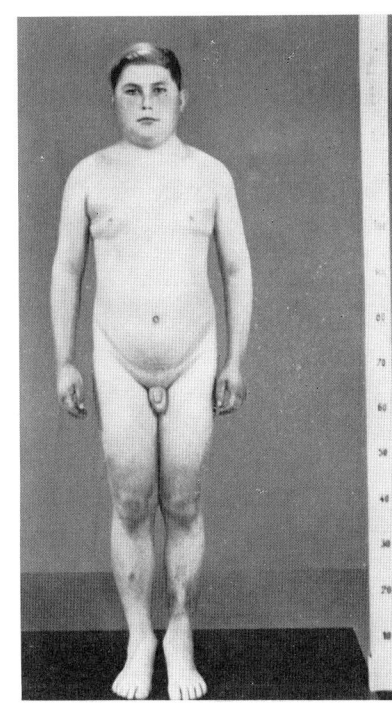

711

Kleinwuchs

Eine mangelhafte Wachstumspotenz des Skeletts mit **Minderwuchs** (allerdings ohne verzögerte Knochenkernentwicklung) gehört auch zu einem blickdiagnostisch leicht erfaßbaren und auf einer chromosomalen Aberration beruhenden Syndrom, dem **Mongol(oid)ismus** (mongoloide Idiotie oder **Down-Syndrom**). Die moderne Chromosomendiagnostik ermöglichte die Unterscheidung von 3 unterschiedlichen Formen, wobei bei der klassischen Trisomie 21, bei der das Chromosom 21 in Dreizahl vorhanden ist (mit einer resultierenden erhöhten Gesamtchromosomenzahl von 47), die Mutter und deren Sippe äußerlich und chromosomal normale Befunde zeigen und das Risiko eines erneuten mongoloiden Nachwuchses gering ist. Das **Down-Syndrom** tritt vermehrt bei Kindern älterer Mütter auf. Es kann jedoch bei dieser häufigsten Form grundsätzlich bei Frauen jeden gebärfähigen Alters vorkommen.

Der **Mongol(oid)ismus** (**Abb. 712–714** u. **Abb. 715**, S. 397) ist durch **Brachy- und Mikrozephalie**, schräge Augenstellung (**mongoloide Lidachse** mit schlitzförmigen, nasal geneigten, schräg nach außen oben verlaufenden Lidspalten), medialen **Epikanthus** (Mongolenfalte), **Hypertelorismus**, häufig vorkommenden Strabismus, **eingesunkene** und **breite Nasenwurzel** und einen meist etwas **geöffnet stehenden Mund** (mit vermehrter Speichelsekretion und **grober** gefurchter **Zunge**) gekennzeichnet. Die Patienten sind **kleinwüchsig-gedrungen** (dyszerebraler Minderwuchs mit nicht selten vorhandener Geburtsunterlänge und -unter-

gewicht nach normaler Tragzeit), der Hals ist kurz und breit, die Hände und Füße sind plump und spatenförmig (mit zu weitem Abstand zwischen 1. und 2. Zehe als sog. Malayenfuß), die Phalangen kurz.

An den Händen fällt eine ausgesprochene **Brachydaktylie** mit oft nach proximal verlagertem Daumenansatz auf. Bei dem auf **Abb. 712, 713** und **Abb. 715**, S. 397 abgebildeten, bereits 13jährigen Jungen besteht allerdings nicht die Brachymesophalangie V mit Klinodaktylie, eine Mißbildung des 5. Fingers, wie sie häufig bei Mongolismus zu beobachten ist (vgl. auch S. 286). Es fehlt auch die als Vierfingerfurche (Affenhand) bezeichnete querverlaufende Hohlhandfalte (in 59% der Fälle). Man sieht aber, daß der charakteristische Winkel, den die drei Hohlhandfalten bilden, verändert ist und die Verbreiterung und Verkürzung der Hohlhand anzeigt. Die Vierfingerfurche bildet sich im Extremfall durch Verschmelzen der oberen und mittleren Hohlhandfalte.

Die **Haut** ist häufig – wie auch bei den abgebildeten Patienten – **trocken** und **zyanotisch – marmoriert**. Häufige Fehlbildungen an den inneren Organen (**Herzfehler** mit **Lippenzyanose** auf **Abb. 712, 713** u. **Abb. 715**, S. 397) und eine erhöhte Krankheitsanfälligkeit verkürzen die Lebenserwartung. Es besteht regelmäßig ein **erheblicher Schwachsinn** (Imbezillität). Die Patienten bleiben lebenslänglich pflegebedürftig, in der überwiegenden Zahl der Fälle sind sie gutmütig und lenkbar.

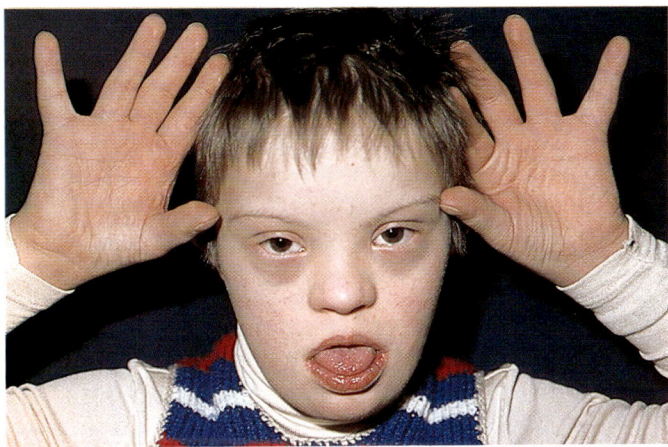

712

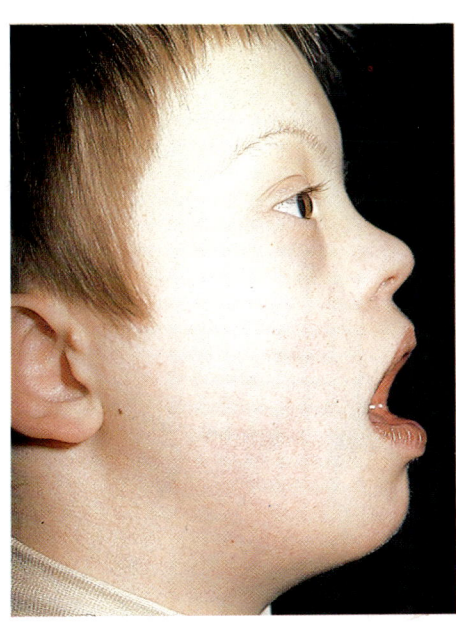

713

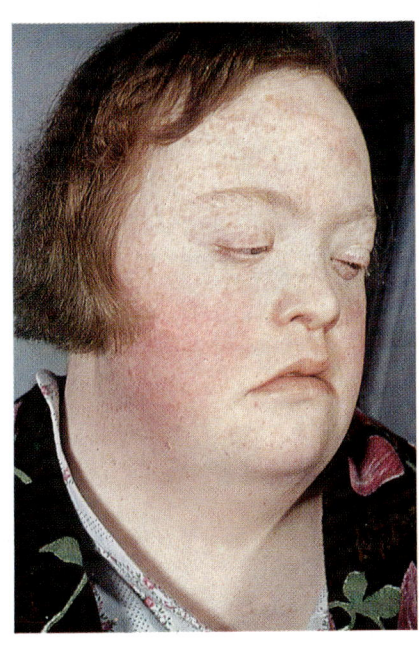

714

Kleinwuchs

Abb. 715 zeigt noch einmal den 13jährigen Jungen von S. 395 und demonstriert die leicht **zyanotische, vergrößerte** und **grobe Zunge** (Makroglossie, Lingua scrotalis). Die Abbildung soll aber auch noch eine häufig (in ca. 50% der Fälle) zu beobachtende **Ohrmuscheldysplasie** veranschaulichen. Die **mangelhaft modellierte**, tiefsitzende **Ohrmuschel** zeigt darüber hinaus – hier unter den Haaren verborgen, auf **Abb. 713**, S. 395 jedoch zu sehen – ein akzessorisches Ohr. Das angeborene Mongoloidenohr wird auf den **Abb. 716** und **717** mit Zuständen wie sie nach wiederholter traumatischer Läsion dauerhaft verbleiben, verglichen. Eine solche **traumatische Ohrmuscheldeformität** als Zustand nach Othämatom findet sich z. B. bei Boxern (**Abb. 716**). Das **Othämatom** imponiert als elastische Geschwulst mit prallen Fluktuationen, ist anfangs hellrot und verfärbt sich im Verlauf rotbläulich und ist meist schmerzlos (**Abb. 717**). Das Spannungsgefühl, das die Patienten empfinden, ist durch die Lymph- und Blutergüsse zwischen Knorpel und Perichondrium bedingt. Wenn eine spontane Abheilung nicht zustande kommt und das Othämatom nicht abpunktiert wird, besteht die Gefahr der Organisation des Blutergusses. **Als Spätfolge** bleibt dann eine **verdickte Ohrmuschel** wie im Falle des Patienten auf **Abb. 716** zurück.

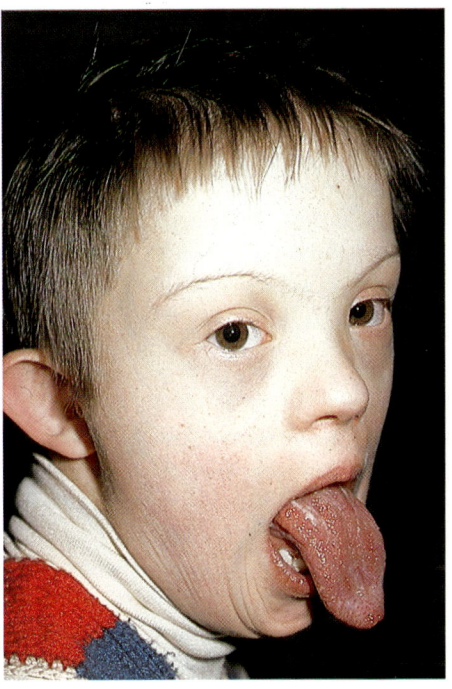

715

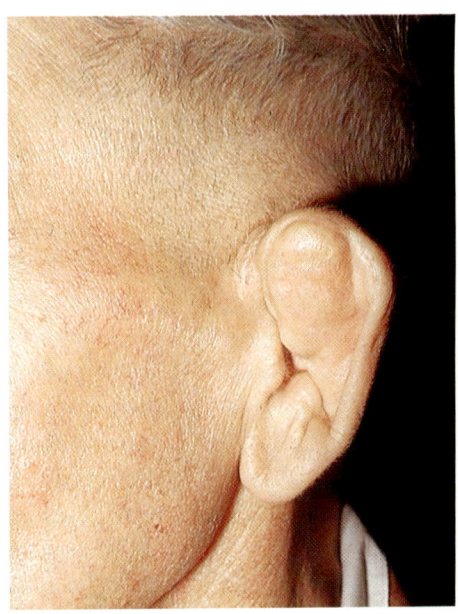

716

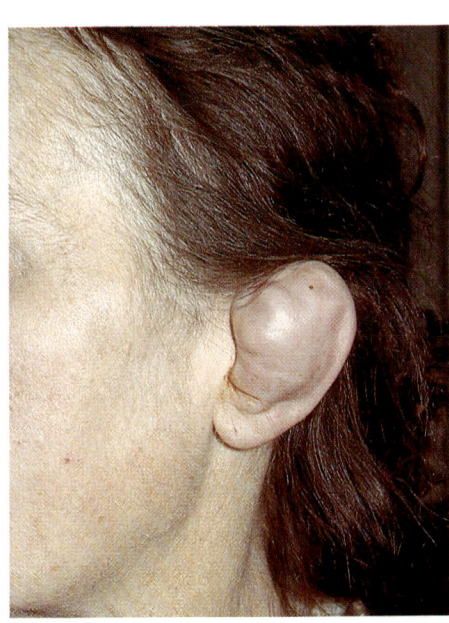

717

Hochwuchs

Riesenwuchs, z. T. mit akromegaler Symptomatik und anderen Störungen des Hypophysenzwischenhirnsystems, wie Menstruationsstörungen, Diabetes insipidus, Striae cutis distensae und Infantilismus, findet sich beim **Marfan-Syndrom**. Es handelt sich hierbei um eine systemhafte, meso- und ektodermale Abartung mit autosomal-dominanter Vererbung mit hoher Penetranz. Nach MᴄKᴜsɪᴄᴋ beruhen etwa 15% diagnostizierbarer Erkrankungen auf Neumutationen. Die vielgestaltige und variable Symptomatik umfaßt z. B. als Anomalien mesodermaler Genese neben der Spinnenfingrigkeit auch abnorm lange Extremitäten und Fußknochen, Hühner- und Trichterbrust (vgl. S. 238), Skoliose, Kyphose, Osteopsathyrosis, Spina bifida, Wolfsrachen, Unterentwicklung des Unterhautfettgewebes und der Muskulatur, kongenitale Herzvitien, Gefäßanomalien wie Aneurysma dissecans aortae, Aniridie, fakultativ blaue Skleren (vgl. **Abb. 647**, S. 355) und abnorme Dehnbarkeit des Bandapparates (**Abb. 719, Überstreckbarkeit der Finger**).

Die auf **Abb. 718** gezeigte **Arachnodaktylie** oder Spinnenfingrigkeit spielt als **Leitsymptom** für die Blickdiagnose **des Marfan-Syndroms** eine wichtige Rolle.

Als Anomalien ektodermaler Genese finden sich vor allem neben den oben angeführten Störungen des Hypophysenzwischenhirnsystems Hydrozephalus, allgemeine Hirndystrophie oder -atrophie und Defekte der Zonula ciliaris mit Linsenektopie und evtl. Linsenkolobome sowie Linsenschlottern.

Das Zusammentreffen von Riesenwuchs und akromegalen Erscheinungen wird weiter beim hypophysären Gigantismus beobachtet. Dieser beruht wie die Akromegalie auf einer Überproduktion von STH (hypophysäres Wachstumshormon), nur daß der Erkrankungsbeginn vor der Pubertät liegt, wenn also noch Wachstumstendenzen vorhanden sind. Ursache sind meist eosinophile Adenome des Hypophysenvorderlappens; dementsprechend findet man Sellaveränderungen und Sehnervenbeteiligung. So wurde in einem eigenen Fall die 19jährige, 208 cm große und 134,7 kg schwere Patientin, die mit 14 Jahren erkrankte, zuerst wegen bitemporaler Hemianopsie operiert. Das Hypophysenadenom konnte dabei weitgehend entfernt werden. Es folgten vier Rezidivoperationen, währenddessen es zu weiterer Zunahme des Längenwachstums mit gleichzeitiger Ausbildung **typischer akromegaler** Symptome kam. Die Pubertät trat nicht ein. Erst nach Röntgenbestrahlung bei einer Körpergröße von 208 cm trat der Wachstumsstillstand ein.

Eunuchoider Riesenwuchs mit Stammfettsucht, Striae cutis und in extremen Fällen Gigantismus gehören zur Symptomatik der auf S. 251 besprochenen jugendlichen Hüftkopf-Epiphysenlösung (vgl. **Abb. 431**).

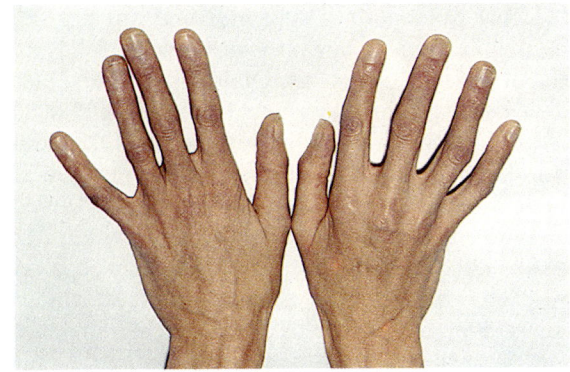

718

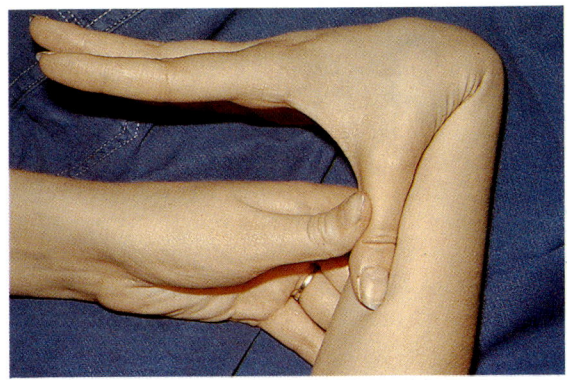

719

Veränderungen bei Stoffwechselerkrankungen

Zusammengestellt sind hier und auf der folgenden Seite eine Reihe von Symptomen, insbesondere Hautveränderungen, bei **Diabetes mellitus**. Sie weisen bereits vom klinischen Blick her auf die Diagnose der Stoffwechselkrankheit hin. Ohne daß sie für Diabetes streng spezifisch sind, machen sie in jedem Falle die gerichtete Untersuchung unbedingt erforderlich. Viele Diabetiker bieten – wie der auf **Abb. 720** abgebildete Patient – eine das ganze Gesicht betreffende **zartrosige Hautfarbe**. Auf diese typische **Rubeosis diabetica** haben wir auch auf S. 44 hingewiesen. Das Symptom gibt Veranlassung, nach einer Zuckerkrankheit zu fahnden. Zur Frage der Ätiologie der Zuckerkrankheit sollte erwähnt werden, daß ein Diabetes mellitus häufig erst manifest wird, wenn der Organismus von einer zusätzlichen Belastung betroffen wird. Neben der Schwangerschaft und chronischen Infektionen sind dies Stoffwechselstörungen wie Gicht und Fettsucht. Besonders **häufig** ist das **Zusammentreffen** des Diabetes mellitus **mit einer Adipositas**. Dieser Zusammenhang wird klar, wenn man bedenkt, daß in Kriegszeiten die Zuckerkrankheit ein ausgesprochen seltenes, in der heutigen Überflußgesellschaft ein häufiges Krankheitsbild darstellt. Die **Abb. 720** zeigt einen sehr adipösen **Diabetiker** mit ausgeprägten **Fettpolstern im Bereich der Mammae**. Der Befund darf nicht mit einer Gynäkomastie (Palpation!) verwechselt werden.

Abb. 721 und **722** zeigen die **Xanthosis** (Xanthodermia) **diabetica** an Handinnenflächen und Fußsohlen. In **Abb. 721** ist die gelbe Diabetikerhand einer gesunden Hand gegenübergestellt. Die Gelbfärbung beruht auf der Ablagerung von Lipochromen aus der Gruppe der Xanthoproteine und Karotine. Sie ist unter der Bezeichnung **Aurantiasis**

cutis Belz ein unspezifisches Phänomen, das bei übermäßigem Genuß karotinhaltiger Gemüse und Früchte oder durch gestörten Umbau der Farbstoffe zu Vitamin A bedingt ist. Beim Diabetes scheinen beide Faktoren (Diät!) eine Rolle zu spielen, wodurch die besondere Häufigkeit des Symptoms im Rahmen der Zuckerkrankheit verständlich wird. Die Ablagerung ist oft **auf** die **stärker verhornten Hautregionen**, die Handflächen und Fußsohlen, **beschränkt**, kann aber auch weitere Areale, im Gesicht vornehmlich Nasenrücken und Nasolabialfalten, einbeziehen.

Die **Abb. 723** zeigt die **Necrobiosis lipoidica** (diabeticorum), typisch lokalisiert, in Form eines scharf begrenzten, zentral gelblich durchscheinenden (vgl. auch **Abb. 724**, S. 403), sonst blauroten Herdes. Dieser gering infiltrierte, mäßig sklerosiert erscheinende Krankheitsbezirk kann zentral geschwürig zerfallen. Ausgehend von einer örtlichen Zirkulationsstörung der Endstrombahn und umschriebener Gefäßwandschädigung entwickelt sich eine fettimbibierte Nekrobiose des Bindegewebes mit umgebender granulierender Entzündung. Das ähnliche und nicht sicher abgrenzbare Krankheitsbild der Granulomatosis sclerodermiformis sive disciformis und die Necrobiosis lipoidica werden heute zumeist als verschiedene Stadien des gleichen Prozesses gedeutet. Die Pathogenese läßt übereinstimmend mit der klinischen Erfahrung erkennen, daß die Veränderung nicht mehr als eine für den Diabetes charakteristische Stoffwechseldermatose aufgefaßt werden kann. Es ist aber mit Rücksicht auf die hohe Korrelation angezeigt, bei jedem derartigen Hautbefund nach einem manifesten Diabetes oder nach einer latenten diabetischen Stoffwechsellage zu fahnden.

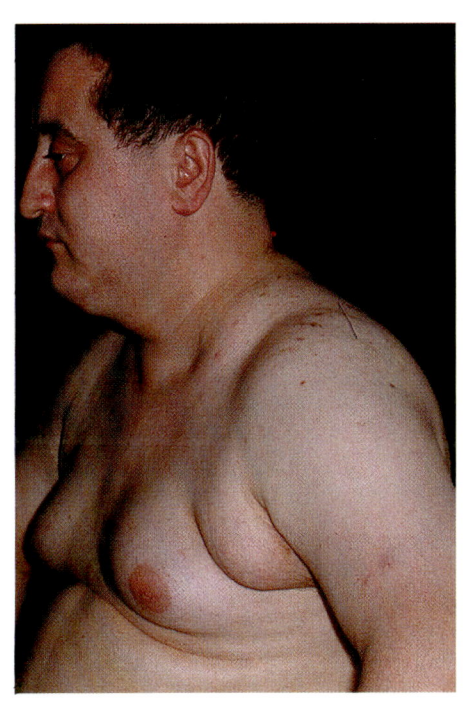

720

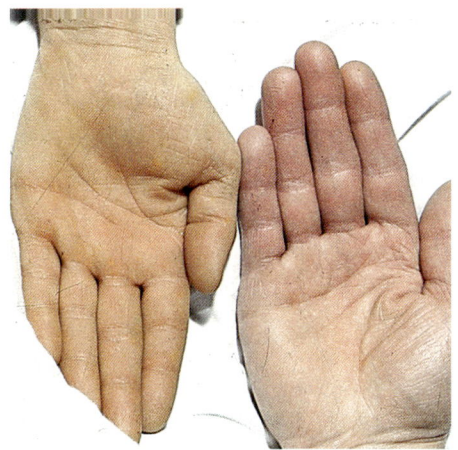

721

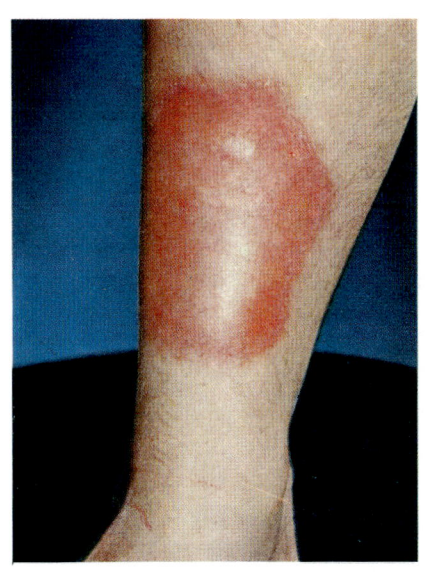

722

723

Veränderungen bei Stoffwechselerkrankungen

Abb. 724 zeigt noch einmal den Befund einer **Necrobiosis lipoidica (diabeticorum)** im Bereich des Unterschenkels in Gestalt des scharf begrenzten, gelblich durchscheinenden Herdes.

Die **Abb. 725–727** zeigen Veränderungen, die als **Residuen auf Insulininjektionen** zu verstehen sind. Es handelt sich entweder um örtliche entzündliche Reaktionen der Haut, die mit Verhärtungen, Nekrosen und Narbenbildungen einhergehen können (**Abb. 725** u. **726**), oder um Veränderungen, die sich in der Unterhaut abspielen und als sog. **Insulinlipodystrophie** bezeichnet werden (**Abb. 727**). Die **Fettatrophie**, die diesen Prozeß kennzeichnet und der vielfach nachweisbar eine Steatonekrose vorausgeht, führt zu typischen Dellenbildungen und kahnförmigen Einziehungen der Haut. Der Lokalbefund gleicht dann den Herden der Panniculitis nodularis febrilis non suppurativa Pfeiffer-Weber-Christian; doch schützen vor dieser Fehldiagnose bereits die regionäre Begrenztheit der Insulinlipodystrophie und die Anamnese. Die Auslösung derartiger Injektionsreaktionen durch andere Medikamente ist möglich, aber selten.

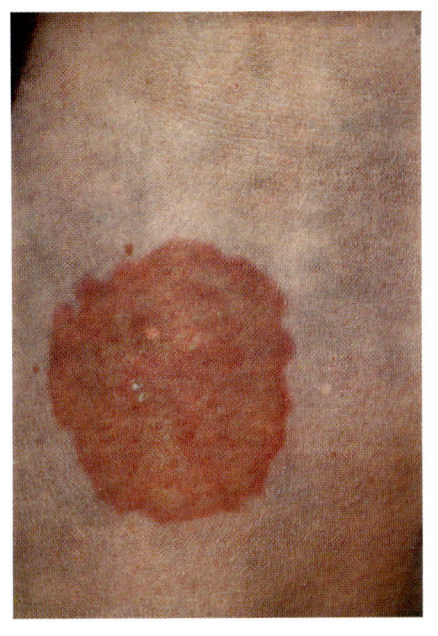

724

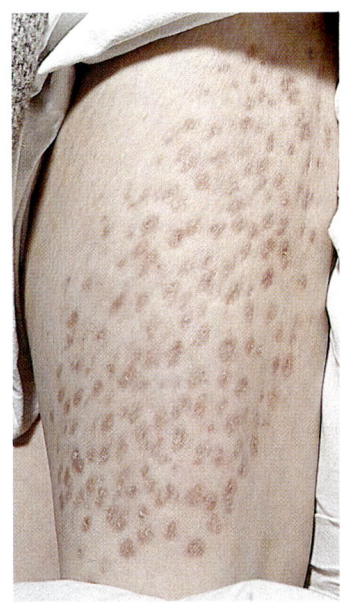

725

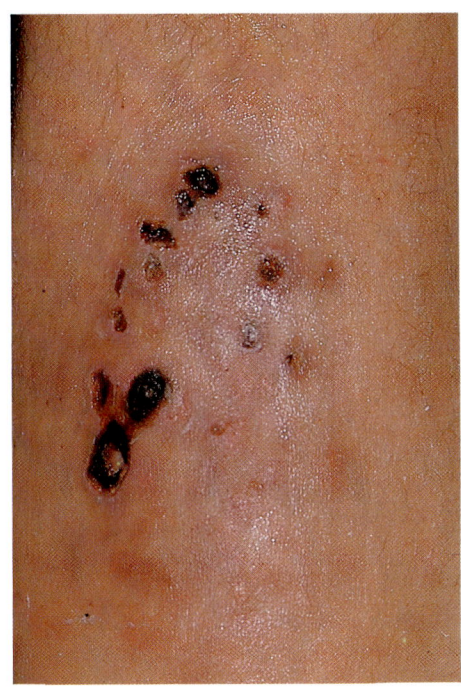

726

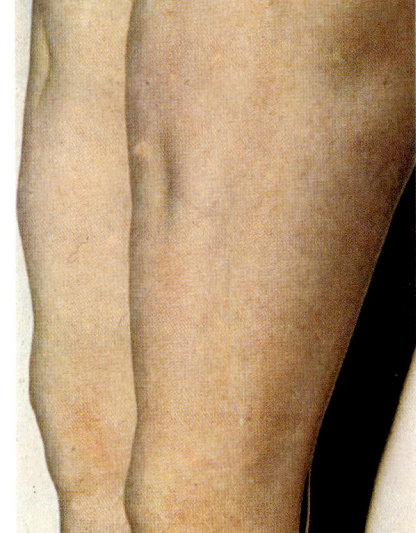

727

Veränderungen bei Stoffwechselerkrankungen

Die **Einteilung der Hyperlipoproteinämien** basiert auf dem Lipoproteinmuster. Nosologisch handelt es sich dabei nicht um Krankheitseinheiten, sondern um **Phänotypen:**

Typ I: (Exogene) Hypertriglyceridämie, Vermehrung der Chylomikronen.

Typ IIa: Hypercholesterinämie, Vermehrung der LDL (low density lipoproteins).

Typ IIb: Gemischte Hypercholesterinämie/Hypertriglyceridämie, Vermehrung der LDL und der VLDL (very low density lipoproteins).

Typ III: Gemischte Hypercholesterinämie/Hypertriglyceridämie, Vermehrung der IDL (intermediate density lipoproteins).

Typ IV: (Endogene) Hypertriglyceridämie, Vermehrung der VLDL.

Typ V: Gemischte exogene/endogene Hypertriglyceridämie, Vermehrung der Chylomikronen und der VLDL.

Wir unterscheiden primäre und sekundäre Hyperlipoproteinämien. Die folgende Tabelle zeigt eine Übersicht über die wichtigsten sekundären Hyperlipoproteinämien:

Typ-IV-Muster	Typ-II-Muster	Typ-I- oder -V-Muster
Ernährungsbed. (Kohlenh.)	Ernährungsbed. (gesätt. Fette, Cholesterin)	Alkoholismus
Alkoholismus	Hypothyreose	Diabetes mellitus
Diabetes mell.	Nephrotisches Syndrom	Hypothyreose
Gicht	Lebererkrankungen	Pankreatitis
Hypophysenunterfunktion	Plasmozytom	
Pankreatitis	Medikamente	
Lipoidspeicherkrankheiten	Schwangersch.	
Medikamente		
Schwangersch.		

Die folgende **Übersicht** zeigt die **genetische Einordnung der Hyperlipoproteinämien** in:
Familiäre Hypercholesterinämie: Typ IIa oder IIb.

Familiäre Hypertriglyceridämie: Typ IV oder V.
Familiäre kombinierte Hyperlipidämie: Typ IIa, IIb, IV (V).
Familiärer Typ III: Typ III.
Familiärer Typ V: Typ V.
Familiäre Hyperchylomikronämie: Typ I.

Verursacher einer **Serumtrübung** bis zur milchigen Veränderung sind die triglyceridreichen Lipoproteine: Chylomikronen und VLDL-Partikel. Die cholesterinreichen LDL-Teilchen führen zu keiner mit unserem Auge wahrnehmbaren Alteration der Blutbeschaffenheit. Die Serumtrübung beginnt ab einem Triglyceridgehalt von 400–500 mg/dl. Für spezielle Fragestellungen, insbesondere zur Diagnostik der Typen I und V, kann die Betrachtung des Serums nach 12 Stunden Stehenlassen im Reagenzglas hilfreich sein. **Abb. 728** läßt das Verhalten der **Serumtrübung bei** den **verschiedenen Formen der Hyperlipoproteinämien** erkennen:

a) Hypercholesterinämie (Typ IIa oder Normalserum);

b, c) Gemischte Hypercholesterinämie/Hypertriglyceridämie (Typ IIb oder III) mit klarem oder leicht getrübten Serum;

d) Endogene Hypertriglyceridämie (Typ IV) mit klarem, leicht oder milchig getrübten Serum;

e) Exogene Hypertriglyceridämie (Typ I) mit Abrahmung der Chylomikronen am Meniskus,

f) Gemischte exogene/endogene Hypertriglyceridämie (Typ V) mit partieller Abrahmung der Chylomikronen am Meniskus, wobei der Überstand trüb bleibt, weil die VLDL in Lösung bleiben.

Xanthome enthalten charakteristische Lipide speichernde Xanthom-(Schaum-)Zellen. Sie treten auf in Abhängigkeit von der genetischen Expressivität und der Höhe der Serum-Lipidspiegel. **Tuberöse Xanthome (Abb. 729)** sind höckerig oder halbkugelförmig, bis haselnußgroß, **papulöse Xanthome (Abb. 730)** knötchenförmig. Daneben kommen auch **plane Xanthome**, z. B. als **Xanthelasma palpebrarum (Abb. 731)**, vor. Ihre Oberfläche kann gelegentlich leicht hyperkeratotisch sein. Ihre Farbe schwankt zwischen hellgelb, orangefarben und braungelb bzw. mit rötlichen oder violetten Beitönen.

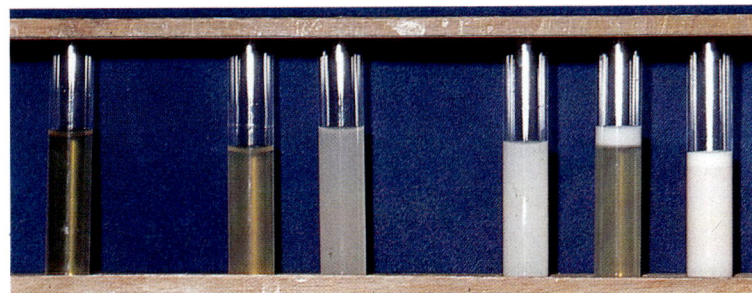

728

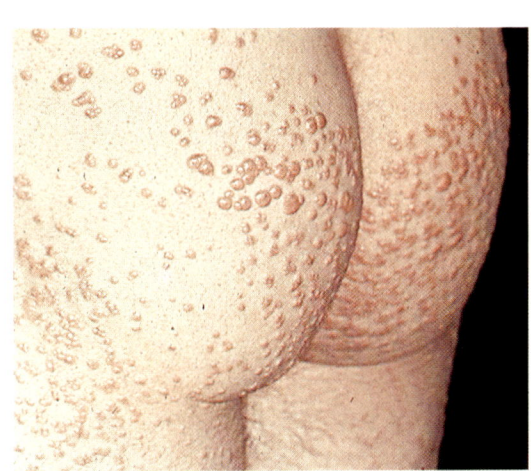

730

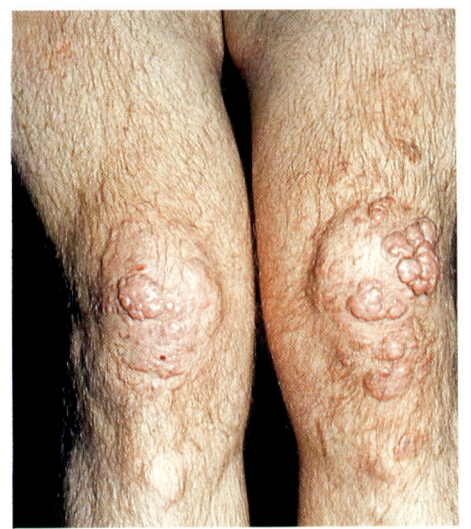

729

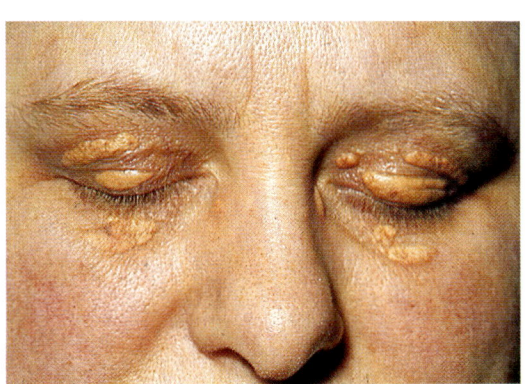

731

Veränderungen bei Stoffwechselerkrankungen

Xanthome können überall auftreten und konfluieren. Bevorzugt befallen sind die **Streckseiten der Extremitäten** mit besonders ins Auge fallendem **periartikulären** Sitz in der **Ellbogen-** und **Knie-Region** (**Abb. 732** u. **Abb. 729**, S. 405), die Hand- und Fußflächen, am Stamm die **Gesäß-** und Rückenpartien (**Abb. 730**, S. 405), der Nacken, gelegentlich Hals und Gesicht. Xanthomatöse Lipideinlagerungen siedeln sich auch an Sehnen und Bändern an; besonders betroffen sind die **Strecksehnen** der Hände (**Abb. 733** u. **Abb. 481**, S. 281) und die **Achillessehnen** (**Abb. 734**). Kleinherdige, papulöse Xanthome können wie »Eruptionen« aufschießen, treten also schubartig auf und verschwinden wieder. Frische eruptive Xanthome haben oft einen schmalen entzündlichen roten Hof. Xanthelasmen (Xanthelasma palpebrarum, plane Lidxanthome) entwickeln sich in den Lidregionen; sie bevorzugen die medialen Augenwinkel (**Abb. 731**, S. 405). Im Bereich des Auges kann auch ein Arcus lipoides auftreten. Selbst die **Schleimhäute** können befallen sein (**Abb. 735**). Auf Fetteinlagerungen in die Gefäße als Matrix der Arteriosklerose soll hier nur kurz hingewiesen werden.

Eruptive papulöse Xanthome treten beim Typ I der exogenen Hypertriglyceridämie und beim Typ V der gemischten exogen/endogenen Hypertriglyceridämie auf (vgl. **Abb. 730**, S. 405). Auch eine hochgradig ausgeprägte endogene Hypertriglyceridämie (Typ IV) kann zu eruptiven Xanthomen führen.

Xanthelasmen (vgl. **Abb. 731**, S. 405) kommen **bei allen Hyperlipoproteinämien mit Hypercholesterinämie**, aber auch ohne nachweisbare Stoffwechselstörung bei **gesunden** Menschen vor. **Markante** Xanthelasmen sind aber immer ein **Zeichen einer Hypercholesterinämie** (Typ IIa, IIb).

Bei Hypercholesterinämien mit entsprechender genetischer Ausprägung findet man häufig **Achillessehnen-Xanthome** (**Abb. 734**), daneben entsprechende **Xanthome an den Strecksehnen der Hände** (**Abb. 733** u. **Abb. 481**, S. 281) oder gelenknahe Xanthome. Xanthome und Xanthelasmen kommen nicht nur bei der homozygoten Hypercholesterinämie vor, sondern auch bei vielen heterozygoten Formen. Die Erscheinungen können sich bereits im Kindesalter manifestieren.

Tuberöse, besonders **periartikuläre Xanthome** sehen wir öfters bei der gemischten Hypercholesterinämie/Hypertriglyceridämie, insbesondere beim Typ III (**Abb. 732** u. **Abb. 729**, S. 405). Der Typ III läßt manchmal gelbliche Handlinien erkennen. **Plane, linienförmige Xanthome** zeigen auch Patienten mit reiner Hypercholesterinämie, Typ IIa: hier **im Narbengewebe** nach Bypass-Operation (**Abb. 736**).

Ein Arcus lipoides kann sowohl bei Hypercholesterinämien als auch bei Hypertriglyceridämien auftreten (vgl. **Abb. 625** u. **626**, S. 345).

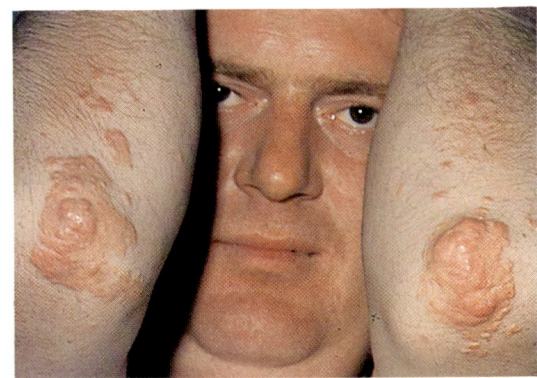

732

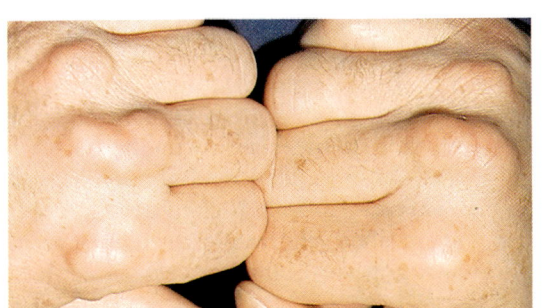

733

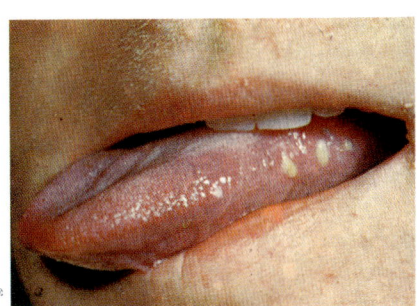

735

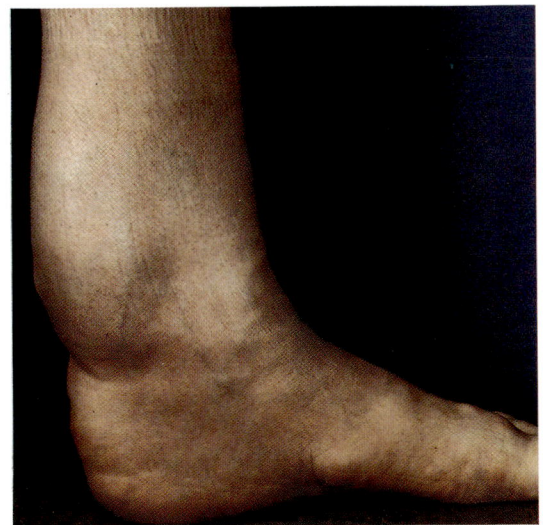

734

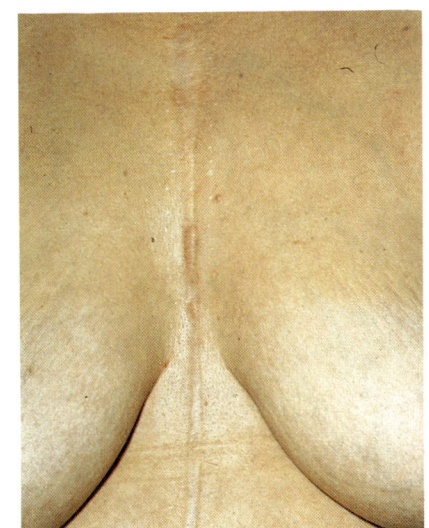

736

Veränderungen bei Stoffwechselerkrankungen

Die nebenstehenden beiden Bilder zeigen Hautveränderungen bei einer ausschließlich Männer betreffenden (wahrscheinlich rezessiv erblichen) Stoffwechselstörung, einer Phospholipid-Thesaurismose, bei welcher systemische Phospholipidablagerungen in die glatte Muskulatur der Gefäße, das Herz und die Nieren erfolgen (chemische Analyse im Herzmuskel: Diaminophosphatide). Die Serumlipoidwerte sind normal. – Klinisch gelangen neben den abgebildeten punktförmigen angiomatösen Hautveränderungen vasomotorische Störungen mit Parästhesien der Extremitäten, Herz- und Niereninsuffizienz zur Entwicklung, die schließlich – zumeist im 5. Lebensjahrzehnt – zum Tode führen.

Die Hautveränderungen sind oft die ersten faßbaren Zeichen und kommen bereits in der späteren Kindheit allmählich zur Entwicklung. Sie wurden – damals noch ohne Erkenntnis ihrer Pathogenese – von FABRY als »Angiokeratoma corporis diffusum« dermatologisch beschrieben (und dem akroasphyktischen »Angiokeratoma Mibelli« gegenübergestellt). – Innere Veränderungen bei seinem Angiokeratom hat FABRY bereits konstatiert. Die späteren Dermatologen RUITER und POMPEN erkannten

(1939) die Gesetzmäßigkeit der Korrelationen und gemeinsam mit WIJERS (1947) die Pathogenese, die dann (1950) durch SCRIBA bestätigt wurde.

Dieses sog. **Angiokeratoma corporis diffusum Fabry** ist durch punkt- bis stecknadelkopfgroße, gering erhabene Ektasien oberflächlicher Kapillaren charakterisiert (**Abb. 737** u. **738**), die am gesamten Integument, vereinzelt auch an der Mundschleimhaut, mit Schwerpunkt am Stamm, besonders in dessen abhängigen Partien auftreten. Die in der Krankheitsbezeichnung behauptete Keratose ist minimal oder fehlt auch ganz. – Die Diagnose wird durch Biopsie und Nachweis der Lipidsubstanzen in den Gefäßwänden gesichert.

Bei **Abb. 738** ist **differentialdiagnostisch** auch das harmlose Angiokeratoma scroti zu erwägen, eine isolierte umschriebene Hautveränderung ohne Korrelation zu inneren Störungen. Die Veränderungen sind dabei in der Regel auffälliger, massiver als die diskreten Einzelherdchen der Fabry-Krankheit; vor allem aber schützt die strenge Begrenzung auf das Skrotum vor einer Verwechslung.

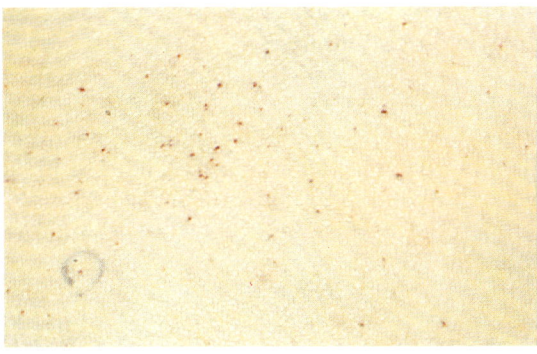

737

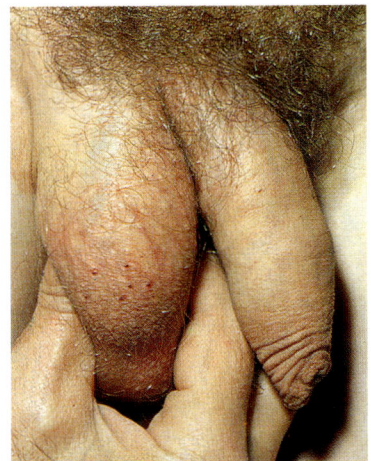

738

Veränderungen bei Stoffwechselerkrankungen

Die **Abb. 739–741** demonstrieren Hautveränderungen durch **Porphyrie**.

Das Gesicht der Kranken kann bei flüchtiger Betrachtung ikterisch aussehen, jedoch ist der Farbton bräunlicher. In auffallendem Kontrast zu dem braungelben Hautkolorit stehen die blendendweißen Skleren. **Braunpigmentierter Haut (insbesondere im Bereich belichteter Stellen) bei weißen Skleren** können wir beim M. Addison, bei der Porphyrie, der Sprue und manchmal auch bei anderen Magen-Darm-Krankheiten, bei der Hämochromatose, sehr selten bei Nierenerkrankungen sowie bei Schwermetallvergiftungen (s. S. 23 u. 38), begegnen. Die bei dem abgebildeten Kranken nach Sonnenbestrahlung am Handrücken entstandenen **bullös-erosiven Hautveränderungen (Abb. 741)** weisen auf die Porphyrie hin. Als Hautsymptome können ferner Milien in Narbenbereichen und sklerodermiforme Veränderungen zur Beobachtung gelangen. Ferner besteht Neigung zur **Dunkelfärbung der Haare** und zur **Hypertrichose**. Es handelt sich hier um das Krankheitsbild der **Porphyria cutanea tarda,** dem stets eine – meist mit chronischem Alkoholabusus einhergehende – Leberschädigung zugrunde liegt.

Gelegentlich findet man die späte Hautporphyrie auch als kombinierte hepatische Porphyrie (**Abb. 740**) mit den intestinalen und neurologischen Zeichen der akut-intermittierenden Porphyrie vergesellschaftet, bei der ein andersartiger pathologischer Urinbefund vorliegt. Neben der Anamnese ist für die Porphyria cutanea tarda der meist braunrote Harn charakteristisch.

Der **Urin** zeigt, selbst wenn er farblos ist, im UV-Licht (Höhensonne!) Rotfluoreszenz. Die Diagnose wird durch die pathologische Uroporphyrinausscheidung im Harn oder – zuverlässiger – durch Leberpunktion und Nachweis der Fluoreszenz des Lebergewebes gesichert. Kongenitale, erythropoetische Porphyrieformen weisen – außer abweichenden Laborbefunden, dem frühen Krankheitsbeginn und oft besonders hochgradiger Lichtempfindlichkeit – im klinischen Bild teilweise eine zusätzliche, oft sehr ausgeprägte Mutilationsneigung auf.

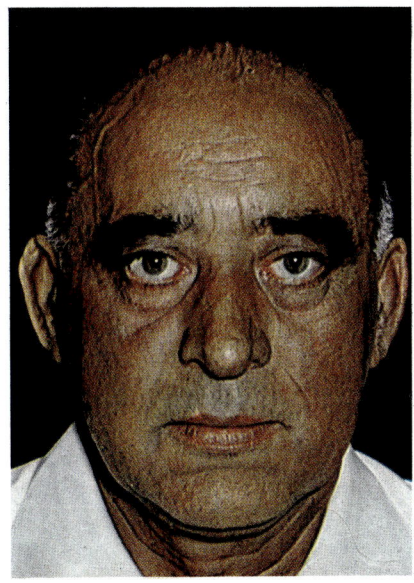

739

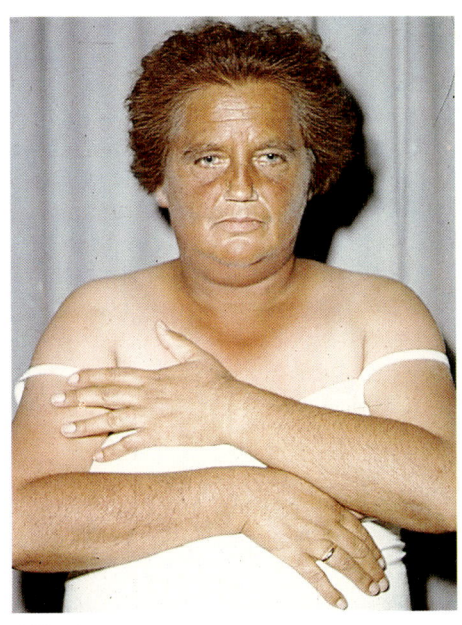

740

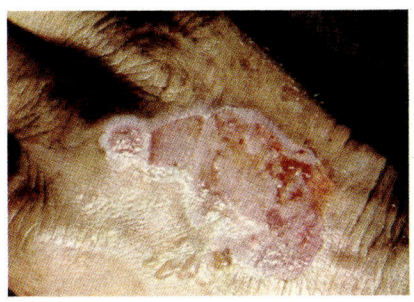

741

Veränderungen bei Stoffwechselerkrankungen

Eine weitere Stoffwechselkrankheit, die aufgrund ihrer recht charakteristischen Hauterscheinung zu diagnostizieren oder wenigstens zu vermuten ist, stellt die **Pellagra** (»rauhe Haut«) dar (**Abb. 742–745**).

Sie kommt in fast allen Teilen der Welt vor und wird in Form sporadischer Erkrankungen in zahlreichen tropischen Gebieten Asiens, Afrikas, Mittel- und Südamerikas, Australiens und hin und wieder auch in unseren Breiten beobachtet. Die allen Ärzten bekannte Vorgeschichte einseitiger Maisernährung ist nicht die einzige Ursache und scheidet für die einheimischen Fälle aus. Die Pellagra ist eine Vitaminmangelkrankheit, die durch Mangel an Nikotinsäure und ihr Amid (Pellagra-Preventive-Factor = PP-Faktor) zusammen mit gleichzeitigem Mangel an anderen Vitaminen der B-Gruppe (Thiamin, Pyridoxin), durch qualitativ ungünstige Zusammensetzung des Nahrungseiweißes und durch gleichzeitige intensive Sonnenbestrahlung hervorgerufen wird. Da der Pellagraschutzstoff vornehmlich vom Organismus selbst aus Tryptophan synthetisiert wird, spielen einerseits Eiweißmangelernährung, andererseits intestinale Erkrankungen mit Resorptionsstörungen ätiologisch die entscheidende Rolle. Als sog. **infantile Pellagra** hat sie z. B. unter ihrer afrikanischen Bezeichnung **Kwashiorkor** (»roter Knabe«) (s. S. 288) sozialmedizinische Bedeutung erlangt. Sekundärer Nikotinamidmangel als paraneoplastisches Syndrom bei Magenkarzinom und Dünndarmkarzinoid und infolge einer längeren medikamentösen Isoniacid-(INH-)Gabe bei gleichzeitigem Pyridoxinmangel, sowie hereditäre Tryptophanstoffwechseldefekte (Hartnup-Syndrom) können – wie chronischer Alkoholismus – pellagraähnliche Erscheinungen auslösen.

Diagnostisch sind die »3 D« der Pellagra – »Dermatitis, Diarrhö, Dementia« –, also die Trias von Symptomen der Haut, des Intestinaltraktes und des Nervensystems, wegweisend.

Die Hautsymptome (Pellagroderm) sind durch weitgehende **Lichtabhängigkeit** charakterisiert, die für Lokalisation und Krankheitsbeginn bestimmend ist. Es handelt sich um **hochrote Erytheme**, die sich im Gegensatz zum üblichen Sonnenerythem von vornherein flächig entwickeln, sich symmetrisch und scharf begrenzt halten, sich nach zwei bis drei Tagen Dauer ins **Mahagonibraune** wandeln und durch **Hyperkeratose** (**Abb. 744**, Negerjunge aus Liberia) und Schuppung **rauh** und **schmutziggrau** verfärbt erscheinen. Die Schuppung pflegt sich in der Herdmitte zuerst abzustoßen, so daß das blassere und glattere Zentrum in typischer Weise von der rauhen grau-rötlichen oder grau-braunen Peripherie umsäumt wird. Rhagaden und Blasen können das Bild komplizieren.

Lieblingslokalisation ist der **Handrücken**. Hier schneiden die Veränderungen proximal scharf, oft fast gradlinig ab. Weitere Prädilektionsstellen sind **Gesicht, Fußrücken, Gegend der Achillessehne** und **Hals** (im Sinne des Casalschen Halsbandes), selten intertriginöse Regionen und Gelenkstreckseiten.

Häufiger als das Vollbild kommen bei uns **abortive Formen**, sogenannte **pellagroide Erytheme** (**Abb. 745**), zur Beobachtung. Es handelt sich um **lichtabhängige, flüchtige Rötungen der Handrücken** von ebenfalls scharfer proximaler Begrenzung, die stets eine sorgfältige Fahndung nach weiteren Pellagrasymptomen, wie Durchfällen, Nikotinsäuremangel-Enzephalopathie usw., veranlassen sollten.

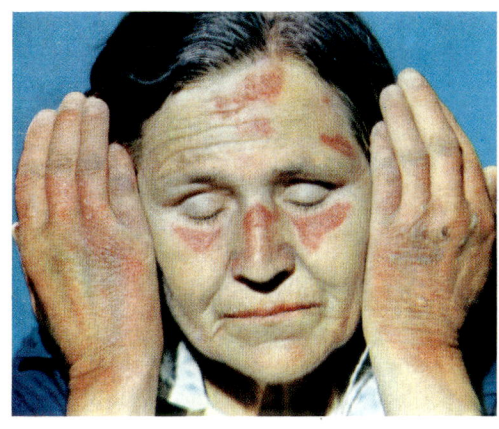

742

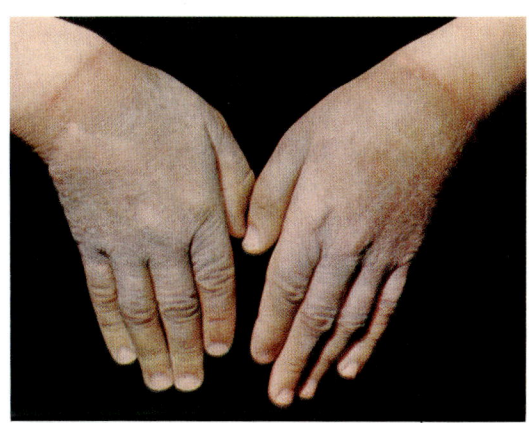

743

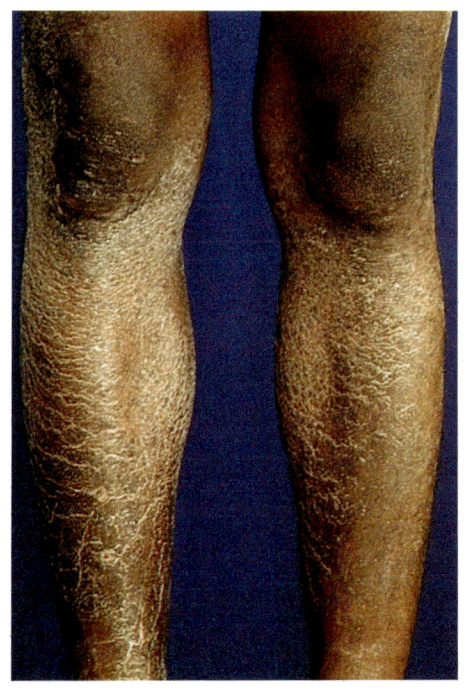

744

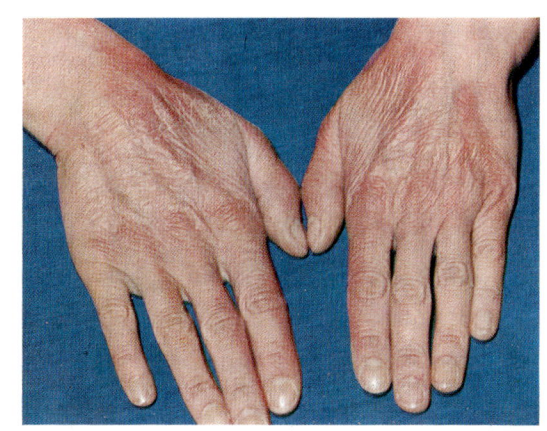

745

Veränderungen bei Stoffwechselerkrankungen

Die Bilder der drei folgenden Seiten dokumentieren die sichtbaren Veränderungen der **Gicht**. Wir unterscheiden die **primäre** Gicht mit unregelmäßig dominantem Erbgang von der **sekundären** Form bei Patienten mit Polycythaemia vera, Leukose (insbesondere chronischer myeloischer Leukämie), perniziöser Anämie, chronischer Niereninsuffizienz und bei Einnahme verschiedener Medikamente wie Salicylaten etc. Was die primäre Form anbetrifft, so erkranken Männer etwa 20mal häufiger an Gicht als Frauen. Die ersten klinischen Erscheinungen der bei Hyperurikämie durch Ablagerung von Mononatriumbiuratkristallen entstehenden rezidivierenden **Arthritis urica** treten bei der überwiegenden Mehrzahl der Betroffenen an der unteren Extremität, und hier wieder in über 50% im Bereich des Großzehengrundgelenkes auf. Es handelt sich um die Podagra, auch »Zipperlein« genannt.

Die **Abb. 746** zeigt die Erscheinungen eines solchen **akuten Gichtanfalles** in typischer Lokalisation. Charakteristisch ist der akute, schlagartige Beginn der höchst schmerzhaften, mit Rötung und Schwellung sowie Überwärmung einhergehenden Gelenkaffektion. Im Frühstadium der Erkrankung klingen diese Erscheinungen auch ohne Behandlung innerhalb von 4–8 Tagen wieder ab. In der Mehrzahl liegt das Manifestationsalter der Gicht bei über 50 Jahren.

Begünstigt durch die anhaltende Zeit des Wohlstandes ist die **Arthritis urica** auch bei uns wieder eine relativ häufige Erkrankung. Trotzdem wird sie oft nicht erkannt, sondern vielfach als »rheumatisches Leiden« fehlgedeutet. In diesen Fällen unterbleibt dann leider die wirksame Dauerbehandlung, z. B. mit dem Xanthinoxydasehemmer Allopurinol oder den Urikosurika, so daß sich Veränderungen wie auf **Abb. 747** und **748** einstellen können. Dieser Kranke litt seit Jahren an einer nicht erkannten Gicht. Durch den chronischen Reiz infolge der im Großzehengrundgelenksbereich abgelagerten Harnsäure hatte sich die abgebildete geschwulstartige Verdickung des Vorfußes entwickelt. Der Patient hatte deswegen schon seit Jahren nur noch maßgearbeitete orthopädische Schuhe tragen können.

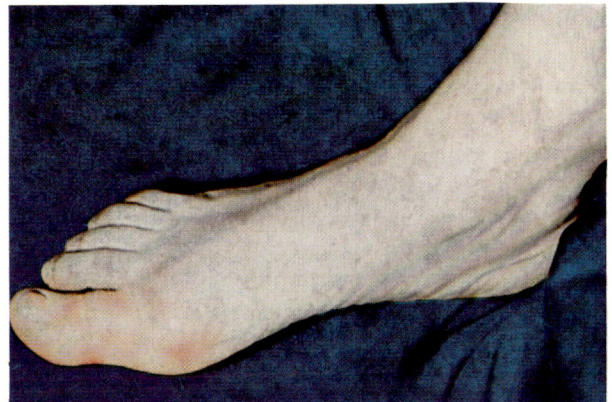

746

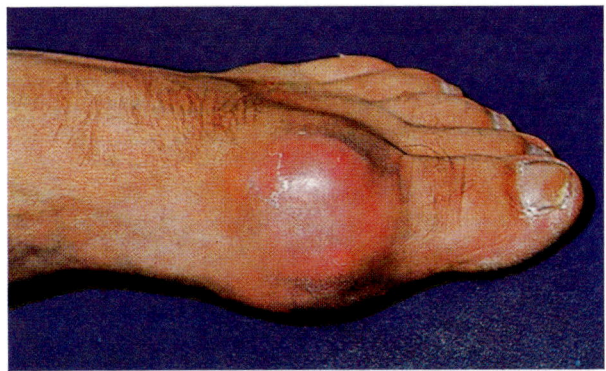

747

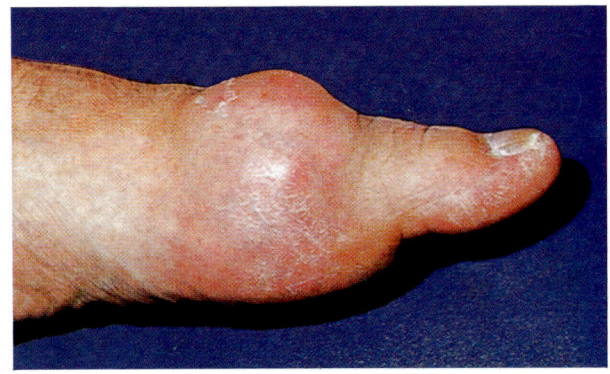

748

Veränderungen bei Stoffwechselerkrankungen

Beim **Gichtkranken** sind auch die **Hände** (**Abb. 749–752**) häufig mitbetroffen. Veränderungen des akuten Gichtanfalles zeigen die **Abb. 749** und **750**. Das schlagartige Einsetzen der meist nur ein oder wenige Gelenke betreffenden Erscheinungen, die ungewöhnlich starken, durch den plötzlich auftretenden Gelenkerguß und das periartikuläre Ödem bedingten Schmerzen, die ausgeprägte Rötung und Überwärmung unterscheiden das Krankheitsbild **differentialdiagnostisch** eindeutig von dem der chronischen Polyarthritis. Nicht seltene Fehldiagnosen sind, insbesondere wenn wie auf **Abb. 750** (rezidivierender Anfall mit Tophus des Zeigefingers) nur ein Fingergelenk betroffen ist, das Panaritium oder die Zellgewebsentzündung.

Die bei jahrelangem Bestehen des Leidens infolge der Harnsäureablagerungen (**Abb. 751** u. **752**) entstandene chronische Gelenkentzündung kann aber zu Handveränderungen führen, die denen der chronischen Polyarthritis gleichen (**Abb. 752**).

In diesem Stadium der Erkrankung treten zudem anhaltende Gelenkbeschwerden sowie Bewegungseinschränkungen im Bereich der befallenen Gelenke in den Vordergrund. Neben den oben bereits genannten diagnostischen Hinweisen wird man im Gegensatz zur chronischen Polyarthritis meistens auch noch **Tophi** an den Ohren (**Abb. 753–755**, S. 419) oder im Bereich der Fingergelenke (**Abb. 750–752** u. **Abb. 480**, S. 281) sehen.

Zur Frage der klinischen Abgrenzung derartiger Gichttophi im Bereich der Finger von Heberdenschen bzw. Bouchardschen Knoten bzw. anderen Knötchenbildungen s. S. 282. Für die Erkennung der Gicht kann auch der Nachweis einer Nephrolithiasis diagnostisch wichtig sein. Es handelt sich dann um Harnsäuresteine.

Veränderungen bei Gicht, wie sie z. B. im Bereich der Hände bei dem auf **Abb. 752** abgebildeten Patienten in Erscheinung treten, können nicht fehlgedeutet werden. Heute sehen wir bei der leicht anzuwendenden Therapie mit Allopurinol solche ausgeprägten Deformierungen und Harnsäure-Kristallablagerungen in Form von Tophi eigentlich nicht mehr.

Im **Röntgenbild** sind charakteristische Veränderungen faßbar, die von denen bei chronischer Polyarthritis klar abgrenzbar sind. Sie entstehen, weil die Harnsäure-Kristalle infolge ihrer geringen Absorptionsfähigkeit für Röntgenstrahlen nicht dargestellt werden und infolgedessen als scharf ausgestanzte Lochdefekte erscheinen, die eigentlich nicht mit den weniger scharfen Lochdefekten bei anderen Osteoarthropathien verwechselt werden können. Die Lochdefekte bei Gicht sind kreisrund, wenn sie im Inneren und halbmondförmig, wenn sie am Rande des Knochens liegen.

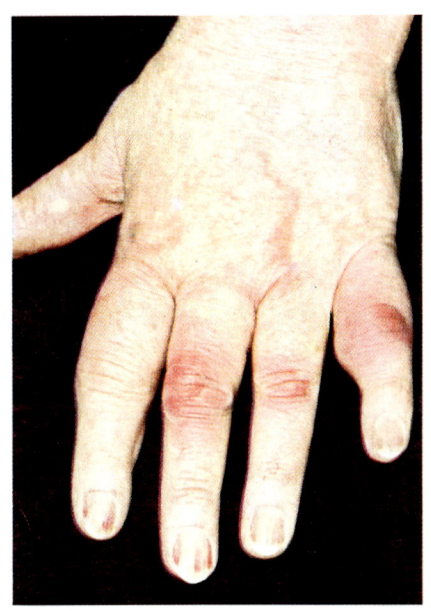

749

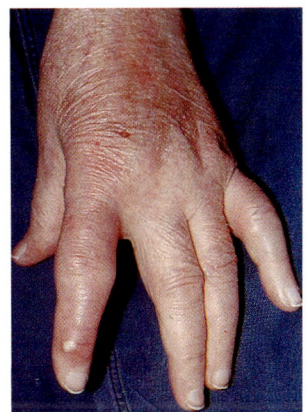

750

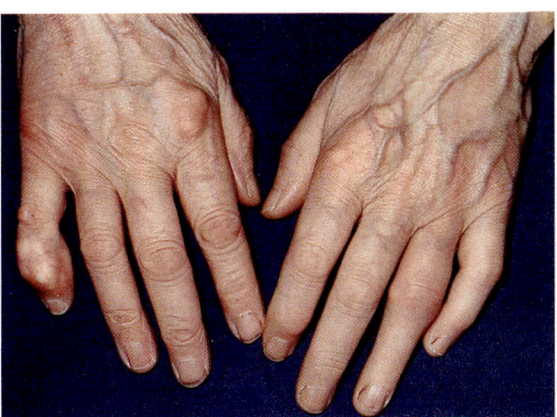

751

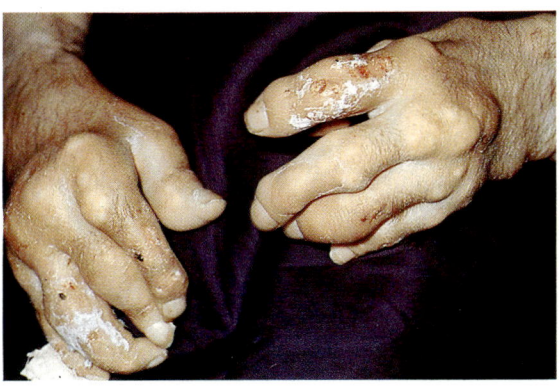

752

Veränderungen bei Stoffwechselerkrankungen

Die **Gichttophi** an den **Ohrmuscheln** (**Abb. 753–755**) können in verschiedenen Erscheinungsformen, sowohl einzeln als auch in der Mehrzahl, auftreten. Häufig zeigen sie eine oberflächliche Ulzeration. Hier läßt sich dann eine grau-weißliche harnsäurehaltige Masse exprimieren, die der einfachen **Murexidprobe** unterworfen werden kann. Bei positivem Ausfall ist die Diagnose Gicht gesichert. Im Hinblick auf die von den Kranken geklagten Beschwerden des anfallsartigen Auftretens der sehr schmerzhaften Gelenkerscheinungen und den Untersuchungsbefund (Gelenkveränderungen, **röntgenologisch** nachweisbare Lochstanzdefekte im Bereich der gelenknahen Knochenabschnitte, insbesondere der des Großzehengrundgelenkes bzw. der Fingergelenke, sowie Erhöhung des Serumharnsäuregehaltes auf über 6 mg/dl) bestehen gegenüber den abgebildeten Veränderungen am Ohr keine diagnostischen Schwierigkeiten.

Am oberen Pol der Ohrmuschel, etwa entsprechend dem Befund der **Abb. 756**, können Gichttophi durch die **Chondrodermatitis nodularis chronica helicis** vorgetäuscht werden, eine sehr berührungsempfindliche, oftmals oberflächlich etwas rauhe oder zentral verkrustete, entzündlich-schwielige Knötchenbildung, die in der Regel streng symmetrisch lokalisierte Einzelknötchen aufweist. Allein die chronisch-kontinuierliche Entwicklung, und damit das Fehlen des schubartigen Charakters der Gicht, gibt neben dem Fehlen der Allgemeinsymptome und den übrigen erwähnten Kennzeichen der Tophi bereits den entscheidenden diagnostischen Hinweis. Im Zweifelsfall erlaubt die Histologie, eine sichere Entscheidung zu treffen.

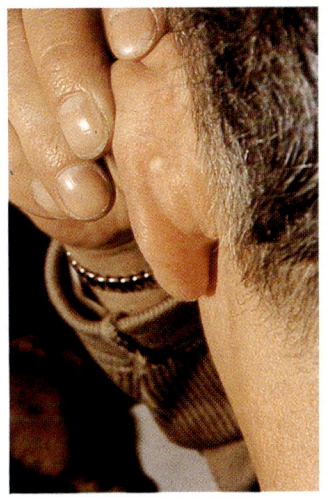

753

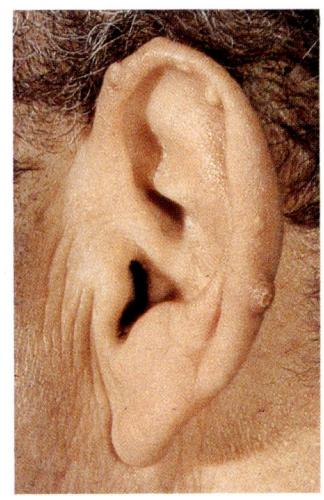

754

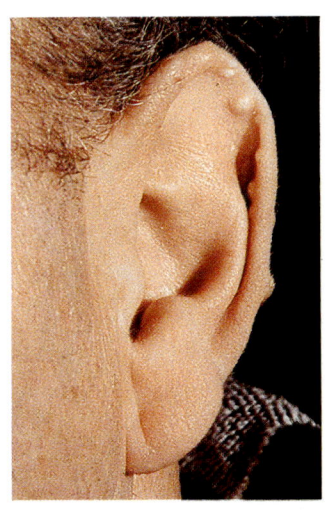

755

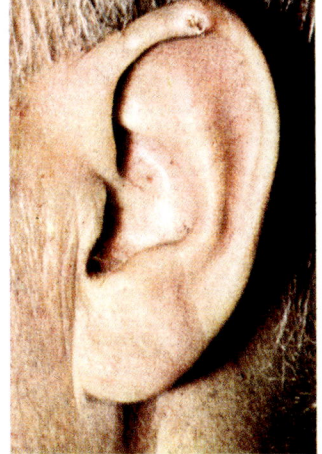

756

Fettsucht

Zu-dick-sein ist oft und zu verschiedenen Zeitabläufen bei wechselnden Modeidealen Variation der Norm. Von der **generalisierten Adipositas** sind die Syndrome zu unterscheiden, die mit lokalisiertem Fettansatz einhergehen. Über gutartige Fettgewebsgeschwülste, die sog. Lipome, haben wir auf S. 190 (**Abb. 322** u. **323**) berichtet. Gewöhnlich sind diese nicht schmerzhaft und nicht druckempfindlich; sie können allerdings bei Lokalisation im Halsbereich sehr schmerzen (Lipomatosis dolorosa oder Dercum-Syndrom). Zu den Krankheiten mit lokalisiertem Fettansatz gehören der Madelungsche Fetthals und die bei Negern ausschließlich im Bereich des Gesäßes zu beobachtende sog. Steatopygie.

Stammfettsucht bei grazilen Extremitäten finden wir beim M. Cushing bzw. Cushing-Syndrom (vgl. **Abb. 694** u. **695**, S. 381). Dabei fällt ein »androides« Fettverteilungsmuster auf. Bei der Altersreifung der Geschlechter kommt es nicht selten sowohl zu »androider« Fettsucht, die auch bei Frauen auftritt (**Abb. 757**), sondern auch zu einer »gynoiden« **Fettverteilungsstörung** (**Abb. 759**), die sich auch im Climacterium virile entwickeln kann. Die »gynoide« **Fettsucht** ist die eigentlich weibliche, wohl oft mit Mastfettsucht gekoppelte klimakterische Gewichtszunahme, die den ganzen Körper betrifft.

Die **Mastfettsucht** – dienzephale Störung des Hungergefühls –, die von der **Adipositas simplex**, der durch »Luxuskonsumption«, familiäre Traditionen und psychische Belastungen bedingten Fettsucht, abzutrennen ist, nimmt beim weiblichen Geschlecht **postpartal** und **postklimakterisch** extreme Ausmaße an.

Die **anlagebedingte Mastfettsucht** ist leicht an den an das Trophödem Nonne-Milroy-Meige erinnernden **überhängenden Fettmassen über den Knöcheln beider Unterschenkel** zu erkennen (**Abb. 758**). Bei der Mastfettsucht der Jugendlichen ohne anlagemäßige Bereitschaft zur Fettsucht sind die Knöchel und Handgelenke meist relativ schlank. Bei der Patientin auf **Abb. 757** handelt es sich ebenfalls um eine nichtanlagemäßige Mastfettsucht mit »androider«, Gesäß und Hüften wie Extremitäten (nicht abgebildet) kaum involvierender **Mastfettsucht.**

Die seltene **Adipositas** als **Folge endokriner Störungen** beobachten wir außer beim M. Cushing und Cushing-Syndrom, z. B. unter Steroid-Therapie bei akuter Leukose, beim Myxödem, bei Unterfunktion der Ovarien (klimakterisch und nach Ovarektomie) und bei Überfunktion des Pankreas. Insulin begünstigt den Fettansatz. Patienten mit **Diabetes mellitus** neigen zu Fettsucht (**Abb. 759** u. **Abb. 720**, S. 401).

Bei **Kombination** von Fettsucht mit Hypogonadismus ist an das Klinefelter-Syndrom (**Abb. 761**, S. 423), bei Kombination mit Kleinwuchs, Hypogonadismus und Hirndruckzeichen an die Dystrophia adiposogenitalis (Fröhlich-Syndrom) zu denken (vgl. **Abb. 760**, S. 423). Die Trias Adipositas, Polydaktylie und Retinitis pigmentosa wird als Laurence-Moon-Biedl-Syndrom bezeichnet.

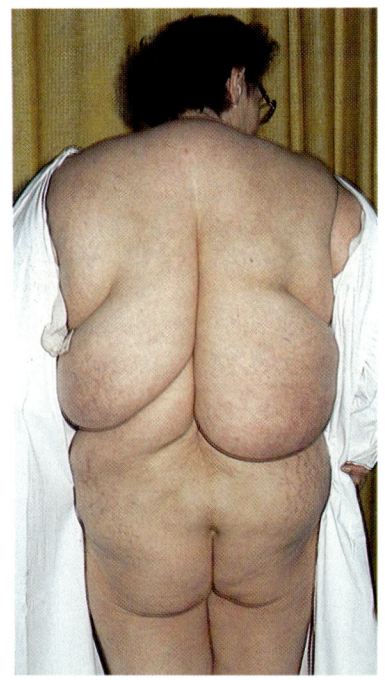

757

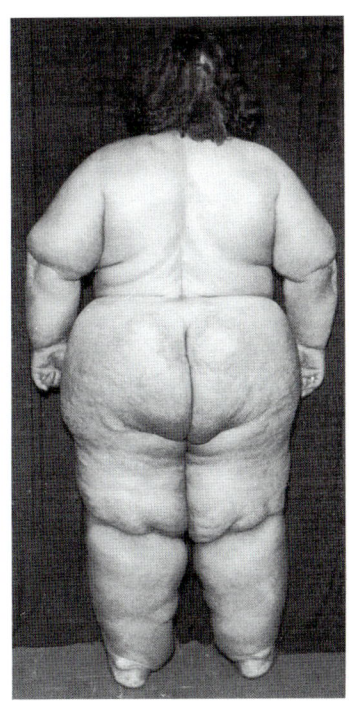

758

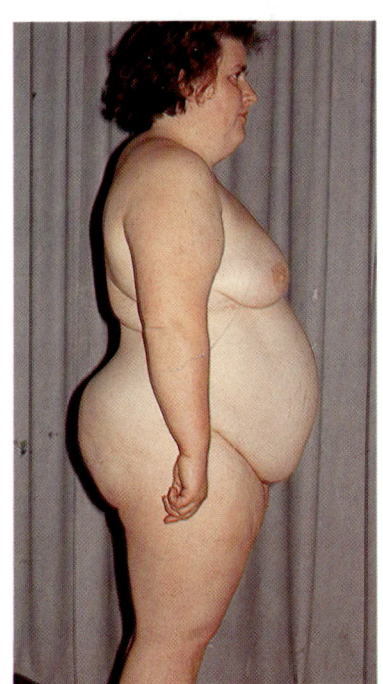

759

Fettsucht

Bei allen Fettsuchtformen ist die übermäßige Kalorienzufuhr ein wesentlicher ätiologischer Faktor. Das gilt auch für die Fettsucht während der Pubertät. Hypothalamische endokrine Erkrankungen können jedoch das Entstehen der Adipositas begünstigen. Zu nennen sind hier der hypothalamische Hypogonadismus, die hypothalamische Pubertas praecox sowie der Androgenausfall (Eunuchismus, Kastrat, postklimakterisch; vgl. auch S. 382). Schließlich soll auf die zwischen Fettsucht und Diabetes mellitus bestehenden Beziehungen hingewiesen werden.

Gravierende hypothalamische Läsionen werden bei Fettsucht bei der **Dystrophia adiposogenitalis** (Fröhlichsches Syndrom) nachgewiesen. Es handelt sich dabei um eine endokrin-zerebrale Erkrankung, deren Symptomatik durch ein Hypophysenadenom und bei intakter Hypophyse durch einen Tumor der Hirnbasis, meist ein **Kraniopharyngeom**, hervorgerufen werden kann. Die **Adipositas** zeichnet sich – wie in **Abb. 760** gezeigt – durch Entwicklung von Fettpolstern an Hüften, Bauch, Mons veneris, Gesäß, Oberschenkeln und Mammagegend aus. Es bestehen an weiteren Symptomen: Kopfschmerzen, epileptiforme Anfälle, heteronyme Hemianopsie, meist Minderwuchs, Neigung zu Untertemperatur, gelegentlich ein Diabetes insipidus, Schlafsucht und psychische Störungen (letztere beim Kraniopharyngeom) sowie extremer **Hypogenitalismus** mit infantilem Penis, Kryptorchismus und labienartig gestaltetem hypoplastischen Skrotum.

Fettansatz an Rumpf, Hüften und Mammagegend (plus **bilaterale Gynäkomastie**) zeigt auch der auf **Abb. 761** abgebildete Patient mit **späteunuchoidem Erscheinungsbild bei Klinefelter-Syndrom** (vgl. a. S. 384).

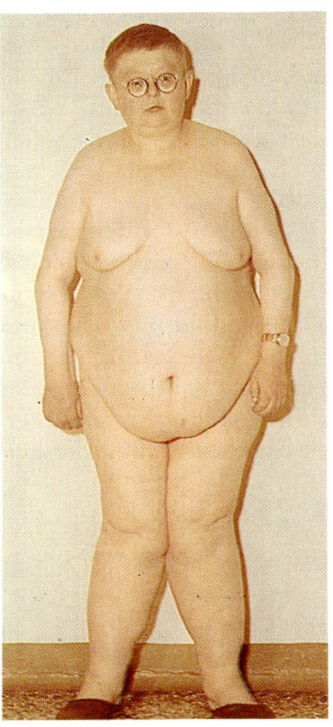

760

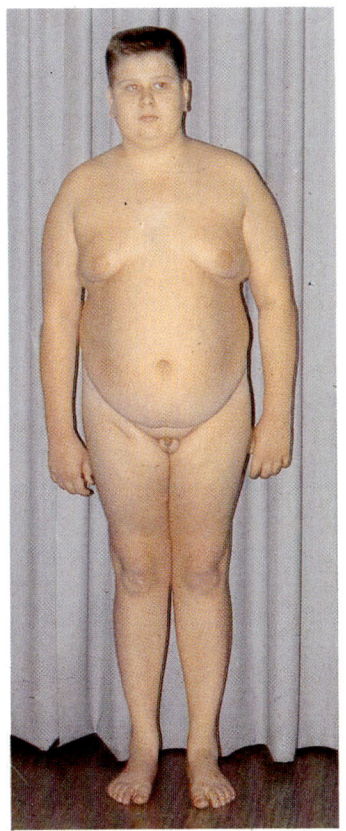

761

Fettsucht

In der **Lipodystrophie** liegt ein charakteristisches, ätiologisch aber noch völlig unklares Krankheitsbild vor (**Abb. 762**). Von dieser Krankheit werden fast ausschließlich Frauen befallen. Sie sind – oft auch schon in jüngeren Jahren – vom Kopf bis zur Mitte der Hüfte, vornehmlich im Gesicht, extrem mager und im Gegensatz dazu von der Hüftmitte bis zu den Beinen fettschwulstig. Besonders die Fettpolster an den Außenflächen der Oberschenkel sind charakteristisch und erinnern an Reithosen mit ihren ausladenden Oberbeinen. Die Beine erscheinen plump und ungeschlacht. Diese Störung, unbeeinflußbar und untaugliches Versuchsobjekt enthusiastischer Therapeuten, geht mit psychischen Auffälligkeiten einher. Vielleicht werden die Kranken zu Sonderlingen, weil die unbeeinflußbare Fettanlagerung eine starke seelische Belastung darstellt. Das Beispiel der **Abb. 762** ist für eine solche Lipodystrophie charakteristisch. Um die familiäre Bereitschaft zu dokumentieren, sind in **Abb. 763** die Unterschenkel mit ausgesprochenen Knöchelfettpolstern der mastfettsüchtigen Mutter der Patientin von **Abb. 762** dargestellt. (Seltene Zungenbeteiligung bei inversem Lokalisationstyp s. **Abb. 541** u. **542**, S. 311.)

Die schürzenförmige, Unterarme und Unterschenkel freilassende fettschwulstige Verunstaltung der auf **Abb. 764** gezeigten Patientin deutet ebenfalls auf anlagebedingte Faktoren hin.

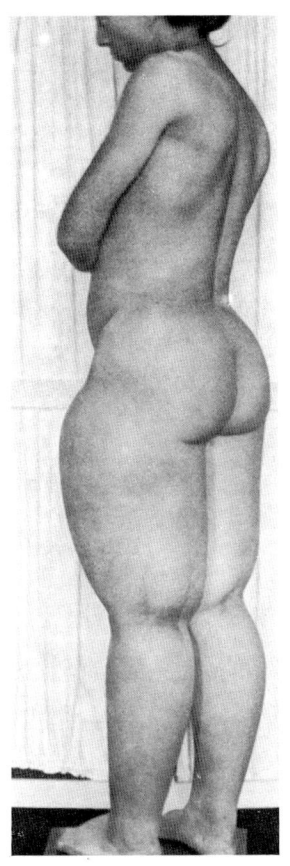

762

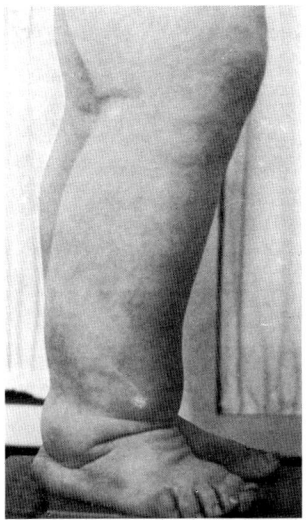

763

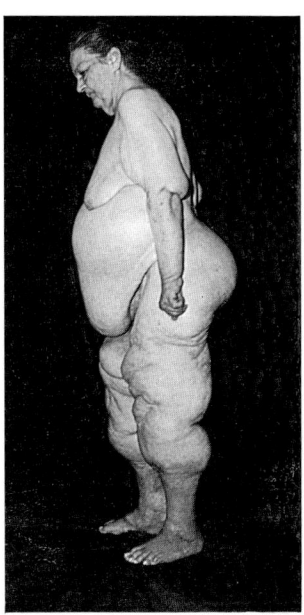

764

Magersucht

Im Gegensatz zur Fettsucht sind die Variationen von **Magerkeit** – eine konstitutionelle Eigentümlichkeit ohne Krankheitswert – und **Magersucht** wesentlich eintöniger.

Der Magersucht können vielerlei Ursachen zugrunde liegen. **Appetitstörungen**, z. B. als Folge von Enzephalitis oder Zerebralsklerose, führen häufig zu erheblicher Abmagerung (**Abb. 765** u. **766**). Das gleiche gilt für die Anorexia nervosa, die ausschließlich beim weiblichen Geschlecht im Anschluß an die Pubertät oder noch innerhalb der folgenden 1–2 Dezennien auftritt. Beim Panhypopituitarismus oder der Simmondsschen Krankheit bzw. Sheehan-Syndrom (vgl. S. 376 u. 386) tritt die extreme Abmagerung in der Regel erst im Spätstadium der Erkrankung auf. Trotzdem kann die **Differentialdiagnose** zwischen Panhypopituitarismus und Anorexia nervosa schwierig sein. Denn auch bei der letzteren bestehen Amenorrhö, Rückgang der Körperbehaarung, Herabsetzung des Grundumsatzes sowie verminderte Gonadotropin- und Steroidabbauproduktausscheidung (als Ausdruck des »auf Sparflamme brennenden« Endokriniums). Ein wichtiges Unterscheidungsmerkmal vom Panhypopituitarismus ist die bei der Anorexia nervosa in der Regel vorhandene psychische Lebhaftigkeit. Auch kommt es bei ihr nur zu einer mäßigen Abnahme der sekundären Behaarung. Psychische Fehlleistungen können auch unabhängig von der Anorexia nervosa zur extremen Abmagerung führen. Im Beispiel der **Abb. 767** war heimlicher **Laxantienabusus** Ursache der besorgniserregenden Abmagerung. Extreme Gewichtsverluste treten auch infolge konsumierender Erkrankungen auf. Als Beispiel sei auf die **Abb. 768**, eine **Tumorkachexie**, hingewiesen.

Unabhängig von ihrer Ursache betrifft die extreme Magersucht den ganzen Körper (vgl. **Abb. 765–768**). Infolge körperlicher Schwäche, Inaktivität und der inanitionsbedingten Einschmelzung des körpereigenen Eiweißes kommt es zu sichtbaren Muskelatrophien, so daß vornehmlich der Schwund der Oberschenkelmuskulatur und die fehlenden bzw. rucksackartig schlaff herabhängenden Nates sowie die beim Beinschluß klaffenden Oberschenkel (Oberschenkel-O-Beine) auffallen.

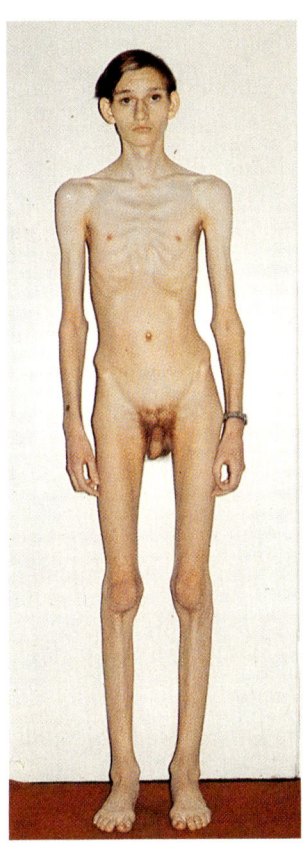

765

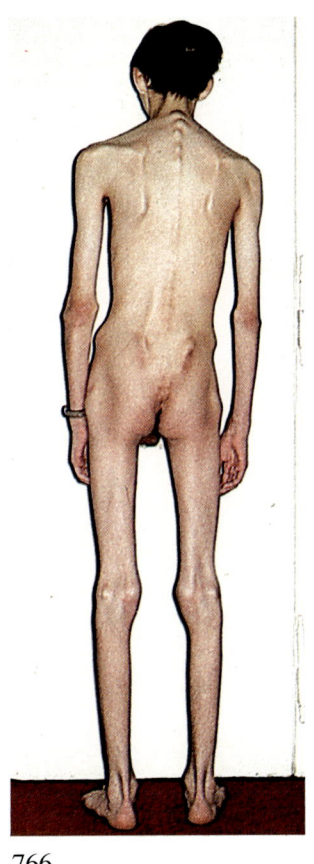

766

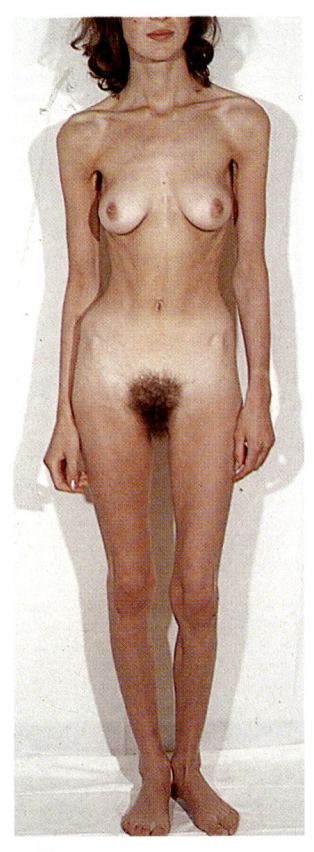

767

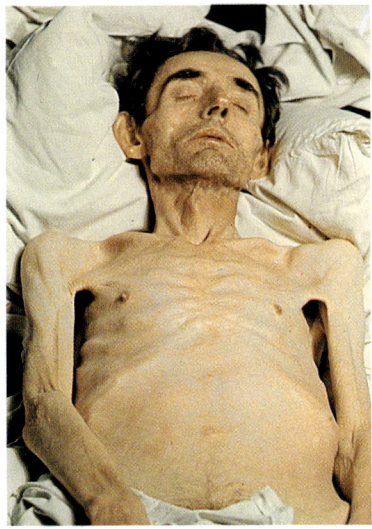

768

Sachverzeichnis

Kursive Ziffern bezeichnen Abbildungsnummern

433